直肠癌的现代治疗方法

Rectal Cancer
Modern Approaches to Treatment

主编

（美）乔治·J.张（George J. Chang）

Department of Surgical Oncology

The University of Texas, MD

主译

张 宏 孙凌宇 池诏丞

北方联合出版传媒（集团）股份有限公司

辽宁科学技术出版社

·沈 阳·

First published in English under the title
Rectal Cancer: Modern Approaches to Treatment
edited by George J. Chang
Copyright © Springer International Publishing AG, 2018
This edition has been translated and published under licence from Springer
Nature Switzerland AG.

©2022 辽宁科学技术出版社
著作权合同登记号：第 06-2021-19 号。

图书在版编目（CIP）数据

直肠癌的现代治疗方法 /（美）乔治·J. 张（George J.
Chang）主编；张宏，孙凌宇，池诏丞主译 . —沈阳：辽
宁科学技术出版社，2022.12
　　ISBN 978-7-5591-2660-3

　　Ⅰ . ①直… 　Ⅱ . ①乔… 　②张… 　③孙… 　④
池… 　Ⅲ . ①直肠癌—治疗 　Ⅳ . ①R735.305

中国版本图书馆CIP数据核字（2022）第151887号

出版发行：辽宁科学技术出版社
　　　　　（地址：沈阳市和平区十一纬路25号　邮编：110003）
印 刷 者：辽宁新华印务有限公司
经 销 者：各地新华书店
幅面尺寸：210 mm × 285 mm
印　　张：23.25
插　　页：4
字　　数：500 千字
出版时间：2022 年 12 月第 1 版
印刷时间：2022 年 12 月第 1 次印刷
责任编辑：凌　敏
封面设计：刘　彬
版式设计：袁　舒
责任校对：黄跃成

书　　号：ISBN 978-7-5591-2660-3
定　　价：248.00元

投稿热线：024-23284363
邮购热线：024-23284502
邮　　箱：lingmin19@163.com
http：//www.lnkj.com.cn

编者名单

Aaron U. Blackham Section of Colorectal Oncology, Department of Gastrointestinal Oncology, Moffitt Cancer Center, Tampa, FL, USA

Gina Brown Department of Radiology, The Royal Marsden NHS Foundation Trust, Imperial College London, London, UK

Nicholas Calotta The Department of Plastic and Reconstructive Surgery, The Johns Hopkins School of Medicine, Baltimore, MD, USA

Heather Carmichael Department of Surgery, University of Colorado School of Medicine, Aurora, CO, USA

Min Soo Cho Department of Surgery, Yonsei University College of Medicine, Seoul, South Korea

Oliver S. Chow Department of Surgery, Memorial Sloan Kettering Cancer Center, New York, NY, USA

Callisia N. Clarke Department of Surgery, Division of Surgical Oncology, Medical College of Wisconsin, Milwaukee, WI, USA

Prajnan Das Department of Radiation Oncology, The University of Texas MD Anderson Cancer Center, Houston, TX, USA

Alessandro Fichera Professor and Division Chief Gastrointestinal Surgery, Department of Surgery, Chapel Hill, NC, USA

Julio Garcia-Aguilar Department of Surgery, Memorial Sloan Kettering Cancer Center, New York, NY, USA

Imran Hassan Department of Surgery, University of Iowa Healthcare, Iowa City, IA, USA

Jane Y.C. Hui Department of Surgical Oncology, Fox Chase Cancer Center, Philadelphia, PA, USA

Soichiro Ishihara Department of Surgical Oncology, The University of Tokyo, Tokyo, Japan

Nam Kyu Kim Department of Surgery, Yonsei University College of Medicine, Seoul, South Korea

Young Wan Kim Wonju Severance Christian Hospital, Gangwon-do, Republic of Korea

Cindy Kin Department of Surgery, Stanford University School of Medicine, Stanford, CA, USA

Robert S. Krouse Philadelphia Veterans Affairs Medical Center/University of Pennsylvania, Philadelphia, PA, USA

Antonio M. Lacy Gastrointestinal Surgery, Hospital Clinic of Barcelona, Barcelona, Spain

Victoria Valinluck Lao Department of Colorectal Surgery, Cleveland Clinic Florida, Weston, FL, USA

David W. Larson Colon and Rectal Surgery, Dept. of Surgery, Mayo Clinic College of Medicine, Rochester, MN, USA

Amy Lightner Colon and Rectal Surgery, Mayo Clinic College of Medicine, Rochester, MN, USA

Felipe A. Maegawa Southern Arizona Veterans Affairs Health Care System/ University of Arizona, Tucson, AZ, USA

Slawomir Marecik Division of Colorectal Surgery, Advocate Lutheran General Hospital and University of Illinois at Chicago, Park Ridge, IL, USA

Dipen Maru Pathology and Laboratory Medicine, The University of Texas MD Anderson Cancer Center, Houston, TX, USA

Bruce D. Minsky Department of Radiation Oncology, The University of Texas MD Anderson Cancer Center, Houston, TX, USA

John Monson Florida Hospital System Center for Colon and Rectal Surgery, Florida Hospital Medical Group, Orlando, FI, USA

Y. Nancy You Department of Surgical Oncology, University of Texas MD Anderson Cancer Center, Houston, TX, USA

John Park Division of Colorectal Surgery, Advocate Lutheran General Hospital and University of Illinois at Chicago, Park Ridge, IL, USA

Sunil Patel Colorectal Service, Department of Surgery, Memorial Sloan Kettering Cancer Center, New York, NY, USA

Leela M. Prasad Division of Colorectal Surgery, Advocate Lutheran General Hospital and University of Illinois at Chicago, Park Ridge, IL, USA

Justin M. Sacks The Department of Plastic and Reconstructive Surgery, The Johns Hopkins School of Medicine, Baltimore, MD, USA

Tarik Sammour Colorectal Unit, Department of Surgery, New Royal Adelaide Hospital, Adelaide, Australia

Julian Sanchez Section of Colorectal Oncology, Department of Gastrointestinal Oncology, Moffitt Cancer Center, Tampa, FL, USA

E. Scott Kopetz Department of Gastrointestinal Medical Oncology Division of Cancer

Medicine, The University of Texas MD Anderson Cancer Center, Houston, TX, USA

Abhi Sharma University Hospital of South Manchester and The University of Manchester, MAHSC, Manchester, UK

David Shibata Division of Surgical Oncology, Department of Surgery, University of Tennessee Health Science Center, Memphis, TN, USA

Elin R. Sigurdson Department of Surgical Oncology, Fox Chase Cancer Center, Philadelphia, PA, USA

John M. Skibber Department of Surgical Oncology, MD Anderson Cancer Center, The University of Texas, Austin, TX, USA

Patricia Sylla Department of Surgery, Division of Colon and Rectal Surgery, Icahn School of Medicine, Mount Sinai Hospital, New York, NY, USA

Marta Jiménez Toscana Gastrointestinal Surgery, Hospital Clinic of Barcelona, Barcelona, Spain

Katherine Van Loon Gastrointestinal Oncology, UCSF Helen Diller Family Comprehensive Cancer Center, University of California, San Francisco, CA, USA

Alan P. Venook Gastrointestinal Oncology, UCSF Helen Diller Family Comprehensive Cancer Center, University of California, San Francisco, CA, USA

Toshiaki Watanabe Department of Surgical Oncology, The University of Tokyo, Tokyo, Japan

Martin R. Weiser Colorectal Service, Department of Surgery, Memorial Sloan Kettering Cancer Center, New York, NY, USA

Mark Welton Fairview Health Services, Minneapolis, MN, USA

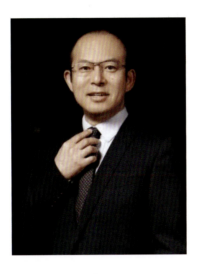

张宏，男，教授，主任医师，医学博士，硕士研究生导师。中国医科大学附属盛京医院普通外科结直肠肿瘤外科主任。曾留学日本金泽医科大学一般消化器外科。主持及参与省部级课题项目7项。发表SCI及核心期刊论文50余篇。主编《腹腔镜结直肠手术经验与技巧》，主译《直肠肛门外科手术操作要领与技巧》《腹腔镜下大肠癌手术》《腹腔镜下大肠切除术》《腹腔镜上消化道标准手术》《腹腔镜下消化道标准手术》《日本静冈癌中心大肠癌手术》《腹腔镜结直肠癌手术》《美国结直肠外科医师学会结直肠外科学》8部著作，副主编《结直肠肿瘤腹腔镜手术学——新理念、新技术》《临床造口学》《肿瘤营养治疗手册》《腹腔镜右半结肠切除术——技术与理念》4部著作，参编、参译10余部著作。《中华胃肠外科杂志》及《中华结直肠疾病电子杂志》通讯编委，《中华手术学电子杂志》《世界华人消化杂志》及《中国医刊》杂志编委。率领团队获得2019年中国外科周"第二届结直肠外科精英团队临床技能邀请赛"大赛团体总冠军，个人获得最佳辩手奖、最佳营养能手奖。荣获2021年度"辽宁最美科技工作者"称号。

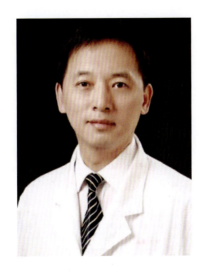

孙凌宇，医学博士，主任医师，硕士研究生导师。哈尔滨医科大学附属第四医院肿瘤外科肝胆外科副主任。从事消化道肿瘤的诊疗工作27年，擅长胃癌、结直肠癌的完全腹腔镜及NOSES手术。吸收和融合欧美、日本和我国先进手术理念和流程，推广腹腔镜下胃肠肿瘤的膜解剖手术。组建了医院的消化道肿瘤MDT团队，在胃肠癌的新辅助化（放）疗、辅助化疗、分子靶向治疗等方面积累了丰富的临床经验。多次在中国肿瘤学大会（CACA）、中国临

床肿瘤学大会（csco）等国家级学术会议上报告相关经验。近年来，在《中华胃肠外科杂志》《中国实用外科杂志》等核心期刊上发表论文8篇，参编人民卫生出版社及其他科技出版社出版的著作8部，副主译结直肠癌专著2部，执笔国内消化道肿瘤领域的指南7部。

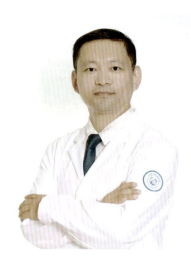

池诏丞，医学博士，主任医师。吉林省肿瘤医院结直肠胃腹部肿瘤外二科副主任、科室负责人。从事消化道肿瘤工作15年，擅长腹部肿瘤尤其是胃肠肿瘤的机器人手术、腹腔镜微创手术治疗及多学科诊疗。吉林省肿瘤医院消化道肿瘤MDT团队发起人之一，在胃肠肿瘤的新辅助治疗、转化治疗、术后辅助治疗等方面具有丰富的临床经验。中国医师协会结直肠肿瘤专委会机器人分会委员，中国医师协会机器人外科专委会青年委员，中国医师协会肛肠分会加速康复专委会委员，中国抗癌协会肿瘤支持治疗专委会委员，中国抗癌协会肿瘤支持治疗外科专委会委员，吉林省普通外科质量控制中心副主任，吉林省健康管理协会胃结直肠外科专委会副主任委员，吉林省抗癌协会大肠癌专委会秘书，《医学参考报——肿瘤医学频道》青年编委。共发表学术论文20余篇、SCI论文3篇，参与撰写及翻译专著4部，主持省部级课题4项，参编结直肠癌领域专家共识及指南2部。

译者名单

主 译

张 宏　孙凌宇　池诏丞

副主译

陈 功　陈致奋　鞠海星　杨 宁　张木梓　赵 斌

参译者（以姓氏拼音排序）

陈 功　中山大学附属肿瘤医院结直肠外科

陈致奋　福建医科大学附属协和医院结直肠外科

池诏丞　吉林省肿瘤医院结直肠胃腹部肿瘤外二科

崔明明　中国医科大学附属盛京医院普通外科结直肠肿瘤外科

代恩勇　吉林大学中日联谊医院肿瘤血液科

方维佳　浙江大学医学院附属第一医院肿瘤内科

高玉颖　中国医科大学附属盛京医院放射科

郭释琦　中国医科大学附属盛京医院普通外科结直肠肿瘤外科

韩 宇　哈尔滨医科大学附属肿瘤医院内二科

韩加刚　首都医科大学附属北京朝阳医院普通外科

何 婉　深圳市人民医院肿瘤内科

黄 颖　福建医科大学附属协和医院结直肠外科

黄胜辉　福建医科大学附属协和医院结直肠外科

鞠海星　浙江省肿瘤医院结直肠外科

阚诗轩　中国医科大学附属盛京医院普通外科结直肠肿瘤外科

李 凡　陆军特色医学中心（大坪医院）胃结直肠外科

李　军　中国中医科学院北京广安门医院普外科

李　宁　中国医学科学院肿瘤医院放疗科

李泽阳　中国医科大学附属盛京医院普通外科结直肠肿瘤外科

李泽宇　中国医科大学创新学院

梁逸超　中国医科大学附属盛京医院普通外科结直肠肛门外科

刘　敏　中山大学附属肿瘤医院超声科

刘鼎盛　中国医科大学附属盛京医院普通外科结直肠肿瘤外科

刘彦伯　中国医科大学附属盛京医院普通外科结直肠肿瘤外科

马　跃　中国医科大学附属盛京医院普通外科结直肠肿瘤外科

孙华屹　中国医科大学附属盛京医院普通外科结直肠肿瘤外科

孙凌宇　哈尔滨医科大学附属第四医院肿瘤外科肝胆外科

王　屹　北京大学人民医院放射科

王晰程　北京大学肿瘤医院消化肿瘤内科

王玉梅　中国医科大学附属盛京医院宁养病房

吴德庆　广东省人民医院胃肠外科

武　昊　中国医科大学附属盛京医院普通外科结直肠肿瘤外科

肖巍魏　中山大学附属肿瘤医院放疗科

肖卫东　陆军军医大学新桥医院普通外科

徐　朔　中国医科大学附属盛京医院普通外科结直肠肿瘤外科

薛卫成　北京大学肿瘤医院病理科

杨　宁　哈尔滨医科大学附属第四医院肿瘤内科

杨冬冬　哈尔滨医科大学附属第四医院肿瘤外科肝胆外科

叶再生　福建省肿瘤医院胃肠外科

尹雪冬　哈尔滨医科大学附属第四医院普通外科

张　宏　中国医科大学附属盛京医院普通外科结直肠肿瘤外科

张　睿　辽宁省肿瘤医院结直肠外科

张　煜　中国医科大学附属盛京医院普通外科结直肠肿瘤外科

张木梓　吉林市肿瘤医院肿瘤内一科

赵　斌　佳木斯大学附属第一医院胃结直肠肛门外科

赵　鑫　中国医科大学附属盛京医院普通外科结直肠肿瘤外科

目录

第一章 直肠临床应用解剖

Slawomir Marecik，John Park，Leela M. Prasad

引言

本章将讨论直肠和骨盆的解剖，这与直肠癌的诊断和外科治疗密切相关。

近 30 年来，我们对直肠和骨盆解剖的认知取得了重大进展。Bill Heald 教授强调在直肠手术中应基于胚胎发育理论采用正确的解剖技术，并致力于该技术的普及应用。随后，在 20 世纪末的 10 年里，微创技术的出现使我们能从不同的视角观察和理解盆腔的解剖结构。腹腔镜可以提供放大的视野、记录手术过程，便于进一步分析和传播教学，因此更有利于学习、理解直肠手术的细微之处。

包括机器人手术在内的技术进步愈发提高了我们在直视下进行骨盆解剖的能力，其中以下因素发挥了重要作用：静态及动态观察术野能力的改善、解剖技术的精细化和止血手段的多样化。同时，新的尸体标本处理方法也提高了骨盆解剖的实验室研究效率。

在过去的 15 年中，磁共振成像（MRI）的重要性不断提升，已成为当前直肠癌最主要的诊断方法之一。随着 MRI 图像分辨率和图像质量的提高，我们对骨盆解剖结构以及直肠癌的整体理解不断加强。实际上，MRI 是以其重复性和客观性来进一步验证先前的大体解剖学研究的。

直肠

解剖学上，直肠是大肠的终末段，位于盆腔后部，沿骶骨和尾骨表面下行，上段平骶骨岬水平或其下方，下段与肛管相连，全长 12 ~ 18cm（图 1.1 ~ 图 1.3）。直肠的长度不固定，主要取决于其扩张程度、个体体形和直肠系膜固定范围。直肠是管腔宽大且顺应性较好的器官，与结肠不同，其肠壁具有完整的外层纵肌，但没有结肠带和结肠袋。直肠壁由黏膜 / 黏膜肌层、黏膜下层、固有肌层及肠周脂肪等多层结构组成，直肠腔内超声可以充分显示这些结构（图 1.4）。直肠没有游离的肠脂垂。直肠乙状结

S. Marecik (✉) · J. Park · L.M. Prasad

Division of Colorectal Surgery, Advocate Lutheran General Hospital & University of Illinois at Chicago, 1550 N. Northwest Hwy S.107, Park Ridge, IL 60068, USA

e-mail: smarecik@uic.edu

© Springer International Publishing AG 2018

G.J. Chang (ed.), *Rectal Cancer*, DOI 10.1007/978-3-319-16384-0_1

肠交界处长 4~8cm，是结肠向直肠的过渡，除阑尾以外，它是大肠最狭窄的部分。

内镜观察发现，直肠腔比左半结肠的其他部分更加宽大，直肠最末端的壶腹部是直肠最膨大的部分，软性内镜可在此处安全地进行反转倒镜操作。直肠壶腹扩张时最大宽度可达直肠肛管交界处的 2~3 倍，但其长度很短，这是肠吻合时需要考虑的重要因素。直肠高顺应性的特点使其在闭合状态下肠壁的厚度增加。通常情况下，肠壁中等程度扩张时，有 3 个横襞突入直肠腔内（Houston 瓣），但也存在一定的解剖变异（图 1.3）。这些褶皱由肠壁固有肌层的内侧环肌增厚形成，占肠周的 25%~75%。最下方的直肠横襞位于直肠肛管交界处上方 3~5cm，第二个皱襞（又称 Kohlrausch 皱襞）位于其对侧，对于中等身高和体重的人相当于腹膜反折水平，第三个皱襞位于左侧。这 3 个皱襞使直肠形成轻度的侧弯，在内镜检查时或经肛插入吻合器时需要注意。另外，经肛吻合时如果将这几个皱襞夹入吻合器内，则可能导致吻合口漏。

更重要的直肠弯曲位于矢状面上，包括壶腹与肛管之间的 90° 前曲（肛直角），以及直肠与骶骨凹面一致的轻度后曲。肛直角形成"直肠后阀门"，指检时可以很轻松地辨识（图 1.2），有

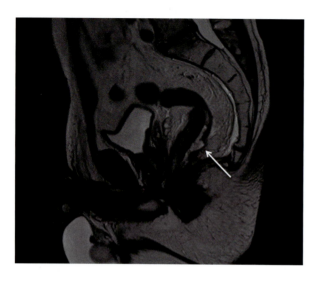

图 1.1　盆腔 MRI（矢状位、T2 加权像），男性，直肠下段后壁溃疡性肿瘤（箭头所示）

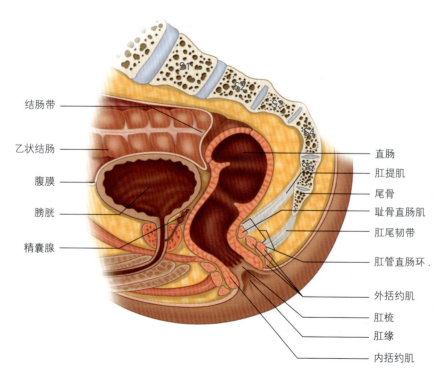

图 1.2　直肠解剖，侧面观

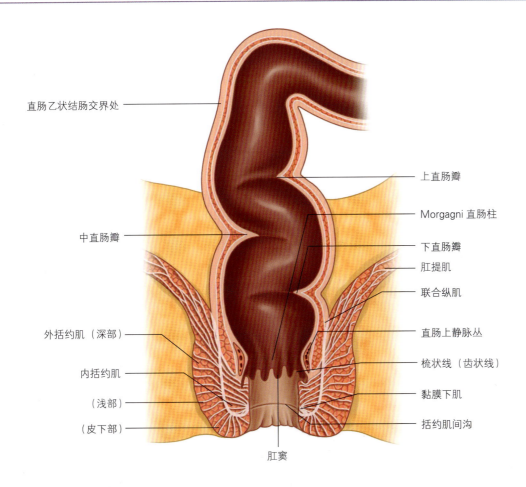

直肠乙状结肠交界处

上直肠瓣

Morgagni 直肠柱

中直肠瓣

下直肠瓣

肛提肌

联合纵肌

外括约肌（深部）

直肠上静脉丛

内括约肌

梳状线（齿状线）

（浅部）

黏膜下肌

（皮下部）

括约肌间沟

肛窦

图 1.3　直肠解剖，前后观

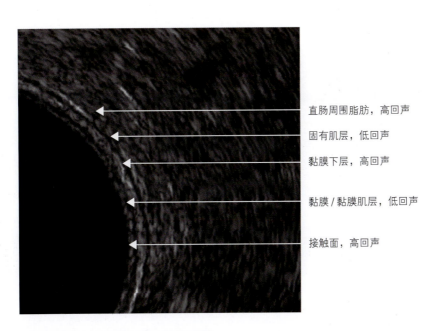

直肠周围脂肪，高回声

固有肌层，低回声

黏膜下层，高回声

黏膜 / 黏膜肌层，低回声

接触面，高回声

图 1.4　直肠腔内超声，直肠壁层次和直肠系膜

助于控便。也正是因为这个角度，在经肛超声检查时，超声波探头很难垂直朝向直肠远端的后壁，使此处的肿瘤难以准确地评估。另外，在经肛插入吻合器时，也需要正确通过这两个弯曲以保证安全。

直肠系膜

在大多数个体中，直肠肠管，除前壁之外，肠周围均被脂肪组织所包裹，这层脂肪组织称为直肠系膜（图 1.5）。最初直肠系膜这个名词并不被认可，但当今已是被公认的解剖学术语，特指在直肠肠管周围被特定筋膜［直肠固有筋膜（FPR）］包裹的脂肪组织。直肠系膜内含有血管、淋巴管、淋巴结和少量神经纤维。在肥胖的个体中，由于直肠前壁也存在脂肪沉积，因此直肠的下半部分通常被直肠系膜完全包绕。

直肠系膜的临床意义主要与其内的淋巴结有关，区域淋巴结是肿瘤转移的常见部位，应当与受累肠段一起整块切除。临床上，整个直肠系膜内平均包含 5～20 枚淋巴结（也有多达 40 枚的解剖学研究报道），术前放疗后检出数量会减少。在直肠远端，直肠系膜逐渐变薄，在较瘦的个体中通常会完全消失（图 1.6），这使得直肠壁与耻骨尾骨肌、髂骨尾骨肌（肛提肌）的凸面和肛尾缝的凹面（沟）直接贴合（图 1.7）。

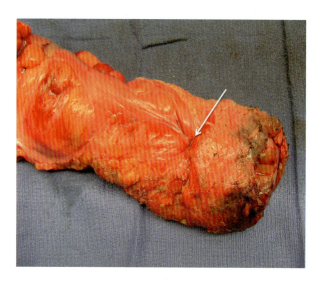

图 1.5　全直肠系膜切除后的直肠（箭头标记处为腹膜反折）

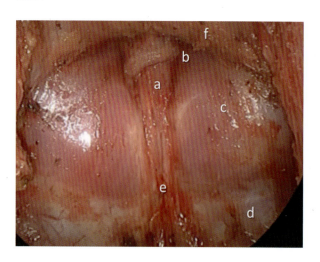

图 1.7　全直肠系膜切除后的后盆腔：a 直肠残端，b 耻骨尾骨肌，c 髂骨尾骨肌穹隆，d 尾骨肌，e 肛尾缝，f 被完整 Denonvilliers 筋膜覆盖的前盆腔结构

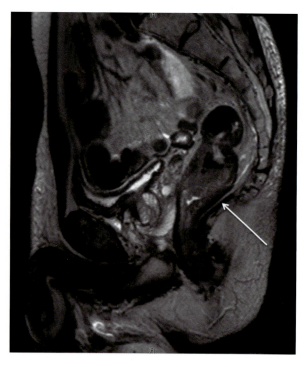

图 1.6　MRI，T2 加权像，较瘦的男性；直肠后部远端直肠系膜变薄（或消失）

骨盆内筋膜

直肠固有筋膜

直肠固有筋膜（FPR）也称为直肠系膜筋膜、封套筋膜或骨盆脏层筋膜。它覆盖在直肠系膜，以及没有直肠系膜覆盖的直肠前壁表面，形成了一层清晰的解剖包膜，在全直肠系膜切除术中，可以将此包膜完整切除。直肠固有筋膜向头侧与覆盖左半结肠的结肠系膜筋膜相延续，向下与盆内筋膜和骶前筋膜融合。

盆内筋膜

盆内筋膜是覆盖整个盆底和侧盆壁的明显的筋膜层。在肥胖的个体中，可以在盆内筋膜的下方，以及其与其他筋膜之间发现少量的脂肪组织（图 1.8）；而在较瘦个体中，盆内筋膜呈半透明状（图 1.9）。在骨盆的侧面，盆内筋膜向两侧延伸，沿着闭孔内肌表面覆盖起源于肛提肌腱弓的肛提肌。

骶前筋膜

骶前筋膜位于骶骨前方对应的圆柱形的直肠系膜的后方，在后中线，它作为腹部 Toldt 筋膜向骨盆的延续覆盖骶骨岬（图 1.8），并向下深入骨盆，沿着骶骨中线，向前方和外侧呈弧形伸展，覆盖梨状肌的内侧部分、有骶神经根通过的骶孔，以及肛提肌后部。

Denonvilliers 筋膜

在腹膜外直肠的前方，略高于腹膜反折，有一层明显的弹性纤维组织膜，称为 Denonvilliers 筋膜。

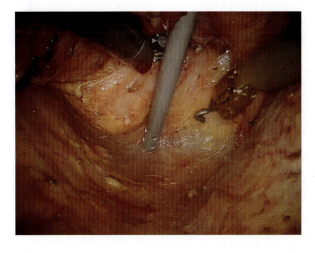

图 1.8　肥胖患者完成上半部分直肠系膜切除后骶前区的盆内筋膜

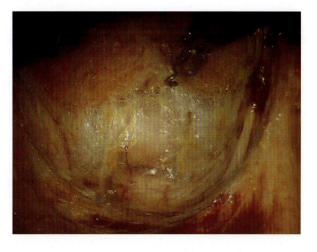

图 1.9　较瘦个体完成上半部分直肠系膜切除后骶前区的盆内筋膜，可见静脉、动脉、交感神经节等骶前结构

它自上向下呈梯形，将直肠系膜与骨盆前部结构隔开（图 1.10）。在男性中，Denonvilliers 筋膜在两侧盆壁之间呈弧形伸展，覆盖膀胱、精囊腺、输精管、输尿管、前列腺和神经血管束（泌尿生殖系统）等骨盆前腔的结构。在女性中，Denonvilliers 筋膜则覆盖阴道后壁和泌尿生殖系统的神经血管束。

在游离直肠前壁时，可以根据肿瘤情况，在 Denonvilliers 筋膜的前方或后方进行游离。但需要注意的是，在 Denonvilliers 筋膜前方游离时，男性中可以更好地显露精囊腺和前列腺的神经血管束，女性中可以显露阴道后壁的窦状血管，同时，也有可能损伤精囊腺和邻近的神经血管结构（图 1.11）。

Waldeyer 筋膜

许多解剖书中关于 Waldeyer 筋膜的概念存在争论，这一筋膜也被称为直肠骶骨筋膜，这都是大体解剖学和尸体标本研究上的观察结果，其实只要遵循全直肠系膜切除的原则，它对直肠癌手术的指导意义不大。许多书中把 Waldeyer 筋膜描述为骶前筋膜向前下的延续，骶前筋膜在 S4 水平离开骶骨，向直肠走行。另一些书中则描述它是使直肠系膜贴附并固定在肛提肌上的筋膜，需要将其锐性离断才能使直肠后壁完全游离。

壁层筋膜（外侧腔筋膜）

壁层筋膜（PF）将直肠系膜腔与骨盆外侧腔隔开，向前延续为 Denonvilliers 筋膜。PF 紧贴腹下神经和盆丛，这些结构在手术时容易受到损伤。在直肠中段，由于从盆丛发出的细小神经纤维（直肠支）进入直肠系膜内，PF 也因此附着在直肠系膜筋膜上，当向内侧牵拉直肠系膜时，可以观察到一个系带（图 1.12、图 1.13），文献中称之为"侧韧带"，我们更倾向于使用"侧系膜"（Lateral tethered surface，LTS）这一术语。这一结构是由细小神经纤维、脂肪组织、结缔组织以及小血管从直肠外侧穿入直肠系膜而形成的。

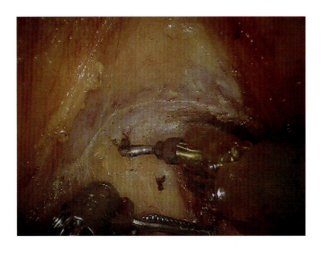

图 1.10 Denonvilliers 筋膜，男性患者，精囊腺水平（可见切缘）

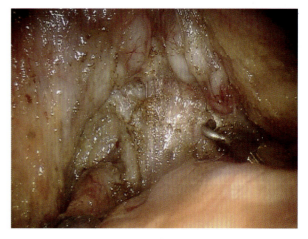

图 1.11 切开 Denonvilliers 筋膜向后方翻转，显露精囊腺

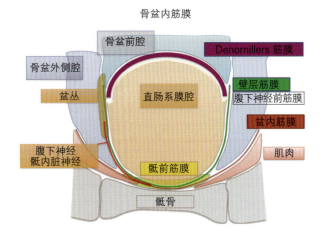

图 1.12　壁层筋膜（绿色）起自骶前筋膜内侧，把直肠系膜腔（MC）与骨盆外侧腔（L）分隔开，在侧系膜（LTS）处延续为 Denonvilliers 筋膜（DF）

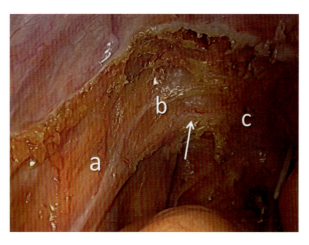

图 1.13　左侧系膜（LTS），从盆丛（b）到直肠系膜（c）的神经纤维插入点（箭头）；左侧腹下神经（a）

腹膜覆盖

上段直肠的前方和侧方被腹膜覆盖，中段直肠只有前方被覆盖，而腹膜反折以下的下段直肠则没有腹膜覆盖。在中等身材的个体中，腹膜反折相当于第二个 Houston 瓣水平，这一水平在女性中距肛缘 6～8cm，在男性中为 7～10cm，这一距离也受到患者的身高、体重和盆腔肌肉等因素的影响。

解剖关系

在进行手术时应仔细考虑直肠周围的解剖关系，尤其是侵出直肠系膜的局部晚期肿瘤。在直肠后方有骶骨、尾骨、梨状肌、肛提肌以及骶神经根等结构，在直肠前方，女性患者有膀胱、子宫和阴道，男性患者有精囊腺、神经血管束、前列腺和尿道等，上述结构均存在被肿瘤侵犯的可能。侧方可能受累的结构有腹下神经、输尿管、髂内血管或骨盆外侧腔。

肛门

肛门是消化道的终末部分，它由肛管和肛周构成。外科学肛管（侧重于手术和功能）起自肛提肌裂孔上缘的直肠肛管交界处，向下延伸至肛缘（图 1.3）。肛缘是指用食指进行肛门指检时，检查者的手指与肛门的接触点。肛管的平均长度女性为 2.5～3.5cm，男性为 3～4cm，其长度受肌肉张力影响，在全麻和深度镇静时会变短。

肛周是位于肛缘外 3～3.5cm 半径的环形区域。肛管被肛门括约肌复合体围绕，形成独立的功能单元，位于尾骨前下方、肛管后深间隙前方，两侧为坐骨直肠间隙。在女性中，它位于远端阴道后方，而在男性中，它位于尿道膜部、球海绵体肌起点和 Cooper 腺后方，它能够扩张以适应排便。

肛门括约肌复合体

肛门括约肌复合体由两层肌肉构成：外层（外括约肌）长而厚，属于横纹肌（骨骼肌）；内层（内括约肌）薄而短，属于平滑肌（图 1.2）。两层括约肌长度的差异形成了括约肌间沟，是指诊时的重要标志。

肛门外括约肌复合体是一个 3～4cm 长的椭圆形结构，是由最头侧的吊带状的耻骨直肠肌和 3 个环形肌（肛门外括约肌深部、浅部和皮下部）等 4 个部分肌肉组成的功能复合体。耻骨直肠肌是一条 U 形的肌束，起自耻骨，连接肛提肌与肛门外括约肌的其余部分，它将直肠肛管连接处向前牵引，形成肛门直肠角，在控便方面十分重要。肛门外括约肌复合体通过其浅部在后方借助肛提肌下方的肛尾韧带固定于尾骨，前方固定于会阴体，并与会阴横肌交汇。

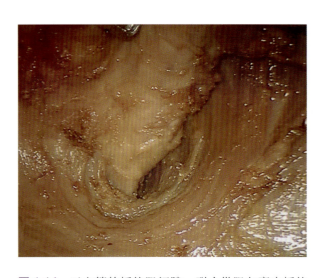

图 1.14　无血管的括约肌间隙；联合纵肌包裹内括约肌；盆侧观（特此致谢 Amjad Parvaiz 教授）

内括约肌是一个 2.5～3.5cm 长的管状结构，位于外括约肌的内侧，由菲薄的环形平滑肌构成，通常内括约肌的厚度为 2～4mm。在肛管和直肠交界处，直肠的内侧环肌延续为内括约肌，而直肠的外侧纵肌和肛提肌的部分纤维汇合，形成了菲薄的肌肉层，称为联合纵肌（CLM）。CLM 在内、外括约肌间隙内走行并将二者隔开，这一结构仅在大体解剖时才能观察到，而对直肠癌手术没有任何的临床意义。但是，当外科医生进行括约肌间解剖时，将联合纵肌和内括约肌看作一体则更为实用。括约肌间隙是一个潜在的没有血管的手术解剖间隙。（图 1.14）。

肛管内膜

肛管内膜由上半部分的直肠黏膜和下半部分的皮肤组成，两种不同胚胎来源的上皮之间的分界线，称为齿状线（梳状线），它是一条位于肛管中间的环形的锯齿状线。在齿状线的头侧存在一个包含柱状上皮、移行上皮和鳞状上皮的移行带（长 6～12mm）。肛管的上半部分有 6～12 条纵向的黏膜皱襞（Morgagni 柱），并向齿状线下方延伸形成皮肤皱襞。这些皱襞是括约肌复合体在肛管内膜处收缩的结果。Morgagni 柱的底部由覆盖肛隐窝开口的肛瓣连接在一起。

齿状线上方的肛管黏膜因其深面有丰富的痔静脉丛而呈紫色，下方的肛管内膜称为肛管皮肤。肛管皮肤呈淡粉色，光滑而有光泽，没有毛发、汗腺或皮脂腺等皮肤结构，而在肛缘的外周，皮肤才出现色素沉积、毛囊，以及包括大汗腺在内的典型的皮肤结构。齿状线以上的肛管起源于内胚层，受自主（交感、副交感）神经支配，而齿状线以下的肛管受体神经支配。

盆底

盆底又称盆膈，是由多块肌肉共同组成的片状复合体结构，其功能是支撑盆内脏器，并为消化道和泌尿生殖道提供稳固的通道。其中，肛提肌复合体构成了盆底的大部分，而完全封闭骨盆出口还包括其他3个部分：梨状肌，封闭骨盆后外侧对称性的坐骨大孔；会阴深横肌，封闭盆膈前方中线处的狭窄裂隙；尿生殖膜（又称 Hiatal 韧带）是由会阴深横肌表面的盆内筋膜增厚形成的（图 1.15）。

闭孔内肌

由于肛提肌的侧方附着处与闭孔内肌有关，所以要想更好地理解肛提肌，对闭孔内肌的探讨是必要的。闭孔内肌起自闭孔膜及耻骨上、下支的内表面（图 1.15、图 1.16），肌束向后走行，覆盖骨盆的侧面，经坐骨小孔穿出骨盆（图 1.17）。肛提肌（腱弓）附着于覆盖闭孔内肌的筋膜上，肛提肌腱弓呈一条直线，平行于耻骨上支，从耻骨联合向背侧走行，直至坐骨棘。在腹会阴切除术的会阴部操作时，肛提肌附着处与闭孔内肌的下部都可以在盆底下方清晰辨认，这同时也是经肛提肌外腹会阴联合切除术的一个重要标志。实际上，在骨盆肌肉系统发育良好的个体中，发达的闭孔内肌会使骨盆空间明显缩小，从而增加了盆腔解剖的难度（图 1.17）。

肛提肌

肛提肌复合体是一个宽阔的、片状的肌性结构，封闭骨盆出口的大部分，厚度 2 ~ 4mm。肛提肌的4个组成部分是依据其起止点进行命名的，包括耻骨直肠肌、耻骨尾骨肌、髂骨尾骨肌和尾骨肌（图 1.15）。

耻骨直肠肌

耻骨直肠肌是肛提肌最内侧的部分，起源于耻骨盆面，向后环绕直肠肛管连接处形成带状结构。耻骨直肠肌向前牵拉、压迫直肠肛管交界部形成肛直肠角，参与控便。耻骨直肠肌与肛提肌复合体及外括约肌复合体的关系尚存在争议，因此，在临床上，可以把耻骨直肠肌作为肛提肌和肛门外括约肌复合体在结构和功能上的联系纽带。

上面观

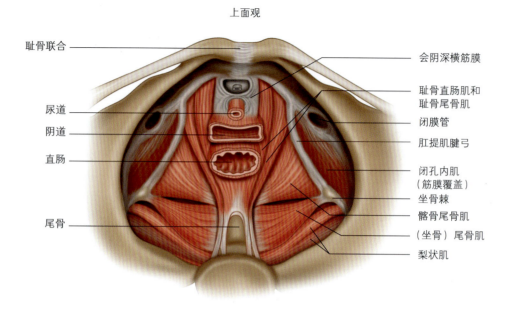

耻骨联合
尿道
阴道
直肠
尾骨

会阴深横筋膜
耻骨直肠肌和
耻骨尾骨肌
闭膜管
肛提肌腱弓
闭孔内肌
（筋膜覆盖）
坐骨棘
髂骨尾骨肌
（坐骨）尾骨肌
梨状肌

内侧观

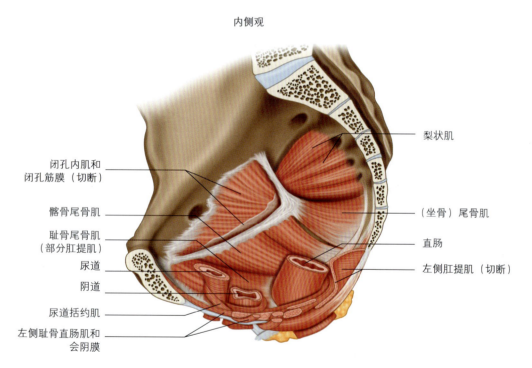

闭孔内肌和
闭孔筋膜（切断）
髂骨尾骨肌
耻骨尾骨肌
（部分肛提肌）
尿道
阴道
尿道括约肌
左侧耻骨直肠肌和
会阴膜

梨状肌
（坐骨）尾骨肌
直肠
左侧肛提肌（切断）

图 1.15 盆底肌肉

耻骨尾骨肌

耻骨尾骨肌起自肛提肌腱弓的前半部分，向背侧、内侧、尾侧走行，止于尾骨。在后正中线附近，肌纤维与对侧交叉，形成肛尾缝的前半部分。再向前，部分肌纤维不与对侧交叉，而与耻骨直肠肌汇合，二者共同形成了盆底前部中线处的裂隙，称为肛提肌裂孔。肛提肌裂孔的后部有肛门直肠交界部（直肠裂孔），前部有泌尿生殖结构（泌尿生殖裂孔）。盆内筋膜增厚形成尿生殖膜（Hiatal 韧带），将泌

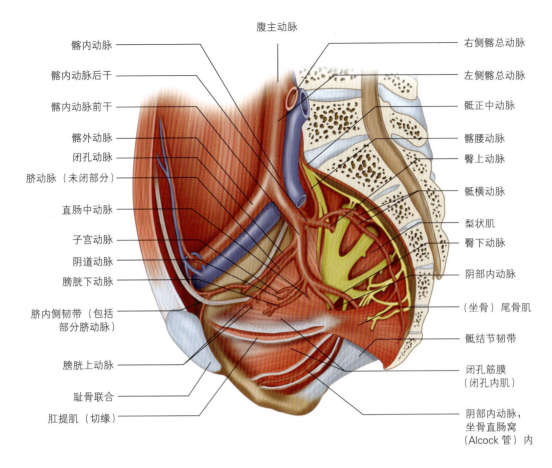

图 1.16　盆底肌供血动脉和骶丛的关系

尿生殖结构固定在肛提肌复合体上。在手术中，由于耻骨尾骨肌的大部分被骨盆前方的结构所覆盖，直肠外科医生只能看到耻骨尾骨肌的一小部分。

髂骨尾骨肌

　　髂骨尾骨肌是直肠手术中可以见到的构成肛提肌的最大组成部分，它是一对对称的、片状的肌肉，向头侧呈穹隆状凸起，起自后部的肛提肌腱弓及坐骨棘，止于肛尾缝、骶骨下方和尾骨，并形成肛尾缝的后半部分（图 1.7）。大多数个体中，髂骨尾骨肌侧方的起点被骨盆侧腔的内容物覆盖。此外，人体的肌肉越发达，髂骨尾骨肌的穹隆越陡，其膨隆程度还与肥胖相关，因为坐骨直肠窝内增多的脂肪组织可以在肌肉下方起到占位效应，使肛提肌膨隆更加显著（图 1.7、图 1.18）。

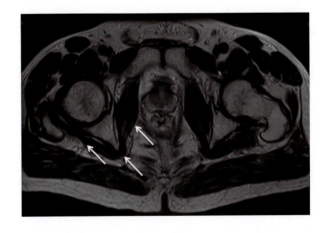

图 1.17　闭孔内肌（箭头），MRI T2 加权像，肌肉发达的男性中，直肠系膜变薄

图中标注（图1.16）：

左侧（自上而下）：
髂内动脉
髂内动脉后干
髂内动脉前干
髂外动脉
闭孔动脉
脐动脉（未闭部分）
直肠中动脉
子宫动脉
阴道动脉
膀胱下动脉
脐内侧韧带（包括部分脐动脉）
膀胱上动脉
耻骨联合
肛提肌（切缘）

上方：腹主动脉

右侧（自上而下）：
右侧髂总动脉
左侧髂总动脉
骶正中动脉
髂腰动脉
臀上动脉
骶横动脉
梨状肌
臀下动脉
阴部内动脉
（坐骨）尾骨肌
骶结节韧带
闭孔筋膜（闭孔内肌）
阴部内动脉，坐骨直肠窝（Alcock 管）内

图 1.18　MRI，T2 加权像，冠状位，隆起的肛提肌（髂骨尾骨肌穹顶由白色箭头标示），直肠系膜（红色箭头），骨盆侧腔（绿色箭头），壁层筋膜（虚线）

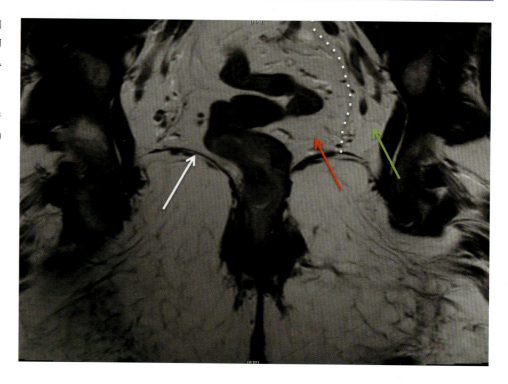

尾骨肌

尾骨肌也称坐骨尾骨肌，是覆盖骶棘韧带的短片状肌肉（图 1.7、图 1.15），位于梨状肌下缘的下方，在人类中被认为是发育不完全的肌肉。尾骨肌是肛提肌的最后部，其大部分肌纤维止于骶骨下方、尾骨上方和肛尾缝。另外，这些肌纤维与骶尾部其他的肌纤维相互交错，使肛提肌在骶骨附着处出现分层，在手术切除后方肛提肌时应予以注意。

盆底其他肌肉

直肠尾骨肌

直肠尾骨肌是位于肛提肌裂孔后部的两小束肌肉，与肛尾缝的前部相连，通常呈 V 形，"环抱"末端直肠的后方（图 1.19）。直肠尾骨肌位于耻骨直肠肌后半的上方，"守卫"后方括约肌间隙的入口。在外科俗语中，常被称为直肠全系膜切除术中后方要切断的"最后一束"。

梨状肌

梨状肌是起自骶骨 S2～S4 节段侧方的成对肌肉（图 1.15）。与盆底其他肌肉不同，它起自内侧而向外侧（并向下方）走行，通过坐骨大孔穿出骨盆，止于股骨大转子。从盆底功能的角度来讲，梨

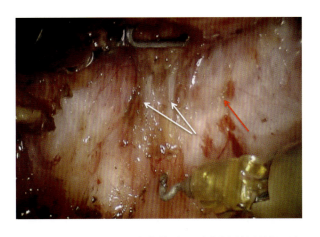

图 1.19　直肠尾骨肌（白色箭头），右侧髂骨尾骨肌（红色箭头）

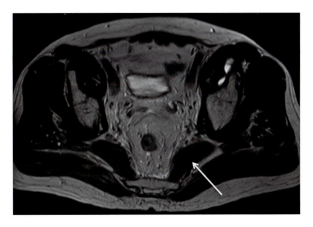

图 1.20　梨状肌，MRI，T2 加权像

状肌的主要作用是封闭未被肛提肌复合体覆盖的骨盆后外侧对称的孔隙（坐骨大孔），因此，也应当属于盆底肌（图 1.15、图 1.20）。发达的梨状肌可能使直肠系膜变薄。梨状肌的内侧起点紧邻骶孔和骶神经根，骶丛位于梨状肌的前表面（图 1.16）。梨状肌筋膜覆盖肌肉表面，与盆内（骶前）筋膜相延续。

会阴深横肌

会阴深横肌是耻骨下支之间的片状肌肉，位于括约肌复合体的前面，Hiatal 韧带的正下方，覆盖在肛提肌的泌尿生殖裂孔表面。会阴深横肌存在两个开口，一个是被尿道括约肌包绕的前开口，一个是女性的阴道开口（图 1.21）。

会阴浅横肌

会阴浅横肌是窄带状、成对的肌肉，位于两侧坐骨结节之间，横穿会阴中线（图 1.21）。两条肌肉在肛门括约肌复合体前面的中点汇合，并参与会阴体的形成，会阴浅横肌紧贴其上方的会阴深横肌。

盆底其他相关结构

骶棘韧带和骶结节韧带

骶棘韧带（SSL）是连接骶骨下方和坐骨棘的三角形韧带（图 1.22），骶结节韧带是连接骶骨下方和坐骨结节的韧带，二者在骶骨附着处紧密相连，在骶骨切除时，这两条韧带都应离断。阴部神经和阴

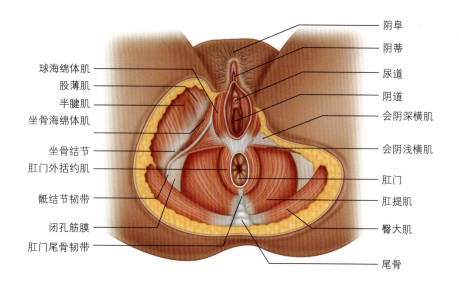

球海绵体肌
股薄肌
半腱肌
坐骨海绵体肌
坐骨结节
肛门外括约肌
骶结节韧带
闭孔筋膜
肛门尾骨韧带

阴阜
阴蒂
尿道
阴道
会阴深横肌
会阴浅横肌
肛门
肛提肌
臀大肌
尾骨

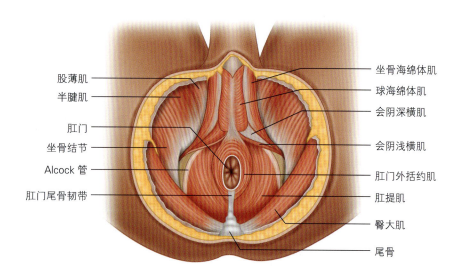

股薄肌
半腱肌
肛门
坐骨结节
Alcock 管
肛门尾骨韧带

坐骨海绵体肌
球海绵体肌
会阴深横肌
会阴浅横肌
肛门外括约肌
肛提肌
臀大肌
尾骨

图 1.21 会阴部肌肉

部内血管穿至 SSL 后方，并绕过其内侧和下方进入 Alcock 管。

Alcock 管

　　Alcock 管，也称阴部管，是一个管状的筋膜结构，内含阴部内血管和阴部神经。它起自坐骨棘和骶棘韧带下方的坐骨小孔，沿闭孔内肌下缘和耻骨下支向前走行，然后穿过泌尿生殖膈至生殖器（图 1.21）。

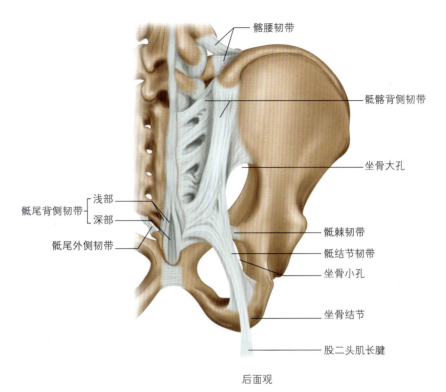

髂腰韧带

骶髂背侧韧带

坐骨大孔

骶尾背侧韧带 { 浅部 深部 }

骶棘韧带

骶结节韧带

坐骨小孔

骶尾外侧韧带

坐骨结节

股二头肌长腱

后面观

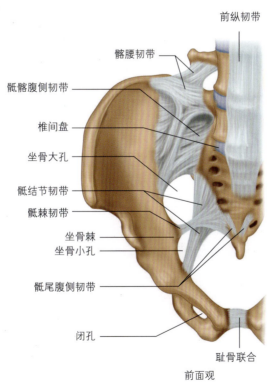

前纵韧带

髂腰韧带

骶髂腹侧韧带

椎间盘

坐骨大孔

骶结节韧带

骶棘韧带

坐骨棘

坐骨小孔

骶尾腹侧韧带

闭孔

耻骨联合

前面观

图 1.22　骶棘韧带和骶结节韧带

动脉血供

肠系膜下动脉为左半结肠和直肠供血（图 1.23），直肠和肛门同时也由腹下动脉即髂内动脉供血（图 1.24）。与结肠相比，除非发生医源性损伤，直肠几乎不会出现严重缺血。由于左半结肠经常用来替代切除后的直肠，因此要详细掌握左半结肠的血管解剖知识，以保证用于重建的肠段有充足的血供。

肠系膜下动脉

肠系膜下动脉（IMA）起自腹主动脉。一般情况下，IMA 位于十二指肠水平部下方 3 ~ 4cm（图 1.25）。肥胖的患者中，IMA 被结肠系膜的脂肪组织包裹，小肠系膜和结肠系膜之间偶尔会存在一些粘连，增加了 IMA 根部的解剖难度。腹主动脉（前）神经丛的纤维在肠系膜下动脉下方汇合，并可能与之附着（图 1.27）。IMA 的主干发出左结肠动脉后沿腹主动脉左侧向骶骨岬方向走行，左结肠动脉发出第一升支向头侧脾曲方向毗邻肠系膜下静脉走行，尽管存在大量解剖变异，但通常距离肠系膜下静脉 1 ~ 2cm。左结肠动脉继续发出其他分支为左半结肠供血，并且与乙状结肠动脉分支相交通。

图 1.23　左半结肠的动脉血供

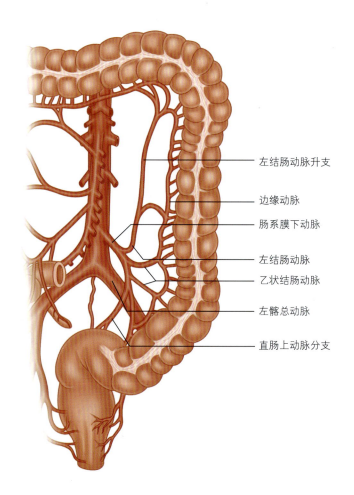

左结肠动脉升支

边缘动脉

肠系膜下动脉

左结肠动脉

乙状结肠动脉

左髂总动脉

直肠上动脉分支

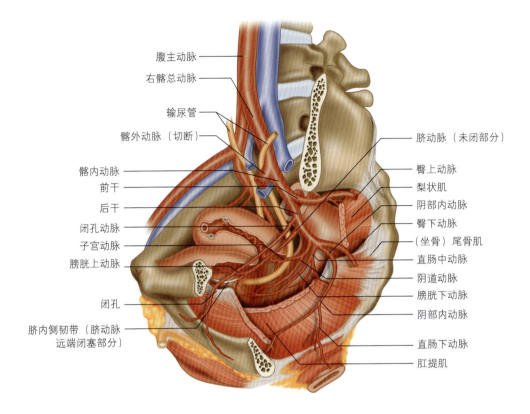

腹主动脉
右髂总动脉
输尿管
髂外动脉（切断）
髂内动脉
前干
后干
闭孔动脉
子宫动脉
膀胱上动脉
闭孔
脐内侧韧带（脐动脉远端闭塞部分）

脐动脉（未闭部分）
臀上动脉
梨状肌
阴部内动脉
臀下动脉
（坐骨）尾骨肌
直肠中动脉
阴道动脉
膀胱下动脉
阴部内动脉
直肠下动脉
肛提肌

图 1.24 骨盆的动脉血供

边缘动脉

边缘动脉（Drummond 动脉）是沿着整个结肠系膜边缘走行的连接所有结肠动脉分支的动脉弓，并连接肠系膜上、下动脉，这在直肠和乙状结肠手术中尤为重要，因为离断肠系膜下动脉后，左半结肠重建所需的血供主要来源于边缘动脉（图 1.23）。

直肠上动脉

直肠上动脉（SRA）是 IMA 的延续，SRA在乙状结肠、直肠系膜基底部走行，由于直乙

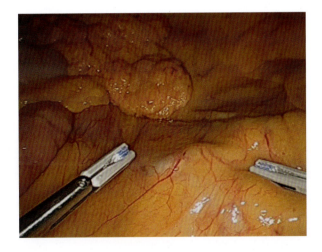

图 1.25 肠系膜下动脉起点位于十二指肠第三段下方几厘米处

交界处系膜变短，SRA 则逐渐靠近肠管。SRA 分出直肠乙状结肠支后延续为直肠上支，后者又分成左、右终末支沿直肠系膜的后外侧向下走行，在直肠系膜的下半部分与直肠中动脉的分支相交通，并通过直肠壁内的血管网与直肠下动脉相交通。

直肠中动脉

直肠中动脉（MRA）是髂内动脉的分支，其与 SRA 以及直肠下动脉一起参与构成了密集的血管网。

直肠下动脉

直肠下动脉（IRA）是肛管和肛门括约肌复合体的主要供血血管。IRA 是阴部内动脉的分支，起自 Alcock 管的近端（后部），从侧后方穿过坐骨直肠窝，随后分成更细小的分支供应肛门括约肌复合体。IRA 和 MRA 在肠壁外没有交通，但在肠壁内存在大量的网状交通支。

髂内动脉

髂内动脉（IIA）传统上称为腹下动脉，IIA 为盆壁、盆腔脏器、臀部、泌尿生殖器官和股内侧供血，是盆部供血的主要动脉。IIA 起自骶岬旁，向下至坐骨大孔。其后干较短，发出髂腰动脉、骶外侧动脉和臀上动脉，在此处可能出现血管的"三分叉"现象，如果在手术过程中没有充分识别和掌控，很容易造成出血。IIA 前干贯穿骨盆侧面，发出闭孔动脉、脐动脉（膀胱上动脉）、子宫动脉（女性）、膀胱下动脉、直肠中动脉、臀下动脉和终末支——阴部内动脉。在 IIA 和其向膀胱的分支之间存在着一个疏松的筋膜间隙（图 1.24）。

阴部内动脉

阴部内动脉（IPA）是髂内动脉前干的终末支，它起自梨状肌下缘水平，穿出盆底，绕过骶棘韧带后进入阴部管（Alcock 管），在阴部管的后（近端）部，发出直肠下动脉（IRA）并继续向前为生殖器供血（图 1.21、图 1.24）。

骶正中动脉

骶正中动脉起自腹主动脉分叉处的后方，沿骶骨表面中线向下走行。

静脉回流

除了肠系膜下静脉近心端的一段血管以外，左半结肠和肛管直肠的静脉都与同名动脉伴行，左半结肠的静脉回流经肠系膜下静脉（IMV）汇入到门静脉系统，再进入肝脏，而直肠通过门静脉和腔静脉两个系统进行静脉回流。

直肠静脉（上、中、下）

直肠上静脉收集直肠和肛管上部的静脉血，是 IMV 的主要属支之一。直肠中静脉收集直肠下部和肛管上部的静脉血，回流入髂内静脉。直肠下静脉收集肛管下部的静脉血，经阴部内静脉回流入髂内静脉。

肠系膜下静脉（IMV）

IMV 由直肠上静脉和左结肠静脉汇合而成。起初，它在左结肠系膜根部、肠系膜下动脉外侧走行，穿过左结肠动脉后，在左结肠动脉升支的内侧继续向头侧走行，而这一段 IMV 不与同名动脉伴行，其最后一个属支——脾曲支在胰腺下缘下方 2~3cm 汇入（图 1.26），随后 IMV 经过 Treitz 韧带侧方，在胰体后方汇入脾静脉。为了在直肠切除后重建时使左半结肠完全游离，应该在胰腺下缘、脾曲支头侧结扎 IMV。

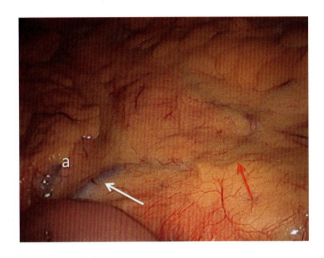

图 1.26　肠系膜下静脉根部（白色箭头），胰腺正下方（a）；红色箭头为脾曲支

在降结肠系膜根部几乎总是能看见 IMV，即使是在肥胖的个体中也是如此，这与 IMA 正好相反，IMA 的起点经常被脂肪组织包裹而显示不清。但是，由于小肠系膜和横结肠系膜与左结肠系膜的粘连使 IMV 显露困难的情况也比较常见。

髂内静脉

髂内静脉及其属支都是成对出现的，并与同名动脉伴行，其在骶髂关节上方与髂外静脉汇合，形成髂总静脉。

骶前静脉丛

骶前静脉丛是由骶正中静脉、两侧的骶外侧静脉，以及二者之间的交通支构成的静脉网。骶前静脉不含静脉瓣，并且通过骶骨孔发出的椎体静脉与骶骨的椎管内静脉系统相交通，如果解剖不当，很容易造成骶前静脉丛撕裂出血。椎管内静脉系统的净水压可达 20cmH$_2$O（1cmH$_2$O=0.098kPa），出血很难控制，可能危及生命。骶外侧静脉紧贴骶前孔，走行于骶神经根和梨状肌骶骨起始处的表面。

淋巴引流

直肠系膜是直肠癌淋巴结转移的最重要部位，直肠系膜及侧方淋巴结无转移的情况下出现远处淋巴结转移的情况是很少见的。除下段肛管外，肛门直肠的淋巴回流都伴随相应的供血血管。因此，直肠上 2/3 的淋巴沿着直肠上血管回流至直肠上淋巴结，再沿肠系膜下动脉回流至肠系膜下淋巴结，最后回流至腹主动脉旁淋巴结；来自直肠下 1/3 的淋巴不仅可以沿直肠上动脉向上方回流，也可以向侧方到达髂内淋巴结和闭孔淋巴结，上段肛管的淋巴回流方式与直肠下 1/3 相同，而齿状线以下的肛管，淋巴回流至腹股沟深、浅淋巴结。

神经支配

结肠、直肠、肛门和泌尿生殖器官受自主神经系统的交感神经、副交感神经支配。盆底和肛门外括约肌由骨骼肌构成，受运动神经元支配，同时肛门也有感觉神经纤维分布。

肠系膜下丛和上腹下丛

肠系膜下丛和上腹下丛（SHP）是主动脉前交感神经丛的延续，位于主动脉前表面，神经纤维起自脊髓 L1～L3 节段。肠系膜下丛位于肠系膜下动脉起始部周围（图 1.27）。SHP 位于主动脉分叉处与骶骨岬之间。外科手术时，需着重辨认主动脉前表面和骶骨岬前方由连续的网状神经纤维构成的神经网络。把左半结肠系膜从腹膜后分离后，会发现神经网络沿着主动脉左侧紧贴筋膜反折走行，在打开筋膜反折时注意勿损伤这一结构。

腹下神经

SHP 的神经纤维在骶骨岬汇集形成两支腹下神经（图 1.28），沿后盆壁向下走行，汇入下腹下丛（盆丛），在直肠手术时应仔细辨认以防损伤。腹下神经位于直肠乙状结肠系膜基底部、腹膜下方。腹下神经由交感神经构成，也包含少量上行的副交感神经纤维（来自骶丛）。在直肠中段水平，腹下神经与来自骶丛的副交感神经纤维汇合，形成下腹下丛（图 1.29）。

下腹下丛（盆丛）

盆丛（PP）是盆腔内主要的自主调节中枢，与 SHP 一起，经常被称为"盆腔中枢"。盆丛位于肛

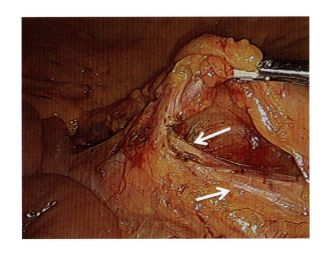

图 1.27　肠系膜下丛（左、右支）

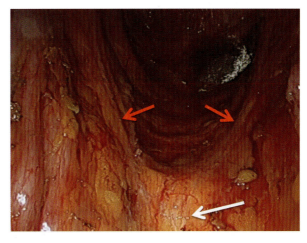

图 1.28　上腹下丛（白色箭头）和腹下神经（红色箭头）

提肌起始部的上方，在 LTS 对应处的骨盆壁层筋膜的外侧（图 1.12、图 1.13 和图 1.29）。PP 由交感神经和副交感神经纤维构成，支配直肠和所有盆腔脏器。交感神经由腹下神经和骶交感神经节发出的骶内脏神经组成，骶内脏神经走行于骶尾部，平行于腹下神经（图 1.16）。副交感神经由起源于骶丛的第 2 ~ 4 骶神经（S2 ~ S4），走行于骨盆侧腔的后部，传出神经继续在前列腺（或阴道）后外侧的神经血管束内走行，在游离远端直肠前壁时特别容易受到损伤。

腰骶丛

　　腰骶丛是坐骨神经的主要构成部分，为小腿下部、大腿后侧和部分骨盆提供运动 - 感觉神经支配。它位于梨状肌前表面、骨盆上部的后外侧。向后外侧浸润或伴有神经侵犯的局部进展期肿瘤可能需要整块切除骶神经根，而 S2 及以下的单侧切除导致的功能丧失最小。

闭孔神经

　　闭孔神经起源于腰丛，在髂总动脉下方、髂内动脉和输尿管外侧进入盆部，在盆腔外侧间隙内向闭孔方向走行，很容易辨认。闭孔神经是侧方淋巴结清扫的一个关键性解剖标志（图 1.30）。闭孔神经包括来自大腿内侧的感觉纤维和去向内收肌的运动纤维，但不支配闭孔内肌。

阴部神经

　　阴部神经是会阴部的主要神经，最终参与感觉、盆底肌肉神经支配和控便。阴部神经起源于骶丛

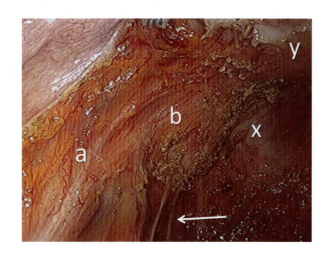

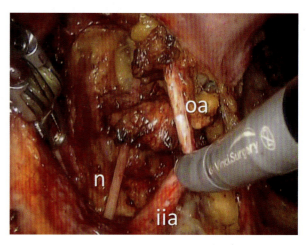

图 1.29 全直肠系膜切除后显露盆丛（b）、左腹下神经（a）和骶内脏神经（箭头）；左侧髂骨尾骨肌穹顶（x）和 Denonvilliers 筋膜（y）

图 1.30 左侧骨盆外侧腔；闭孔神经（n）、闭孔动脉（oa）和髂内动脉（iia）（致谢 G.S. Choi 教授）

的纤维，在梨状肌和尾骨肌之间出骨盆，缠绕骶棘韧带伴随阴部内血管进入 Alcock 管（图 1.16、图 1.21），最终止于肛门括约肌和盆底肌肉表面。阴部神经司肛门和外生殖器的感觉，并支配肛门外括约肌和尿道括约肌。

泌尿生殖系统相关解剖

在直肠癌外科手术中，识别并熟悉输尿管的走行至关重要。输尿管在靠近髂总动脉分叉处越过骨盆上缘，走行在腹膜和 PF 下方，髂内静脉前方，在骨盆深部，输尿管在腹下神经和盆丛上方进入膀胱。在男性中，输尿管在 Denonvilliers 筋膜前向前内侧走行，在输精管后方与其交叉后进入膀胱；在女性中，输尿管沿阔韧带基底部、子宫动脉内下方进入膀胱。在常规游离结肠时，容易显露输尿管中段，游离直肠时输尿管应始终位于解剖平面之外，除非有肿瘤侵犯需要整块切除输尿管。

精囊腺与 Denonvilliers 筋膜的形状一致，呈弧形分布。在腹膜反折上方 1～2cm 切开前壁可以显露 Denonvilliers 筋膜的上缘，然后根据肿瘤的位置，可以在筋膜前方或后方进行解剖。在筋膜上方解剖时距离精囊腺及副交感神经纤维过近会导致出血，若在这一区域过度烧灼则会导致勃起功能障碍。如果直肠前壁的肿瘤粘连或侵犯精囊腺、前列腺周围神经血管束或前列腺本身，则需要整块切除。

同样，女性局部进展期肿瘤如果累及子宫或阴道，也应按照整块切除的原则予以切除。阴道及其静脉丛血流丰富，距离阴道太近解剖可能导致意外的出血。

参考文献

[1] Heald RJ, Husband EM, Ryall RD. The mesorectum in rectal cancer surgery—the clue to pelvic recurrence? Br J Surg.

1982;69(10):613–616.

[2] Rockall TA, Darzi AW. Tele-manipulator robots in surgery. Br J Surg. 2003;90(6):641–643.

[3] Acar HI, Kuzu MA. Perineal and pelvic anatomy of extralevator abdominoperineal excision for rectal cancer: cadaveric dissection. Dis Colon Rectum. 2011;54(9):1179–1183.

[4] Stelzner S, et al. Deep pelvic anatomy revisited for a description of crucial steps in extralevator abdominoperineal excision for rectal cancer. Dis Colon Rectum. 2011;54(8):947–957.

[5] Taylor FG, et al. Preoperative high-resolution magnetic resonance imaging can identify good prognosis stage I, II, and III rectal cancer best managed by surgery alone: a prospective, multicenter, European study. Ann Surg. 2011;253(4):711–719.

[6] Brown G, et al. High-resolution MRI of the anatomy important in total mesorectal excision of the rectum. AJR Am J Roentgenol. 2004;182(2):431–439.

[7] Shihab OC, et al. Defining the surgical planes on MRI improves surgery for cancer of the low rectum. Lancet Oncol. 2009;10(12):1207–1211.

[8] Abramson DJ. The valves of Houston in adults. Am J Surg. 1978;136(3):334–336.

[9] Morgado PJ. Total mesorectal excision: a misnomer for a sound surgical approach. Dis Colon Rectum. 1998;41(1):120–121.

[10] Canessa CE, et al. Anatomic study of the lymph nodes of the mesorectum. Dis Colon Rectum. 2001;44(9):1333–1336.

[11] Miscusi G, et al. Anatomical lymph node mapping in normal mesorectal adipose tissue. Dis Colon Rectum. 2010;53(12):1640–1644.

[12] Langman G, Patel A, Bowley DM. Size and distribution of lymph nodes in rectal cancer resection specimens. Dis Colon Rectum. 2015;58(4):406–414.

[13] Tsai CJ, et al. Number of lymph nodes examined and prognosis among pathologically lymph node-negative patients after preoperative chemoradiation therapy for rectal adenocarcinoma. Cancer. 2011;117(16):3713–3722.

[14] Corman ML, et al. Corman's colon and rectal surgery. 6th rev ed. Philadelphia: Lippincott Williams & Wilkins;2012.

[15] Gordon P, Nivatvongs S. Principles and practice of surgery for the colon, rectum, and anus. New York: Taylor & Francis;2007.

[16] Beck D, Wexner S. Fundamentals of anorectal surgery. 2nd ed. Philadelphia: WB Saunders;2001.

[17] Cameron J, Cameron A. Current surgical therapy. 11th ed. Philadelphia: Elsevier;2014.

[18] Beck DE, et al. The ASCRS textbook of colon and rectal surgery. 2nd ed. New York: Springer;2011.

[19] Havenga K, et al. Anatomical basis of autonomic nerve-preserving total mesorectal excision for rectal cancer. Br J Surg. 1996;83(3):384–388.

[20] Jones OM, et al. Lateral ligaments of the rectum: an anatomical study. Br J Surg. 1999;86(4):487–489.

[21] Nano M, et al. Contribution to the surgical anatomy of the ligaments of the rectum. Dis Colon Rectum. 2000;43(11):1592–1597. Discussion 1597–1598.

[22] Shafik A. A concept of the anatomy of the anal sphincter mechanism and the physiology of defecation. Dis Colon Rectum. 1987;30(12):970–982.

[23] Lunniss PJ, Phillips RK. Anatomy and function of the anal longitudinal muscle. Br J Surg. 1992;79(9):882–884.

[24] Fenger C. The anal transitional zone. Acta Pathol Microbiol Immunol Scand Suppl. 1987;289:1–42.

[25] Oh C, Kark AE. Anatomy of the external anal sphincter. Br J Surg. 1972;59(9):717–723.

[26] Shafik A. A new concept of the anatomy of the anal sphincter mechanism and the physiology of defecation. The external anal sphincter: a triple-loop system. Investig Urol. 1975;12(5):412–419.

[27] Levi AC, Borghi F, Garavoglia M. Development of the anal canal muscles. Dis Colon Rectum. 1991;34(3):262–266.

[28] Lawson JO. Pelvic anatomy. II. Anal canal and associated sphincters. Ann R Coll Surg Engl. 1974;54(6):288–300.

[29] Williamson RCN, Mortensen NJMC. Anatomy of the large intestine. In: Kirsner JB, Shorter RG, editors. Diseases of the colon, rectum, and anal canal. Rochester: Williams & Wilkins;1987.

[30] Griffiths JD. Surgical anatomy of the blood supply of the distal colon. Ann R Coll Surg Engl. 1956;19(4):241–256.

[31] Allison AS, et al. The angiographic anatomy of the small arteries and their collaterals in colorectal resections: some insights into anastomotic perfusion. Ann Surg. 2010;251(6):1092–1097.

[32] Wang QY, et al. New concepts in severe presacral hemorrhage during proctectomy. Arch Surg. 1985;120(9):1013–1020.

[33] Marecik SJ, Pai A, Sheikh T, Park JJ, Prasad LM. Transanal Total Mesorectal Excision: Save the Nerves and Urethra. Dis Colon Rectum. 2016;59(7):e410–414. PMID: 27270528.

[34] Rutegard J, et al. Lateral rectal ligaments contain important nerves. Br J Surg. 1997;84(11):1544–1545.

[35] Matzel KE, Schmidt RA, Tanagho EA. Neuroanatomy of the striated muscular anal continence mechanism. Implications for the use of neurostimulation. Dis Colon Rectum. 1990;33(8):666–673.

第二章 直肠腔内超声

Victoria Valinluck Lao and Alessandro Fichera

缩写

CRT　　放化疗

ERUS　直肠腔内超声

引言

　　直肠腔内超声检查于 20 世纪 50 年代首次被报道，逐渐成为评估肛管直肠良恶性疾病的重要检查手段。本章主要讨论直肠腔内超声（Endorectal ultrasound，ERUS）在直肠癌中的应用。在美国，直肠癌是关乎健康领域一个重要课题。美国每年大约有 40 000 例新确诊病例，也是癌症相关死亡的主要原因。目前，ERUS 是一种容易实施的、安全的诊断方法，是初步评估直肠癌的首选诊断方法之一。

直肠腔内超声的历史与发展

　　1952 年，Wild 和 Reid 率先应用了腔内超声；1983 年，Dragsted 和 Gammelgaard 将该技术引入临床实践，与指诊、肛门镜检查和硬式或软式乙状结肠镜检查技术一起，应用于直肠和肛管的评估工作中。ERUS 的临床应用降低了肛门直肠检查的主观性，提供了一种评估直肠肠壁以及肠周解剖结构的方法。由于 ERUS 能够区分直肠壁的各层结构，因此在直肠肿瘤的局部分期中有重要价值。

V.V. Lao (✉)

Department of Colorectal Surgery, Cleveland Clinic Florida, 2950 Cleveland Clinic Blvd, Weston, FL 33331, USA

e–mail: laov@ccf.org

A. Fichera

Professor and Division Chief Gastrointestinal Surgery, Department of Surgery, 4035 Burnett Womack Building, Chapel Hill, NC 27599–7081, USA

e–mail: alessandro_fichera@med.unc.edu

© Springer International Publishing AG 2018

G.J. Chang (ed.), *Rectal Cancer*, DOI 10.1007/978–3–319–16384–0_2

超声物理学

超声检查的临床应用是基于使用高音速声波从具有不同阻抗的组织上反射出的图像来实现的，并由专业人员进行解读。声波从换能器内的压电晶体发出，然后穿过组织并反射回换能器，从而形成图像。超声图像的产生取决于声波传播通过的材料的相对声阻抗或声波传播阻力，在具有不同阻抗属性的两种介质间的边界处产生反射或回波。

临床中使用的声波频率（或每秒周期数）为 6~16MHz，声波频率可以影响分辨率。另一个重要因素是波长，即声波在一个振动周期内传播的距离。波长越短，频率越高，因此产生的图像分辨率也就越高；然而，波长短，穿透的组织较少。反之，波长越长，频率越低，可穿透至深层组织；但是，较长的波长将产生分辨率较低的图像。这意味着低频长波长应用于较深的结构，而高频短波长应用于较浅的结构。这也意味着，为了获得更高的分辨率，应该使用高频短波长，但同时会降低穿透力。增益也可以作为一种辅助手段，用作放大接收到的声波，以获得一个更亮、更白的图像。了解这些要素以及如何解释超声图像，有助于医生从 ERUS 检查中获得非常有用的临床信息。

直肠腔内超声的应用现况

目前，直腔腔内超声可用于评估肛管直肠良恶性病变，并已经扩展到肛门括约肌成像，例如对肛门失禁的评估。直腔腔内超声是一种初步评估直肠肿瘤的有效方法，具有便捷、耐受性好、安全、局部分期准确的优势。

从分期、术前治疗和计划的角度来看，ERUS 在直肠癌评估中发挥重要作用。鉴于直肠癌的个体化治疗进展，以及早期直肠癌的局部切除选择，术前分期的准确性在直肠癌的治疗中已变得非常重要。本质上，准确的术前分期可以使患者获得最佳的综合治疗方案，以及选择恰当的手术范围。1985 年，第一份 ERUS 应用于直肠癌分期的报告发布，Hildebrant 和 Feifel 将其中的分期方法命名为"uTNM 分期"。

尽管目前有多种术前局部分期的检查方法可供选择，包括 ERUS、CT、MRI 和 PET-CT，但 ERUS 因其准确、无辐射以及高性价比的优势，成为临床广泛认可的一种有效检查方法。

直肠腔内超声的技术基础

设备仪器

手持式直肠腔内探头带有封闭的旋转换能器，可捕获 360° 图像。一般来说，多频率换能器是首选，因为它能够根据可疑病变提供特定的图像。高频超声可提供更为清晰的图像，而低频超声更适合显示评估淋巴结和直肠周围组织。

直肠的成像需要一个乳胶球囊覆盖换能器发生声波接触。球囊内充满水，这样可以保持直肠壁和球囊之间的接触，防止探头和直肠壁间进入空气。因为超声波无法在空气中传播，换能器与直肠壁间的空气会使图像失真。注意，也可以用相同的设备仪器进行肛管成像，只需要移除水囊。

患者准备及体位

操作前，患者需要接受灌肠以清除直肠内的粪便或黏液，以免形成伪像干扰成像。大多数患者不需要使用镇静剂，通过适当的语言提示后大多数患者可以耐受这个过程，巨大的、低位的、坏死的肿瘤病例除外。病变引起的狭窄阻碍探头进入的过程可能会造成患者的不适。患者采取左侧卧位。为了更好地观察病变，可能会在检查过程中改变患者的体位，目的是将目标病变放置在没有肠道气体干扰的位置。

操作流程

在 ERUS 检查前，首先进行直肠指诊初步评估病变。此外，软式直肠镜检查用以评估肿瘤大小、位置和距肛缘的距离。这项检查可以在 ERUS 检查前清除掉直肠内未随灌肠排出的残渣。超声探头置入直肠的基本方法有两种：一种是直肠镜辅助插入，另一种是盲插。直肠镜辅助插入可以在置入探头之前检查直肠，也可以将直肠镜越过病变的近端，这样能确保探头对病变的近端以及近端直肠系膜进行全面检查。盲插可由经验丰富的操作人员完成，然而，当病变的近端及近端和直肠系膜扭曲时存在一定的操作局限性。

随后，操作者检查图像中的直肠壁和直肠周围结构的异常。目的是评估直肠壁侵犯深度，并确定直肠周围淋巴结和结构是否受累。该过程的静态图像和视频可以采集留存。

ERUS 图像解读

ERUS 图像能清晰地显示直肠壁的 5 层结构。直肠肠壁由高回声层（白色）和低回声层（黑色）交替组成。通常，可以看到 3 层高回声（白色）和 2 层低回声（黑色）。对于直肠壁各层结构的图像解读，存在两种模型。第一种模型（Hildebrant 和 Feifel 模型）由 Hildebrant 和 Feifel 提出，它假设黏膜、黏膜肌层、黏膜下层不能被明确区分出来。在此模型中，从探头开始由内向外的 5 层结构如下：

(1) 球囊与黏膜的界面（高回声）。

(2) 黏膜、黏膜肌层、黏膜下层（低回声）。

(3) 黏膜下层与固有肌层的界面（高回声）。

(4) 固有肌层（低回声）。

(5) 固有肌层与直肠周围脂肪的界面（高回声）。

第二种模型使用最广泛，可以区分黏膜和黏膜下层，并且在 ERUS 图像上可以看到 5 层结构对应于直肠壁的 5 个解剖层。这个模型（Beynon 模型）最初是由 Beynon 等基于解剖学研究提出的（图 2.1）。在 Beynon 模型中，从探头开始由内向外的 5 层结构如下：

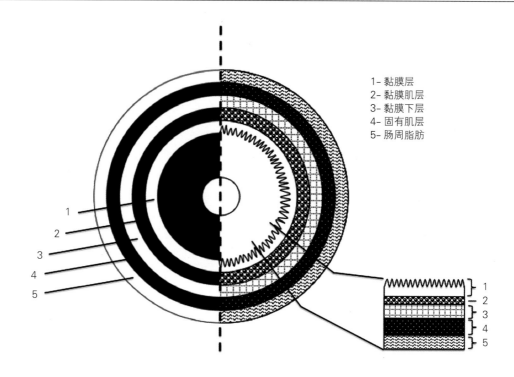

1– 黏膜层
2– 黏膜肌层
3– 黏膜下层
4– 固有肌层
5– 肠周脂肪

图 2.1　肠壁 5 层结构 ERUS 示意图（Beynon 模型）：左侧为 ERUS 肠壁示意图，右侧为对应的肠壁

（1）球囊与黏膜的界面（高回声）。

（2）黏膜与黏膜肌层的界面（低回声）。

（3）黏膜下层（高回声）。

（4）固有肌层（低回声）。

（5）固有肌层与直肠周围脂肪的界面（高回声）。

　　与 Hildebrant 和 Feifel 模型相比，使用 Beynon 模型进行分期准确率的研究很少。然而，一项研究表明，Beynon 模型具有更高的准确率。笔者所在机构更青睐 Beynon 模型，普遍来说，这也是当今大多数医生最常使用的模型。

　　除了显示直肠肠壁外，ERUS 还可用于显示直肠周围的解剖结构。ERUS 可观察到盆底肌及括约肌复合体。上段肛管层面可见耻骨直肠肌，中段肛管层面可见内括约肌（低回声），下段肛

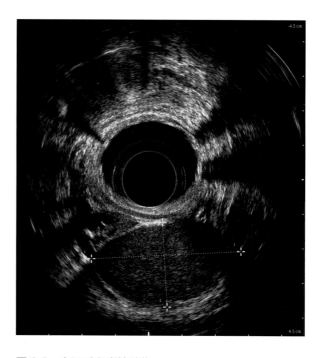

图 2.2　直肠后方囊性肿物

管层面可见外括约肌（高回声）。在男性中，其他能被 ERUS 观察到的结构包括精囊、前列腺、膀胱和尿道。除了直肠周围的脂肪和淋巴结外，还可以看到肛管直肠环，也能发现直肠后囊性肿块（图 2.2）。

直肠腔内超声直肠癌分期

直肠腔内超声可根据 20 世纪 80 年代提出的 uTNM 分期来对直肠肿瘤进行术前分期。uTNM 分期依照肿瘤浸润的深度以及有无淋巴结转移进行区分。

目前，uTNM 分期如下：

uT0　病变局限于黏膜层。

uT1　病变局限于黏膜层及黏膜下层。

uT2　病变侵犯固有肌层，但不穿透固有肌层。

uT3　病变穿透肠壁侵及肠周脂肪。

uT4　病变侵犯邻近器官、盆腔侧壁或骶骨。

uN0　没有区域淋巴结转移。

uN1　有区域淋巴结转移。

T 分期

uT0

uT0 意味着非侵袭性病变或良性病变。ERUS 定义 uT0 的病变局限于黏膜层而没有突破黏膜下层。黏膜层和黏膜肌层的低回声层不规则增厚代表肿瘤，但是黏膜下层是完整的（图 2.3a）。uT0 分期的病变可行局部切除，但是必须准确排除黏膜下层浸润。

uT1

ERUS 图像上 uT1 分期指肿物局限于黏膜及黏膜下层内，固有肌层低回声带连续性尚好。此类病灶被称为早期浸润性直肠癌。uT1 分期在超声上表现为第二层高回声带不规则，但没有中断（图 2.3b）。这些特征提示黏膜下层不完全中断，但是肿瘤没有突破黏膜下层侵犯固有肌层。

uT1 的病变可以实施局部根治性切除。准确的术前分期至关重要，术前分期不足可以增加肿瘤复发的风险。局部切除的适应证包括：组织病理学为高 - 中分化、无淋巴管浸润、无神经及脉管浸润、无黏液成分、肿瘤直径 < 3cm、肿瘤累及范围 < 1/3 肠周、肿瘤距离肛缘 < 10cm 和有活动度好的病灶。

uT2

超声图像显示，uT2 病变第二层高回声带连续性完全中断，对应肿瘤突破黏膜下层侵犯固有肌层（图 2.3c）。uT2 期病变的典型超声表现为第二层高回声带连续性明显中断。

uT3

肿瘤突破固有肌层侵犯直肠周围脂肪层，即为 uT3 期肿瘤。在声像图上，直肠壁全层连续性中断，病变累及直肠周围脂肪层（图 2.3d）。uT3 期的直肠癌患者首选的治疗方式不推荐局部切除，在根治性手术前行新辅助化疗及放疗。

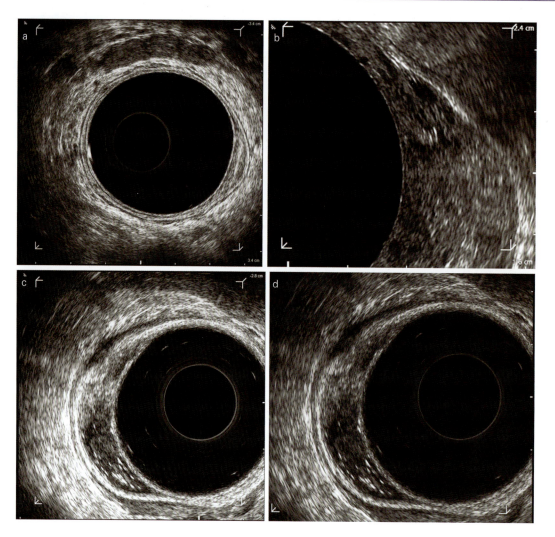

图 2.3　基于直腔腔内超声的 T 分期。(a) uT0，侵袭性病变或良性病变，如腺瘤。(b) uT1 的病变存在黏膜下层的浸润，但是固有肌层连续性尚好。(c) uT2 的病变，提示第二层高回声带连续性完全中断，对应肿瘤突破黏膜下层侵犯固有肌层。(d) uT3 期肿瘤浸润突破固有肌层，到达直肠周围脂肪组织

uT4

　　uT4 期病变是指局部进展期病灶侵及肠周邻近结构，包括前列腺、精囊、盆壁、膀胱、子宫、宫颈和阴道等。超声图像上显示，肿瘤与上述邻近结构的分界不清。大多数 uT4 期的病变需要通过 MRI 确诊。通常情况下，uT4 期的患者需要接受术前新辅助化疗及放疗，如果评估可行及符合手术指征，可实施包括邻近受侵犯器官的整块切除手术。

N 分期

　　ERUS 也可以用于观察肠周淋巴结以提供疾病进展的信息。N 分期的重要性体现在肠周淋巴结的浸润与生存率下降和肿瘤复发率升高相关。ERUS 的 N 分期分为 uN0 和 uN1 两种。uN0 指未探及肠周淋巴结或探及良性淋巴结，表明没有淋巴结浸润（图 2.4a）。通常，超声无法探及正常非肿大的淋巴结。uN1 提示肠周淋巴结转移（图 2.4b）。

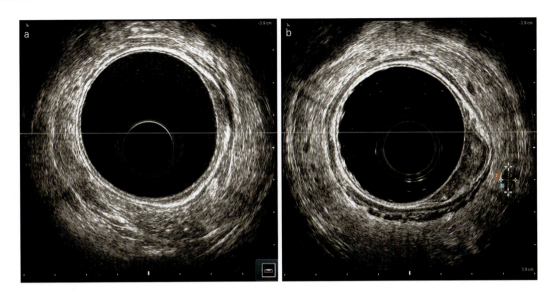

图 2.4　直肠腔内超声评估淋巴结转移。（a）uN0，（T2）无淋巴结转移证据。（b）uN1，（T2）虚线表示有淋巴结转移的证据

如果肠周淋巴结直径超过 5mm、呈圆形或低回声，通常考虑为淋巴结转移。然而有报道称，在直径小于 5mm 的淋巴结中约 18% 可发生转移。尽管转移发生的概率随淋巴结体积增大而增加，但是没有明确的直径临界值鉴别转移性淋巴结和非转移性淋巴结。转移性淋巴结常出现在原发灶周边或邻近的直肠系膜内。需要注意的是术后病理提示肠周低回声结节也可能是肿瘤沉积，而极小的低回声点则可能是静脉或者淋巴管浸润。

炎性淋巴结由于体积增大易被误诊为转移性淋巴结，但是炎性淋巴结的体积往往没有转移性淋巴结体积大，内部呈轻度高回声。二者均可表现为边缘不规则。当探及淋巴结内部呈混合回声，直径大于 5mm 时，应考虑为转移性淋巴结。

术前 uTNM 分期的准确率

关于直肠癌 ERUS 分期总体准确率的研究结果并不一致。最近的一项荟萃分析表明，T 分期的准确率为 88% ~ 95%。其他荟萃分析认为 T 分期的准确率为 76% ~ 96% 或 75% ~ 87%。最近，越来越多的研究表明 ERUS 诊断早期直肠癌的准确率更高，特别是 T0 期和 T1 期的病变。约 1/4 的直肠腺瘤在初次活检时可能被误诊，最终病理结果为浸润性腺癌。而 ERUS 对于经病理证实为局灶性癌的病例检出率高达 81%。推荐使用 ERUS 进行早期直肠癌分期，对于 T0 期的病变，敏感性和特异性分别为 97.3% 和 96.3%。相比早期直肠癌，ERUS 对进展期直肠癌的分期也具有很高的特异性和准确率，分别为 96% 和 94%。ERUS 评估 T1 期直肠癌的准确率最高，而评估 T2 期直肠癌常常容易因过高分期而导致准确率最低。基于荟萃分析结果，超声评估 T3 期直肠癌的准确率为 88% ~ 96%。

直肠腔内超声评估淋巴结转移（N 分期）的准确率低于 T 分期。一项研究报道了超声评估 T 分期的准确率平均为 85%，而 N 分期的准确率平均为 75%。ERUS 在排除淋巴结转移的准确率要比确诊淋巴结转移的准确率高。

根据 ERUS 对于 N 分期的准确率研究，越早期的直肠癌出现的转移灶通常越小，因而转移性淋巴结在超声上更易被漏诊。有研究表明，N 分期的准确率从 T3 期肿瘤的 84% 降到 T1 期肿瘤的 48%；下降的原因可能是从 T3 期到 T1 期肿瘤，转移性淋巴结和转移灶的中位直径变化分别从 8mm 降至 3.3mm，以及从 5.9mm 降至 0.3mm。

建议进行直肠腔内超声联合穿刺活检或细针抽吸活检，以便进一步评估直肠癌分期。这样可以为诊断提供辅助性材料，也可以通过结合影像学和组织学更准确地评估直肠周围病变。这项技术的应用提高了直肠超声评估 N 分期的特异性；然而，我们仍需要更深入地研究验证 ERUS 联合穿刺活检或细针抽吸活检的作用。

其他影像学方法（CT、PET-CT、MRI）也用于直肠癌的术前分期评估。CT 被认为是诊断广泛转移的标准方法。但是 CT 在直肠癌的局部分期中作用不大，因为 CT 不能清晰显示直肠壁的结构。有研究对比了螺旋 CT 和直肠超声 T 分期的准确率，结果显示两者准确率分别为 70.5% 和 84.6%。而 CT 和直肠超声评估 N 分期准确率差异不大，分别为 61.5% 和 64.1%。PET-CT 和 CT 一样不能显示细微的解剖结构，对 T 分期和 N 分期均难以确定。

直肠壁结构的可视化程度是局部分期的关键点，MRI 在这方面没有直肠腔内超声有优势。ERUS 对于早期肿瘤或浅表肿瘤可视化程度更高，但是当肿瘤局部进展或肿瘤导致肠腔变窄使探头无法伸入时，MRI 评估更具优势。当直肠癌发生固有肌层浸润时，MRI 和 ERUS 评估淋巴结转移的结果相似，但 MRI 评估肠周组织浸润的敏感性更高。MRI 评估淋巴结转移的整体敏感性和特异性分别为 77% 和 71%。这些数据表明直肠腔内超声和 MRI 在淋巴结转移的评估中可能具有互补作用。另外，MRI 对于手术环周切缘的显示比 ERUS 更清晰。

目前，根据本章回顾性数据，直肠腔内超声被公认是评估直肠癌局部分期的常规一线影像学检查方法，CT 可辅助诊断远处转移。在肠腔重度狭窄和局部进展期直肠癌的情况下，ERUS 无法获得直观图像时，多种影像学方法的联合应用可以获得最准确的分期结果。

直肠腔内超声的局限性

由于炎症、坏死、纤维化和放疗后水肿等影响，直肠腔内超声评估放化疗（CRT）效果或放化疗后再分期有一定局限。直肠腔内超声在治疗后评估方面存在局限性，评估准确率仅为 46% ~ 47%。误诊率在出现上述反应的患者中最高，准确率最低 29%。有研究者认为，当存在残留肿瘤时，局限于纤维化区域，可以最大限度地判断肿瘤浸润深度。但是，在推荐 ERUS 应用于放化疗后再分期之前，还需要更多的研究证实放化疗前后肿瘤存在超声声像图改变，以及更好的准确率数据发布。

依赖于操作者的主观性也是 ERUS 的局限之一。已报道的 T 分期和 N 分期学习曲线病例数分别为 50 例和 75 例。ERUS 的准确率在不同研究中存在差异，原因在于操作者的经验水平不同。

ERUS 的局限性还包括探头视野的局限性，主要体现在硬质超声探头观察髂血管旁淋巴结时受限。软式超声内镜因其可以置入更深位置，在观察此区域时更具优势。尽管有此局限性，直肠腔内超声联合细针抽吸活检在诊断髂血管旁淋巴结转移时依然优于 CT。

根据作者的实践经验，ERUS 和 MRI 这两种影像方法可以相互补充，可根据肿瘤特征、位置和治疗阶段联合应用。当患者为首诊，需对局部病变进行分期时，我们通常会做 3.0T 盆腔 MRI 评估直肠系膜和盆壁受累情况。与此同时，实施手术的外科医生会进行软式乙状结肠镜和三维超声重建检查。由于直肠腔内超声有明显的操作者依赖性，我们认为应由外科医生对病灶进行局部分期。这些检查所获得的信息将为手术提供重要的帮助。这个过程也可以作为外科医生提高超声技巧的机会，如果不需要进行额外的新辅助治疗，超声诊断结果将会被 MRI 或者通过手术结果得到进一步验证。

尽管文献中关于此观点的结论并不一致，但我们依然相信对于极低位的早期直肠癌，在术前由经验丰富的医生在全面的直肠指诊后进行硬式直肠腔内超声及软式乙状结肠镜检查，会比 MRI 为手术方案的制定提供更详尽的有效信息。毫无疑问，遇到巨大病灶、肠管狭窄和直肠系膜筋膜受侵等情况，MRI 应作为首选的影像学检查方法。新辅助治疗结束后，必要时可行 MRI 检查。超声不能充分区分肿瘤残余、纤维化和急性炎性水肿，因此不作为常规使用。

结论

根据目前的诊疗标准，ERUS 确实是一种有效诊断直肠癌并进行术前分期的工具，同时也是一种明确诊断直肠壁完整性的诊疗方式。根据术前分期的不同，目前有多种治疗方案可供选择，包括局部切除、新辅助 CRT，以及非手术治疗方案。ERUS 具有对早期肿瘤精准分期和区分肿瘤早、晚期的优势，在直肠癌治疗中发挥重要作用。

与大多数技术一样，该技术有一定的局限性，然而 ERUS 仍是评估直肠癌的首选方法，当 MRI 和 CT 等其他影像技术不断进步的同时，直肠腔内超声技术也伴随着新兴科技发展不断优化。可以预见，最准确的诊断模式不再是单一影像技术，多种影像学结合才是直肠癌术前分期和治疗后评估的最好方式。

参考文献

[1] DeSantis CE, Lin CC, Mariotto AB, Siegel RL, Stein KD, Kramer JL, et al. Cancer treatment and survivorship statistics, 2014. CA Cancer J Clin. 2014;64(4):252–271. [Review].

[2] Siegel R, Ma J, Zou Z, Jemal A. Cancer statistics, 2014. CA Cancer J Clin. 2014;64(1):9–29.

[3] Wild JJ, Reid JM. Diagnostic use of ultrasound. Br J Phys Med. 1956;19(11):248–257. passim.

[4] Dragsted J, Gammelgaard J. Endoluminal ultrasonic scanning in the evaluation of rectal cancer: a preliminary report of 13 cases. Gastrointest Radiol. 1983;8(4):367–369.

[5] Abu-Zidan FM, Hefny AF, Corr P. Clinical ultrasound physics. J Emerg Trauma Shock. 2011;4(4):501–503.

[6] Kav T, Bayraktar Y. How useful is rectal endosonography in the staging of rectal cancer? World J Gastroenterol. 2010;16(6):691–697. [Review].

[7] Hildebrandt U, Feifel G. Preoperative staging of rectal cancer by intrarectal ultrasound. Dis Colon Rectum. 1985;28(1):42–46.

[8] Cartana ET, Parvu D, Saftoiu A. Endoscopic ultrasound: current role and future perspectives in managing rectal cancer patients. J Gastrointestin Liver Dis. 2011;20(4):407–413. [Research Support, Non--U.S. Gov't Review].

[9] Beynon J, Foy DM, Temple LN, Channer JL, Virjee J, Mortensen NJ. The endosonic appearances of normal colon and rectum. Dis Colon Rectum. 1986;29(12):810–813. [Research Support, Non-U.S. Gov't].

[10] Orrom WJ, Wong WD, Rothenberger DA, Jensen LL, Goldberg SM. Endorectal ultrasound in the preoperative staging of rectal tumors. A learning experience. Dis Colon Rectum. 1990;33(8):654–659.

[11] Schaffzin DM, Wong WD. Surgeon-performed ultrasound: endorectal ultrasound. Surg Clin North Am. 2004;84(4):1127–1149,

vii. [Review].

[12] Glancy DG, Pullyblank AM, Thomas MG. The role of colonoscopic endoanal ultrasound scanning (EUS) in selecting patients suitable for resection by transanal endoscopic microsurgery (TEM). Color Dis. 2005;7(2):148–150.

[13] Kim HJ, Wong WD. Role of endorectal ultrasound in the conservative management of rectal cancers. Semin Surg Oncol. 2000;19(4):358–366. [Review].

[14] Fichera A, Allaix ME. Paradigm–shifting new evidence for treatment of rectal cancer. J Gastrointest Surg. 2014;18(2):391–397.

[15] Heafner TA, Glasgow SC. A critical review of the role of local excision in the treatment of early (T1 and T2) rectal tumors. J Gastrointest Oncol. 2014;5(5):345–352. [Review].

[16] Hildebrandt U, Klein T, Feifel G, Schwarz HP, Koch B, Schmitt RM. Endosonography of pararectal lymph nodes. In vitro and in vivo evaluation. Dis Colon Rectum. 1990;33(10):863–868. [Comparative Study In Vitro Research Support, Non–U.S. Gov't].

[17] Tio TL, Tytgat GN. Endoscopic ultrasonography in analysing peri–intestinal lymph node abnormality. Preliminary results of studies in vitro and in vivo. Scand J Gastroenterol Suppl. 1986;123:158–163.

[18] Badger SA, Devlin PB, Neilly PJ, Gilliland R. Preoperative staging of rectal carcinoma by endorectal ultrasound: is there a learning curve? Int J Color Dis. 2007;22(10):1261–1268.

[19] Katsura Y, Yamada K, Ishizawa T, Yoshinaka H, Shimazu H. Endorectal ultrasonography for the assess–ment of wall invasion and lymph node metastasis in rectal cancer. Dis Colon Rectum. 1992;35(4):362–368.

[20] Kim JC, Kim HC, Yu CS, Han KR, Kim JR, Lee KH, et al. Efficacy of 3–dimensional endorectal ultrasonography compared with conventional ultrasonography and computed tomography in preoperative rectal cancer staging. Am J Surg. 2006;192(1):89–97. [Comparative Study].

[21] Akasu T, Sugihara K, Moriya Y, Fujita S. Limitations and pitfalls of transrectal ultrasonography for staging of rectal cancer. Dis Colon Rectum. 1997;40(10 Suppl):S10–15. [Comparative Study Research Support, Non–U.S. Gov't].

[22] Sunouchi K, Sakaguchi M, Higuchi Y, Namiki K, Muto T. Limitation of endorectal ultrasonography: what does a low lesion more than 5 mm in size correspond to histologically? Dis Colon Rectum. 1998;41(6):761–764. [In Vitro].

[23] Puli SR, Bechtold ML, Reddy JB, Choudhary A, Antillon MR, Brugge WR. How good is endoscopic ultrasound in differentiating various T stages of rectal cancer? Meta–analysis and systematic review. Ann Surg Oncol. 2009;16(2):254–265. [Meta–Analysis].

[24] Steele SR, Martin MJ, Place RJ. Flexible endorectal ultrasound for predicting pathologic stage of rectal cancers. Am J Surg. 2002;184(2):126–130. [Comparative Study].

[25] Skandarajah AR, Tjandra JJ. Preoperative loco–regional imaging in rectal cancer. ANZ J Surg. 2006;76(6):497–504. [Review].

[26] Puli SR, Bechtold ML, Reddy JB, Choudhary A, Antillon MR. Can endoscopic ultrasound predict early rectal cancers that can be resected endoscopically? A meta–analysis and systematic review. Dig Dis Sci. 2010;55(5):1221–1229. [Meta–Analysis Review].

[27] Vogl TJ, Schmiegel W, Pox C, Pereira PL, Brambs HJ, Lux P, et al. S3 guideline—diagnosis and treatment of colorectal carcinoma: relevance for radiologic imaging and interventions. Rofo. 2013;185(8):699–708. [Consensus Development Conference Practice Guideline].

[28] Worrell S, Horvath K, Blakemore T, Flum D. Endorectal ultrasound detection of focal carcinoma within rectal adenomas. Am J Surg. 2004;187(5):625–629. Discussion 9. [Comparative Study Meta–Analysis].

[29] Edelman BR, Weiser MR. Endorectal ultrasound: its role in the diagnosis and treatment of rectal cancer. Clin Colon Rectal Surg. 2008;21(3):167–177.

[30] Kim NK, Kim MJ, Yun SH, Sohn SK, Min JS. Comparative study of transrectal ultrasonography, pelvic computerized tomography, and magnetic resonance imaging in preoperative staging of rectal cancer. Dis Colon Rectum. 1999;42(6):770–775. [Comparative Study].

[31] Ptok H, Marusch F, Meyer F, Wendling P, Wenisch HJ, Sendt W, et al. Feasibility and accuracy of TRUS in the pre–treatment staging for rectal carcinoma in general practice. Eur J Surg Oncol. 2006;32(4):420–425. [Comparative Study Multicenter Study].

[32] Garcia–Aguilar J, Pollack J, Lee SH, Hernandez de Anda E, Mellgren A, Wong WD, et al. Accuracy of endorectal ultrasonography in preoperative staging of rectal tumors. Dis Colon Rectum. 2002;45(1):10–15. [Research Support, Non–U.S. Gov't].

[33] Kauer WK, Prantl L, Dittler HJ, Siewert JR. The value of endosonographic rectal carcinoma staging in routine diagnostics: a 10–year analysis. Surg Endosc. 2004;18(7):1075–1078. [Comparative Study Evaluation Studies Review].

[34] Puli SR, Reddy JB, Bechtold ML, Choudhary A, Antillon MR, Brugge WR. Accuracy of endoscopic ultrasound to diagnose nodal invasion by rectal cancers: a meta–analysis and systematic review. Ann Surg Oncol. 2009;16(5):1255–1265. [Meta–Analysis Review].

[35] Harewood GC. Assessment of publication bias in the reporting of EUS performance in staging rectal cancer. Am J Gastroenterol. 2005;100(4):808–816.

[36] Landmann RG, Wong WD, Hoepfl J, Shia J, Guillem JG, Temple LK, et al. Limitations of early rectal cancer nodal staging may explain failure after local excision. Dis Colon Rectum. 2007;50(10):1520–1525.

[37] Maleki Z, Erozan Y, Geddes S, Li QK. Endorectal ultrasound–guided fine–needle aspiration: a useful diagnostic tool for perirectal

and intraluminal lesions. Acta Cytol. 2013;57(1):9–18.

[38] Ju H, Xu D, Li D, Chen G, Shao G. Comparison between endoluminal ultrasonography and spiral computerized tomography for the preoperative local staging of rectal carcinoma. Biosci Trends. 2009;3(2):73–76. [Comparative Study].

[39] Calvo FA, Domper M, Matute R, Martinez–Lazaro R, Arranz JA, Desco M, et al. 18F–FDG positron emission tomography staging and restaging in rectal cancer treated with preoperative chemoradiation. Int J Radiat Oncol Biol Phys. 2004;58(2):528–535. [Research Support, Non–U.S. Gov't].

[40] Falk PM, Gupta NC, Thorson AG, Frick MP, Boman BM, Christensen MA, et al. Positron emission tomography for preoperative staging of colorectal carcinoma. Dis Colon Rectum. 1994;37(2):153–156. [Comparative Study].

[41] Samdani T, Garcia–Aguilar J. Imaging in rectal cancer: magnetic resonance imaging versus endorectal ultrasonography. Surg Oncol Clin N Am. 2014;23(1):59–77. [Comparative Study Review].

[42] Bipat S, Glas AS, Slors FJ, Zwinderman AH, Bossuyt PM, Stoker J. Rectal cancer: local staging and assessment of lymph node involvement with endoluminal US, CT, and MR imaging—a meta–analysis. Radiology. 2004;232(3):773–783. [Comparative Study Meta–Analysis].

[43] Al–Sukhni E, Milot L, Fruitman M, Beyene J, Victor JC, Schmocker S, et al. Diagnostic accuracy of MRI for assessment of T category, lymph node metastases, and circumferential resection margin involvement in patients with rectal cancer: a systematic review and meta–analysis. Ann Surg Oncol. 2012;19(7):2212–2223. [Meta–Analysis Research Support, Non–U.S. Gov't].

[44] MERCURY. Diagnostic accuracy of preoperative magnetic resonance imaging in predicting curative resection of rectal cancer: prospective observa–tional study. BMJ. 2006;333(7572):779. [Evaluation Studies Multicenter Study Research Support, Non–U.S. Gov't].

[45] Napoleon B, Pujol B, Berger F, Valette PJ, Gerard JP, Souquet JC. Accuracy of endosonography in the staging of rectal cancer treated by radiotherapy. Br J Surg. 1991;78(7):785–788.

[46] Vanagunas A, Lin DE, Stryker SJ. Accuracy of endoscopic ultrasound for restaging rectal cancer following neoadjuvant chemoradiation therapy. Am J Gastroenterol. 2004;99(1):109–112.

[47] Rau B, Hunerbein M, Barth C, Wust P, Haensch W, Riess H, et al. Accuracy of endorectal ultrasound after preoperative radiochemotherapy in locally advanced rectal cancer. Surg Endosc. 1999;13(10):980–984.

[48] Assenat E, Thezenas S, Samalin E, Bibeau F, Portales F, Azria D, et al. The value of endoscopic rectal ultrasound in predicting the lateral clearance and outcome in patients with lower–third rectal adenocarcinoma. Endoscopy. 2007;39(4):309–313.

[49] Gavioli M, Bagni A, Piccagli I, Fundaro S, Natalini G. Usefulness of endorectal ultrasound after preoperative radiotherapy in rectal cancer: comparison between sonographic and histopathologic changes. Dis Colon Rectum. 2000;43(8):1075–1083. [Clinical Trial].

[50] Knaebel HP, Koch M, Feise T, Benner A, Kienle P. Diagnostics of rectal cancer: endorectal ultrasound. Recent Results Cancer Res. 2005;165:46–57. [Comparative Study].

[51] Levy MJ, Oberg TN, Campion MB, Clayton AC, Halling KC, Henry MR, et al. Comparison of methods to detect neoplasia in patients undergoing endoscopic ultrasound–guided fine–needle aspiration. Gastroenterology. 2012;142(5):1112–1121.e2. [Comparative Study Research Support, Non–U.S. Gov't].

第三章　直肠磁共振成像

Gina Brown

引言

近来，直肠癌的临床分期及疗效评估已经不再依赖临床和超声成像，而转为应用高分辨率磁共振成像（Magnetic resonance imaging，MRI）提供的信息进行精细的临床分期和预后评估。目前手术、新辅助和辅助放化疗均用于直肠癌的治疗。而关于 MRI，图像采集和解读在地区间、临床中心间、甚至影像医生间尚存明显差异。因此，图像采集和解读均需要一个最低限度的统一标准，以达到诊断规范统一并指导治疗决策，以期获得最佳治疗效果。本章旨在建立标准化的直肠癌图像采集和解读标准，以保证多中心临床研究结果的准确性。

直肠癌分期 MRI 扫描技术

MRI 最早于 20 世纪 90 年代初被引入直肠癌的诊断，直肠癌分期 MRI 的扫描参数和技术多种多样，且分期的准确性与 T2 加权像的分辨率呈线性相关。

Schnall 等人的研究表明，应用直肠内置线圈，采用 12cm FOV、256 矩阵和 3mm 层厚的参数，可获得 0.59mm × 0.59mm 平面分辨率，以及小于 1mm^3 体素的图像。然而，对于直肠癌的影像评估、直肠内置线圈以及其他任何腔内成像技术，缺点在于无法显示完整的直肠系膜、环周切缘，以及原发肿瘤侧方和上方的浸润。此外，腔内线圈在巨大肿瘤或肠腔狭窄的情况下难以通过。

随着多通道表面相控阵线圈的出现和发展，直肠和肠周组织评估不再依赖于腔内成像技术。若使用理想的扫描参数，其平面分辨率可达到与腔内线圈相近的水平（0.6mm × 0.6mm，体素 1.1mm^3）。为了能够持续稳定地达到高分辨率，需要从价值甚微的常规对比增强、脂肪抑制、T1 加权扫描序列，转为能更清晰显示肿瘤、肠壁、直肠系膜和盆壁结构的专用高分辨序列，以得到能真正预测预后的分期信息。

G. Brown (✉)

Department of Radiology, The Royal Marsden NHS Foundation Trust, Imperial College London, London, UK

e-mail: gina.brown@rmh.nhs.uk

© Springer International Publishing AG 2018

G.J. Chang (ed.), *Rectal Cancer*, DOI 10.1007/978–3–319–16384–0_3

通过 MERCURY 临床试验和国际培训项目，高分辨率技术已经发展并推广到多家中心。只要协同多线圈、多通道表面阵列线圈，高分辨率扫描可以在任意的 1.5T–3.0T MRI 上实现。整个扫描过程至少需要花费 40min 的时间。为了缩短扫描时间而增大视野、减少采集图像数量或增加层厚，都将不可避免地降低图像分辨率，以及扫描技术的精确度。增加其他序列也会降低检查的整体质量，同时会延长扫描时间、增加患者的不适，故不推荐。图 3.1 阐明了高分辨率 MRI 扫描和普通 MRI 扫描的区别。扫描技术的不同意味着需要多花费 3～4min 的图像采集时间来完成高分辨率扫描，但却可以使分期准确性得到实质性的提高，并保证了后续治疗决策的正确性。

MRI 扫描技术要点总结

- 视野和矩阵参数需保证像素不超过 0.6mm×0.6mm，例如，200mm×200mm 视野，384×384 体素或 160mm×160mm 视野，256×256 体素（注：像素 = 视野 / 矩阵）。体素（mm³）= 像素 × 层厚。
- 表面相控阵线圈应该正确放置在下骨盆表面。对于低位直肠癌患者，线圈远端应放置在耻骨联合下方 10cm 左右的位置，以保证直肠远端位于图像中心位置（图 3.2）。
- 扫描方向需要垂直于直肠壁；使用矢状位 MRI 图像来定位轴位图像（图 3.3）。
- 冠状位图像采集需要平行于肛管，以显示远端直肠系膜平面（图 3.3），并需采用与轴位图像相同的高分辨率扫描参数。
- 应用饱和带可降低肠管蠕动对图像质量造成的影响，肌肉注射丁溴东莨菪碱或口服甲苯凡林，可减少小肠肠管蠕动（图 3.4）。
- 高分辨率序列扫描范围应该包括肿瘤上方至少 5cm，并达到 L5/S1 水平，以确保能够扫及与原发肿瘤不连续的癌结节（图 3.3）。
- T1 加权图像、对比增强图像和脂肪饱和序列价值不大，且会降低分期准确性，故不应用于原发

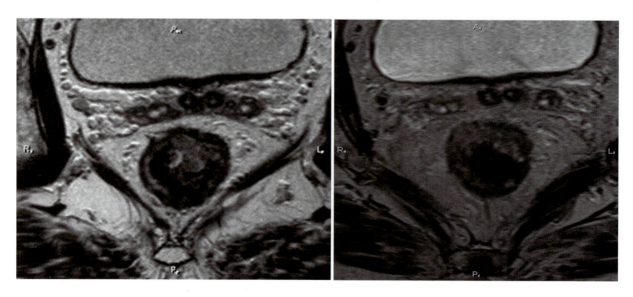

图 3.1 同一患者的轴位图像显示了高分辨率（左图）和低分辨率（右图）扫描的区别。息肉状肿物在高分辨率图像上显示更加清晰。此外肠壁各层的解剖结构也可更清楚地显示

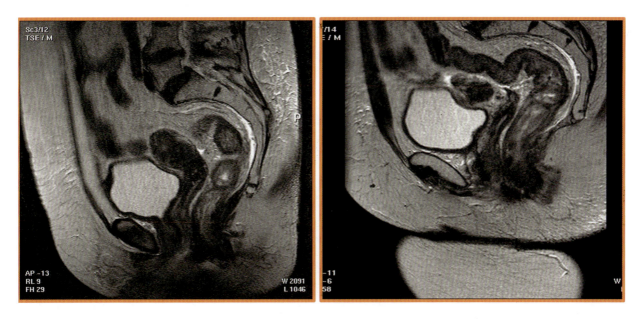

图 3.2 表面相控阵线圈应该正确放置在下骨盆表面。左图显示不正确的摆放方法——线圈太高以至于下段直肠信号采集不够。对于中位和低位直肠癌患者，线圈远端应放置在耻骨联合下方 10cm 左右的位置，以保证直肠远端位于图像中心位置

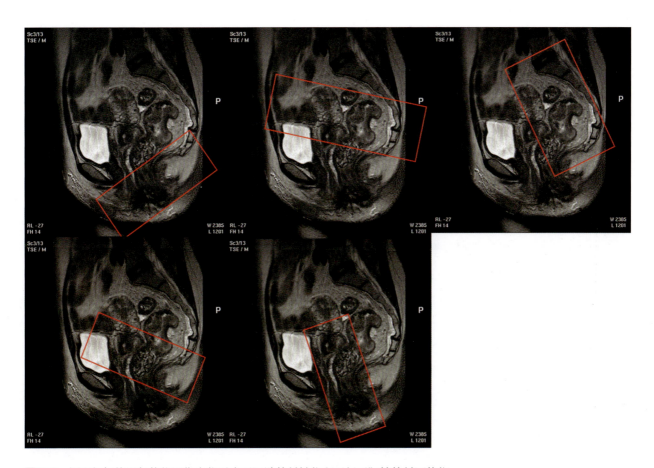

图 3.3 阐明如何使用矢状位图像定位垂直于肠壁的斜轴位和平行于肛管的斜冠状位

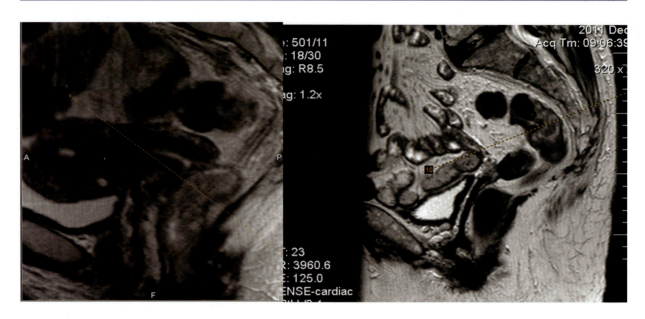

图 3.4 使用饱和带可以抑制非感兴趣区域的信号。例如前腹壁活动会造成图像劣化，故在前腹壁放置饱和带（右图）可减轻图像劣化，与左图未放置饱和带图像对比可见明显差异

直肠癌的分期。

- 使用弥散加权成像（Diffusion-weighted imaging, DWI）时需注意，DWI 相对于高分辨率 MRI 并不会提高肿瘤分期的准确性。
- 因增加无价值序列而造成的检查时间延长将会降低扫描的整体质量，并增加患者的不适感。

解剖因素

MRI 的主要价值在于能够显示术前决策需要的手术解剖平面，明确肿瘤侵犯的范围和与邻近组织的关系，进而明确手术入路。

直肠癌的手术方式可以根据平面进行调整以确保完整切除肿瘤。对于绝大部分直肠癌患者而言，全直肠系膜切除术（Total mesorectal excision, TME）平面手术可以保证原发肿瘤、区域淋巴结被完整切除，得到清晰的环周切缘、近端切缘和远端切缘。对于接受高质量 TME 手术并获得阴性切缘的患者，局部复发率可以从非 TME 手术时代大于 40% 显著降至 5%。如果所有直肠癌患者均采用 MRI 分期，那么 TME 手术平面受累的潜在可能性为 26%（Circumferential resection margin，即 mrCRM 阳性率为 26%），术前新辅助治疗可使肿瘤退缩并明显降低 CRM 阳性率。对于新辅助治疗后 mrCRM 或 pCRM 阴性的患者，局部复发率约为 7%，但对于 TME 平面肿瘤持续存在或病理提示 CRM 阳性的患者，局部复发率可大于 20%。因此对于一部分直肠系膜切缘肿瘤浸润的患者，需要大于 TME 的切除范围才能获得阴性切缘。术前 MRI 可以稳定识别直肠癌手术的主要解剖标志。

直肠系膜和直肠系膜筋膜

直肠系膜是独特的解剖结构，由脏腹膜包绕而成，内有直肠、引流淋巴结和神经、血管等结构。MRI 图像上直肠系膜筋膜表现为自肛提肌下缘至骶骨岬水平环绕直肠系膜的低信号影。直肠系膜在前部止于腹膜反折点，腹膜反折以上直肠表面没有直肠系膜，表面由脏腹膜覆盖并逐渐增宽，直至达到直乙交界点。此点以上直肠系膜并非附着于骶骨凹面，其后部被相对活动度较大的乙状结肠系膜包裹，根部附着于乙状结肠血管分支至 IMA 和 IMV 起源 / 分叉水平。

直肠前壁肿瘤浸润

腹膜分隔盆腔和腹腔脏器，在高分辨率序列表现为层状低信号。在前部腹膜覆盖膀胱、精囊或子宫表面，并在中线处附着于直肠。在矢状位可清晰显示。直肠被腹膜覆盖的区域没有环周切缘的概念，故腹膜反折以上直肠前壁肿瘤不考虑是否有环周切缘阳性，但可能会侵犯腹膜。该区域肿瘤有通过腹膜播散造成盆腔复发的风险。

输尿管平面 / 骨盆直肠间隙

该区域缺乏淋巴组织，但包含自骶骨走行至前部盆腔器官的神经血管结构。当此区域出现肿瘤时，可能是肿瘤自直肠系膜直接侵犯，或经腹膜或静脉播散所致。

直肠阴道隔和泌尿生殖膈

腹膜反折点以下的前方可以看到直肠生殖膈，表现为直肠系膜前方中线处的条带状低信号影。在男性中，该筋膜分隔直肠系膜前部与前列腺包膜，并可向下在中线处追溯至会阴体（图 3.5）。

盆腔可被腹膜反折、脏层（直肠系膜）筋膜、骶前筋膜和盆底肌肉组织等结构清晰地区分为不同的解剖区域。

侧壁筋膜和骨盆侧壁区域（骶前和盆腔侧方区域）

当肿瘤浸润超过直肠系膜区域并突破直肠系膜筋膜时，则可根据术前 MRI 所示肿瘤分布区域，建议患者接受超出 TME 手术平面的手术策略，包括切除邻近器官或全盆腔脏器切除。

肛提肌区域

肛提肌为构成盆底的单独肌性结构。在中线处，其近端在后部附着于尾骨尖，侧面在直肠系膜两侧形成"纺锤样"结构，其远端附着于两侧坐骨棘（冠状位观察效果最佳——图 3.6）；侧面与闭孔筋膜融合，向下与耻骨直肠环融合，后者前部纤维附着于中线旁耻骨联合上部的内表面。直肠下 1/3 段解

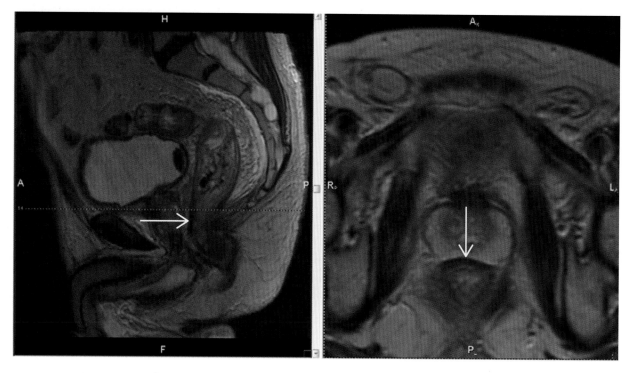

图 3.5　箭头所指为低信号的直肠生殖膈，在直肠系膜前方中线处覆盖直肠前部并呈条带状增厚

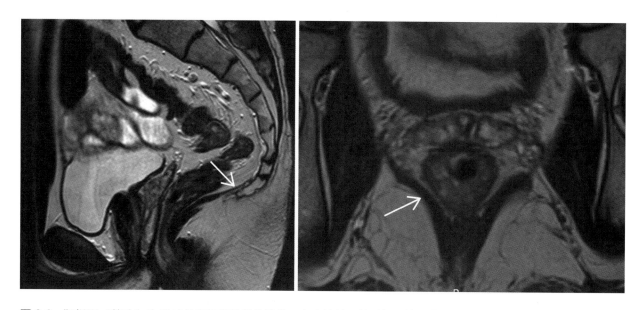

图 3.6　肛提肌（箭头）为形成盆底的单独肌性结构。在中线处，其后部近端附着于尾骨尖，侧面在直肠系膜两侧形成"纺锤样"结构，其远端止于耻骨直肠环水平。肛提肌的起止点实际上定义了下 1/3 段直肠，该区域直肠系膜逐渐变细，使其成为直肠癌 TME 手术中最具挑战性的区域

剖定义为自肛提肌后部尾骨附着点至肛提肌远端耻骨直肠环水平。该区域对 TME 手术切除是一个挑战，因为直肠系膜在该处逐渐变细，直肠在前方邻近泌尿生殖区。对于直肠下 1/3 段的肿瘤，即使肠壁外浸润深度很小，也可能由于直肠系膜脂肪范围的缩小而造成 CRM 阳性。

MRI 和直肠癌局部分期

　　随着高分辨率 MRI 扫描技术的进展和对于 MRI 影像解读标准的不断验证，MRI 对于预测患者局部复发及远处转移风险已经具备了独特的优势。所有直肠癌患者均可以从治疗前的准确分期中获益。因此，肿瘤外科和肿瘤内科医生可依据准确 MRI 分期选择适宜的手术和术前治疗方案以降低复发风险。

T 分期

　　对于所有直肠癌病灶，肿瘤扩散的深度与预后直接相关，这是 TNM 分期的基础。肿瘤侵出肠管固有肌层的深度与预后存在近乎线性关系。MRI 与病理 H&E 染色切片对照分析研究显示，高分辨率 T2 加权相对于肿瘤浸润深度的判断准确性能够达到毫米级，对于患者预后的预测甚至优于传统的 AJCC/TNM 分期标准。

T1 期肿瘤的术前评估

　　黏膜下层水平，肿瘤浸润深度可被测量至毫米级。如 MRI 影像显示黏膜下层未见侵犯，则患者适用于原发灶局部切除术以避免根治性切除术相关并发症。高分辨率 MRI 影像中，黏膜下层信号高于肿瘤信号，如果未见其侵犯征象，则确认为肿瘤分期为 T1（图 3.7）。

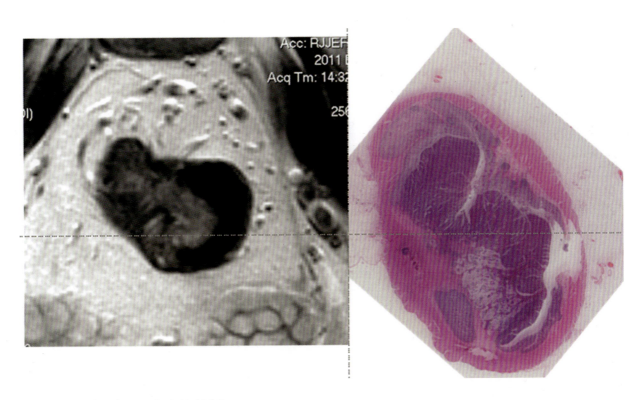

图 3.7　T1 期直肠癌 MRI 与病理对照图

T2 期肿瘤的术前影像

直肠固有肌层分为两层，内层为环形肌，外层为纵行肌，特点是在磁共振 T2 加权像上，信号低于邻近的肿瘤组织。外层的纵行肌表现为垂直排列的不连续低信号肌束，与内层的环形肌之间以高信号的肠肌神经丛分隔。固有肌层保留的程度，是区分浅 T2 期与深 T2 期肿瘤的依据，与 T3 早期的肿瘤存在预后差异（图 3.8）。

T3 早期直肠癌

随着肿瘤的进展，固有肌层逐渐被肿瘤侵蚀直至完全被取代，这种肿瘤分期为深 T2 或 T3a，即肿瘤侵出深度小于 1mm。上述肿瘤处于低风险状况，淋巴结转移及远处转移可能性较小。多数可经全直肠系膜切除术（TME）治愈（图 3.9）。但肿瘤累及括约肌间隙时除外，可能因病理环周切缘阳性而导致局部复发。

当直肠癌原发灶明确侵出固有肌层时，浸润深度是独立预后因素。肿瘤浸润深度定义为直肠癌原发灶侵出部分与固有肌层的垂直距离。侵出小于 1mm 的直肠癌，临床预后与 T2 期直肠癌没有差异。侵出深度 1～5mm 的直肠癌，无论是否存在淋巴结转移，癌症相关生存期与 T2 期直肠癌相似。对于肿瘤侵出深度大于 5mm 的患者，癌症相关生存期显著下降，远处转移和局部复发率显著增加。

对于大多数 T3 期直肠癌，肿瘤的异质性和浸润深度的关系值得讨论。Merkel 等根据肿瘤浸润深度，将直肠病理 T3 期分为：

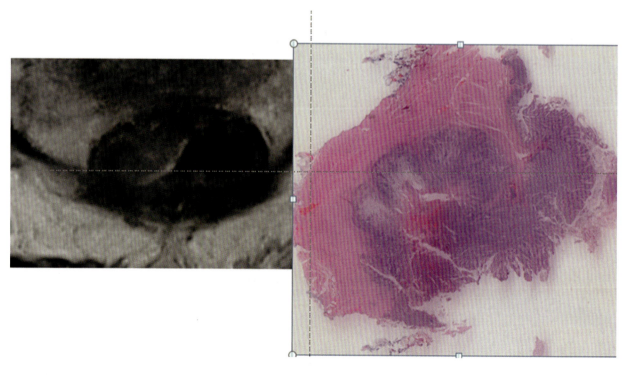

图 3.8　T2 期肿瘤 MRI 与病理对照图

pT3a 微小浸润，侵出固有肌层深度小于 1mm；

pT3b 轻度浸润，侵出固有肌层深度为 1 ~ 5mm；

pT3c 中度浸润，侵出固有肌层深度为 5 ~ 15mm；

pT3d 重度浸润，侵出固有肌层深度大于 15mm。

预后分层基于一项来自 Erlangen 肿瘤中心注册的研究，该研究纳入了 850 例直肠癌患者，在不考虑淋巴结转移状况的前提下根据肿瘤浸润深度预测患者生存期。这项研究的重要价值在于其 MRI 影像所判断的肿瘤浸润深度与"金标准"病理相比，平均一致性为 0.5mm。鉴于 T3 早期直肠癌与 T2 期直肠癌的生存率与局部复发率相似，因此将高分辨率 MRI 影像上，肿瘤侵犯至固有肌层以外 5mm 作为是否行放化疗（CRT）治疗的 Cut-off 点，而不再强调 T2/T3 分期的意义。为了验证这一标准的实用价值，Taylor 等对 MERCURY 研究的病例进行了 5 年随访，结果表明，基于高分辨率 MRI 显示肿瘤浸润深度小于 5mm 者，其 5 年总生存率为 85%，局部复发率为 3%。这一结果支持了使用更严谨的术前风险分层标准（即肿瘤侵出固有肌层＜ 5mm）对直肠癌治疗的意义。

环周切缘（Circumferential resection margin，CRM）

众所周知，肿瘤组织外缘距离外科环周切缘（CRM）＞ 1mm 非常重要。MRI 预测 CRM 的研究结果于 1999 年首次发表，在高分辨率 MRI 影像上，CRM 显示为低信号线状结构包绕直肠系膜。高分辨率 MRI 是能够判断直肠系膜筋膜及 CRM 的最为准确的影像检查方法。最早的前瞻性研究纳入

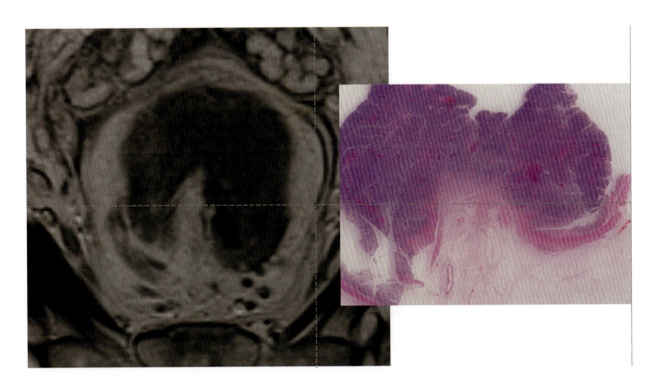

图 3.9　T3 期肿瘤 MRI 与病理对照图

了 98 例患者，MRI 显示肿瘤与直肠系膜筋膜的距离 ≤ 1mm 时，其预测 CRM 阳性与病理的一致性为 92%（κ=0.81）。严格采用 Brown 教授建议的高分辨率 MRI 扫描技术及影像解读标准，在不同的影像中心均可以实现对 CRM 的准确预测。2003 年，MERCURY 小组联合英国及欧洲 11 个中心的前瞻性研究，以病理为"金标准"验证了 MRI 判断肿瘤浸润深度和判断环周切缘的准确性。经 TME 验证，其中 94% 的患者为环周切缘阴性，特异性为 92%（CI 90% ~ 95%）。研究结果还显示，肿瘤与直肠系膜筋膜距离 ≤ 1mm 时，是病理 CRM 阳性的高风险因素。基于该研究的随访结果显示，MRI 所示 CRM 阳性与病理 CRM 阳性对于患者局部复发的预测能力相似。MRI 所示肿瘤与直肠系膜筋膜距离 ≤ 1mm 时的局部复发率为 20%，而 mrCRM ＞ 1mm 时为 7.1%，该结果与病理 CRM 预测结果相似。研究同时显示，在 MRI 判断肿瘤与直肠系膜筋膜的距离时，选择 2mm 或更大数值作为标准，对于病理 CRM 阳性预测的准确性并没有增加，甚至还可能导致上述患者的过度治疗。

淋巴结分期（N 分期）

在前 TME 时代，淋巴结转移毫无疑问是盆腔复发的预测因素。患者经非 TME 手术治疗后，局部复发率为 20% ~ 40%，这与肿瘤组织在盆腔内的残留具有明确相关性。术前辅助放疗能够将局部复发率降低至 20%，但是显然这也不是弥补手术质量缺憾的有效手段。Lars Pahlman 等牵头了全球范围内 TME 手术的培训与认证。当高质量的 TME 手术被普遍采用后，直肠癌局部复发率显著下降。因此，在 TME 时代，肿瘤与直肠系膜筋膜间距离 ＜ 1mm 是局部复发的独立性相关因素，而淋巴结转移与否不再是局部复发的关键性相关因素。

淋巴结转移状况的判断对于可行局部切除的早期癌还是至关重要的。局部切除术可以降低与根治性手术相关的并发症发生率，且可达到保护器官的目的，但这必须考虑到直肠系膜内淋巴结转移所造成的肿瘤复发。有研究表明，仅依据淋巴结的大小作为判断淋巴结转移的标准是不准确的。首先，如果以 5mm 为阈值，将导致 ＜ 5mm 转移性淋巴结的漏诊。由于转移性淋巴结与反应性增生淋巴结的大小之间存在重叠，因此设置淋巴结大小的 Cut-off 值诊断淋巴结转移是不可靠的。以病理为"金标准"，将高分辨率 MRI 上淋巴结内部的信号和边缘的形态作为诊断标准，诊断淋巴结转移的准确性可达 85%。采用形态学标准来评估淋巴结，还可以分析淋巴结在直肠系膜内、外的分布情况。采用形态学标准来评估淋巴结的另一项潜在优势是，对于接受局部切除手术的患者，系统的复查可以监测其直肠系膜内淋巴结的变化，以便及时发现局部复发并采取积极的措施。因此，对于局部手术的患者建议以间隔 3 个月的高分辨率 MRI 检查作为随访手段。

壁外血管侵犯（Extramural vascular invasion，EMVI）

在 20 世纪 30 年代，Grinnell 首先报道了壁外血管侵犯（Extramural vascular invasion，EMVI），定义为直肠固有肌层外血管内存在肿瘤组织。1980 年和 1981 年，Ian Talbot 报道了病理证实存在血管侵犯患者的临床预后。研究结果显示，703 例直肠癌外科手术切除标本中，52% 存在直肠壁外"厚壁"血管内癌栓，其 5 年总生存率仅为 33%，且肝转移率显著高于无癌栓患者。随后几项组织病理学研究不断证实静脉侵犯与局部复发率、远处转移率和总生存率降低间的关联性。与淋巴结转移相比，EMVI 相关的肝脏转移是导致患者癌症相关死亡的关键性因素。因此，术前发现这一重要因素并进行严密监测和随访是非常必要的。不幸的是，EMVI 这一与患者预后明确相关的因素一直被忽视，从病理角度来说，对于 EMVI 的识别和报道尚存在明显不足。组织学严格定义为肿瘤侵犯血管平滑肌，行弹力纤维染色时发现弹力纤维。然而，大多数病理实验室并不进行相关检查，病理科医生对于动脉血管旁却无伴行静脉的孤立癌结节的判断尚未达成广泛共识。

高分辨率 MRI 对于血管结构具有固有的优势，显示为迂曲匍匐的低信号管状结构，低信号是基于血管流空效应所致。多平面图像可以追踪血管走行。CT 和 MRI 均可发现 EMVI。首次报道包括了 98 例直肠癌患者，对比 EMVI 的影像特征和手术病理对照结果，阳性预测值为 85%。Smith 等人的研究中描述了 EMVI 的 MRI 影像特征细节。与淋巴结不同的是，EMVI 能同时预测局部复发和远隔转移，并无可争议地成为评估新辅助化疗效果更好的预后指标。

新辅助治疗后 EMVI（ymrEMVI）的评价

mrEMVI 阳性与患者不良预后存在明确关系。mrEMVI 阳性患者，3 年总生存率为 35%，而 mrEMVI 阴性患者则为 74%，且 mrEMVI 阳性患者的远处转移率为阴性患者的 4 倍（52% vs 12%）。

Yu 等人的研究结果显示，78% 的患者于 MRI 基线检查时可存在 EMVI 征象，其中 96% 见于 T3c 以上的直肠癌患者。EMVI 阳性患者对于新辅助放疗的反应显著比 EMVI 阴性患者差［OR 2.5（CI 1.36 ~ 4.54，P=0.02］。但是，新辅助化疗与放疗同时进行时，EMVI 更容易从阳性转为阴性，这类患者预后较好。因此，可以假设 EMVI 阳性患者有可能从新辅助放化疗后附加的巩固放化疗中获益。这一策略有待于从一项多中心 Ⅲ 期临床试验 TRIGGER trial（NCT02704520）中得到验证。

肿瘤位置：低位直肠癌问题

为确定保留括约肌的可行性，精确评估肿瘤下缘与肛缘和肛管复合体的距离，以及肿瘤浸润的范围。肿瘤位置方面，通常是测量肿瘤下缘与肛缘间的距离，临床也可采取肛门指诊、直乙硬镜或全结肠镜检查协助测量。影像学检查能够客观测定肿瘤最下缘与括约肌和肛管间的距离。

直肠通常分为 3 段，距肛缘 < 6cm 的为低位直肠，距肛缘 7 ~ 11cm 的为中位直肠，距肛缘 12 ~ 15cm 的为高位直肠。这样的测量标准无疑是主观武断的，而且会随患者体位的改变而改变。临床实际工作中，大部分直肠癌距肛缘 6cm 或更低位时，肿瘤起源于直肠系膜圆锥或直肠肛管远端。由于骨盆生理狭窄，以及肿瘤与前列腺、精囊和神经血管束紧邻，低位直肠癌极易导致盆腔结构损伤，且对于常规 TME 手术而言具有解剖挑战性。因此，根据解剖学特征，低位直肠癌定义为肿瘤发生于直肠括约肌下缘以下水平。如果仅依据 TME 手术平面行腹会阴联合切除，低位直肠癌发生环周切缘阳性的概率较高。对于低位直肠癌患者，近来相关研究报告病理 CRM 阳性率约为 30%，局部复发率高，手术并发症发生率高，永久性造

瘘率高，尽管实施了保肛手术但功能较差。精准的术前分期能够确定环周切缘水平并确定 TME 手术切面可行性，为环周手术切缘无肿瘤浸润提供依据并提高低位直肠癌患者无病生存期，降低局部复发率。MRI 分期系统需要确定肿瘤位于或低于耻骨直肠环，且需要确定内外括约肌间隙未见肿瘤浸润。

　　TME 手术平面具有＞1mm 的切缘时，则存在保留括约肌的可能性。然而，肿瘤侵出其与内外括约肌间隙平面间隙＜1mm 或侵出更多时，则需要扩大手术切除范围。另外，肿瘤浸润至固有肌层以外、EMVI 阳性，直肠系膜筋膜受侵都会导致局部复发率增加，甚至降低整体生存期。为了验证这一 MRI 评估体系，MERCURY 小组的研究结果提示，可以将 CRM 阳性率从 30% 降低至 15%。进一步的研究显示，MRI 预测 50% 的患者具备安全 TME 手术平面，同时没有其他预后相关危险因素，其病理 CRM 阳性率仅为 2%。而且，行新辅助治疗的高风险患者，当肿瘤退缩明显时，病理 CRM 发生率较低。最后，对于新辅助治疗反应欠佳，且肿瘤侵入 TME 手术平面者，病理 CRM 阳性率较高，因此手术切除范围将根据 MRI 影像进行调整。

磁共振影像肿瘤退缩分级（Magnetic resonance tumor regression grade，mrTRG）

　　新辅助放化疗后，放疗引发的相关组织学改变包括水肿、炎症、坏死和纤维化。评估放疗后组织变化对于所有影像检查方法都是挑战。然而，采用 3mm 层厚的高分辨率 MRI 能够有效显示肿瘤，提高 MRI 诊断准确性。识别正常直肠组织经新辅助放化疗后的变化，能够帮助我们更好地分辨残留的肿瘤组织。

　　高分辨率 T2 加权像根据信号特征能够有效区分纤维化及肿瘤组织。肿瘤组织维持高信号，并且破坏直肠壁的层次，而纤维化则表现为低信号（暗区）。通过判断治疗后肿瘤与纤维化的比例，建立以 MRI 为基础的肿瘤退缩分级是可行的。这一评分系统与 Mandard 病理肿瘤退缩分级非常接近。在 MERCURY 研究的 111 例患者中，mrTRG 分级与其他肿瘤分期因素具备可比性。MERCURY 小组的研究显示 mrTRG 1～3 的患者与 mrTRG 4～5 的患者相比，5 年 DFS 分别为 72% 和 27%。基于笔者所在中心的经验同样发现了 DFS 和 OS 的显著差异，mrTRG 1～2（反应良好），mrTRG 3（反应中等），mrTRG 4～5（反应差）3 组的 3 年 DFS 分别为 82%、72% 和 61%。在这些独立队列中，mrTRG 能够区分患者的预后差异。这就意味着，mrTRG 具备区分治疗有效或无效的价值。

　　mrTRG 4～5 患者对于新辅助治疗仅有轻微反应。其 CRM 阳性、远隔转移和总生存期均比 mrTRG 1～3 患者差。另一方面，mrTRG 1～2 能够有效预测病理完全缓解（Pathological complete response，pCR）状态。如果立即进行手术治疗，mrTRG 1～2 与 pCR 的总生存期相似。在两项更深入的研究中，观察者间一致性为中等，κ 为 0.55～0.65，与 ymrT 的观察者间一致性（κ=0.41）相比略好。最后，mrTRG 1～2 提示无肿瘤细胞或仅有极少数不确定是否为活性的肿瘤细胞。这一乐观结果可能具有双重意义：第一，对于低位进展期直肠癌，肿瘤治疗反应良好，mrTRG 1～2 反应，CRM 阴性；第二，根据 mrTRG 1～2 作为肿瘤退缩良好的影像学依据，从而延期手术，观察等待。后者已经被用于Ⅲ期临床试验中，根据随机入组，患者有可能根据 TRG 的特征行非手术策略进入观察等待期。与病理完全缓解的比较表明，基于 mrTRG 1～2 的影像学完全缓解与 pCR 结果相似的患者是对照组的 4 倍。

总结

高分辨率 MRI 在直肠癌患者的诊断治疗策略中处于核心地位。MRI 能够有效判断术中 CRM 阳性的风险，并能有效筛选出哪些患者仅需进行 TME 手术而无须放疗，哪些患者则需要进行超过 TME 平面的扩大切除手术。

MRI 所示 EMVI 阳性患者存在高转移风险，且有可能在系统性治疗中获益。治疗后 MRI 检查可协助判断肿瘤是否处于完全缓解状态从而延期手术。

参考文献

[1] Cawthorn SJ, Parums DV, Gibbs NM, A'Hern RP, Caffarey SM, Broughton CI, Marks CG. Extent of mesorectal spread and involvement of lateral resection margin as prognostic factors after surgery for rectal cancer. Lancet. 1990;335(8697):1055–1059.

[2] Willett CG, Badizadegan K, Ancukiewicz M, Shellito PC. Prognostic factors in stage T3N0 rectal cancer: do all patients require postoperative pelvic irradiation and chemotherapy? Dis Colon Rectum. 1999;42(2):167–173.

[3] Merkel S, Mansmann U, Siassi M, Papadopoulos T, Hohenberger W, Hermanek P. The prognostic inhomogeneity in pT3 rectal carcinomas. Int J Colorectal Dis. 2001;16(5):298–304.

[4] Compton CC, Greene FL. The staging of colorectal cancer: 2004 and beyond. CA Cancer J Clin. 2004;54(6):295–308.

[5] MERCURYStudyGroup. Extramural depth of tumor invasion at thin–section MR in patients with rectal cancer: results of the MERCURY study. Radiology. 2007;243(1):132–139.

[6] Taylor FG, Quirke P, Heald RJ, Moran B, Blomqvist L, Swift I, Sebag–Montefiore DJ, Tekkis P, Brown G. Preoperative high–resolution magnetic resonance imaging can identify good prognosis stage I, II, and III rectal cancer best managed by surgery alone: a prospective, multicenter, European study. Ann Surg. 2011;253(4):711–719.

[7] Wibe A, Rendedal PR, Svensson E, Norstein J, Eide TJ, Myrvold HE, Soreide O. Prognostic significance of the circumferential resection margin following total mesorectal excision for rectal cancer. Br J Surg. 2002;89(3):327–334.

[8] Adam IJ, Mohamdee MO, Martin IG, Scott N, Finan PJ, Johnston D, Dixon MF, Quirke P. Role of circumferential margin involvement in the local recurrence of rectal cancer. Lancet. 1994;344(8924):707–711.

[9] Bissett IP, Fernando CC, Hough DM, Cowan BR, Chau KY, Young AA, Parry BR, Hill GL. Identification of the fascia propria by magnetic resonance imaging and its relevance to preoperative assessment of rectal cancer. Dis Colon Rectum. 2001;44(2):259–265.

[10] Brown G, Radcliffe AG, Newcombe RG, Dallimore NS, Bourne MW, Williams GT. Preoperative assessment of prognostic factors in rectal cancer using high–resolution magnetic resonance imaging. Br J Surg. 2003;90(3):355–364.

[11] MERCURYStudyGroup. Diagnostic accuracy of preoperative magnetic resonance imaging in predicting curative resection of rectal cancer: prospective observational study. BMJ. 2006;333(7572):779.

[12] Taylor FG, Quirke P, Heald RJ, Moran B, Blomqvist L, Swift I, St Rose S, Sebag–Montefiore DJ, Tekkis P, Brown G. One millimetre is the safe cut–off for magnetic resonance imaging prediction of surgical margin status in rectal cancer. Br J Surg. 2011;98(6):872–879.

[13] SwedishRectalCancerTrial. Improved survival with preoperative radiotherapy in resectable rectal cancer. N Engl J Med. 1997;336(14):980–987.

[14] Pahlman L, Karlbom U. Teaching efforts to spread TME surgery in Sweden. Recent Results Cancer Res. 2005;165:82–85.

[15] Chand M, Heald RJ, Brown G. The importance of not overstaging mesorectal lymph nodes seen on MRI. Color Dis. 2013;15(10):1201–1204.

[16] Dworak O. Number and size of lymph nodes and node metastases in rectal carcinomas. Surg Endosc. 1989;3(2):96–99.

[17] Talbot IC, Ritchie S, Leighton MH, Hughes AO, Bussey HJ, Morson BC. The clinical significance of invasion of veins by rectal cancer. Br J Surg. 1980;67(6):439–442.

[18] Gunther K, Dworak O, Remke S, Pfluger R, Merkel S, Hohenberger W, Reymond MA. Prediction of distant metastases after curative surgery for rectal cancer. J Surg Res. 2002;103(1):68–78.

[19] Rich T, Gunderson LL, Lew R, Galdibini JJ, Cohen AM, Donaldson G. Patterns of recurrence of rectal cancer after potentially curative surgery. Cancer. 1983;52(7):1317–1329.

[20] Smith NJ, Barbachano Y, Norman AR, Swift RI, Abulafi AM, Brown G. Prognostic significance of magnetic resonance imaging–detected extramural vascular invasion in rectal cancer. Br J Surg. 2008;95(2):229–236.

[21] Kirsch R, Messenger DE, Riddell RH, Pollett A, Cook M, Al–Haddad S, Streutker CJ, Divaris DX, Pandit R, Newell KJ, Liu J, Price RG, Smith S, Parfitt JR, Driman DK. Venous invasion in colorectal cancer: impact of an elastin stain on detection and interobserver agreement among gastrointestinal and nongastrointestinal pathologists. Am J Surg Pathol. 2013;37(2):200–210.

[22] Messenger DE, Driman DK, Kirsch R. Developments in the assessment of venous invasion in colorectal cancer: implications for future practice and patient outcome. Hum Pathol. 2012;43(7):965–973.

[23] Messenger DE, Driman DK, Kirsch R. Authors' response – the prognostic benefits of routine staining with elastica to increase detection of venous invasion in colorectal cancer specimens. J Clin Pathol. 2012;65(5):470.

[24] Messenger DE, Driman DK, McLeod RS, Riddell RH, Kirsch R. Current practice patterns among pathologists in the assessment of venous invasion in colorectal cancer. J Clin Pathol. 2011;64(11):983–989.

[25] Howlett CJ, Tweedie EJ, Driman DK. Use of an elastic stain to show venous invasion in colorectal carcinoma: a simple technique for detection of an important prognostic factor. J Clin Pathol. 2009;62(11):1021–1025.

[26] Smith NJ, Shihab O, Arnaout A, Swift RI, Brown G. MRI for detection of extramural vascular invasion in rectal cancer. AJR Am J Roentgenol. 2008;191(5):1517–1522.

[27] Chand M, Evans J, Swift RI, Tekkis PP, West NP, Stamp G, Heald RJ, Brown G. The prognostic significance of postchemoradiotherapy high–resolution MRI and histopathology detected extramural venous invasion in rectal cancer. Ann Surg. 2015;261(3):473–479.

[28] Salerno G, Sinnatamby C, Branagan G, Daniels IR, Heald RJ, Moran BJ. Defining the rectum: surgically, radiologically and anatomically. Colorectal Dis. 2006;8(Suppl 3):5–9.

[29] Moran BJ, Holm T, Brannagan G, Chave H, Quirke P, West N, Brown G, Glynne–Jones R, Sebag D, Cunningham C, Janjua AZ, Battersby N, Crane S, McMeeking A. The English national low rectal cancer development programme (LOREC): key messages and future perspectives. Color Dis. 2014;16:173.

[30] Guillou PJ, Quirke P, Thorpe H, Walker J, Jayne DG, Smith AM, Heath RM, Brown JM. Short–term endpoints of conventional versus laparoscopic–assisted surgery in patients with colorectal cancer (MRC CLASICC trial): multicentre, randomised controlled trial. Lancet. 2005;365(9472):1718–1726.

[31] Marr R, Birbeck K, Garvican J, Macklin CP, Tiffin NJ, Parsons WJ, Dixon MF, Mapstone NP, Sebag–Montefiore D, Scott N, Johnston D, Sagar P, Finan P, Quirke P. The modern abdominoperineal excision: the next challenge after total mesorectal excision. Ann Surg. 2005;242(1):74–82.

[32] Nagtegaal ID, van de Velde CJ, Marijnen CA, van Krieken JH, Quirke P. Low rectal cancer: a call for a change of approach in abdominoperineal resection. J Clin Oncol. 2005;23(36):9257–9264.

[33] Nagtegaal ID, Quirke P. What is the role for the circumferential margin in the modern treatment of rectal cancer? J Clin Oncol. 2008;26(2):303–312.

[34] Jorgren F, Johansson R, Damber L, Lindmark G. Oncological outcome after incidental perforation in radical rectal cancer surgery. Int J Color Dis. 2010;25(6):731–740.

[35] Birbeck KF, Macklin CP, Tiffin NJ, Parsons W, Dixon MF, Mapstone NP, Abbott CR, Scott N, Finan PJ, Johnston D, Quirke P. Rates of circumferential resection margin involvement vary between surgeons and predict outcomes in rectal cancer surgery. Ann Surg. 2002;235(4):449–457.

[36] Moran BJ. Predicting the risk and diminishing the consequences of anastomotic leakage after anterior resection for rectal cancer. Acta Chir Iugosl. 2010;57(3):47–50.

[37] Rullier E, Laurent C, Garrelon JL, Michel P, Saric J, Parneix M. Risk factors for anastomotic leakage after resection of rectal cancer. Br J Surg. 1998; 85(3):355–358.

[38] Battersby NJ, How P, Moran B, Stelzner S, West NP, Branagan G, Strassburg J, Quirke P, Tekkis P, Pedersen BG, Gudgeon M, Heald B, Brown G, MERCURY II Study Group. Prospective validation of a low rectal cancer magnetic resonance imaging staging system and development of a local recurrence risk stratification model: the MERCURY II study. Ann Surg. 2015;263:751.

[39] Mandard AM, Dalibard F, Mandard JC, Marnay J, Henry–Amar M, Petiot JF, Roussel A, Jacob JH, Segol P, Samama G, et al. Pathologic assessment of tumor regression after preoperative chemoradiotherapy of esophageal carcinoma. Clinicopathologic correlations. Cancer. 1994;73(11):2680–2686.

[40] Patel UB, Taylor F, Blomqvist L, George C, Evans H, Tekkis P, Quirke P, Sebag–Montefiore D, Moran B, Heald R, Guthrie A, Bees N, Swift I, Pennert K, Brown G. Magnetic resonance imaging–detected tumor response for locally advanced rectal cancer predicts survival outcomes: MERCURY experience. J Clin Oncol. 2011;29(28):3753–3760.

[41] Salerno GV, Daniels IR, Moran BJ, Heald RJ, Thomas K, Brown G. Magnetic resonance imaging prediction of an involved surgical resection margin in low rectal cancer. Dis Colon Rectum. 2009;52(4):632–639.

第四章 局部切除：
经肛门内镜显微手术和经肛门微创手术

Heather Carmichael，Patricia Sylla

直肠癌的全直肠系膜切除术（TME）和经肛门局部切除术（TAE）

全直肠系膜切除术（TME）是由 Heald 于 1982 年首次提出的，是指沿直肠系膜筋膜完整切除直肠和直肠系膜，该手术方式已被确立为直肠癌外科治疗的"金标准"。TME 技术的广泛应用，结合术前同步新辅助放化疗，显著降低了可切除直肠癌的局部复发率。无论是保留括约肌的低位前切除术（LAR）还是腹会阴联合切除术（APR），均可以采用 TME 的手术方式。然而，上述手术导致术后死亡率和并发症发生率明显增加。在多个大型试验中，TME 相关的死亡率为 2%～4%，并发症发生率为 35%～40%，包括感染并发症、吻合口和伤口相关并发症，以及泌尿生殖系统功能障碍和排便功能障碍。即使是 I 期直肠癌的 TME 手术，围术期的并发症发生率仍高达 20%～25%，这还没有包括造口手术对患者心理造成的影响。回肠和结肠造口术后长期并发症包括造口旁疝和造口脱垂，两者均有着较高的发病率，且通常需要进行手术治疗。即使低位直肠肿瘤患者可以进行保留括约肌的低位前切除术，但与低位前切除综合征和结肠肛门重建相关的功能障碍可能会导致患者生活质量下降。综上，直肠癌根治术所导致的并发症发生率的升高及其对生活质量的负面影响是术式本身所固有的，并且在很大程度上不受腹腔镜或机器人微创手术方式的影响。

从历史上看，与 TME 相关的高并发症发生率和高死亡率促使人们追求侵入性较小的局部性手术方法。传统的经肛门局部切除术（Park 手术，或 TAE）是一种治疗直肠远端病变的手术方法，其优点是可以在直视下切除病灶。局部切除也可以采用经括约肌（如 York-Mason）或经骶尾（如 Kraske）的方法进行。TAE 的并发症发生率明显低于根治性手术，其并发症发生率在 10%～17% 之间，主要包括出血、暂时性尿潴留和大便失禁。然而，这种局部切除仅限于距肛缘 6～8cm 范围内的病变，且术野的暴

H. Carmichael (✉)

Department of Surgery, University of Colorado School of Medicine, 12631 E. 17th Avenue, C-305, Aurora, CO 80045, USA

e-mail: heather.carmichael@ucdenver.edu

P. Sylla

Associate Professor of Surgery, Department of Surgery, Division of Colon and Rectal Surgery, Icahn School of Medicine, Mount Sinai Hospital, 5 East 98th Street, Box 1259, New York, NY 10029, USA

e-mail: patricia.sylla@mountsinai.org

© Springer International Publishing AG 2018

G.J. Chang (ed.), *Rectal Cancer*, DOI 10.1007/978-3-319-16384-0_4

露有限，标本碎裂和切缘阳性的风险较高。

局部切除术因其风险较低而在早期直肠癌的治疗中得到广泛应用，但有较高的局部复发率的报道，人们对局部切除的根治性产生了担忧。Mellgren 等对接受 TAE 或根治性手术的 260 例 T1 及 T2 期直肠癌患者的肿瘤学结果进行了回顾性分析。结果表明，接受局部切除的 T1 期患者局部复发率为 18%，根治性手术组无复发，两组 5 年生存率相似。Paty 等回顾性评估了 74 例接受局部切除的 T1 期直肠癌患者，报道了同样的高局部复发率，为 17%，10 年生存率为 74%。You 利用美国家癌症数据库对 765 例接受局部切除的患者和 1359 例接受 TME 治疗的患者进行回顾性比较，发现在根据患者和肿瘤特点进行调整后，局部切除的 5 年局部复发率为 12.5%，而 T1 期肿瘤的根治性手术的局部复发率为 7%；同样，这两组患者的 5 年生存率相当。由于这些早期回顾性研究绝大多数未进行患者的筛选，导致在组织病理学特征、肿瘤分期以及所采用的局部切除术的类型上出现了显著的异质性。

经肛门内镜手术（TES）：TEM、TEO 和 TAMIS

经肛门内镜显微手术（Richard Wolf 公司，Tubingen，Germany）是 Gerald Buess 于 1982 年研发的一种内镜手术方法，用于中低位直肠病变的局部切除。与传统的 TAE 和内镜下的分段息肉切除术相比，这种方法有了显著的技术进步，改善了病变的显露，尤其是用于直肠近端的病变。最初的经肛门内镜显微手术（TEM）平台在近 20 年中进行了细微的修改，采用直径 4cm 的硬质金属直肠镜，而且有两种长度可供选择，分别针对中低位直肠和中高位直肠（图 4.1a）。该直肠镜具有一个外部多端口面板，通过该面板可注入 CO_2 气体使直肠扩张，同时可置入提供放大立体视野的镜头和相应的手术器械。经肛置入肛门镜确定位置后，用锁定臂将其固定在手术台上，确保操作平台和视频采集的稳定性。TEM 可以进行黏膜下层或全层切除，并能使用电凝、双极或止血夹进行止血。直肠手术后的浅层缺损可以不处理，或使用腹腔镜缝合器械用处理全层缺损的方式进行闭合。最初的 TEM 技术和平台兼容传统腹腔镜设备，采用二维腹腔镜镜头，称为经肛门内镜手术（TEO，Karl Storz GmbH，Tuttlingen，Germany，图 4.1b）平台。

直到最近，经肛门内镜手术仅有少数几个大规模的专业中心开展。由于 TEM 和 TEO 平台成本较高、缺乏培训中心，以及获取专业技术所需的学习曲线较长，限制了该技术的广泛应用。2009 年，在单孔腹腔镜手术普及的鼎盛时期，有学者报道采用一次性经肛单孔腹腔镜装置进行微创手术，称为经肛门微创手术（TAMIS）。

由于一次性设备更容易获得，价格低廉，并且与常规的腹腔镜设备兼容，TAMIS 通过改进入路扩展了经肛门内镜手术技术。TAMIS 平台更短、更具柔韧性，进而增加了运动自由度，减少了手术器械的碰撞（Sils Port，Covidien，Mansfeld，MA，图 4.1c；GelPOINT Path，AppliedMedical，Rancho Santa Margarita，CA，图 4.1d）。然而，较短的长度使近端直肠壁的牵拉和暴露的范围受限，特别是显露第二或第三直肠瓣以上的直肠更加困难。另外，TAMIS 平台没有固定臂和三维立体镜，而是采用常规的腹腔镜摄像头。因此，TAMIS 需要两人操作，一名扶镜手和一名术者。虽然已有一系列病例报道初步证实了 TAMIS 的安全性和可行性，但这类研究相对较少，而且数据是短期的，尚没有 TAMIS 的长期肿瘤学数据。

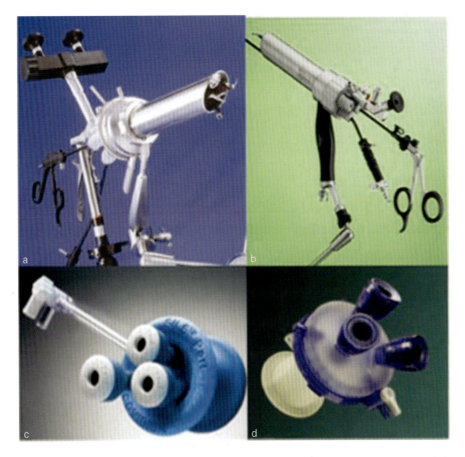

图 4.1 经肛门内镜手术（TES）平台。硬质平台包括（a）经肛门内镜显微手术（TEM）平台、(b) 经肛门内镜手术（TEO）平台。经肛门微创手术（TAMIS）平台包括 (c) Sils Port、(d) GelPOINT Path

TES 与 TAE 和 TEM 的比较

TEM 长期以来被认为是一种理想的微创手术方法，可以用来切除结肠镜下无法切除的直肠大腺瘤、未完整切除的伴不典型增生或黏膜内癌变的腺瘤、低风险的小类癌，以及其他各种直肠良性病变。直到最近，TEM 才在直肠癌手术中广泛应用，主要用于拒绝接受常规根治性手术、放疗或腹会阴切除的患者，以及在医学上不适合进行根治性手术患者的姑息性切除（图 4.2）。TEM 在 T1 和 T2 期直肠癌根治性手术中的常规应用一直存在争议，因为在早期的系列报道中，TAE 和 TEM 局部切除与根治性手术相比，存在令人无法接受的高局部复发率。但最新的研究表明，TEM/TEO 局部切除可用于经过严格筛选的 T1 期直肠癌，并具有可接受的肿瘤学结果。

另有一些研究表明，TEM 与其他局部切除方法相比，治疗直肠癌的效果相当，甚至更好。Clancy 等研究者最近的一项回顾性荟萃分析对比较 TAE 和 TEM 效果的 6 项研究进行分析。因队列中包括腺瘤、腺癌及不同期别肿瘤，该研究存在高度异质性。研究表明，两组间总的并发症发生率没有差异，但 TEM 与传统的经肛手术相比，切缘阴性率高（OR 5.28），标本破碎率低（OR 0.10），局部复发率低

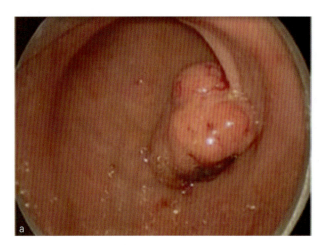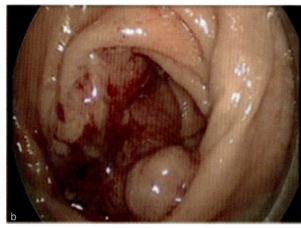

图 4.2　TES 切除直肠癌：(a) 全层根治性切除直肠上段 3cm 息肉伴局部分化良好的浸润性腺癌（pT1，SM1，LVI）。(b) 全层切除直肠中段出血性 T2 期直肠癌，该患者伴有老年痴呆和严重伴随病，不适合进行 CRT 和根治性切除术

（OR 0.25）。但是，这项荟萃分析中包含的研究是回顾性的，而且对标本破碎和局部复发的定义不同。虽然缺乏比较局部切除手术方式的随机研究，但与 TAE 相比，TEM 除了有良好的肿瘤学结果外，还可以提供更好的视野和更精细的解剖。尽管存在上述证据，TAE 在许多中心仍然比 TEM 或 TAMIS 更为常用，主要原因是缺乏 TES 的专门培训，病例数少，并且开展该手术的成本较高。

　　TEM 最初用来治疗良性疾病，但在过去的 30 年中，TEM 的适应证已经明显扩大，包括在特定病例中通过内镜下全层切除对直肠腺癌进行治愈性治疗。但是，如何选择合适的肿瘤患者进行局部切除而不是根治性手术仍然是一个有争议的话题。早期的回顾性病例研究异质性较高，且在仅行 TEM 的队列中存在无法接受的高局部复发率，尽管这些研究存在显而易见的、固有的偏倚，但仍然被大量引用。这些早期的研究同时存在 TAE 和 TEM 混杂数据，并且没有使用当前的包括盆腔 MRI 在内的分期方法。另外，上述研究也没有对 T1 期肿瘤根据组织病理学特征进行亚组分析，现在已知组织病理学特征对淋巴结转移和局部复发具有预后意义。最新的研究显示，与 TME 根治性手术相比，TEM 治疗选择性低风险的 T1 期肿瘤具有相似的肿瘤学结果。该研究采用了标准的术前分期和详细的病理学评估，以确定患者存在极低的淋巴结转移风险，如果这些患者接受根治性手术则可能导致过度治疗，从而出现不必要的并发症。结果表明，经过严格筛选的 T1 期直肠肿瘤可以安全地使用 TEM 作为治愈性治疗手段。此外，也有越来越多的证据表明，经过严格筛选，TEM 可以与辅助或新辅助化疗联合治疗更晚期的病变。

TES 适应证

良性疾病

　　最初，TEM 仅是作为治疗直肠腺瘤的一种可选择的内镜下微创手术方式，目前却是切除常规结肠镜下无法切除的巨大或扁平状腺瘤的首选方法，特别是在不开展内镜下黏膜切除术（EMR）或内镜黏膜下剥离术（ESD）的医疗机构。在这种情况下，如肿瘤不存在恶变，TEM 中可以采用类似于内镜黏膜下剥离的方式切除肿瘤，以避免直肠出现巨大的全层缺损。另外，在息肉分块切除术或 EMR 术后，病理检查发现高度不典型增生或黏膜内腺癌无法判断切缘或切缘阳性时，TEM 也常作为一种挽救手段。在这种情况下，通过 TEM、TEO 或 TAMIS 对息肉切除术后瘢痕进行全层切除不仅可以确诊肿瘤残留、明确分期，而且还可以实现对病灶的明确切除，从而达到治疗目的。TEM 还可以用来治疗各种其他肿瘤，包括早期直肠类癌、GIST 和骶前肿瘤，以及处理一些良性疾病，包括复杂的直肠尿道瘘和直肠阴道瘘的修复、狭窄成形和直肠吻合口并发症的修复。

T1 期直肠癌

如何选择合适的直肠癌患者进行 TES 治疗仍然是一个有争议的话题。特别值得关注的是，对于未经筛选的 T1 期肿瘤，TEM 术后总体局部复发率较高，早期的一些研究报道复发率高达 26%。如此高的令人无法接受的局部复发率，使人们致力于寻找淋巴结转移和局部复发的危险因素，以便更好地识别适合进行 TEM 的 T1 期肿瘤。一些研究尝试明确局部复发的组织病理学危险因素，确定的最重要的危险因素之一是黏膜下浸润的程度。Kikuchi 等报道 T1 期肿瘤可以根据黏膜下层的浸润程度进一步分类，其中 SM1 代表侵犯黏膜下层上 1/3，SM2 代表侵犯黏膜下层中 1/3，SM3 代表侵犯黏膜下层下 1/3。根据该分类法，黏膜下浸润深度可以预测 TEM 术后的局部复发，侵犯深度大于 SM1 局部复发率可能明显增加。在一组接受 TEM 治疗的 48 例 T1 期肿瘤患者中，10.4% 的患者在中位随访 54 个月时出现局部复发，其中 SM1 期的 26 例患者无复发，SM2～SM3 期的 22 例患者中有 5 例出现复发。这表明 SM2～SM3 期的 T1 肿瘤更接近 T2 期肿瘤，不适合单用 TEM 治疗。这一结果并不令人惊讶，因为黏膜下浸润的程度与淋巴结阳性率高度相关，SM1 期肿瘤的淋巴结阳性率为 0%～3%，而 T1 SM2～SM3 期和 T2 期肿瘤的淋巴结阳性率为 15%～25%。

局部切除后局部复发的其他重要组织病理学危险因素包括分化差、淋巴管浸润（LVI）、切缘阳性（R1 切除）、肿瘤较大和肿瘤出芽。Doornebosch 等将肿瘤大小对预测局部复发的重要性进行了报道。研究表明，在 62 例 T1 期肿瘤患者中，TEM 术后 3 年局部复发率为 31%，肿瘤大于 3cm 患者的局部复发率明显高于肿瘤小于 3cm 的患者（39% vs 11%），肿瘤小于 3cm 的患者局部复发率最低，且无 SM3 黏膜下浸润迹象（7%）。

肿瘤出芽是指在肿瘤浸润边缘存在小的离散的肿瘤细胞簇（少于 5 个细胞）。多因素分析指出，肿瘤出芽是与局部复发和转移相关的独立不良预后因素，并导致结直肠癌患者的总体生存率和无病生存率显著下降。多项大型研究也表明，在适用于内镜下 EMR 或 ESD 切除的黏膜下浸润性大肠癌中，肿瘤出芽是淋巴结转移、局部复发和癌症相关死亡的独立预后因素。另有研究表明，在 251 例接受根治性手术的黏膜下浸润性结直肠癌中，高肿瘤分级、LVI 和肿瘤出芽是淋巴结转移的独立相关因素。与无上述危险因素的患者相比，存在 1 个或 2～3 个危险因素的患者淋巴结转移率显著增高（1%、21%、36%）。这说明，对于无相关危险因素的早期 T1 期结直肠癌，局部切除或切缘阴性的 TEM 是安全有效的治疗方法。Doornebosch 等研究者的研究也表明，在接受 TEM 的 62 例 T1 期直肠癌患者中，肿瘤小于 3cm 且无出芽的患者 3 年局部复发率为 10%，而肿瘤大于 3cm 且并发出芽的患者 3 年局部复发率为 38%。

目前，在针对早期直肠癌治疗的共识和指南中，2015 年 NCCN 指南推荐将 TEM 作为选择性 T1 期直肠癌的替代治疗方法。根据上述指南，采用 TEM 应符合以下条件：术前直肠腔内超声（ERUS）和 / 或盆腔 MRI 无淋巴结转移的证据，肿瘤直径小于 3cm、占直肠周径小于 30%，分化良好，距肛缘 8cm 以内。指南的推荐基于最近的几个研究报道，研究表明采用上述标准筛选的 T1 期直肠癌，TEM 术后的局部复发率与根治性手术相当。尽管存在上述证据，但对于 TES 是否可以替代 TME 治疗 T1 期直肠癌仍然存在相当大的争议。例如，在 11 个美国国内及国际直肠癌治疗指南中，只有 8 个指南推荐应用 TES 手术治疗早期低危直肠癌。

鉴于 EMR 和 ESD 在结直肠癌（黏膜内腺癌或 T1 SM1 期肿瘤）整块切除中的应用越来越多，上述争议尤其具有现实意义，它与能否获得良好的长期、短期肿瘤学预后密切相关。在最近欧洲内镜手术协会（EAES）关于早期直肠癌的共识声明中，推荐采用包括直肠系膜在内的全层切除治疗 T1 期直肠癌，为确保 R0 整块切除，术前应确定肿瘤为中高分化、无淋巴管和周围神经侵犯、直径小于 4cm、涉及直肠壁 < 30%。关于 ESD，"EAES 共识"引用了最近的两项研究，其中一项研究回顾性比较了 30 例采用 ESD 和 33 例采用 TEM 切除非息肉样直肠黏膜腺癌及黏膜下侵袭性腺癌的结果。研究表明，整体切除率和 R0 切除率（96.7% & 97%）、手术及术后并发症发生率，以及需要补充根治性手术或辅助治疗的概率方面，无显著差异。ESD 可缩短手术时间和住院时间，在研究期间未发现局部复发或远处转移。

T2 期与局部浸润性直肠癌

TEM、TEO 和 TAMIS 是治疗严格筛选的 T1 期直肠癌的可选择治愈性手术方式，但 TES 作为 T2 或 T3 期直肠癌的单一治疗手段，除姑息性手术外，是不符合肿瘤根治性原则的，因为 T2 和 T3 期直肠癌的淋巴结转移率较高，分别为 12% ~ 28% 和 36% ~ 66%。在一项早期的研究中，Lee 等回顾性分析了 17 例接受 TEM 和 83 例接受根治性手术的 T2 期患者的临床资料。结果表明，无患者接受辅助治疗，TEM 组局部复发率为 19.5%，根治性手术组为 9.4%（$P=0.035$），两组无瘤生存率相似。Borschitz 等回顾性分析了 40 例经 TEM 治疗的 T2 期患者的数据，其中 20 例患者仅接受 TEM，没有进一步的手术或辅助治疗。中位随访时间 59 个月，35% 的患者出现局部复发，30% 的患者发生全身转移。其中，并发高风险的组织病理学特征的患者，如低分化或 LVI，局部复发率高达 50%。在有些研究中，仅用 TEM 治疗的 T3 期直肠癌局部复发率高达 100%。

新辅助放化疗后采用 TEM 全层切除治疗高危 T1、T2 甚至更晚期直肠癌是一种有前景的治疗策略，尤其是在新辅助治疗后降期的患者中，TME 可能作为直肠癌根治手术的一种替代手段。Lezoche 等最近发表了一项基于 ERUS 和 / 或盆腔 MRI 术前分期的随机对照试验的长期结果，100 例接受新辅助治疗后术前分期为 T2N0 期的直肠癌患者随机分为 TEM 组及腹腔镜 TME 组，中位随访时间 9.6 年，TEM 局部复发率与根治性手术相当（分别为 6% 和 8%），但 TEM 组的并发症发生率较低。然而，其他研究组的研究结果提示，采用 TEM 手术切除放疗后残留肿瘤或瘢痕时，切口相关的并发症发生率很高，其中包括直肠切口裂开，而且常并发难治性疼痛。

近期，倡导器官保存策略的研究者进一步对直肠癌新辅助治疗后临床完全缓解患者的非手术治疗的结果进行了调查。Habr-Gama 博士研究组对 70 例 T（2 ~ 4）N（0 ~ 2）期无远处转移的采用观察和等待策略的直肠癌患者进行了评估，在完成放化疗 10 ~ 12 周后，68% 的患者出现临床完全缓解，表现为放化疗后内镜或影像学检查未见残留肿瘤，或仅有黏膜不规则表现。随后对这些患者进行观察，其中，51%的患者随访3年后仍观察到持续的临床完全缓解，49%的患者出现复发，并接受即时性或挽救性的 TEM 或根治性手术。几项来自欧洲的系列研究已经证实了 Habr-Gama 团队的研究结果。采用更积极的放化疗方案，临床完全缓解率已超过历史性的 20%，尽管新辅助治疗是以增加毒性和对早期直肠肿瘤潜在的过度治疗为代价的。

虽然放化疗联合局部切除治疗 T2 期直肠癌具有一定前景，但目前的 NCCN 指南仅推荐该治疗策略用于临床研究。尽管 TEM 尚不适用于治愈性手术，但常用于那些分期较晚的患者，或临床上不适合行开放或腹腔镜根治性手术患者的减瘤或姑息性治疗。另外，对于拒绝永久性结肠造口的患者，也可以采用 TEM 进行姑息性治疗。

肿瘤位置和大小

既往研究认为距肛缘 10cm 及以上的肿瘤是 TEM 手术的禁忌证，特别是上段直肠前壁的肿瘤，因为该部位的肿瘤在全层切除时穿孔的风险明显增加。TEM 全层切除手术中误入腹腔最初被认为是一种手术并发症，需要立即中转开腹，行低位前切除或粪便改流，以减少渗漏和感染的风险。从肿瘤学的角度来看，TEM 直肠肿瘤切除术中进入腹腔也增加了肿瘤细胞溢出和腹膜种植的风险。近期，具有丰富经验的 TEM 术者的几项研究表明，直肠上段、直肠前壁或直肠外侧壁的病变进行全层切除时，进入腹腔的情况非常常见。这些研究表明，对于经验丰富的术者，缺损可以经肛门缝合关闭而不增加并发症发生率。也有研究表明，即使采用 TEM 切除直肠肿瘤时进入腹腔，也没有出现不良的短期或长期肿瘤学结果。基于上述研究，距肛缘 10cm 及以上的肿瘤不再视为 TEM 手术的禁忌证，但需要有经验的术者能够经肛完成直肠缺损的全层缝合。值得注意的是，TAMIS 对于上段直肠较复杂病变的处理经验有限，目前只有 3 个研究报道 7 例上段直肠肿瘤在 TAMIS 手术中进入腹腔，其中 6 例需要中转腹腔镜或开腹手术。上述研究结果引起了人们的关注，即较短的 TAMIS 平台可能不适合高危直肠肿瘤的全层切除。总之，只有距肛缘 15～20cm 硬质直肠镜可及范围内的病变可用 TEM 切除，否则考虑内镜下全层切除。

另外，TAMIS 平台无法处理位于距肛缘 4cm 以内的直肠息肉。对于部分或全部位于距肛缘 4cm 处的病变，TEM 和 TEO 平台通常可以在保证气腔压力的同时最大限度地向后拉以显露术野。而在 TAMIS 中，必须结合标准的 TAE 入路进行直肠远端的解剖。

就直肠肿瘤的大小而言，几乎阻塞肠腔的肿瘤以及近环周或环周肿瘤是经肛门 TES 的禁忌证。这在很大程度上是因为切除巨大肿瘤时无法保证切缘阴性，TEM 器械难以缝合巨大的肠壁缺损，以及术后可能出现直肠狭窄或闭合不完全。

TES 术前检查和分期的技术考量

全面的术前检查对于选择合适的患者进行 TES 是非常重要的。术前评估中直肠指检非常重要，主要用来评估肛门括约肌张力，肿瘤距离肛门括约肌、肛管直肠环的距离，以及肿瘤的活动度。术前检查还应包括结肠镜检查，评估有无原发病变，并进行仔细的病理活检，以确定是否适合进行 TES。术前手术医生应亲自进行硬质或软质直肠镜检查，以明确肿瘤距肛缘的距离、肿瘤大小和累及直肠壁的范围，以及肿瘤在直肠壁的具体方位。这对于评估手术切除的可行性和患者手术体位的选择是非常必要的。

标准的直肠癌分期诊断，包括依据血清癌胚抗原（CEA）水平和胸部、腹部和盆腔的 CT 以排除远处转移，以及应用盆腔 MRI 和 / 或直肠腔内超声（ERUS）。ERUS 的 T 分期准确性较高，但很大程度上取决于操作者的经验，ERUS 在评估淋巴结状态方面的准确性有限，准确性为 65% ~ 81%。既往研究报道，ERUS 的 T 分期准确性为 63% ~ 95%。多中心研究报道的 T 分期准确性通常低于单中心或单一研究者报道的结果，这可能与设备的差异、陡峭的学习曲线、操作者的技术水平及超声影像结果的解读有关。一项多中心研究显示，ERUS 区分 T1 和 T2 期病变的准确性相对较低，准确率仅为 57%，而单中心研究报道其对 T1 期病变的识别准确率高达 88%。尽管技术水平较高的操作者判断分期的准确性较高，但最近的一项研究表明，当 ERUS 与其他术前分期手段联合使用时，其结果却很少能改变采用 TES 的治疗策略。

现在，盆腔 MRI 已经取代 ERUS 成为直肠癌分期的首选方法。虽然标准磁共振成像对淋巴结评估的敏感性（66% & 67%）和特异性（76% & 78%）相对较低，但它能提供环周切缘（CRM）的评估，以及肿瘤至括约肌、前列腺、阴道甚至腹膜反折距离的精细测量结果。最近的研究表明 3.0T MRI 成像是一种能提高直肠癌淋巴结分期准确性的有前景的技术，它不仅可以描述淋巴结的大小（淋巴结大小并不是一个可靠的预测淋巴结转移的指标），还可以将淋巴结大小与毛刺、边界模糊、内部结构异质性等特征相结合，进而获得较高的预测淋巴结转移的准确率。在一项包括 42 例患者、437 枚淋巴结，采用 3.0T MRI 的术前分期研究中，识别阳性淋巴结的敏感性和特异性分别为 85% 和 97%。这说明，随着放射影像技术的不断发展，术前分期的准确性有望进一步提高。

仪器设备

最初的经肛门内镜显微手术平台是由 GerhardBuess 在 Richard Wolf 公司（德国 Tubingen）开发的，主要由一个直径 4cm 的硬质斜面直肠镜构成，配备两种长度的直肠镜（12cm 和 20cm），便于在直肠的不同位置进行手术操作（图 4.1a）。直肠病变可以通过双目立体镜观察，并可以呈现最高放大 6 倍的三维立体视野。直肠镜镜身上还集成了 3 个 5mm 通道，可通过专用的尖端可弯曲的器械。20cm 长的 TEM 直肠镜是目前市面上最长的经肛门平台，可以到达直肠上段，甚至直乙交界处。但该平台的金属直肠镜直径小、刚性大，限制了外科医生手部的移动和器械的活动，容易引起器械的碰撞和交叉，增加了操控器械的困难程度。因此，手术医生必须依靠旋转运动，而不是典型的腹腔镜手术中的伸缩和杠杆运动来操控手术器械。正因为如此，TEM 手术的专用器械在其尖端有一定角度，以便于经肛门的手术操作。

上述平台系统需用多关节固定臂固定在手术台上，以形成一个稳定的操作平台。目镜通过平台上的专用端口插入，可以在解剖过程中提供稳定的图像。Wolf TEM 装置配有专用的气泵和充气系统，使其在排烟和吸引期间也保证直肠的持续扩张。另外，直肠镜的面板是一个可拆卸性的气密装置，可以通过该面板进行直肠腔内注气。直肠内气腔压力通常在 8 ~ 16mmHg（1mmHg=133.322Pa），也可以调至 20mmHg，目的是为了防止直肠塌陷，保持良好的视野。

经肛门内镜手术（TEO）平台是由 Karl Storz GmbH（Tuttlingen，Germany）公司在 TEM 平台基础上进行改良而成的，可以使用 5mm 腹腔镜镜头（图 4.1b）。该系统还配备直径 4cm 的硬质斜面直肠镜，包括两种长度（7.5cm 和 15cm），面板上除了专用摄像头端口外，还有 3 个端口（12mm、5mm 和 5mm），可兼容传统的腹腔镜器械。该系统还配备一个铰链式直肠镜支架，可将该系统固定在手术台上。充气设备配有标准的 CO_2 充气装置和管路。镜头可与标准的腹腔镜摄像机和腹腔镜塔架兼容。TEO 系统没有内置的排烟系统，而是通过平台上的小型阀门进行排气或常规的腹腔镜吸引装置进行排烟。与专业化的 Wolf TEM 系统相比，该系统的成本较低。而且，由于兼容常规的腹腔镜设备，可以减少手术室的准备时间、缩短 TEM 的学习曲线。值得注意的是，由于 TEM 和 TEO 硬质金属平台之间的相似性，新开展的研究并不一定要区分这两种平台，而是可以互换使用术语 TEM 和 TEO，或者将它们称为 TEM/TES 硬质平台。

2009 年，经肛门微创手术（TAMIS）成为一种替代内镜微创手术切除直肠病变的手术方式。首例报道是采用单切口腹腔镜端口（通常用于单切口腹腔镜检查）与常规的腹腔镜镜头、显示屏和器械相结合，进行直肠黏膜下层或全层切除。自首例报道以来，Sils Port（Covidien，Mansfeld，MA）和 GelPOINT Path（Applied Medical，Rancho Santa Margarita，CA），这两种商用器材已被 FDA 批准在 TAMIS 中使用（图 4.1c、d）。其他单孔腹腔镜平台也被用于 TAMIS，包括几个目前在美国尚未商业化的平台。另有一种更简单、成本效益更高的经肛门入路装置，例如将手术手套装配在经肛门插入的切口牵开器上，然后连接腹腔镜戳卡和手术设备。与 TEM 或 TEO 平台相比，TAMIS 具有一次性设备的优势，更便宜、应用更广泛、在手术室中准备时间更短。在手术中，有时需要将一次性设备缝合到肛周组织上，以避免移位。现有的设备有 3 个通道，可容纳 5 ~ 15mm 的常规腹腔镜器械，包括硬质和软质头端的内镜。使用加长腹腔镜镜头、头端可转弯镜头和传统内镜可以减少镜头通过 TAMIS 平台的困难，并减少器械碰撞。也可以将高分辨率和三维成像技术结合在一起，以提高图像质量和景深。此外，用于单切口腹腔镜手术的铰链式支架也可用于 TEM、TEO 和 TAMIS，以利于困难角度的操作。

近期，很多品牌的高流量 CO_2 气腹设备（Olympus，Center Valley，PA；Stryker，San Jose，CA）已经与 TEM/TEO 和 TAMIS 平台合作，用于主动排烟除雾。上述高流量气腹装置可以兼顾自动排烟和高速 CO_2 注入，可抵消由吸引而导致的 CO_2 泄漏，同时维持稳定的压力和视野。Airseal® 气腹机（SurgiQuest，Inc.，Milford，CT，USA）则配备专门的套管，循环过滤烟雾的同时维持稳定的直肠内气压。TAMIS 平台只能使用 5 ~ 12mm 套管，以便能够维持稳定的直肠腔内压力。

近年来，机器人技术成功与 TAMIS 相结合，并于 2012 年报道了首例机器人经肛门内镜下手术。此后，也有少数研究报道使用手套端口的机器人经肛门内镜下手术的初步结果，该手术方式允许机器臂有更大的工作角度。尽管术前经肛门设备的准备工作烦琐，机器人手术的成本很高，但初步的数据证明了这种方法的可行性，也显示出了在人体工程学上有利的解剖和缝合的优势。

术前准备和手术室设置

患者通常需在手术前进行充分的机械性肠道准备和 / 或灌肠，以清洁肠道获得良好的视野。也有外科医生针对术前预期行全层切除且可能穿透腹膜进入腹腔的患者，选择性地使用灌肠或机械性肠道准备。大多数外科医生在围术期预防应用抗生素，并采用预防血栓形成的措施。TES 通常采用全麻，以保证充分的肌松，避免术中腹壁收缩，同时最大限度地减少 CO_2 泄漏。也有研究证明通过脊髓麻醉可安全地实施 TAMIS。

关于手术体位，患者可以取仰卧位、俯卧折刀位、截石位或侧卧位（图 4.3）。标准的手术台可联合应用马镫式腿架，或使用分腿式手术台。传统上，采用 TEM 和 TEO 平台进行手术，直肠病变应处于特定的位置上以便于操作。这主要是基于平台的原始设计，两个平台直肠镜的前端均是向下的斜面，且镜头位于平台的上方。因此，对于直肠前壁病变，通常取俯卧位，而对于直肠后壁病变，则应取截石位。对于直肠侧壁病变，传统的方法是将患者置于侧卧位，但经验丰富的 TEM 和 TEO 术者，不论病变的位置如何，均能在截石位完成手术。TAMIS 通常采用截石位进行，应用可转弯的镜头和手术器械可以极大改善术野的暴露，降低手术操作难度。

患者取俯卧位的一个相对适应证是：直肠高危病变、预期全层切除，且可能进入腹腔的情况。高危病变是指病灶位于直肠上段和直乙交界处前壁及侧壁，以及环周或近环周的病变。如果术中肠壁出现较大缺损，且进入腹腔，可导致 CO_2 迅速进入腹腔，引起直肠塌陷。在这种情况下，由于暴露不良，

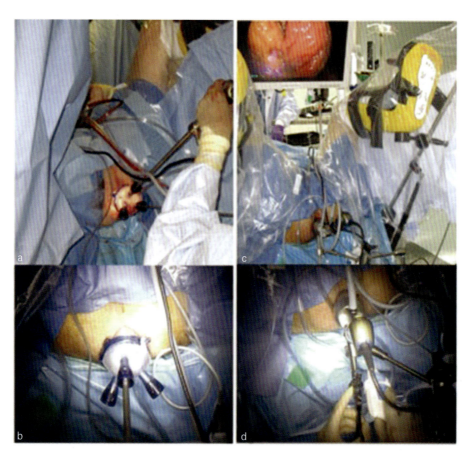

图 4.3　TES 设置。患者取截石位，为了改善人体工程学，监测器放置在患者的两腿之间。TAMIS 平台经肛门进入，术者进行操作，助手扶持镜头（a，b）。TEM/TEO 硬质平台经肛门进入，使用 U 形平台支架将平台固定到手术室桌子上。由术者一人进行操作（c，d）

关闭直肠壁缺损是非常困难的。因此，术前将患者置于俯卧位，可以限制 CO_2 进入腹腔，有助于维持稳定的直肠腔内压力。

解剖

在患者摆好体位、经肛插入平台设备、建立气腔，并确定病变位置后开始手术（图 4.4）。首先，常规用电设备在病灶环周标记拟切线。在怀疑或证实浸润性腺癌的情况下，可进行直肠壁的全层切除，深度达直肠系膜或直肠周围脂肪。为最大限度地保证 R0 切除，手术切缘通常为 5 ~ 10mm。通常，黏膜下剥离和全层切除是通过单极电设备完成的，根据外科医生的偏好和可及性，一般应用可重复使用的腹腔镜电钩、电铲或一次性器械。双极电设备和超声刀可以提高止血效果、减少手术时间，腹腔镜用止血夹或腹腔镜下缝合也可以用来止血。部分外科医生会常规切除部分直肠系膜，以增加淋巴结检出率，提高分期准确性。也有医生采用直肠袖状切除治疗直肠近环周和环周生长肿瘤。然而，扩大性直肠切除可能导致出血、缝线裂开、肠漏、复杂的直肠周围感染、周围器官的意外损伤以及术后尿潴留等并发症发生率增加。Guerrieri 等报道了 196 例 TEM，其中 2 例男性患者在直肠前壁扩大切除术中发生尿道损伤。此

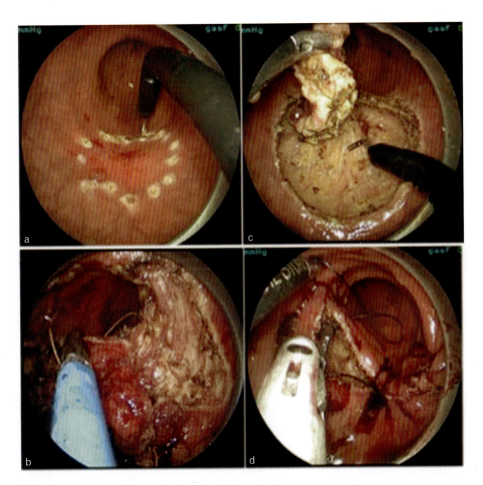

图 4.4　TES 步骤。按照设置对直肠进行充气，使用单极对病灶进行环周标记灼烧（a）。内镜下将病变沿黏膜下平面切开（b），或全层切开，至直肠系膜或直肠周围脂肪（c）。直肠全层缺损用缝合线闭合（d）

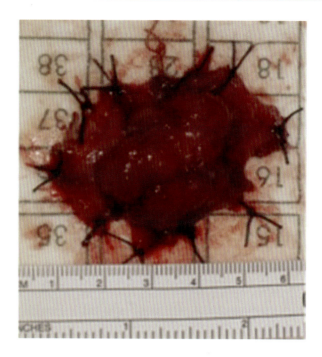

图 4.5　TES 标本定向。在切除标本外置后，以缝合线为导向，对所有切缘进行精确的病理评估

外，如果任意扩大手术，例如直肠系膜切除，可能会使基于 TEM 术后病理结果、原本安全的挽救性 TME 手术变得复杂或不安全。另外，初次直肠切除术后直肠系膜平面的瘢痕和炎症形成，可能会明显增加 TME 手术难度。

全层切除后的标本用缝线牵引展开，并用大头针或缝线固定在硬质材料表面，有利于对切缘进行精确的病理评估（图 4.5）。

如前所述，在 TEM 术中进入腹腔的情况并不少见，因此不再将其视为并发症。总的来说，TEM 术中进入腹腔的比例为 0% ~ 32.3%，但近期一系列大于 300 例患者的大宗研究报道，该比例降低至 5% ~ 10.7%。当前，仅有 3 个病例数为 32 ~ 75 例的 TAMIS 相关研究，报道在 2% ~ 9.4% 的患者手术中会进入腹腔。手术过程中进入腹腔会使直肠腔内无法维持足够的气压，导致术野不清，这对外科医生的技术提出了挑战（图 4.6）。因此，外科医生一般会将意外进腹风险最大的

高位直肠前壁病变的患者处于俯卧位，这样会减少 CO_2 的泄漏、稳定直肠腔内气压，同时有助于直肠壁缺损的修复。其他用于维持直肠腔内气压的方法包括，充分地肌松，减少 CO_2 泄露，增加 CO_2 压力，同时使用气腹针或戳卡排气减压。随着开展范围的增加，一些经验丰富的中心的大宗病例报道显示：TEM 术中由于意外进腹而中转手术的比例稳定地下降到 0% ~ 40%，平均中转率降至 10%，甚至更低。值得注意的是，有 3 个关于 TAMIS 手术的研究中，共有 7 例直肠上段病变的患者术中出现进入腹腔的情况，其中 6 例因无法有效地关闭直肠缺损而需要中转开腹或腹腔镜手术。这说明 TAMIS 这种复杂的直肠手术需要较长的学习曲线，而且，迄今为止，TAMIS 的经验仍然较少。这也暴露了较短的 TAMIS 平台的技术瓶颈，它还不足以提供足够的牵拉，不能很好地显露术野。

关于术后并发症，有 7 个相关研究显示，与没有进腹的 TEM 相比，进入腹腔后的术后并发症发生率未见明显升高。值得注意的是，手术中进入腹腔并不会导致盆腔脓肿或败血症的形成。仅有少数研究对 TEM 术中进入腹腔后的肿瘤学结果进行评估。Morino 等对 13 例接受 TEM 并发生术中穿孔的患者进行随访，中位随访时间为 48 个月（12 ~ 150 个月），其中 2 例 T2 及 T3 期肿瘤患者发生了局部复发，并死于肺转移，没有发生肝脏及腹腔转移。

直肠缺损关闭技术

在 TES 术中，用于关闭直肠缺损的技术以及设备不断更新。在一些选择性病例中，尤其是对于低位或是后壁的直肠缺损，可以不用修补，而且不会增加并发症发生率。最近，Hahnloser 等进行了一项研究，其中 35 例患者接受 TAMIS，肿瘤距肛缘的平均距离为（6.4 ± 2.3）cm，术后出现的直肠缺损包

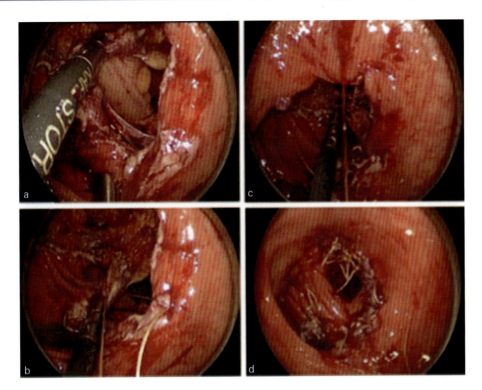

图 4.6　TES 术中进入腹腔。全层切除位于直肠上段前侧壁的直肠病变导致进入腹腔并可观察到直乙交界部（a）。CO_2 泄漏到腹腔的不良后果可以通过俯卧位来缓解（b）。可吸收缝线间断和连续缝合闭合直肠缺损无不良后果（c, d）

括全层及部分缺损均未进行修补；与 38 例进行直肠缺损修补的患者相比，并发症发生率无明显增加。需要注意的是，在 35 例未行修补的患者中只有 6 例存在前壁缺损，而在 38 例修补患者中直肠前壁缺损占 28%。因此，对于较大的全层缺损，尤其是已经进入腹腔或高度怀疑进入腹腔的情况下，需要完全且气密性良好的闭合，以减少形成肠漏和腹腔脓肿的风险。在关闭肠壁缺损之前，尤其是在没有良好的肠道准备或者粪便已经污染切口的情况下，可以使用稀释的碘伏消毒。大多数的 TES 医生都使用单股的可吸收线进行连续或者间断缝合关闭缺损，其他的可用的缝合材料包括乙二醇酸和亚丙基碳酸酯共聚物（Maxon）、聚对二氧环己酮（PDS）和多聚乳糖（Vicryl）。也可以采用包括外部打结器在内的腔内缝合器械或技术关闭缺损。为了解决在经肛平台打结困难的问题，TEM 的器械中备有弯针持针器，同时也可以通过专用的银夹（Richard Wolf, Knittlingen, Germany）来帮助固定缝线。或者可以使用 V-loc 可吸收倒刺线（Covidien）进行缝合，从而避免打结操作。另外，一次性自动缝合设备可以帮助打结，包括 Endo Stitch^{TM}（Covidien）和 Cor-Knot（LSI Solutions, Victor, NY）。有研究者建议如果术中发生进入腹腔的情况，可以将肠壁缺损关闭两层。如果对缺损修补的密封性存在怀疑，可使用泛影葡胺行消化道造影来进一步明确。

术后处理，以及随访

对于病灶侵及黏膜下层和行全层切除的低风险的 TES 病例，患者当天就可以出院。术中进入腹腔或者并发其他疾病的患者，通常需要住院观察。除非有相关适应证，否则术后不推荐常规应用抗生素或常规进行影像学检查。

目前没有针对直肠腺癌患者 TES 术后监测的具体指南。目前的临床实践是遵循 NCCN 直肠癌监测指南，3 年内每 3~4 个月复查，包括临床评估，CEA、软质乙状结肠镜检查；3~5 年每 6 个月复查 1 次。其他常规检查包括术后 5 年内每年 1 次 CT 检查以及 3 年内 1 年 1 次结肠镜检查。NCCN 指南对盆腔 MRI 没有推荐检查时间。但是，对于 TES 手术后病理分期为 T1 期，特别是具有临界或高危因素且没进行 TME 或辅助放化疗治疗的患者，大多数外科医生会推荐每两年 1 次或每年 1 次盆腔 MRI 检查，直到第 5 年，以排除盆腔局部复发。

TES 的结局

手术时间

大宗病例研究报道，TEM 及 TEO 平均手术时间为 70~95min。少数研究报道平均手术时间低至 45min。手术时间通常与以下因素有关：病变的大小、肿瘤浸润深度、病变距肛缘的距离、是否关闭直肠缺损、直肠缺损闭合的复杂性，以及术中并发症（如出血、CO_2 泄漏和进入腹腔等）的处理。此外，TEM 存在一定的学习曲线，当外科医生更加熟悉手术设备的时候，手术时间会有所缩短。

Serra-Aracil 等进行了一项纳入 34 例直肠病变患者的小型随机研究，旨在比较 TEM 和 TEO 的手术效果，结果发现两组间病变特征，术后并发症发生率和术后病理学结果均无明显差异。虽然 TEO 在设备安装、手术切除和缝合在内的手术时间较短，但统计学上没有显著性差异。

与 TEM/TEO 相比，TAMIS 的一个主要优势是手术准备时间更短、手术更快，从而使总的手术时间明显缩短。最初 TAMIS 研究报道的平均手术时间为 86min，但最近研究报道的平均手术时间缩短至 57min，另一个研究报道中位手术时间为 45min。迄今为止，尚无 TEM、TEO 和 TAMIS 手术时间和其他围术期结果的前瞻性比较或随机试验。

并发症与死亡率

与 TME 相比，TES 的一个主要优势是安全性的提高。在绝大多数研究中 TES 的死亡率都远低于 1%，即使是在那些并发多种疾病、无法耐受根治性手术患者中也是如此。TEM 术后总的并发症发生率与标准的结直肠手术相比相对较低，而且大多数为轻微的和一过性的并发症。在一些大宗的、患者数达到 262~693 例的 TEM/TEO 相关研究中，术后 30 天并发症发生率为 6%~23%，而且主要并发症出现在少于 10% 的病例中。TEM 术后最常见的手术并发症是出血，占 1%~13%，通常无须进行手术治疗，最常见的非手术并发症是尿潴留，平均发生率约 5%（范围 5%~10%）。其他手术并发症还有缝合线裂开，小的缺损通常仅需应用抗生素和肠道休息等非手术治疗方式，而并发肠漏和脓毒症的较大缺损，需二次手术进行冲洗和粪便转流。TES 的其他主要并发症包括直肠周围和骶前脓肿、肠瘘和直肠狭窄。器官损伤是较罕见的并发症，目前仅有 2 例 TEM 切除直肠前壁病变后出现尿道损伤的报道。迄今为止发表的一项最大宗的多中心研究，共纳入 TEM 和 TEO 患者 693 例，研究发现，中转传统的 TAE 和经腹手术的概率为 4.3%，30 天术后并发症发生率为 11.1%；其中，出血和缝合处裂开是最常见的手术并发症，泌尿道感染是最常见的非手术并发症。

TEM 术后并发症发生率相对较低，主要优势体现在住院时间短，术后镇痛需求低。最近几个研究报道称，多达 50% 的接受 TEM 手术的直肠癌患者可在手术当天安全出院，患者平均住院日为 0~5 天，住院时间延长的原因包括严重并发症的处理和术中进入腹腔的复杂病例的观察。

有限的文献显示，TAMIS 术后并发症发生率为 0%~25%，其中出血和尿潴留是最常见的并发症。一篇综述汇总了 2010—2013 年发表的 TAMIS 文献结果，共有 367 例患者接受 TAMIS 手术，其中 29 例出现并发症（7.9%），出血发生率为 2.7%，缝合处裂开发生率为 0.5%，无死亡病例，平均住院时间 1.9 天。由于尚没有评估硬质金属平台与 TAMIS 平台的对比研究，暂时缺乏两种手术方法的并发症发生率、死亡率及住院时间的比较数据。

功能性结果

由于术中长时间使用 4cm 的硬质或半硬质平台扩张肛门括约肌，有学者担心 TEM、TEO 和 TAMIS 等手术可能会影响肛门直肠功能，或造成永久性排便功能障碍，尤其是对于术前肛门括约肌功能已经受损的患者。有趣的是，多个小型研究报道，TEM 术后肛门括约肌静息压呈现与手术时间呈正比的短暂下降，但在术后 12 个月恢复到基线值。其他客观性功能指标，如黏膜电敏感性和直肠顺应性，一般不受影响。更重要的是，肛门括约肌静息压力的变化并不会对肛门功能有任何不利影响。事实上，大部分接受 TEM 的患者直肠肛门功能不会发生变化，甚至有改善的可能。Cataldo 等对 41 例接受 TEM 的患者的研究发现，与术前相比，术后 6 周的大便失禁严重指数（FISI）及大便失禁生活质量评分（FIQL）没有明显的差别。最近的一项纵向研究，对 102 例接受 TEM 的患者术后 6 周、12 周、26 周和 52 周的肛门直肠功能和生活质量评分进行评估。研究发现，与基线值相比，患者在 6 周和 12 周的欧洲五维健康量表（EQ-5D）评分显著降低，但在 26 周又达到基线水平。既往有类似研究表明，通过结直肠功能结果（COREFO）评分，肛门直肠功能术后 6 周较差但在术后 12 周就恢复至正常水平。

TAMIS 术中使用的经肛门器械由于硬性度差，理论上对于肛门括约肌的损伤可能会更小。但也有学者担心相比传统的硬质平台，TAMIS 平台的柔韧性允许更多的牵拉动作或伸展动作可能导致肛门括约肌损伤。但是，到目前为止，有限的发表数据显示，TAMIS 术后的短期功能结果与传统 TEM 无明显差异。Schiphorst 等进行的一项纳入 37 例患者的小型前瞻性研究，将 TAMIS 患者术后 3 个月、6 个月、9 个月和 12 个月的 FISI 评分与术前评分进行比较。有趣的是，在 17 例术前存在大便失禁的患者中，88% 的患者术后 FISI 评分较前改善；而 18 例肛门功能正常的患者中，83% 的患者术后 FISI 评分无变化，这表明 TAMIS 可能对远期肛门直肠功能有保护作用。

切缘阳性和标本破损

无论直肠良、恶性肿瘤，切缘阳性均是局部复发的重要预测因素。切缘阳性及标本破碎，也是评估包括 TAE 和 TEM 在内的局部切除效果的重要指标。Speake 等对 80 例接受 TEM 的直肠腺瘤患者进行回顾分析发现，切缘阴性的患者无局部复发，10% 的切缘阳性的患者则出现了局部复发。现有的多个研究报道，TEM 治疗直肠癌的切缘阳性率为 2% ~ 8.8%。

Clancy 等研究者的一项荟萃分析，共纳入 6 项回顾性研究，比较了 TEM 与 TAE 治疗腺瘤、腺癌，以及其他直肠疾病的肿瘤学结果。其中 5 项研究，共纳入 798 例患者，包括 TEM 439 例和 TAE 359 例，对阴性切缘率和标本破碎率进行比较。总体而言，TEM 相比 TAE 有着更高的 R0 切除率，优势比为 5.281（$P < 0.001$）。Christoforidis 等研究者的一项回顾性荟萃分析，对 42 例接受 TEM 和 129 例接受 TAE 的 pT1 及 pT2 期直肠癌进行比较。其中，接受 TAE 的患者切缘阳性率较高，达到 16%，而 TEM 的患者为 2%。TEM 未出现标本破碎，TAE 的标本破碎率为 9%。本研究对两种手术方式的肿瘤位置进行比较，接受 TAE 的肿瘤主要位于直肠下段，而接受 TEM 的肿瘤均距肛缘 5cm 以上。

另外，纵观有关 TAMIS 的研究，大多例数很少，而且切缘阳性率各不相同。总的来说，包括良恶性疾病在内的样本量较大的研究，其切缘阳性率小于 6%。

T1 期直肠癌的肿瘤学结果

研究结果显示，接受了 TEM 的 T1 期肿瘤的远期局部复发率为 0% ~ 26%（表 4.1、表 4.2），而接受根治性 TME 的患者的局部复发率为 6%，甚至更低。如表 4.1 所示，既往发表的 TEM 手术后的肿瘤学结果差异很大，主要源于选择标准的异质性，如肿瘤的组织病理学特征（分级、黏膜下浸润深度、大小、淋巴脉管侵犯、肿瘤出芽），分期方法（ERUS、骨盆 MRI），手术方法（TAE 或 TEM），辅助或新辅助放化疗及报道结果指标（切缘阳性、标本破碎或整块切除、局部复发、总生存时间等）。同样，外科医生的经验也可能导致结果的差异性。如表 4.1 所示，在基于明确的组织病理学特征进行选择的 T1 期肿瘤的研究中，局部复发率已经接近根治性 TME。Heintz 等研究者的一项回顾性研究，纳入 1985—1996 年所有 TEM 病例，将 T1 期肿瘤分为低危组与高危组，并将中高分化及无 LVI 定义为低危。研究表明，采用这一严格标准后，TEM 手术的局部复发率首次降至 4.4%，而同期根治性手术的局部复发率为 2.9%。但是，在该研究中，高危 T1 期肿瘤 TEM 术后复发风险为 33%，根治性手术后的复发风险为 18.2%。几项类似的研究也证明，使用严格的选择标准，T1 期肿瘤 TEM 术后的局部复发率为 0% ~ 10%。Borschitz 等研究者的一项纳入 66 例 T1 直肠癌的前瞻性研究，将 T1 直肠癌按 TEM 术后的组织病理学特征分为低危组与高危组，得到相似的结果，其局部复发率分别为 6% 和 39%。另一个纳入 110 例患者的前瞻性研究，入选 TEM 的标准为肿瘤为高中度分化、直径小于 3cm，距肛缘 8cm 以内，结果显示中位随访时间为 82 个月（范围 48 ~ 144 个月）仍无局部复发。

仅有少量研究报道 TAMIS 的短期肿瘤学结果，因此 TAMIS 治疗直肠癌的经验有限（表 4.3）。在一项纳入 50 例患者的 TAMIS 研究中，16 例 pT1 期直肠癌患者中有 1 例（6.3%）出现局部复发，中位随访时间为 20 个月。在一项最大宗的纳入 75 例患者的 TAMIS 研究中，其中 13 例为 T1 期直肠癌，均未出现复发，中位随访天数为 385 天。笔者汇总了 15 项 TAMIS 相关研究，共 348 例患者，纳入的疾病从良性直肠病变到 T3 期直肠肿瘤，其切缘阳性率为 0% ~ 17%，与 TEM R1 切除的结果相仿。这一研究结果支持 TAMIS 可能替代 TEM 作为治疗选择性的 T1 期肿瘤的安全的手术方式。但是，目前尚缺乏具有长期肿瘤学结果的大样本研究的支持。

表 4.1　接受 TEM 治疗的 T1 期肿瘤患者的局部复发率的总结，包括至少 40 例仅接受 TEM 治疗的患者的报道

研究者	地点	年份	TEM 标准	患者例数（例）	平均随访时间（月）	局部复发率（%）
Mentges	德国	1997	主要 G1/2	64	29	4
Floyd	美国	2006	未指定	53	34	8
Borschitz	德国	2006	G1/2，无 LVI，R0 切除	66	74	6
Baatrup	丹麦	2009	未指定	72	未说明	13
Tsai	美国	2010	既往切除，转移性疾病	51	54	10
Doornebosch	荷兰	2010	未指定	81	未说明	21
Morino	意大利	2011	未指定	48	54	10
Ramirez	西班牙	2011	G1/2，无 LVI	54	71	7
Amann	德国	2012	G1/2，无 LVI，R0 切除	41	34	10
Stipa	意大利	2012	R0 切除	86	85	12
Guerrieri	意大利	2014	＜ 3cm，G1～3，距离肛缘＜ 8cm	110	82	0

表 4.2　比较 T1 期直肠癌患者 TEM 和根治性切除（RR）研究的总结

作者	年份	研究类型	标准	患者数量（例）		随访时间（月）		局部复发率		5 年生存率	
				TEM	RR	TEM	RR	TEM	RR	TEM	RR
Winde	1996	随机对照	排除病理组织学＞ pT1，低分化肿瘤的患者	24	26	41	46	4.2	0	96	96
Heintz	1998	回顾性	高或中分化肿瘤，无淋巴管侵犯	46	34	52	52	4.4	2.9	79	81
Langer	2002	回顾性	排除低分化肿瘤，肿瘤直径无限制	20	18	22	34	10	0	100[a]	96.3[a]
Lee	2003	回顾性	排除低分化肿瘤，切缘阳性（R1）	52	17	31	35	4.1	0	100	93
Palma	2009	回顾性	排除低分化肿瘤，有证据证实有淋巴管侵犯	34	17	87	93	5.9	0	88	82
de Graaf	2009	前瞻性	pT1 肿瘤，肿瘤直径或肿瘤分级无限制	80	75	42	84	24	0	75	77

[a]：2 年生存率

表 4.3 TAMIS 的手术数据总结

研究者	年份	患者数量（例）	戳卡类型	最终病理	手术时间（min）	LOS（天）	切缘阳性（%）	发病率（%）
Atallah	2010	6	SILS	腺瘤（3） pTis（1） pT1（1） 类癌（1）	86	1	17	0
Van den Boezen	2011	12（2 人转为 TAE）	SILS	腺瘤（9） pT1（1） pT2（2）	55	1	0	8.3
Barendse	2012	15	SSL	腺瘤（7） pT1（1） pT2（3） 类癌（1） 纤维化（1）	57	1.5	13	7.7
Lim	2012	16	SILS	pT1（3） pT2–3（8） 黏液囊肿（1） 类癌（4）	86	3.0	0	0
Ragupathi	2012	20	SILS	腺瘤（14） 未说明 恶性（6）	79.8	1.1	5	5
Albert	2013	50	SILS/ GelPOINT	腺瘤（12） 增生（2） pTis（1） pT1（16） pT2（3） pT3（3）	74.9	0.6	6	6
Seva–Periera	2013	5（1 人转为 LAR）	SSL	pTis（2） pT2（1） 纤维化（1）	52	1	0	25
Bridoux	2014	14	Endorec	腺瘤（10） pT1（3） pT2（1）	60	4.0	7.1	21
Lee	2014	25	SILS	腺瘤（6） pT1（9） 类癌（9） GIST（1）	45	3	0	0
Schiphorst	2014	37（1 人转为 LAR）	SILS	腺瘤（23） pTis（7） pT1（4） pT2–3（2）	64	1	16	8
McLemore	2014	32	GelPOINT/ SILS	腺瘤（10） pTis（1） pT1（6） pT2（4） 类癌（2） 纤维化（9）	132	2.5	3	25
Gorgun	2014	12	GelPOINT	腺瘤（10） pT2（1） 类癌（1）	v	1	0	25

续表

研究者	年份	患者数量（例）	戳卡类型	最终病理	手术时间（min）	LOS（天）	切缘阳性（%）	发病率（%）
Hompes	2014	16（1人转为其他手术）	Transanal glove port, da Vinci robot	腺瘤（6） pT1（2） pT2（1） pT3（1） 纤维化（5）	108（36min 对接）	1.3	13	13
Hahnloser	2015	75	SILS	腺瘤（35） pTis（11） pT1（13） pT2（9） pT3（1） 类癌（1） 错构瘤（1）	77	3.4	4	19

T2 期直肠癌的肿瘤学结果

目前，在不联合辅助放化疗的情况下，排除姑息性手术，采用 TES 治疗 T2 期直肠癌是不可接受的，因其局部复发率高达 43%。一项大型综述指出，TEM 治疗 T2 期肿瘤的局部复发率为 5% ~ 40%（表 4.4），且结果与是否使用新辅助或辅助放化疗及具体治疗方案有关。总的来说，TEM 局部切除联合辅助和 / 或新辅助治疗有利于控制 T2 期直肠癌的局部复发。Guerrieri 等报道了 88 例基于超声或 MRI 术前分期的 T2N0 期病例的治疗结果。该研究中患者接受新辅助治疗后进行 TEM 全层切除，结果表明近 50% 患者降期至 pT1 或 pT0 期，中位随访时间超过 81 个月，6% 的患者发生局部复发，3% 发生远处转移，总体无病生存率为 90%，在降期或明显肿瘤退缩的患者中未出现局部复发。Lezoche 等基于相同的研究队列对长期肿瘤学结果进行报道，中位随访时间为 97 个月，局部复发率为 5%，远处转移率为 2%，无病生存率为 93%。在另一项 Lezoche 等研究者进行的纳入 70 例 T2 期直肠肿瘤的随机对照研究中，患者均接受新辅助放化疗，然后进行 TEM 全层切除或根治性手术，中位随访时间 84 个月。结果表明在局部复发率上两组无统计学差异（TEM 组和根治性手术组分别为 5.7%、2.8%），总生存率均为 94%，两组间也无统计学差异。基于这一研究结果及其他类似研究，推荐在术前分期为 T2N0 期、选择性的直肠肿瘤可考虑新辅助治疗联合 TEM 手术，采用该联合策略，局部复发率可控制在 0% ~ 10%。然而，需要注意的是，放化疗有其固有的并发症，增加手术难度，继而引起手术相关并发症。有相关报道显示，放化疗会增加伤口相关并发症，如缝合处裂开、TEM 切口延迟闭合和直肠疼痛等。ACOSOG Z6041 是一项前瞻性 II 期临床试验，旨在评估接受新辅助放化疗联合局部切除的 T2N0 期直肠癌患者的长期肿瘤学结果。该研究中 72 例患者完成治疗，其中 64% 的患者在放化疗后达到降期，44% 达到 pCR。中位随访时间为 56 个月，治疗组的 3 年无病生存率为 86.9%。然而，放化疗有其固有的问题，39% 的患者在接受新辅助治疗期间发生 3 级或更严重的不良反应，较高的不良反应发生率使放疗和化疗的剂量减少，进而导致方案修改。总的来说，在 ACOSOG Z6041 和其他类似的试验还没有获得长期的肿瘤学结果情况下，该方案应仅限于临床研究。

表 4.4　T2 期肿瘤患者接受 TEM，有无辅助治疗的局部复发率的总结

研究者	地点	年份	治疗策略	患者数量（例）	随访（例）	局部复发率（%）
Lezoche	意大利	1998	TEM+ 辅助 RT	20	35	10
Maslekar	英国	2008	TEM ± 辅助或新辅助 CRT	22	32	18
Baatrup	丹麦	2009	—	47	—	26
Ramirez	西班牙	2011	TEM+ 辅助 CRT	22	71	9
Allaix	意大利	2012	TEM ± 新辅助或辅助 RT	42	70	22
Stipa	意大利	2012	TEM ± 新辅助或辅助 RT 或 CRT	38	85	37
Guerrieri	意大利	2014	新辅助 RT 或 CRT+TEM	185	53	13[a]

纳入的研究至少包括 20 例患者
[a]：包括局部复发和远处转移

　　多位学者对直肠癌局部切除（包括 TAE 和 TEM）联合辅助放化疗的效果进行评估。Borschitz 等回顾了 13 篇关于 TEM 的文献，共纳入 267 例 T2 期直肠癌患者，所有患者均接受 TEM 联合辅助放疗或化疗。其中，64 例患者接受单纯局部切除或放疗，18% 的患者出现局部复发，而在接受放化疗治疗的 107 例患者中，局部复发率降至 11%。

TES 术后的根治性切除术

　　多项研究显示，局部晚期直肠癌患者 TEM 术后即刻进行挽救性根治性切除术与初始行根治性切除术相比，两者无明显差异。在许多情况下，对于低位直肠肿物难以进行准确的诊断与分期，通过肿瘤局部切除进行准确的判断，可以弥补目前影像学诊断的局限性。这使得可疑癌或早期直肠癌可以通过 TES 手术提供活体组织检查，在扩大 TES 手术应用范围的同时，可以进一步指导治疗。在一项病例匹配研究中，25 例患者在 TEM 后进行挽救性根治手术，25 例患者单纯进行 TME 手术。结果表明两组间在手术时间及并发症上无明显差异，根治性 TME 手术之前行 TEM 并不会增加手术难度。更重要的是，两组间局部复发率及远处转移率无明显差异。

　　然而，当根治性手术作为 TEM 术后局部复发的挽救性治疗方案时，预后通常很差。Baron 等对挽救性手术的时间进行研究，该研究中 21 例患者 TEM 术后因病理学不良因素即刻进行 APR 手术，而另外 21 例患者在局部复发后进行挽救性 APR 手术，两组间比较无病生存率，即刻手术组为 94%，而挽救手术组只有 56%。

TES 的困境

培训

　　开展 TES 最大的困难就是技术的复杂性和较长的学习曲线，加之符合 TES 适应证的早期直肠肿瘤

患者较少，即便在较大的治疗中心也是如此。虽然 TES 类似于单切口腹腔镜手术，但经肛门微创手术更具挑战性，因为直肠腔内操作空间非常狭小，且不符合人体工程学。经肛手术的外科医生必须克服陡峭的学习曲线，学习如何扩大操作空间进行精确解剖，如何获得稳定的视野，并掌握在狭小空间内的缝合技巧。有学者对 TEM 的学习曲线进行研究，Koebrugge 等回顾了 2002—2007 年进行的 105 例 TEM 手术病例，结果发现，后期开展的 TEM 在手术时间、术后并发症发生率和住院时间均有明显的减少。Barendse 等对 4 位经验丰富的结直肠外科医生进行的 693 次 TEM 直肠手术进行回顾分析，结果发现，随着手术经验的增加，手术中转率、手术时间和并发症发生率均明显下降。因此，有学者推测在 TAMIS 中，由于腔镜外科医生已经熟悉了相关平台及手术器械的应用，可能会缩短 TAMIS 的学习曲线；然而，这个假设尚未得到验证。

TES 的手术费用

多项研究对 TEM 的手术费用进行分析，特别是与根治性手术相对比的成本。值得注意的是，这些研究包括了 TEM 的所有适应证，其中包括直肠腺瘤。与根治性手术相比，TEM 的单次手术费用较低。Cocilivo 等对 TEM 手术费用进行分析，发现 TEM 手术费用为 7775 美元，而低位前切除术的费用为 34 018 美元。该研究没有计算 TEM 设备的成本，这显著降低了 TEM 手术费用，尤其是不经常开展这类手术的情况下。Maslekar 等研究者的一项单中心病例对照研究对 TEM 手术费用进行探讨。该研究入选 5 年内接受 TEM 手术的 124 例患者，并根据患者及肿瘤特征匹配 124 例同期进行根治性手术的患者进行比较，研究发现 TEM 手术成本节省是初始设备成本的 10 倍以上。

一些研究也将 TEM 手术费用与 TEO、TAMIS 手术费用进行比较，特别是 TAMIS，因其使用一次性手术平台，相较于使用专门平台的 TEM 和 TEO 成本更低。特别是考虑到 TEM 治疗肿瘤的适应证范围很窄，且适合 TEM 的患者比例较少。因此，在患者量较大，TEM 手术开展较多的治疗中心，这种金属的可重复使用的 TEM 平台的初始成本可以被大数量的手术数量抵消，这样会更加具有成本效益。SerraAracil 等开展了一项研究，假设每年进行 50 例 TEM 手术，估算每例手术的固定成本（不可重复使用的设备）和可变成本（手术时间、住院时间和一次性设备）。结果表明，每例 TEM 的手术成本为 2310 欧元，TAMIS 为 1920 欧元，TEO 则为 2220 欧元。然而，即使是在最有经验的治疗中心，每年 50 例的 TEM 手术数量依然可能被高估。

结论和未来方向

经肛门内镜手术是治疗直肠病变的一种微创手术方法，自从 30 年前开展该手术以来，其适应证范围逐渐扩大。近期开始使用的一次性经肛平台和设备可以减少手术的操作时间和成本，由于腔镜外科医生已经熟悉该平台的使用，因此在一定程度上有利于其应用和推广。TES，因其肿瘤学结果与 TME 手术相仿，可用于直肠腺瘤及 T1 期直肠腺癌的治愈性治疗。而且，TES 可以显著降低死亡率和术后并发症发生率，同时可以更好地保留功能。目前，TES 在晚期直肠癌的应用仅限于临床研究和姑息性治疗，但有越来越多的证据表明，联合新辅助和 / 或辅助放化疗，可以更好地保留功能，并且可作为 T2 甚至

T3 期直肠癌根治性手术的可接受的替代治疗方案。

　　此外，TEM 和 TAMIS 为经自然腔道手术（NOTES）提供了一个新的方法。经肛门内镜手术可以在直肠或结肠切除后经肛门将标本拖出，为"无切口"经肛门结直肠手术提供可能性。2009 年报道了首例腹腔镜辅助经肛门 NOTES 直肠乙状结肠切除治疗局部浸润性直肠癌的病例。随后，关于杂交或单纯经肛 TME（taTME）的研究报道越来越多，同时也证明了在严格选择患者的情况下，taTME 手术具有一定的安全性和可行性，并具有良好的肿瘤学结果。未来，手术光学、多通道经肛操作平台和内镜器械的发展将有助于进一步扩大经肛门内镜手术的范围，加快经肛门内镜手术的发展。

参考文献

[1] Heald RJ, Husband EM, Ryall RD. The mesorectum in rectal cancer surgery – the clue to pelvic recurrence? Br J Surg. 1982;69:613–616.

[2] Ridgway PF, Darzi AW. The role of total mesorectal excision in the management of rectal cancer. Cancer Control. 2003;10:205–211.

[3] MacFarlane JK, Ryall RD, Heald RJ. Mesorectal excision for rectal cancer. Lancet. 1993;341:457–460.

[4] Marijnen CAM, Kapiteijn E, van de Velde CJH, Martijn H, Steup WH, Wiggers T, et al. Acute side effects and complications after short-term preoperative radiotherapy combined with total mesorectal excision in primary rectal cancer: report of a multicenter randomized trial. J Clin Oncol. 2002;20:817–825.

[5] Snijders HS, Wouters MWJM, van Leersum NJ, Kolfschoten NE, Henneman D, de Vries AC, et al. Meta-analysis of the risk for anastomotic leakage, the postoperative mortality caused by leakage in relation to the overall postoperative mortality. Eur J Surg Oncol. 2012;38:1013–1019.

[6] Guillou PJ, Quirke P, Thorpe H, Walker J, Jayne DG, Smith AMH, et al. Short-term endpoints ofconventional versus laparoscopic-assisted surgery in patients with colorectal cancer (MRC CLASICC trial): multicentre, randomised controlled trial. Lancet. 2005;365:1718–1726.

[7] Kang S-B, Park JW, Jeong S-Y, Nam BH, Choi HS, Kim D-W, et al. Open versus laparoscopic surgery for mid or low rectal cancer after neoadjuvant chemoradiotherapy (COREAN trial): short-term outcomes of an open-label randomised controlled trial. Lancet Oncol. 2010;11:637–645.

[8] van der Pas MH, Haglind E, Cuesta MA, Fürst A, Lacy AM, Hop WC, et al. Laparoscopic versus open surgery for rectal cancer (COLOR II): short-term outcomes of a randomised, phase 3 trial. Lancet Oncol. 2013;14:210–218.

[9] Stevenson ARL, Solomon MJ, Lumley JW, Hewett P, Clouston AD, Gebski VJ, et al. Effect of laparoscopic-assisted resection vs open resection on pathological outcomes in rectal cancer: the ALaCaRT randomized clinical trial. JAMA. 2015;314:1356–1363.

[10] Kulu Y, Müller-Stich BP, Bruckner T, Gehrig T, Büchler MW, Bergmann F, et al. Radical surgery with total mesorectal excision in patients with T1 rectal cancer. Ann Surg Oncol. 2015;22:2051–2058.

[11] Morris E, Quirke P, Thomas JD, Fairley L, Cottier B, Forman D. Unacceptable variation in abdominoperineal excision rates for rectal cancer: time to intervene? Gut. 2008;57:1690–1697.

[12] Bentrem DJ, Okabe S, Wong WD, Guillem JG, Weiser MR, Temple LK, et al. T1 adenocarcinoma of the rectum: transanal excision or radical surgery? Ann Surg. 2005;242:472–477. discussion 477–479.

[13] Moore JS, Cataldo PA, Osler T, Hyman NH. Transanal endoscopic microsurgery is more effective than traditional transanal excision for resection of rectal masses. Dis Colon Rectum. 2008;51:1026–1030. discussion 1030–1031.

[14] Langer C, Liersch T, Markus P, Süss M, Ghadimi M, Füzesi L, et al. Transanal endoscopic microsurgery (TEM) for minimally invasive resection of rectal adenomas and "Low-risk" carcinomas (uT1, G1–2). Z Gastroenterol. 2002;40:67–72.

[15] Clancy C, Burke JP, Albert MR, O'Connell PR, Winter DC. Transanal endoscopic microsurgery versus standard transanal excision for the removal of rectal neoplasms: a systematic review and meta-analysis. Dis Colon Rectum. 2015;58:254–261.

[16] Mellgren A, Sirivongs P, Rothenberger DA, Madoff RD, García-Aguilar J. Is local excision adequate therapy for early rectal cancer? Dis Colon Rectum. 2000;43:1064–1071. discussion 1071–1074.

[17] Paty PB, Nash GM, Baron P, Zakowski M, Minsky BD, Blumberg D, et al. Long-term results of local excision for rectal cancer. Ann Surg. 2002;236:522–529. discussion 529–530.

[18] You YN, Baxter NN, Stewart A, Nelson H. Is the increasing rate of local excision for stage I rectal cancer in the United States

justified? Ann Surg. 2007;245:726–733.

[19] Buess G, Theiss R, Hutterer F, Pichlmaier H, Pelz C, Holfeld T, et al. Transanal endoscopic surgery of the rectum – testing a new method in animal experiments. Leber Magen Darm. 1983;13:73–77.

[20] Albert MR, Atallah SB, DeBeche-Adams TC, Izfar S, Larach SW. Transanal minimally invasive surgery (TAMIS) for local excision of benign neoplasms and early-stage rectal cancer: efficacy and outcomes in the first 50 patients. Dis Colon Rectum. 2013;56:301–307.

[21] Atallah S, Albert M, Larach S. Transanal minimally invasive surgery: a giant leap forward. Surg Endosc. 2010;24:2200–2205.

[22] McLemore EC, Weston LA, Coker AM, Jacobsen GR, Talamini MA, Horgan S, et al. Transanal minimally invasive surgery for benign and malignant rectal neoplasia. Am J Surg. 2014;208:372–381.

[23] Christoforidis D, Cho H-M, Dixon MR, Mellgren AF, Madoff RD, Finne CO. Transanal endoscopic microsurgery versus conventional transanal excision for patients with early rectal cancer. Ann Surg. 2009;249:776–782.

[24] Heidary B, Phang TP, Raval MJ, Brown CJ. Transanal endoscopic microsurgery: a review. Can J Surg. 2014;57:127–138.

[25] Morino M, Arezzo A, Allaix ME. Transanal endoscopic microsurgery. Tech Coloproctol. 2013;17 (Suppl 1):S55–61.

[26] Serra-Aracil X, Mora-Lopez L, Alcantara-Moral M, Caro-Tarrago A, Gomez-Diaz CJ, Navarro-Soto S. Transanal endoscopic surgery in rectal cancer. World J Gastroenterol. 2014;20:11538–11545.

[27] You YN. Local excision: is it an adequate substitute for radical resection in T1/T2 patients? Semin Radiat Oncol. 2011;21:178–184.

[28] Guerrieri M, Gesuita R, Ghiselli R, Lezoche G, Budassi A, Baldarelli M. Treatment of rectal cancer by transanal endoscopic microsurgery: experience with 425 patients. World J Gastroenterol. 2014;20:9556–9563.

[29] Garcia-Aguilar J, Shi Q, Thomas CR, Chan E, Cataldo P, Marcet J, et al. A phase II trial of neoadjuvant chemoradiation and local excision for T2N0 rectal cancer: preliminary results of the ACOSOG Z6041 trial. Ann Surg Oncol. 2012;19:384–391.

[30] Lezoche E, Baldarelli M, Lezoche G, Paganini AM, Gesuita R, Guerrieri M. Randomized clinical trial of endoluminal locoregional resection versus laparoscopic total mesorectal excision for T2 rectal cancer after neoadjuvant therapy. Br J Surg. 2012;99:1211–1218.

[31] Barendse RM, van den Broek FJC, Dekker E, Bemelman WA, de Graaf EJR, Fockens P, et al. Systematic review of endoscopic mucosal resection versus transanal endoscopic microsurgery for large rectal adenomas. Endoscopy. 2011;43:941–949.

[32] van den Broek FJC, de Graaf EJR, Dijkgraaf MGW, Reitsma JB, Haringsma J, Timmer R, et al. Transanal endoscopic microsurgery versus endoscopic mucosal resection for large rectal adenomas (TREND-study). BMC Surg. 2009;9:4.

[33] Arolfo S, Allaix ME, Migliore M, Cravero F, Arezzo A, Morino M. Transanal endoscopic microsurgery after endoscopic resection of malignant rectal polyps: a useful technique for indication to radical treatment. Surg Endosc. 2014;28:1136–1140.

[34] Serra-Aracil X, Mora-Lopez L, Alcantara-Moral M, Corredera-Cantarin C, Gomez-Diaz C, Navarro-Soto S. Atypical indications for transanal endoscopic microsurgery to avoid major surgery. Tech Coloproctol. 2014;18:157–164.

[35] Whitehouse PA, Armitage JN, Tilney HS, Simson JNL. Transanal endoscopic microsurgery: local recurrence rate following resection of rectal cancer. Color Dis. 2008;10:187–193.

[36] Kikuchi R, Takano M, Takagi K, Fujimoto N, Nozaki R, Fujiyoshi T, et al. Management of early invasive colorectal cancer. Risk of recurrence and clinical guidelines. Dis Colon Rectum. 1995;38:1286–1295.

[37] Bach SP, Hill J, Monson JRT, Simson JNL, Lane L, Merrie A, et al. A predictive model for local recurrence after transanal endoscopic microsurgery for rectal cancer. Br J Surg. 2009;96:280–290.

[38] Sengupta S, Tjandra JJ. Local excision of rectal cancer: what is the evidence? Dis Colon Rectum. 2001;44:1345–1361.

[39] Suzuki A, Togashi K, Nokubi M, Koinuma K, Miyakura Y, Horie H, et al. Evaluation of venous invasion by elastica van gieson stain and tumor budding predicts local and distant metastases in patients with T1 stage colorectal cancer. Am J Surg Pathol. 2009;33:1601–1607.

[40] Doornebosch PG, Zeestraten E, de Graaf EJR, Hermsen P, Dawson I, Tollenaar RAEM, et al. Transanal endoscopic microsurgery for T1 rectal cancer: size matters! Surg Endosc. 2012;26:551–557.

[41] Shinto E, Jass JR, Tsuda H, Sato T, Ueno H, Hase K, et al. Differential prognostic significance of morphologic invasive markers in colorectal cancer: tumor budding and cytoplasmic podia. Dis Colon Rectum. 2006;49:1422–1430.

[42] Syk E, Lenander C, Nilsson PJ, Rubio CA, Glimelius B. Tumour budding correlates with local recurrence of rectal cancer. Color Dis. 2011;13:255–262.

[43] Ueno H, Price AB, Wilkinson KH, Jass JR, Mochizuki H, Talbot IC. A new prognostic staging system for rectal cancer. Ann Surg. 2004;240:832–839.

[44] Ueno H, Mochizuki H, Hashiguchi Y, Shimazaki H, Aida S, Hase K, et al. Risk factors for an adverse outcome in early invasive colorectal carcinoma. Gastroenterology. 2004;127:385–394.

[45] Mitrovic B, Schaeffer DF, Riddell RH, Kirsch R. Tumor budding in colorectal carcinoma: time to take notice. Mod Pathol. 2012;25:1315–1325.

[46] Benson AB, Venook AP, Bekaii-Saab T, Chan E, Chen Y-J, Cooper HS, et al. Rectal cancer, version 2.2015. J Natl Compr Canc

Netw. 2015;13:719–728. quiz 728.

[47] Nielsen LBJ, Wille–Jørgensen P. National and international guidelines for rectal cancer. Color Dis. 2014;16:854–865.

[48] Park SU, Min YW, Shin JU, Choi JH, Kim Y–H, Kim JJ, et al. Endoscopic submucosal dissection or transanal endoscopic microsurgery for nonpolypoid rectal high grade dysplasia and submucosa–invading rectal cancer. Endoscopy. 2012;44:1031–1036.

[49] Kawaguti FS, Nahas CSR, Marques CFS, Martins BC, Retes FA, Medeiros RS, et al. Endoscopic submucosal dissection versus transanal endoscopic microsurgery for the treatment of early rectal cancer. Surg Endoscopy. 2014;28:1173–1179.

[50] Morino M, Risio M, Bach S, Beets–Tan R, Bujko K, Panis Y, et al. Early rectal cancer: the European Association for Endoscopic Surgery (EAES) clinical consensus conference. Surg Endosc. 2015;29:755–773.

[51] Lee W, Lee D, Choi S, Chun H. Transanal endoscopic microsurgery and radical surgery for T1 and T2 rectal cancer. Surg Endosc. 2003;17:1283–1287.

[52] Borschitz T, Wachtlin D, Möhler M, Schmidberger H, Junginger T. Neoadjuvant chemoradiation and local excision for T2–3 rectal cancer. Ann Surg Oncol. 2008;15:712–720.

[53] Tsai BM, Finne CO, Nordenstam JF, Christoforidis D, Madoff RD, Mellgren A. Transanal endoscopic microsurgery resection of rectal tumors: outcomes and recommendations. Dis Colon Rectum. 2010;53:16–23.

[54] Perez RO, Habr–Gama A, São Julião GP, Proscurshim I, Scanavini Neto A, Gama–Rodrigues J. Transanal endoscopic microsurgery for residual rectal cancer after neoadjuvant chemoradiation therapy is associated with significant immediate pain and hospital readmission rates. Dis Colon Rectum. 2011;54:545–551.

[55] Habr–Gama A, Sabbaga J, Gama–Rodrigues J, São Julião GP, Proscurshim I, Bailão Aguilar P, et al. Watch and wait approach following extended neoadjuvant chemoradiation for distal rectal cancer: are we getting closer to anal cancer management? Dis Colon Rectum. 2013;56:1109–1117.

[56] Maas M, Beets–Tan RGH, Lambregts DMJ, Lammering G, Nelemans PJ, Engelen SME, et al. Wait–and–see policy for clinical complete responders after chemoradiation for rectal cancer. J Clin Oncol. 2011;29:4633–4640.

[57] Dalton RSJ, Velineni R, Osborne ME, Thomas R, Harries S, Gee AS, et al. A single–centre experience of chemoradiotherapy for rectal cancer: is there potential for nonoperative management? Color Dis. 2012;14:567–571.

[58] Ganai S, Garb JL, Kanumuri P, Rao RS, Alexander AI, Wait RB. Mapping the rectum: spatial analysis of transanal endoscopic microsurgical outcomes using GIS technology. J Gastrointest Surg. 2006;10:22–31.

[59] Lev–Chelouche D, Margel D, Goldman G, Rabau MJ. Transanal endoscopic microsurgery: experience with 75 rectal neoplasms. Dis Colon Rectum. 2000;43:662–667. discussion 667–668.

[60] Demartines N, von Flüe MO, Harder FH. Transanal endoscopic microsurgical excision of rectal tumors: indications and results. World J Surg. 2001;25:870–875.

[61] Baatrup G, Borschitz T, Cunningham C, Qvist N. Perforation into the peritoneal cavity during transanal endoscopic microsurgery for rectal cancer is not associated with major complications or oncological compromise. Surg Endosc. 2009;23:2680–2683.

[62] Gavagan JA, Whiteford MH, Swanstrom LL. Full–thickness intraperitoneal excision by transanal endoscopic microsurgery does not increase shortterm complications. Am J Surg. 2004;187:630–634.

[63] Marks JH, Frenkel JL, Greenleaf CE, D'Andrea AP. Transanal endoscopic microsurgery with entrance into the peritoneal cavity: is it safe? Dis Colon Rectum. 2014;57:1176–1182.

[64] Ramwell A, Evans J, Bignell M, Mathias J, Simson J. The creation of a peritoneal defect in transanal endoscopic microsurgery does not increase complications. Color Dis. 2009;11:964–966.

[65] Morino M, Allaix ME, Famiglietti F, Caldart M, Arezzo A. Does peritoneal perforation affect shortand long–term outcomes after transanal endoscopic microsurgery? Surg Endosc. 2013;27:181–188.

[66] Baatrup G, Endreseth BH, Isaksen V, Kjellmo A, Tveit KM, Nesbakken A. Preoperative staging and treatment options in T1 rectal adenocarcinoma. Acta Oncol. 2009;48:328–342.

[67] Molina G, Bordeianou L, Shellito P, Sylla P. Transanal endoscopic resection with peritoneal entry: a word of caution. Surg Endosc. 2016;30:1816–1825.

[68] Hahnloser D, Cantero R, Salgado G, Dindo D, Rega D, Delrio P. Transanal minimal invasive surgery for rectal lesions: should the defect be closed? Color Dis. 2015;17:397–402.

[69] Lee T–G, Lee S–J. Transanal single–port microsurgery for rectal tumors: minimal invasive surgery under spinal anesthesia. Surg Endosc. 2014;28:271–280.

[70] Hahnloser D, Wolff BG, Larson DW, Ping J, Nivatvongs S. Immediate radical resection after local excision of rectal cancer: an oncologic compromise? Dis Colon Rectum. 2005;48:429–437.

[71] Ashraf S, Hompes R, Slater A, Lindsey I, Bach S, Mortensen NJ, et al. A critical appraisal of endorectal ultrasound and transanal endoscopic microsurgery and decision–making in early rectal cancer. Color Dis. 2012;14:821–826.

[72] Starck M, Bohe M, Simanaitis M, Valentin L. Rectal endosonography can distinguish benign rectal lesions from invasive early rectal cancers. Color Dis. 2003;5:246–250.

[73] Mondal D, Betts M, Cunningham C, Mortensen NJ, Lindsey I, Slater A. How useful is endorectal ultrasound in the management of early rectal carcinoma? Int J Color Dis. 2014;29:1101–1104.

[74] Bipat S, Glas AS, Slors FJM, Zwinderman AH, Bossuyt PMM, Stoker J. Rectal cancer: local staging and assessment of lymph node involvement with endoluminal US, CT, and MR imaging – a meta-analysis. Radiology. 2004;232:773–783.

[75] Kim CK, Kim SH, Chun HK, Lee W–Y, Yun S–H, Song S–Y, et al. Preoperative staging of rectal can–cer: accuracy of 3–Tesla magnetic resonance imaging. Eur Radiol. 2006;16:972–980.

[76] Kunitake H, Abbas MA. Transanal endoscopic microsurgery for rectal tumors: a review. Perm J. 2012;16:45–50.

[77] Lirici MM, Di Paola M, Ponzano C, Hüscher CGS. Combining ultrasonic dissection and the Storz operation rectoscope. Surg Endosc. 2003;17:1292–1297.

[78] Hompes R, Ris F, Cunningham C, Mortensen NJ, Cahill RA. Transanal glove port is a safe and cost–effective alternative for transanal endoscopic microsurgery. Br J Surg. 2012;99:1429–1435.

[79] McLemore EC, Coker A, Jacobsen G, Talamini MA, Horgan S. eTAMIS: endoscopic visualization for transanal minimally invasive surgery. Surg Endosc. 2013;27:1842–1845.

[80] Bislenghi G, Wolthuis AM, de Buck van Overstraeten A, D'Hoore A. AirSeal system insufflator to maintain a stable pneumorectum during TAMIS. Tech Coloproctol. 2015;19:43–45.

[81] Atallah S, Parra–Davila E, DeBeche–Adams T, Albert M, Larach S. Excision of a rectal neoplasm using robotic transanal surgery (RTS): a description of the technique. Tech Coloproctology. 2012;16:389–392.

[82] Buchs NC, Pugin F, Volonte F, Hagen ME, Morel P, Ris F. Robotic transanal endoscopic microsurgery: technical details for the lateral approach. Dis Colon Rectum. 2013;56:1194–1198.

[83] Hompes R, Rauh SM, Ris F, Tuynman JB, Mortensen NJ. Robotic transanal minimally invasive surgery for local excision of rectal neoplasms. Br J Surg. 2014;101:578–581.

[84] Hayashi S, Takayama T, Yamagata M, Matsuda M, Masuda H. Single–incision laparoscopic surgery used to perform transanal endoscopic microsurgery (SILSTEM) for T1 rectal cancer under spinal anesthesia: report of a case. Surg Today. 2013;43:325–328.

[85] Allaix ME, Arezzo A, Arolfo S, Caldart M, Rebecchi F, Morino M. Transanal endoscopic microsurgery for rectal neoplasms. How I do it. J Gastrointest Surg. 2013;17:586–592.

[86] Guerrieri M, Baldarelli M, Organetti L, Grillo Ruggeri F, Mantello G, Bartolacci S, et al. Transanal endoscopic microsurgery for the treatment of selected patients with distal rectal cancer: 15 years experience. Surg Endosc. 2008;22:2030–2035.

[87] Paganini AM, Balla A, Quaresima S, D'Ambrosio G, Bruzzone P, Lezoche E. Tricks to decrease the suture line dehiscence rate during endoluminal loco–regional resection (ELRR) by transanal endoscopic microsurgery (TEM). Surg Endosc. 2015;29:1045–1050.

[88] Bignell MB, Ramwell A, Evans JR, Dastur N, Simson JNL. Complications of transanal endoscopic microsurgery (TEMS): a prospective audit. Color Dis. 2010;12:e99–103.

[89] Allaix ME, Arezzo A, Caldart M, Festa F, Morino M. Transanal endoscopic microsurgery for rectal neoplasms: experience of 300 consecutive cases. Dis Colon Rectum. 2009;52:1831–1836.

[90] Barendse RM, Dijkgraaf MG, Rolf UR, Bijnen AB, Consten ECJ, Hoff C, et al. Colorectal surgeons' learning curve of transanal endoscopic microsurgery. Surg Endosc. 2013;27:3591–3602.

[91] Ramirez JM, Aguilella V, Arribas D, Martinez M. Transanal full–thickness excision of rectal tumours: should the defect be sutured? A randomized controlled trial. Color Dis. 2002;4:51–55.

[92] Khoury W, Igov I, Issa N, Gimelfarb Y, Duek SD. Transanal endoscopic microsurgery for upper rectal tumors. Surg Endosc. 2014;28:2066–2071.

[93] Ford SJ, Wheeler JMD, Borley NR. Factors influencing selection for a day–case or 23–h stay procedure in transanal endoscopic microsurgery. Br J Surg. 2010;97:410–414.

[94] Benson AB, Bekaii–Saab T, Chan E, Chen Y–J, Choti MA, Cooper HS, et al. Rectal cancer. J Natl Compr Cancer Netw. 2012;10:1528–1564.

[95] Ramirez JM, Aguilella V, Valencia J, Ortego J, Gracia JA, Escudero P, et al. Transanal endoscopic microsurgery for rectal cancer. Long–term oncologic results. Int J Color Dis. 2011;26:437–443.

[96] Lezoche G, Guerrieri M, Baldarelli M, Paganini AM, D'Ambrosio G, Campagnacci R, et al. Transanal endoscopic microsurgery for 135 patients with small nonadvanced low rectal cancer (iT1–iT2, iN0): short– and long–term results. Surg Endosc. 2011;25:1222–1229.

[97] Nieuwenhuis DH, Draaisma WA, Verberne GHM, van Overbeeke AJ, Consten ECJ. Transanal endoscopic operation for rectal lesions using two–dimensional visualization and standard endoscopic instruments: a prospective cohort study and comparison with the literature. Surg Endosc. 2009;23:80–86.

[98] Serra–Aracil X, Mora–Lopez L, Alcantara–Moral M, Caro–Tarrago A, Navarro–Soto S. Transanal endoscopic microsurgery with 3–D (TEM) or high–definition 2–D transanal endoscopic operation (TEO) for rectal tumors. A prospective, randomized clinical trial. Int J Color Dis. 2014;29:605–610.

[99] Bretagnol F, Merrie A, George B, Warren BF, Mortensen NJ. Local excision of rectal tumours by transanal endoscopic microsurgery. Br J Surg. 2007;94:627–633.

[100] Barendse RM, Doornebosch PG, Bemelman WA, Fockens P, Dekker E, de Graaf EJR. Transanal employment of single access ports is feasible for rectal surgery. Ann Surg. 2012;256:1030–1033.

[101] De Graaf EJR, Doornebosch PG, Tollenaar RAEM, Meershoek–Klein Kranenbarg E, de Boer AC, Bekkering FC, et al. Transanal endoscopic microsurgery versus total mesorectal excision of T1 rectal adenocarcinomas with curative intention. Eur J Surg Oncol. 2009;35:1280–1285.

[102] Heintz A, Mörschel M, Junginger T. Comparison of results after transanal endoscopic microsurgery and radical resection for T1 carcinoma of the rectum. Surg Endosc. 1998;12:1145–1148.

[103] Palma P, Horisberger K, Joos A, Rothenhoefer S, Willeke F, Post S. Local excision of early rectal cancer: is transanal endoscopic microsurgery an alternative to radical surgery? Rev esp Enferm dig. 2009;101:172–178.

[104] Suppiah A, Maslekar S, Alabi A, Hartley JE, Monson JRT. Transanal endoscopic microsurgery in early rectal cancer: time for a trial? Color Dis. 2008;10:314–327. discussion 327–329.

[105] Kumar AS, Coralic J, Kelleher DC, Sidani S, Kolli K, Smith LE. Complications of transanal endoscopic microsurgery are rare and minor: a single institution's analysis and comparison to existing data. Dis Colon Rectum. 2013;56:295–300.

[106] Dias AR, Nahas CSR, Marques CFS, Nahas SC, Cecconello I. Transanal endoscopic microsurgery: indications, results and controversies. Tech Coloproctol. 2009;13:105–111.

[107] Guerrieri M, Baldarelli M, de Sanctis A, Campagnacci R, Rimini M, Lezoche E. Treatment of rectal adenomas by transanal endoscopic microsurgery: 15 years' experience. Surg Endosc. 2010;24:445–449.

[108] Martin–Perez B, Andrade–Ribeiro GD, Hunter L, Atallah S. A systematic review of transanal minimally invasive surgery (TAMIS) from 2010 to 2013. Tech Coloproctol. 2014;18:775–788.

[109] Allaix ME, Rebecchi F, Giaccone C, Mistrangelo M, Morino M. Long–term functional results and quality of life after transanal endoscopic microsurgery. Br J Surg. 2011;98:1635–1643.

[110] Kennedy ML, Lubowski DZ, King DW. Transanal endoscopic microsurgery excision: is anorectal function compromised? Dis Colon Rectum. 2002;45: 601–604.

[111] Kreis ME, Jehle EC, Ohlemann M, Becker HD, Starlinger MJ. Functional results after transanal rectal advancement flap repair of trans–sphincteric fistula. Br J Surg. 1998;85:240–242.

[112] Cataldo PA, O'Brien S, Osler T. Transanal endoscopic microsurgery: a prospective evaluation of functional results. Dis Colon Rectum. 2005;48:1366–1371.

[113] Hompes R, Ashraf SQ, Gosselink MP, van Dongen KW, Mortensen NJ, Lindsey I, et al. Evaluation of quality of life and function at 1 year after transanal endoscopic microsurgery. Color Dis. 2015;17: 54–61.

[114] Schiphorst AHW, Langenhoff BS, Maring J, Pronk A, Zimmerman DDE. Transanal minimally invasive surgery: initial experience and short–term functional results. Dis Colon Rectum. 2014;57:927–932.

[115] Speake D, Lees N, McMahon RFT, Hill J. Who should be followed up after transanal endoscopic resection of rectal tumours? Color Dis. 2008;10:330–335.

[116] Doornebosch PG, Ferenschild FTJ, de Wilt JHW, Dawson I, Tetteroo GWM, de Graaf EJR. Treatment of recurrence after transanal endoscopic microsurgery (TEM) for T1 rectal cancer. Dis Colon Rectum. 2010;53:1234–1239.

[117] Stipa F, Giaccaglia V, Burza A. Management and outcome of local recurrence following transanal endoscopic microsurgery for rectal cancer. Dis Colon Rectum. 2012;55:262–269.

[118] Mentges B, Buess G, Effinger G, Manncke K, Becker HD. Indications and results of local treatment of rectal cancer. Br J Surg. 1997;84:348–351.

[119] Floyd ND, Saclarides TJ. Transanal endoscopic microsurgical resection of pT1 rectal tumors. Dis Colon Rectum. 2006;49:164–168.

[120] Borschitz T, Heintz A, Junginger T. The influence of histopathologic criteria on the long–term prognosis of locally excised pT1 rectal carcinomas: results of local excision (transanal endoscopic microsurgery) and immediate reoperation. Dis Colon Rectum. 2006;49:1492–1506. discussion 1500–1505.

[121] Baatrup G, Breum B, Qvist N, Wille–Jørgensen P, Elbrønd H, Møller P, et al. Transanal endoscopic microsurgery in 143 consecutive patients with rectal adenocarcinoma: results from a danish multicenter study. Color Dis. 2009;11:270–275.

[122] Morino M, Allaix ME, Caldart M, Scozzari G, Arezzo A. Risk factors for recurrence after transanal endoscopic microsurgery for rectal malignant neoplasm. Surg Endosc. 2011;25:3683–3690.

[123] Amann M, Modabber A, Burghardt J, Stratz C, Falch C, Buess GF, et al. Transanal endoscopic microsurgery in treatment of rectal adenomas and T1 low–risk carcinomas. World J Surg Oncol. 2012;10:255.

[124] Winde G, Nottberg H, Keller R, Schmid KW, Bünte H. Surgical cure for early rectal carcinomas (T1). Transanal endoscopic microsurgery vs anterior resection. Dis Colon Rectum. 1996;39:969–976.

[125] Tytherleigh MG, Warren BF, Mortensen NJM. Management of early rectal cancer. Br J Surg. 2008;95:409–423.

[126] van den Boezem PB, Kruyt PM, Stommel MWJ, Tobon Morales R, Cuesta MA, Sietses C. Transanal single–port surgery for the

resection of large polyps. Dig Surg. 2011;28:412–416.

[127] Lim S–B, Seo S–I, Lee JL, Kwak JY, Jang TY, Kim CW, et al. Feasibility of transanal minimally invasive surgery for mid–rectal lesions. Surg Endosc. 2012;26:3127–3132.

[128] Ragupathi M, Vande Maele D, Nieto J, Pickron TB, Haas EM. Transanal endoscopic video–assisted (TEVA) excision. Surg Endosc. 2012;26:3528–3535.

[129] Sevá–Pereira G, Trombeta VL, Capochim Romagnolo LG. Transanal minimally invasive surgery (TAMIS) using a new disposable device: our initial experience. Tech Coloproctol. 2014;18:393–397.

[130] Bridoux V, Schwarz L, Suaud L, Dazza M, Michot F, Tuech J–J. Transanal minimal invasive surgery with the endorec(TM) trocar: a low cost but effective technique. Int J Color Dis. 2014;29:177–181.

[131] Gorgun IE, Gorgun IE, Aytac E, Costedio MM, Erem HH, Valente MA, et al. Transanal endoscopic surgery using a single access port: a practical tool in the surgeon's toybox. Surg Endosc. 2014;28:1034–1038.

[132] Lorenz C, Nimmesgern T, Langwieler TE. Transanal endoscopic surgery using different single–port devices. Surg Technol Int. 2011;21:107–111.

[133] Duek SD, Issa N, Hershko DD, Krausz MM. Outcome of transanal endoscopic microsurgery and adjuvant radiotherapy in patients with T2 rectal cancer. Dis Colon Rectum. 2008;51:379–384. discussion 384.

[134] Lezoche E, Guerrieri M, Paganini AM, Feliciotti F. Transanal endoscopic microsurgical excision of irradiated and nonirradiated rectal cancer. A 5–year experience. Surg Laparosc Endosc. 1998;8:249–256.

[135] Allaix ME, Arezzo A, Giraudo G, Morino M. Transanal endoscopic microsurgery vs laparoscopic total mesorectal excision for T2N0 rectal cancer. J Gastrointest Surg. 2012;16:2280–2287.

[136] Lezoche G, Baldarelli M, Guerrieri M, Paganini AM, De Sanctis A, et al. A prospective randomized study with a 5–year minimum follow–up evaluation of transanal endoscopic microsurgery versus laparoscopic total mesorectal excision after neoadjuvant therapy. Surg Endosc. 2008;22:352–358.

[137] Hershman MJ, Myint AS, Makin CA. Multi–modality approach in curative local treatment of early rectal carcinomas. Color Dis. 2003;5:445–450.

[138] Kim CJ, Yeatman TJ, Coppola D, Trotti A, Williams B, Barthel JS, et al. Local excision of T2 and T3 rectal cancers after downstaging chemoradiation. Ann Surg. 2001;234:352–358. discussion 358–359.

[139] Meadows K, Morris CG, Rout WR, Zlotecki RA, Hochwald SN, Marsh RD, et al. Preoperative radiotherapy alone or combined with chemotherapy followed by transanal excision for rectal adenocarcinoma. Am J Clin Oncol. 2006;29:430–434.

[140] Nair RM, Siegel EM, Chen D–T, Fulp WJ, Yeatman TJ, Malafa MP, et al. Long–term results of transanal excision after neoadjuvant chemoradiation for T2 and T3 adenocarcinomas of the rectum. J Gastrointest Surg. 2008;12:1797–1805. discussion 1805–1806.

[141] Ruo L, Guillem JG, Minsky BD, Quan SHQ, Paty PB, Cohen AM. Preoperative radiation with or without chemotherapy and full–thickness transanal excision for selected T2 and T3 distal rectal cancers. Int J Color Dis. 2002;17:54–58.

[142] Garcia–Aguilar J, Renfro LA, Chow OS, Shi Q, Carrero XW, Lynn PB, et al. Organ preservation for clinical T2N0 distal rectal cancer using neoadjuvant chemoradiotherapy and local excision (ACOSOG Z6041): results of an open–label, single–arm, multi–institutional, phase 2 trial. Lancet Oncol. 2015;16:1537–1546.

[143] Levic K, Bulut O, Hesselfeldt P, Bülow S. The outcome of rectal cancer after early salvage surgery following transanal endoscopic microsurgery seems promising. Dan Med J. 2012;59:A4507.

[144] Doornebosch PG, Tollenaar RAEM, De Graaf EJR. Is the increasing role of transanal endoscopic microsurgery in curation for T1 rectal cancer justified? A systematic review. Acta Oncol. 2009;48:343–353.

[145] Weiser MR, Landmann RG, Wong WD, Shia J, Guillem JG, Temple LK, et al. Surgical salvage of recurrent rectal cancer after transanal excision. Dis Colon Rectum. 2005;48:1169–1175.

[146] Baron PL, Enker WE, Zakowski MF, Urmacher C. Immediate vs salvage resection after local treatment for early rectal cancer. Dis Colon Rectum. 1995;38:177–181.

[147] Koebrugge B, Bosscha K, Ernst MF. Transanal endoscopic microsurgery for local excision of rectal lesions: is there a learning curve? Dig Surg. 2009;26:372–377.

[148] Cocilovo C, Smith LE, Stahl T, Douglas J. Transanal endoscopic excision of rectal adenomas. Surg Endosc. 2003;17:1461–3.

[149] Maslekar S, Pillinger SH, Sharma A, Taylor A, Monson JRT. Cost analysis of transanal endoscopic microsurgery for rectal tumours. Color Dis. 2007;9:229–234.

[150] Sylla P. Current experience and future directions of completely NOTES colorectal resection. World J Gastrointest Surg. 2010;2:193–198.

[151] Emhoff IA, Lee GC, Sylla P. Transanal colorectal resection using natural orifice translumenal endoscopic surgery (NOTES). Dig Endosc. 2014;26(Suppl 1):29–42.

[152] Lee GC, Sylla P. Shifting paradigms in minimally invasive surgery: applications of transanal natural orifice transluminal endoscopic surgery in colorectal surgery. Clin Colon Rectal Surg. 2015;28:181–193.

第五章　直肠癌的放射治疗

Prajnan Das and Bruce D. Minsky

引言

放射治疗在直肠癌患者的治疗中发挥着重要作用，可以提高局部控制率和括约肌保留率。术前长程同步放化疗和术前短程放疗是目前部分直肠癌患者的标准治疗。一些特定的放射治疗技术，如再程放射治疗和术中放射治疗，也可以改善部分直肠癌患者的预后。本章将讨论直肠癌放射治疗在综合治疗中的作用，并讨论现代放射治疗技术。

术后同步放化疗

在术前同步放化疗广泛采用之前，多个临床研究首先确定了术后同步放化疗在直肠癌治疗中的价值。在胃肠道肿瘤研究组（Gastrointestinal Tumor Study Group）的临床研究中，将 227 例术后分期 Dukes B2～C（T3～T4 和 / 或淋巴结阳性）的直肠癌患者随机分为未接受辅助治疗组、术后放疗组、术后氟尿嘧啶化疗组和术后放化疗组。研究结果显示，术后放疗组和术后放化疗组的总生存率（58% vs 48%，$P=0.005$）和无病生存率（70% vs 46%，$P=0.009$）与未接受辅助治疗的患者相比有显著改善。此外，术后放疗组有改善局部控制的趋势。另一项来自北方中央癌症治疗组（The North Central Cancer Treatment Group）的研究，将 204 例可切除的 T3～T4 和 / 或淋巴结阳性直肠癌患者，随机分为仅进行术后放疗组和联合氟尿嘧啶的放疗组。结果显示，同步放化疗能显著降低 29% 的总死亡率、37% 的远处转移率及 46% 的局部复发率。在美国国家外科手术辅助乳腺和肠道项目（National Surgical Adjuvant Breast and Bowel Project，NSABP）R–02 研究中，将 694 例 Dukes B 或 C 期直肠癌患者随机分为两组：术后单独化疗组或术后放化疗组。术后放化疗组的局部复发率明显降低（8% vs 13%，$P=0.02$），但在无病生存率或总生存率上没有区别。综上，这 3 项随机试验表明放化疗组无论在总生存率、无病生存率还

H. CarmichaeP. Das (✉) B.D. Minsky

Department of Radiation Oncology, The University of Texas MD Anderson Cancer Center, 1515 Holcombe Blvd, Unit 97, Houston, TX 77030, USA

e–mail: prajdas@mdanderson.org

© Springer International Publishing AG 2018

G.J. Chang (ed.), *Rectal Cancer*, DOI 10.1007/978–3–319–16384–0_5

是局部控制率方面结果都最好。因此，这些研究为术后放化疗的应用提供了强有力的 I 类研究证据。

术前同步放化疗

近 10 年来，普遍接受术前同步放化疗作为直肠癌治疗的标准方案（图 5.1）。德国 CAO/ARO/AIO–94 研究是确立直肠癌术前同步放化疗作用的里程碑式研究。在这项研究中，823 例患者随机接受术前或术后同步放化疗，入组患者均接受全直肠系膜切除术和氟尿嘧啶联合亚叶酸钙辅助化疗。术前放疗剂量为 50.4Gy，术后为 55.8Gy；同步化疗方案为第 1 周和第 5 周输注氟尿嘧啶。术前同步放化疗组患者局部复发率显著降低（5 年复发率为 6% vs 13%，P=0.006）。术前放化疗可使肿瘤退缩，8% 的患者出现病理完全缓解。术前同步放化疗也提高了括约肌保留率。最初认为不适合保留括约肌的患者中，术前和术后放疗组分别有 39% 和 20% 的患者括约肌得以保留。除了增加疗效，术前新辅助治疗还可以降低治疗相关毒性。与术后组相比，术前组的急性和晚期毒性发生率显著降低（3 ~ 4 级急性毒性 27% vs 40%，3 ~ 4 级晚期毒性 14% vs 24%）。然而，两组患者的总生存期和无病生存期没有显著差异。最近公布的德国研究的最新结果显示，即使在中位随访 11 年后，术前同步放化疗组的患者仍显示局部复发持续显著降低且具有统计学意义（10 年局部复发率 7% vs 10%，P=0.048）。

NSABP R–03 研究也为术前放化疗的应用提供了证据支持。在这项研究中，患者随机分为术前或术后放化疗组，放疗剂量均为 50.4Gy。两组患者在放疗前均接受了 1 个周期氟尿嘧啶推注联合亚叶酸钙的化疗，再与放疗同步 2 个周期，以及 4 个周期辅助化疗。这项研究只有 267 例患者入组，未达到其计划为 900 例患者的目标，因此数据结果并不具备很强的说服力。与德国研究不同的是，两组在局部控制和毒性方面无显著差异。但与术后放疗组相比，术前组患者的无病生存率（65% vs 53%，P=0.011）显著改善且总生存率（75% vs 66%，P=0.065）有提高的趋势。鉴于本研究的入组病例数目有限，因此应谨慎解读结果。但是，这项研究确实为术前放化疗提供了数据支持。

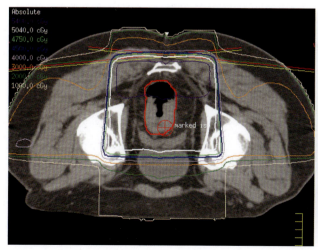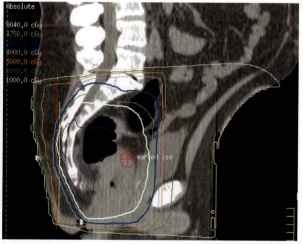

图 5.1　T3N1 远端直肠腺癌患者术前放化疗的三维适形放疗计划。患者采用俯卧式腹部板技术治疗，剂量为 45Gy（蓝色），随后对直肠肿瘤和邻近高危区域进行增强治疗，累积剂量为 50.4Gy（白色）

术前治疗的一个潜在缺点是一些患者可能过度治疗。由于治疗前分期可能不完全准确，过度分期可能使部分患者接受了不必要的术前治疗。例如，在德国的直肠癌研究中，术后组 18% 的患者为 I 期，而不是 II ~ III 期，因此没有进行术后治疗。这表明大约 18% 的患者术前可能为 I 期，导致过度术前放化疗。随着诊断分期方法的改进，希望可以降低过度分期的比例，从而减少术前治疗的不当使用。

两项随机试验比较了直肠癌术前同步放化疗和术前长程放疗。在欧洲癌症研究与治疗组（European Organization for Research and Treatment of Cancer，EORTC）22921 研究中，1011 例患者随机接受术前同步放化疗或单纯放疗，同时随机接受或不接受辅助化疗。与单纯术前放疗相比，接受术前同步放化疗患者的病理完全缓解率较高（14% vs 5%），肿瘤退缩好，T 和 N 分期降期明显。此外，与接受放疗但未接受化疗的患者相比，接受放疗加同步化疗和 / 或辅助化疗的患者局部复发率显著降低（8% ~ 10% vs 17%，P=0.002）。同样，在法国消化道癌症研究与治疗联合会（Federation Francophone de Cancerologie Digestive，FFCD）研究中，762 例患者随机接受术前同步放化疗或术前放疗。接受术前同步放化疗的患者病理完全缓解率（11% vs 4%）显著升高，局部复发率显著降低（17% vs 8%，$P < 0.05$）。因此，与单纯术前长程放疗相比，同步化疗的加入略增加毒性，但是显著改善了疗效。

德国的研究与上述其他研究共同确立了术前同步放化疗作为 II 期和 III 期直肠癌的标准治疗地位（表 5.1）。随着这些结果的公布，术前同步放化疗在临床实践中得到了迅速而广泛的应用。例如，基于监测、流行病学和最终结果（Surveillance，Epidemiology，and End Results，SEER）的肿瘤登记显示，术前放疗的使用率从 2000 年的 33% 增加到 2006 年的 64%。多个研究评估了不同的术前同步放化疗方案，此部分内容在本书中已做讨论。

短程放疗

直肠癌短程放疗为 5Gy/ 次 × 5 次模式，1 周内完成，已被确立为另一种标准放疗模式（表 5.2）。该模式确立的里程碑式研究是瑞典直肠癌研究（Swedish Rectal Cancer Trial），将 1168 例患者随机分为两组（接受手术组或术前短程放疗组）后再进行手术。中位随访 13 年的长期结果显示，与单纯手术组相比，术前放疗组的总生存率（38% vs 30%，P=0.008）、癌症相关生存率（72% vs 62%，P=0.03）和局部复发率（9% vs 26%，$P < 0.001$）有持续显著改善。

瑞典直肠癌研究（Swedish Rectal Cancer Trial）是在全直肠系膜切除术推广前进行的，随后的随机研究评估了短程放疗在全直肠系膜切除术患者中的作用。在荷兰结直肠癌研究组的研究（e Dutch Colorectal Cancer Group trial）中，1861 例患者随机接受全直肠系膜切除术或短程放疗 + 全直肠系膜切除术。结果显示，与单独手术组相比，短程放疗组局部复发率降低了 50% 以上（10 年，5% vs 11%，$P < 0.0001$）。尽管整个研究的两组患者总生存率没有显著差异，但术后环周切缘阴性的 III 期患者总生存率有所改善。

术前短程放疗的价值也在医学研究委员会（Medical Research Council，MRC）CR07/ 加拿大国家癌症研究中心（National Cancer Institute of Canada，NCIC）C016 研究中进行了评估。在这项研究中，1350 例患者被随机分为两组：短程放疗 + 手术组或选择性术后放化疗组。选择性术后放化疗仅用于环周切缘阳性的患者，剂量 45Gy 同步氟尿嘧啶，仅占该组患者的 12%。术前短程放疗组患者局部复发率显著降

表 5.1 直肠癌术前同步放化疗的随机对照研究

研究 / 分组	病例数	病理完全缓解率（%）	5 年局部控制率（%）	≥ 3 级急性毒性（%）
德国（CAO/ARO/AIO-94）	823			
术前同步放化疗		8	6	27
术后同步放化疗		NA	13	40
NSABP R-03	267			
术前同步放化疗		15	11	41
术后同步放化疗		NA	11	49
EORTC 22921	1011			
术前放疗		5[a]	17	7[a, b]
术前放疗 + 术后化疗			10	
术前同步放化疗		14[a]	9	14[a, b]
术前同步放化疗 + 术后化疗			8	
FFCD	762			
术前放疗		4	17	3[b]
术前同步放化疗		11	8	15[b]

NA：不适用；NSABP：美国国家外科手术辅助乳腺和肠道项目；EORTC：欧洲癌症研究与治疗组；FFCD：法国消化道癌症研究与治疗联合会
[a]：有或无术后化疗组的合计
[b]：术前放疗 / 同步放化疗期间的毒性发生率

表 5.2 全直肠系膜切除短程放疗的随机研究

研究 / 分组	病例数（例）	局部复发率（%）
荷兰	1861	
术前短程放疗 + 手术		5[a]
手术		11[a]
MRC/NCIC	1350	
术前短程放疗 + 手术		4.7[b]
手术 + 选择性术后同步放化疗		11.5[b]

MRC：医学研究委员会；NCIC：加拿大国家癌症研究中心
[a]：10 年率
[b]：5 年率

低（3 年，4% vs 11%，$P < 0.0001$），无病生存率显著提高（3 年，78% vs 72%，$P=0.013$）。重要的是，术前放疗的获益似乎没有因手术平面（直肠系膜平面或直肠系膜内平面或固有肌层平面）的不同而有所不同。术前放疗与全直肠系膜手术相结合，局部控制效果最好，3 年的局部复发率只有 1%。因此，荷兰和 MRC/NCIC 研究都支持对接受全直肠系膜切除术的患者进行术前短程放疗。

短程放疗的使用因国家和地区而异，在欧洲国家应用比较广泛但在北美则较少应用。根据放射生物学原理，一些放射肿瘤学家担心，短程中较高的单次放射剂量可能导致长期毒性的高发生率。来自荷兰和 MRC/NCIC 研究的数据确实为这种担忧提供了一些证据。在荷兰研究中，患者长期生活质量调查问卷显示，与单纯手术相比，术前放疗组患者大便失禁的发生率、排便频率和勃起障碍有所增加。同样，来自 MRC/NCIC 研究的生活质量调查问卷显示男性性功能障碍和大便失禁发生率更高。

短程放疗和长程同步放化疗都可以被视为直肠癌术前治疗的标准。多个随机研究比较了这两种放

表 5.3 比较短程放疗和长程同步放化疗的随机对照研究

研究 / 分组	病例数（例）	病理完全缓解率（%）	局部复发率（%）	严重晚期毒性（%）
波兰	312			
术前短程放疗		1	15.6	10
术前长程同步放化疗		16	10.6	7
TROG	326			
术前短程放疗		1	7.5	6
术前长程同步放化疗		15	4.4	8

TROG：多中心肿瘤放射治疗协作组

疗模式（表 5.3）。在波兰的一项研究中，316 例患者随机接受短程放疗（5Gy×5），随后在 1 周内手术，或长程放疗（50.4Gy）同时接受氟尿嘧啶及亚叶酸钙化疗，随后在 4～6 周后手术。长程同步放化疗组患者病理完全缓解率较高（16% vs 0.7%），环周切缘阳性率较低（4% vs 13%，$P=0.017$）。长程同步放化疗组 4 年局部复发率为 10.6%，短程放疗组复发率为 15.6%（$P=0.21$）。两组的括约肌保留率、无病生存率或总生存率无显著差异。两组严重晚期毒性反应发生率也无差异。在多中心肿瘤放射治疗协作组（TROG）研究中，326 例患者随机接受短程放疗（5Gy×5），1 周后手术，或长程放疗（50.4Gy）同时输注氟尿嘧啶，随后在 4～6 周内进行手术，两组均接受氟尿嘧啶联合亚叶酸钙辅助化疗。长程组患者病理降期率（45% vs 28%，$P=0.002$）和病理完全缓解率（15% vs 1%）明显较高。短程组 3 年局部复发率为 7.5%，长程组为 4.4%（$P=0.24$）。两组的括约肌保留率、远处复发率或总生存率无显著差异，3～4 级晚期毒性的发生率也无显著差异。尽管波兰研究和 TROG 研究没有显示长程组和短程组局部复发率的显著差异，但可能是因为这些研究样本量相对较小，统计学上无法检测到局部控制中的微小但具有临床意义的差异。短程组局部复发率较长程组高，达 3%～5%，而 TROG 研究旨在检测局部复发超过 10% 的差异。此外，波兰和 TROG 研究在晚期毒性方面没有任何差异，需要参考荷兰生活质量研究和 MRC/NCIC 研究结果，用更长的随访时间全面对长期肠道和性功能进行评估。最后，在波兰和 TROG 研究中，长程放疗可增强病理反应，但这可能由于长程放疗距手术间隔较长所致。短程放疗和延迟手术相结合可能会提高病理降期率。斯德哥尔摩 Ⅲ 期研究（Stockholm Ⅲ trial）目前正在比较短程放疗 +1 周手术、短程放疗 +（4～8）周手术、长程放疗 +（4～8）周手术。该研究结果将进一步加深我们对直肠癌短程放疗的理解。

放疗与观察等待和局部切除策略

同步放化疗能使一定比例的患者达到病理完全缓解，因此这部分患者可能会接受同步放化疗联合局部切除，甚至仅完成同步放化疗。试图完全避免手术的策略被称为"观察等待"策略。避免手术可保留器官功能并拥有更好的生活质量。该策略的最大样本系列研究来自巴西。该研究中，361 例患者接受放射治疗（50.4Gy），同时接受氟尿嘧啶联合亚叶酸钙治疗；122 例患者获得临床完全缓解，99 例（27%）

患者保持至少 1 年完全退缩。观察等待患者必须在临床评估和内镜检查中提示没有残留的肿块或溃疡，以及影像学检查中无残留肿瘤，才能诊断为临床完全缓解。在 99 例持续完全缓解的患者中，只有 5% 发生腔内复发，无盆腔局部复发，8% 发生转移。在 5 例发生腔内复发的患者中，3 例接受了挽救性手术，2 例拒绝接受根治性手术、局部切除或近距离放射治疗。5 年总生存率和无病生存率分别为 93% 和 85%。这项研究表明，在仔细选择和密切跟踪患者时，观察等待可能是一个合理的选择。

在荷兰的一项前瞻性研究中，192 例患者接受了卡培他滨的同步放疗（50.4Gy），其中 21 例患者（11%）获得了临床完全缓解。根据磁共振成像（MRI）和内镜检查评估反应，采用 MRI、内镜检查、直肠指诊和癌胚抗原（CEA）水平对患者密切随访。平均随访 2 年，21 例患者中只有 1 例出现腔内复发。2 年总生存率和无病生存率分别为 100% 和 89%。然而，一些前瞻性和回顾性研究报告采用观察等待法的局部复发率较高，介于 20% ~ 80% 之间。

观察等待法尚存诸多问题，例如疗效评估的最佳方法、后续随访评估的最佳方法和时机，以及与此治疗相关的长期功能结局和生活质量等相关问题。行观察等待策略的患者需要系统而密切地随访，因为这些患者中局部复发风险相对较高，需要及时行挽救性手术。研究之间局部复发率的不同也值得进一步探讨。在将该方法作为标准治疗之前，还需要进行更多的前瞻性研究和充分的随访。

术前放疗还可与局部切除结合应用于临床。许多回顾性研究表明，术前放疗和局部切除治疗的患者具有良好的局部控制率（表 5.4）。这些研究主要评估了非根治性切除的患者或拒绝根治性切除患者的疗效。一项来自 MD 安德森癌症中心的回顾性研究报道了 47 例接受术前放疗（45 ~ 52.5Gy）同步氟尿嘧啶化疗的 T3 直肠癌患者的预后。这些患者中，49% 获得病理完全缓解，36% 有微小残存病灶。这些患者 10 年局部复发风险为 10.6%，而同研究中心中接受全直肠系膜切除术的 473 例患者的复发率为 7.6%。同样，韩国的一项回顾性研究显示，27 例患者（大多数是接受术前放疗和局部切除治疗的 T3 直肠癌）5 年无局部复发生存率为 89%。另一项回顾性研究报道了 44 例经术前放疗和局部切除治疗的 T2 ~ 3 期直肠癌。43% 的患者获得病理完全缓解。只有 2 例患者出现孤立性局部复发，2 例出现局部和远处复发。这些研究的结果为回顾性数据，应谨慎解读。正如某些研究中病理完全缓解率较高一样，良好的预后可能与谨慎的筛选患者有关。

最近的一项 Ⅱ 期前瞻性研究调查了 T2N0 患者术前放疗和局部切除的价值。在美国外科医师学会肿瘤学组（ACOSOG）Z6041 研究中，临床 T2N0 直肠癌患者在术前接受剂量为 54Gy 的放射治疗，同时接受卡培他滨联合奥沙利铂治疗，随后进行局部切除。在 77 例完成放疗和局部切除的患者中，44% 的患者达到病理完全缓解，99% 的患者切缘为阴性。然而，3 级或更高的并发症发生率相对较高（39%）。关

表 5.4　部分观察等待和局部切除的研究

研究	治疗	病例数（例）	结果
巴西（Habr-Gama）	放疗 + 观察等待	99	腔内原位复发 5%，5 年无病生存率 85%
荷兰	放疗 + 观察等待	21	2 年无病生存率 89%
MD 安德森癌症中心	放疗 + 局部切除	47	pCR 率 49%，10 年局部复发率 10.6%
ACOSOG Z6041	放疗 + 局部切除	77	pCR 率 44%

ACOSOG：美国外科医师学会肿瘤学组；DFS：无病生存率；pCR：病理完全缓解

于局部复发和无病生存的信息该研究尚未报道。

根据上述研究，尽管已经报道了良好的肿瘤相关长期预后结果，但目前对 T3 患者而言，术前放疗和局部切除相结合似乎主要适用于临床上不适合进行根治手术的患者或拒绝进行根治性手术的患者。术前放疗联合局部切除对于 T2N0 患者可能是一种潜在的治疗选择；然而，长期结果需要 ACOSOG Z6041 研究结果支持。

选择性放疗

直肠癌患者局部复发的风险存在很大差异，因此放疗对于他们的获益也有很大差异。尽管上述关于术前和术后放疗的随机研究通常包括 II 期和 III 期的患者，然而某些亚组患者的局部复发风险相对较低，可以通过避免放疗从而消除放疗的急性和晚期副作用。

对 5 个随机研究的 3791 例患者进行汇总分析，根据 T 和 N 分期，评估了亚组患者的生存率和复发率。这项研究确定了一个分期为 T（1～2）N1 和 T3N0 的中等风险组患者。在中等风险组中单纯手术组患者的 5 年局部复发率为 12%～14%，手术 + 化疗组为 5%～11%，手术 + 放疗组为 5%～10%。虽然这是一项综合汇总的数据分析，而不是治疗方法之间有计划的前瞻性或随机比较，但该研究的数据表明，某些患者在仅接受化疗而未接受放疗的情况下，局部复发风险仍然较低。

欧洲前瞻性研究 MERCURY 评估了 MRI 在识别局部复发风险较低的患者中的作用，这些患者可以在不进行放疗的情况下接受手术治疗。根据以下 MRI 影像学标准确定预后良好的患者：安全的环周切缘，肿瘤距离直肠系膜筋膜大于 1mm；无壁外静脉侵犯；T2、T3a 和 T3b 期，即壁外扩散小于 5mm；低位直肠肿瘤无侵犯括约肌间平面或肛提肌。在 MERCURY 研究纳入的 374 例患者中，122 例（33%）符合预后良好的标准，仅接受手术治疗。预后良好的患者局部复发率仅为 3%。此外，该组 5 年无病生存率和总生存率分别为 85% 和 68%。研究结果表明，MRI 可以用来选择不需要放疗的患者。这种方法的成功取决于高质量 MRI 设备和训练有素的放射科医生对影像的解读。在英国等某些地区，基于 MRI 的选择性放疗已被公认为一种标准治疗。

在 Memorial Sloan Kettering 癌症中心（MSKCC）进行的一项小型前瞻性研究调查了直肠癌术前化疗（无放疗）的使用情况。在这项研究中，32 例 II～III 期直肠癌患者都是低位前切除术的适应证，且术前接受了 FOLFOX 联合贝伐单抗的化疗。2 例患者无法完成全部化疗故而接受术前同步放化疗。所有患者均行 R0 切除术，化疗后病理完全缓解率为 25%。4 年的局部复发率和无病生存率分别为 0% 和 84%。这项研究表明，对于选择性的患者，术前化疗可能是术前放疗的一个潜在替代方案。值得注意的是，这是一项相对较小的单中心研究，患者选择可能促成了这些结果。目前正在进行一项大型 II / III 期随机多中心研究，进一步研究了术前化疗作为术前放疗替代方案的作用。在术前放疗或选择性的术前放疗及化疗前评估和 TME（PROSPECT）研究中，将距离肛缘 5～12cm 的 T2N1、T3N0 和 T3N1 直肠癌患者随机分为常规术前同步放化疗组或术前 FOLFOX 化疗组。未来几年内，该前瞻性研究的结果可能有助于我们更好地了解放疗是否可以选择性地应用于直肠癌患者。

再程放疗

一般意义上来说，考虑到再程放疗的潜在毒性，直肠癌盆腔放疗仅给予单程。然而，即使在术前放疗联合手术治疗后，仍有 5% ~ 10% 的局部复发风险。尽管再程放疗具有较高的毒性风险，但仍可在这些患者中起到缓解或挽救治疗的作用（图 5.2）。

关于直肠癌再程放疗的最早报道来自肯塔基大学。该组最新的研究纳入了 103 例复发性直肠癌患者，首程采用剂量为 50.4Gy 的放疗，再程放疗中位剂量为 34.8Gy，首程治疗和复发之间的中位间隔时间为 19 个月。患者接受 1.2Gy 每天 2 次（n=43）或 1.8Gy 每天 1 次（n=60）放疗，所有患者同时接受氟尿嘧啶输注。在 103 例患者中，34 例接受了手术。患者对治疗的耐受性相对较好，15 例（15%）患者出现 3 级以上的急性毒性，如腹泻、湿性脱皮或黏膜炎，22 例（21%）患者出现晚期并发症，包括17% 慢性严重腹泻、15% 小肠梗阻、4% 瘘、2% 结肠狭窄。与每天 1 次组的患者相比，每天 2 次组的患者的晚期毒性发生率显著降低，对于间隔 2 年以上的再程放疗患者，其晚期毒性发生率显著降低。所有患者的中位生存期为 26 个月，接受手术的患者为 44 个月，未接受手术的患者为 14 个月。

在意大利的一项多中心 II 期研究中，入组的 59 例复发性直肠癌和既往接受盆腔放疗（中位剂量 50.4Gy）患者接受再程放疗，剂量为 40.8Gy，每天 1.2Gy 2 次，同时输注氟尿嘧啶。两个疗程的平均间隔为 27 个月。治疗耐受性良好，只有 5% 的 3 级下消化道急性毒性。7 例（12%）患者出现晚期毒性反应，包括皮肤纤维化、阳痿、泌尿系统并发症和小肠瘘。总有效率为 44%，其中完全有效率为 9%。30例（51%）患者接受了手术切除，21 例（36%）患者接受了 R0 切除。所有患者的 5 年生存率为 39%，R0 切除术患者的 5 年生存率为 67%，非 R0 手术或非手术患者的 5 年生存率为 22%。

MD 安德森癌症中心的研究人员报道了一项回顾性研究，对 50 例既往接受盆腔放疗的患者进行了1.5 Gy 每天 2 次共 30 Gy（n=3）或 39 Gy（n=47）的治疗，96% 的患者同时接受化疗。50 例患者中，48例为复发性直肠癌，2 例为原发性直肠癌但既往有其他恶性肿瘤的盆腔放疗史。3 例（6%）患者出现 3

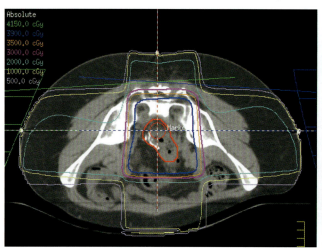 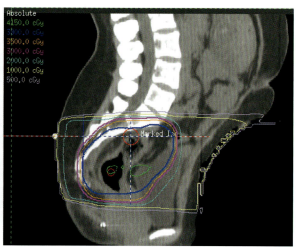

图 5.2   三维适形放疗治疗直肠癌吻合口复发患者术前再放疗的治疗方案。该患者 3 年前采用剂量为 50.4Gy 的放疗，再放疗剂量为 39Gy（蓝），1.5Gy 每天 2 次

级急性毒性，13 例（26%）患者出现 3 ~ 4 级晚期毒性反应。18 例（36%）患者在再程放疗后接受了手术切除。所有患者 3 年无局部进展率为 33%，接受切除的患者为 47%，未接受切除的患者为 21%。所有患者的 3 年总生存率为 39%，切除者为 66%，未切除者为 27%。

上述研究支持每天 2 次再程放疗，近期也有其他研究评估了每天 1 次再程放疗的安全性和有效性。Peter Maccullum 癌症中心的一项回顾性研究报道了 56 例既往接受盆腔放疗的直肠癌患者。患者的中位剂量为 39.6Gy，每天 1.8Gy，80% 的患者同时接受化疗，23% 的患者接受手术。只有 7 例（13%）患者出现 3 级急性毒性反应，1 例患者出现明显的晚期毒性。接受手术切除的患者中位生存期为 39 个月，仅接受再程放疗的患者中位生存期为 15 个月。

在荷兰 Catharina 医院的一项大型研究中，135 例复发性直肠癌患者和既往接受盆腔放疗患者接受了再程放疗和手术切除。这些患者中，62% 既往接受短程放疗，38% 接受长程放疗。初次手术和复发之间的中位间隔时间为 34 个月。再程放疗剂量为 30 ~ 30.6Gy 每天 1.8 ~ 2 Gy，同时应用氟尿嘧啶或卡培他滨。此外，96% 的患者接受术中放疗，剂量为 10 ~ 15Gy。患者耐受性好，3 ~ 4 级腹泻发生率为 5%，3 ~ 4 级中性粒细胞减少性败血症为 1%。晚期并发症包括肠瘘为 10%，肠梗阻为 14%。5 年无局部复发率和总生存率分别为 51% 和 35%。接受再程放疗的患者的生存率高于历史对照组（24 例患者未接受放疗）。

上述研究表明，对于接受过盆腔放疗的直肠癌患者，再程放疗可行（表 5.5）。急性和晚期毒性的发生率均在可接受范围内。然而，必须注意的是，这些研究大多是在高容量、经验丰富的中心进行的。再程放疗的安全性取决于放疗计划的细节。必须尽量减少放疗剂量，降低对敏感的正常组织结构的照射。

术中放疗

术中放疗（IORT）包括在手术床的高危区域进行放射治疗，通常使用电子束或高剂量率（HDR）近距离放疗设备（图 5.3）。IORT 是一种使用单次的、大剂量的照射，但在生物学上相当于其常规剂量

表 5.5　再程放疗的研究

研究	再程放疗剂量及分割	病例数（例）	生存率	晚期并发症发生率（%）
肯塔基大学	中位 34.8Gy，1.8Gy 每天 1 次或 1.2Gy 每天 2 次	103	5 年生存率：所有患者为 19%，手术组为 22%	21
意大利 II 期研究	40.8Gy，1.2Gy，每天 2 次	59	5 年生存率：所有患者 39%，R0 切除组为 67%。	12
MD 安德森癌症中心	30 ~ 39 Gy，1.5 Gy，每天 2 次	50	3 年生存率：所有患者为 39%，手术组为 66%	26
Peter MacCullum 癌症中心	中位 39.6 Gy，1.8 Gy，每天 1 次	56	中位生存期：所有患者为 19 个月，手术组为 39 个月	2
Memorial Sloan Kettering 癌症中心	30 ~ 30.6 Gy，1.8 ~ 2 Gy，每天 1 次	135	5 年生存率：手术组为 35%	39[a]

[a]：总并发症发生率，包括术后并发症

的 2~3 倍剂量的治疗模式。IORT 允许在复发风险最高的选定范围内进行放疗，利用治疗区域的直接可视化和通过术中操作拨开正常结构以避免射线照射。IORT 常与术前外照射治疗结合使用。

许多回顾性研究评估了局部晚期和复发性结直肠癌使用 IORT 的情况（表 5.6）。梅奥诊所的一项研究评估了 146 例局部晚期结直肠癌患者，其原发灶固定在重要组织结构上，如下腔静脉或盆腔侧壁。这些患者接受了外照射治疗、手术切除和电子束 IORT 治疗，IORT 中位剂量为 12.5Gy。近切缘 R0 切除率为 68%，R1 切除率为 19%，R2 切除率为 13%。5 年的局部控制率、无病生存率和总生存率分别为 86%、43% 和 52%，32 例（22%）患者出现 3~4 级晚期并发症，其中小肠梗阻占 10%、输尿管梗阻占 6%、伤口并发症占 3% 和周围神经病变占 2%。梅奥诊所的另一项研究评估了 607 例复发性结直肠癌患者，采用手术切除和电子束 IORT 治疗，IORT 中位剂量为 15Gy。在这些患者中，96% 也接受了外照射治疗。手术切除率为 R0 37%，R1 37%，R 26%。5 年局部复发率为 28%，而 IORT 组 5 年复发率仅为 14%。复发性结直肠癌患者的 5 年总生存率为 30%。3 级或更高的 IORT 相关并发症包括伤口并发症或瘘占 8%，输尿管梗阻占 3% 和神经毒性反应占 3%。

来自 MD 安德森癌症中心的研究人员报道了一项对 100 例局部晚期原发性（30%）或复发性（70%）结直肠癌患者的研究，这些患者采取手术切除联合 IORT 治疗，使用 HDR 近距离放疗系统，中位剂量为 12.5Gy。这些患者中，37% 接受术前化疗，82% 接受术前放化疗。R0 切除率为 54%，R1 为 46%，多器官切除为 75%。原发性肿瘤的 5 年局部控制率为 94%，复发性肿瘤的 5 年局部控制率为 56%。R0 切除患者的 5 年局部控制率为 72%，R1 切除患者的 5 年局部控制率为 60%，但切除状态与局部控制率无显著相关性。原发性肿瘤患者的 5 年总生存率为 61%，复发患者的 5 年总生存率为 56%。33% 的患者出现 3 级或以上的术后并发症，但未报道长期毒性发生率。

Erasmus MC 癌症研究所的一项回顾性研究比较了 95 例接受和不接受 IORT 治疗的局部晚期直肠癌患者的局部复发率。所有患者均接受术前短程放疗或长程化疗。采用 HDR 近距离放疗，剂量为 10Gy。在环周切缘阴性的患者中，IORT 治疗组（n=21，5 年局部无复发生存率 70%）与未治疗组（n=22，5

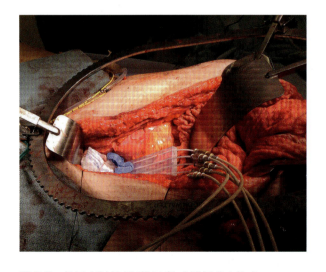

图 5.3　使用高剂量率近距离放疗进行术中放疗

表 5.6　术中放疗（IORT）的试验

研究	术中剂量	病例数（例）	5 年存活率
梅奥诊所，局部进展期	中位 12.5Gy	146	LC 86%，OS 52%
梅奥诊所，复发	中位 15Gy	607	LR 28%，OS 30%
MD 安德森癌症中心	中位 12.5Gy	100	原发灶 LC 94% 复发灶 LC 56%
Erasmus MC 癌症研究所	10Gy	95	R0 术后局部无复发生存率 70%；R1 加 IORT 84%
			R0 术后局部无复发生存率 79%；R1 未加 IORT 41%
欧洲多中心	10~12.5Gy	605	LR 12%，OS 67%

LC：局部控制率；OS：总生存率；LR：局部复发率

年局部无复发生存率 79%）的局部无复发生存率无显著差异。然而，在显微镜下环周切缘阳性患者中，IORT 治疗组的局部无复发生存率（$n=31$，5 年局部无复发生存率 84%）明显高于无 IORT 治疗组（$n=17$，5 年局部无复发生存率 41%）。此外，在显微镜下累及环周切缘的患者中，接受 IORT 治疗的患者的总生存率显著提高（5 年局部无复发生存率 41% vs 13%）。有或无 IORT 的患者的围术期并发症发生率无显著差异。

来自欧洲 4 个主要中心的综合分析评估了 605 例接受术前放疗或放化疗、手术、IORT 和辅助化疗的局部晚期直肠癌患者的预后，临床分期中 T3 期为 71%，T4 期为 29%。采用电子束 IORT，剂量为 10 ~ 12.5Gy。5 年局部复发率和总生存率分别为 12% 和 67%。

在一项法国多中心 III 期研究中，142 例 T3 ~ T4 直肠癌患者接受术前放疗（40Gy），然后随机分为单独手术组和 IORT+ 手术组。接受和不接受 IORT 治疗的患者的局部复发率（5 年，92% vs 93%）或总生存期（中位数，106 个月 vs 88 个月）无显著差异。两组术后并发症发生率无差异。然而，这项研究有许多局限性。其中最重要的是，90% 入组的患者临床分期为 T3，增加 IORT 并不会获益。另外，研究样本量较低，局部失败事件的数量也远低于研究设计期间的预期，因此限制了研究发现差异的能力。虽然这是唯一一项评价 IORT 作用的随机试验，但由于其局限性，没有得出关于 IORT 作用的结论。

最近对 IORT 的系统回顾和荟萃分析评估了 29 项研究，共纳入 3003 例局部晚期或复发性结直肠癌患者。从 6 项研究中获得了关于局部控制的比较数据（$n=482$），4 项研究的无病生存率（$n=288$），5 项研究的总生存率（$n=370$）。荟萃分析显示局部控制（OR 0.22，$P=0.03$）、无病生存率（HR 0.51，$P=0.009$）和总生存率（HR 0.33，$P=0.001$）随着 IORT 的增加而显著增加。荟萃分析也显示 IORT 患者的切口并发症（OR 1.86，$P=0.049$）显著增加，但在总并发症、泌尿系并发症或吻合口并发症方面无显著差异。

因此，IORT 的证据主要来自多项回顾性研究，这些研究表明，高风险的局部晚期或复发性结直肠癌患者具有良好的局部控制率和生存率。当结合全身治疗、外照射治疗和外科手术并给予 IORT 时，IORT 似乎可以有良好的长期预后，围手术期和晚期毒性的发生率可接受。许多专门治疗局部晚期和复发性结直肠癌的治疗中心已将 IORT 作为选择的高危患者治疗标准的一部分。

调强放射治疗

调强放射治疗（IMRT）可以提供更适形的放射治疗，可增强对正常组织的保护（图 5.4）。一些剂量学研究表明，与传统的三维适形放射治疗相比，直肠癌的 IMRT 可保护更多的正常组织，如小肠、膀胱、盆骨和股骨。然而，IMRT 能否降低临床急性或晚期放射相关毒性是临床关注的重点。梅奥诊所的一项回顾性研究比较了 61 例接受三维适形放疗的患者和 31 例接受 IMRT 治疗的直肠癌术前放疗患者。接受 IMRT 治疗的患者 2 级或更高的急性胃肠道副反应（32 % vs 62%，$P=0.006$）、2 级或更高的腹泻（23% vs 48%，$P=0.02$）和 2 级或更高的肠炎（10% vs 30%，$P=0.015$）发生率显著降低。波士顿的另一项回顾性研究比较了 28 例接受三维适形放疗的患者和 20 例接受 IMRT 治疗的直肠癌患者的毒副反应情况。接受 IMRT 治疗的患者的急性胃肠道毒性发生率（30% vs 61%，$P=0.036$）、2 级或更高腹泻率（10% vs 43%，$P=0.14$）显著降低，完成放疗所需时间较短（35 天 vs 39 天，$P < 0.000\,1$）。同样，一项回顾性多机构研究对 56 例接受术前三维适形放疗的患者和 30 例接受术前 IMRT 治疗的患者进行了比较。接

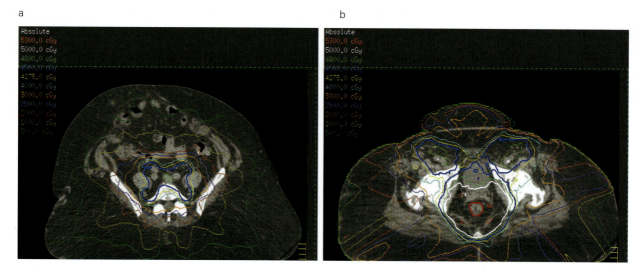

图 5.4 （a, b）T3N1 远端直肠癌伴肛周侵袭的女性患者，术前放化疗的 IMRT 治疗方案。IMRT 将腹股沟淋巴结区域纳入治疗体积，同时保留小肠、股骨和生殖器等正常结构。盆腔和腹股沟区域治疗剂量为 45Gy（蓝）25 次，同时直肠肿瘤和邻近高危区域治疗剂量为 50Gy（白）25 次

受 IMRT 治疗的患者 3 级及以上的毒性发生率更低、住院和急诊就诊（2% vs 14%，$P=0.005$）发生率更低和治疗中断更少发生（0% vs 20%，$P=0.000\ 2$）。尽管这些回顾性研究表明 IMRT 可降低急性胃肠道毒性，但 RTOG 的一项前瞻性 II 期试验没有重复上述结果。在这项研究中，68 例患者在术前接受 IMRT 同时应用卡培他滨联合奥沙利铂治疗。与先前同时应用卡培他滨联合奥沙利铂进行的三维适形放射治疗的研究相比，2 级或更高级别的胃肠毒性发生率在统计学上没有显著降低（51% vs 58%，$P=0.31$）。目前，对于 IMRT 是否应常规用于直肠癌尚无明确共识。然而，一些放射肿瘤学家认为，IMRT 可降低毒性风险最高的患者（如骨盆内有大量固定小肠的直肠癌切除患者）的毒性。IMRT 还可在其他特定病例中发挥作用，例如治疗低位直肠癌患者的腹股沟区或对原发肿瘤或相关淋巴结推量。

治疗相关毒性反应

直肠癌的放射治疗可导致急性和长期毒性反应。上面讨论多项研究报道与放疗相关的毒性。例如，德国 CAO/ARO/AIO-94 研究报道了 27% 的术前放疗组患者和 40% 的术后放疗组患者 3~4 级急性毒性的发生率。这些毒性包括腹泻、血液学毒性和皮肤毒性。此外，德国 CAO/ARO/AIO-94 研究报道了 14% 的术前患者和 24% 的术后患者 3~4 级长期毒性的发生率。最常见的长期毒性包括慢性腹泻、小肠梗阻、吻合口狭窄和膀胱问题。一项来自挪威的研究比较了 199 例接受手术和术前或术后放疗的患者和 336 例未接受放疗的患者的晚期副反应和生活质量。接受放疗的患者，其排便频率、大便失禁和尿失禁的发生率较高，且在生活质量研究方面的社会功能评分也较差。同一队列患者的其他研究表明，与单独接受手术治疗的患者相比，男性患者的勃起功能障碍发生率增加，女性患者放疗后的性交困难和阴道干燥发生率增加。

许多研究调查了与毒性风险相关的放疗计划参数。多项研究表明，接受放疗的小肠体积与急性胃肠

道毒性的风险显著相关，尤其当小肠的剂量 ≥ 15Gy 时。因此，应特别注意减少小肠的放疗体积。俯卧位和腹盆架装置有助于实现小肠向前和向上位移以远离放射治疗野，从而减少对小肠照射。膀胱充盈的治疗可导致进一步移位及保护小肠。在某些患者中，IMRT 也有助于减少对正常组织的照射。

随着放疗计划的优选和实施，毒性反应的管理在接受放疗的直肠癌患者中起着至关重要的作用。低纤维饮食有助于降低腹泻风险或严重程度。许多患者需要使用诸如洛哌丁胺和地芬诺酯 / 阿托品等止泻药物进行治疗。同时接受化疗的患者可根据需要服用止吐药物，如昂丹司琼和氯丙嗪。对于出现皮肤毒性的患者，可适当进行皮肤护理和应用局部润肤剂。患者可能出现肿瘤相关或治疗相关疼痛，因此也可能需要进行疼痛管理。同时，还必须注意接受放疗或同步放化疗患者的营养状况。

总结

放疗在直肠癌多学科综合治疗中，承担着非常重要的角色。对于大多数 II 期和 III 期直肠癌患者，目前最广泛接受的两种模式是术前长程放疗联合化疗和术前短程放疗。特定患者可能会在接受放疗后进行观察等待或局部切除，但该治疗策略仍处于研究阶段。II 期和 III 期直肠癌患者也可选择性放疗，而非常规应用；现在，磁共振成像在一些地区被用来筛选适应证。再程放疗在局部复发性直肠癌患者的挽救性治疗或姑息性治疗中起着作用。同样，术中放疗在局部进展期或复发性直肠癌患者的治疗中也非常重要。尽管目前尚未达成共识，但调强放射治疗可能有助于减轻直肠癌的治疗相关毒性。在所有接受放疗的直肠癌患者中，放疗计划的优化和实施以及恰当的毒性管理是临床治疗中重要的组成部分。

参考文献

[1] Douglass HO Jr, Moertel CG, Mayer RJ, Thomas PR, Lindblad AS, Mittleman A, et al. Survival after postoperative combination treatment of rectal cancer. N Engl J Med. 1986;315(20):1294-1295.

[2] Gastrointestinal Tumor Study Group. Prolongation of the disease-free interval in surgically treated rectal carcinoma. N Engl J Med. 1985;312(23):1465-1472.

[3] Krook JE, Moertel CG, Gunderson LL, Wieand HS, Collins RT, Beart RW, et al. Effective surgical adjuvant therapy for high-risk rectal carcinoma. N Engl J Med. 1991;324(11):709-715.

[4] Wolmark N, Wieand HS, Hyams DM, Colangelo L, Dimitrov NV, Romond EH, et al. Randomized trial of postoperative adjuvant chemotherapy with or without radiotherapy for carcinoma of the rectum: National Surgical Adjuvant Breast and bowel Project protocol R-02. J Natl Cancer Inst. 2000;92(5):388-396.

[5] Sauer R, Becker H, Hohenberger W, Rodel C, Wittekind C, Fietkau R, et al. Preoperative versus postoperative chemoradiotherapy for rectal cancer. N Engl J Med. 2004;351(17):1731-1740.

[6] Sauer R, Liersch T, Merkel S, Fietkau R, Hohenberger W, Hess C, et al. Preoperative versus postoperative chemoradiotherapy for locally advanced rectal cancer: results of the German CAO/ARO/AIO-94 randomized phase III trial after a median follow-up of 11 years. J Clin Oncol. 2012;30(16):1926-1933.

[7] Roh MS, Colangelo LH, O'Connell MJ, Yothers G, Deutsch M, Allegra CJ, et al. Preoperative multimodality therapy improves disease-free survival in patients with carcinoma of the rectum: NSABP R-03. J Clin Oncol. 2009;27(31):5124-5130.

[8] Bosset JF, Collette L, Calais G, Mineur L, Maingon P, Radosevic-Jelic L, et al. Chemotherapy with preoperative radiotherapy in rectal cancer. N Engl J Med. 2006;355(11):1114-1123.

[9] Bosset JF, Calais G, Mineur L, Maingon P, Radosevic-Jelic L, Daban A, et al. Enhanced tumorocidal effect of chemotherapy with preoperative radiotherapy for rectal cancer: preliminary results--EORTC 22921. J Clin Oncol. 2005;23(24):5620-5627.

[10] Gerard JP, Conroy T, Bonnetain F, Bouche O, Chapet O, Closon-Dejardin MT, et al. Preoperative radiotherapy with or without concurrent fluorouracil and leucovorin in T3-4 rectal cancers: results of FFCD 9203. J Clin Oncol. 2006;24(28):4620-4625.

[11] Mak RH, McCarthy EP, Das P, Hong TS, Mamon HJ, Hoffman KE. Adoption of preoperative radiation therapy for rectal cancer from 2000 to 2006: a surveillance, epidemiology, and end results patterns-of-care study. Int J Radiat Oncol Biol Phys. 2011;80(4):978-984.

[12] Swedish Rectal Cancer Trial. Improved survival with preoperative radiotherapy in resectable rectal cancer. N Engl J Med. 1997;336(14):980-987.

[13] Folkesson J, Birgisson H, Pahlman L, Cedermark B, Glimelius B, Gunnarsson U. Swedish rectal cancer trial: long lasting benefits from radiotherapy on survival and local recurrence rate. J Clin Oncol. 2005;23(24):5644-5650.

[14] Kapiteijn E, Marijnen CA, Nagtegaal ID, Putter H, Steup WH, Wiggers T, et al. Preoperative radiotherapy combined with total mesorectal excision for resectable rectal cancer. N Engl J Med. 2001;345(9):638-646.

[15] van Gijn W, Marijnen CA, Nagtegaal ID, Kranenbarg EM, Putter H, Wiggers T, et al. Preoperative radiotherapy combined with total mesorectal excision for resectable rectal cancer: 12-year follow-up of the multicentre, randomised controlled TME trial. Lancet Oncol. 2011;12(6):575-582.

[16] Sebag-Montefiore D, Stephens RJ, Steele R, Monson J, Grieve R, Khanna S, et al. Preoperative radiotherapy versus selective postoperative chemoradiotherapy in patients with rectal cancer (MRC CR07 and NCIC-CTG C016): a multicentre, randomised trial. Lancet. 2009;373(9666):811-820.

[17] Quirke P, Steele R, Monson J, Grieve R, Khanna S, Couture J, et al. Effect of the plane of surgery achieved on local recurrence in patients with operable rectal cancer: a prospective study using data from the MRC CR07 and NCIC-CTG CO16 randomised clinical trial. Lancet. 2009;373(9666):821-828.

[18] Wiltink LM, Chen TY, Nout RA, Kranenbarg EM, Fiocco M, Laurberg S, et al. Health-related quality of life 14 years after preoperative short-term radiotherapy and total mesorectal excision for rectal cancer: report of a multicenter randomised trial. Eur J Cancer. 2014;50(14):2390-2398.

[19] Stephens RJ, Thompson LC, Quirke P, Steele R, Grieve R, Couture J, et al. Impact of short-course preoperative radiotherapy for rectal cancer on patients' quality of life: data from the Medical Research Council CR07/National Cancer Institute of Canada clinical trials group C016 randomized clinical trial. J Clin Oncol. 2010;28(27):4233-4239.

[20] Bujko K, Nowacki MP, Nasierowska-Guttmejer A, Michalski W, Bebenek M, Kryj M. Long-term results of a randomized trial comparing preoperative short-course radiotherapy with preoperative conventionally fractionated chemoradiation for rectal cancer. Br J Surg. 2006;93(10):1215-1223.

[21] Ngan SY, Burmeister B, Fisher RJ, Solomon M, Goldstein D, Joseph D, et al. Randomized trial of short-course radiotherapy versus long-course chemoradiation comparing rates of local recurrence in patients with T3 rectal cancer: Trans-Tasman radiation oncology group trial 01.04. J Clin Oncol. 2012;30(31):3827-3833.

[22] Radu C, Berglund A, Pahlman L, Glimelius B. Short-course preoperative radiotherapy with delayed surgery in rectal cancer – a retrospective study. Radiother Oncol. 2008;87(3):343-349.

[23] Hatfield P, Hingorani M, Radhakrishna G, Cooper R, Melcher A, Crellin A, et al. Short-course radiotherapy, with elective delay prior to surgery, in patients ith unresectable rectal cancer who have poor performance status or significant co-morbidity. Radiother Oncol. 2009;92(2):210-214.

[24] Pettersson D, Glimelius B, Iversen H, Johansson H, Holm T, Martling A. Impaired postoperative leucocyte counts after preoperative radiotherapy for rectal cancer in the Stockholm III trial. Br J Surg. 2013;100(7):969-975.

[25] Habr-Gama A, Perez RO, Proscurshim I, Campos FG, Nadalin W, Kiss D, et al. Patterns of failure and survival for nonoperative treatment of stage c0 distal rectal cancer following neoadjuvant chemoradiation therapy. J Gastrointest Surg. 2006;10(10):1319-1328. discussion 28-29.

[26] Habr-Gama A, Perez RO, Nadalin W, Sabbaga J, Ribeiro U Jr, Silva e Sousa AH Jr, et al. Operative versus nonoperative treatment for stage 0 distal rectal cancer following chemoradiation therapy: long-term results. Ann Surg. 2004;240(4):711-717. discussion 7-8.

[27] Maas M, Beets-Tan RG, Lambregts DM, Lammering G, Nelemans PJ, Engelen SM, et al. Wait-and-see policy for clinical complete responders after chemoradiation for rectal cancer. J Clin Oncol. 2011;29(35):4633-4640.

[28] Smith JD, Ruby JA, Goodman KA, Saltz LB, Guillem JG, Weiser MR, et al. Nonoperative management of rectal cancer with complete clinical response after neoadjuvant therapy. Ann Surg. 2012;256(6):965-972.

[29] Hughes R, Harrison M, Glynne-Jones R. Could a wait and see policy be justified in T3/4 rectal cancers after chemo-radiotherapy? Acta Oncol. 2010;49(3):378-381.

[30] Nakagawa WT, Rossi BM, de OFF, Ferrigno R, David Filho WJ, Nishimoto IN, et al. Chemoradiation instead of surgery to treat mid and low rectal tumors: is it safe? Ann Surg Oncol. 2002;9(6):568-573.

[31] Rossi BM, Nakagawa WT, Novaes PE, Filho WD, Lopes A. Radiation and chemotherapy instead of surgery for low infiltrative rectal adenocarcinoma: a prospective trial. Ann Surg Oncol. 1998;5(2):113-118.

[32] Callender GG, Das P, Rodriguez-Bigas MA, Skibber JM, Crane CH, Krishnan S, et al. Local excision after preoperative chemoradiation results in an equivalent outcome to total mesorectal excision in selected patients with T3 rectal cancer. Ann Surg Oncol. 2010;17(2):441-447.

[33] Lee NK, Kim DY, Kim SY, JH O, Park W, Choi DH, et al. Clinical outcomes of local excision following preoperative chemoradiotherapy for locally advanced rectal cancer. Cancer Res Treat. 2014;46(2):158-164.

[34] Nair RM, Siegel EM, Chen DT, Fulp WJ, Yeatman TJ, Malafa MP, et al. Long-term results of transanal excision after neoadjuvant chemoradiation for T2 and T3 adenocarcinomas of the rectum. J Gastrointest Surg. 2008;12(10):1797-1805. discussion 805-806.

[35] Garcia-Aguilar J, Shi Q, Thomas CR Jr, Chan E, Cataldo P, Marcet J, et al. A phase II trial of neoadjuvant chemoradiation and local excision for T2N0 rectal cancer: preliminary results of the ACOSOG Z6041 trial. Ann Surg Oncol. 2012;19(2):384-391.

[36] Gunderson LL, Sargent DJ, Tepper JE, Wolmark N, O'Connell MJ, Begovic M, et al. Impact of T and N stage and treatment on survival and relapse in adjuvant rectal cancer: a pooled analysis. J Clin Oncol. 2004;22(10):1785-1796.

[37] Taylor FG, Quirke P, Heald RJ, Moran B, Blomqvist L, Swift I, et al. Preoperative high-resolution magnetic resonance imaging can identify good prognosis stage I, II, and III rectal cancer best managed by surgery alone: a prospective, multicenter, European study. Ann Surg. 2011;253(4):711-719.

[38] Schrag D, Weiser MR, Goodman KA, Gonen M, Hollywood E, Cercek A, et al. Neoadjuvant chemotherapy without routine use of radiation therapy for patients with locally advanced rectal cancer: a pilot trial. J Clin Oncol. 2014;32(6):513-518.

[39] Mohiuddin M, Lingareddy V, Rakinic J, Marks G. Reirradiation for rectal cancer and surgical resection after ultra high doses. Int J Radiat Oncol Biol Phys. 1993;27(5):1159-1163. P. Das and B.D. Minsky This copy belongs to 'chen04'.

[40] Lingareddy V, Ahmad NR, Mohiuddin M. Palliative reirradiation for recurrent rectal cancer. Int J Radiat Oncol Biol Phys. 1997;38(4):785-790.

[41] Mohiuddin M, Marks GM, Lingareddy V, Marks J. Curative surgical resection following reirradiation for recurrent rectal cancer. Int J Radiat Oncol Biol Phys. 1997;39(3):643-649.

[42] Mohiuddin M, Marks G, Marks J. Long-term results of reirradiation for patients with recurrent rectal carcinoma. Cancer. 2002;95(5):1144-1150.

[43] Valentini V, Morganti AG, Gambacorta MA, Mohiuddin M, Doglietto GB, Coco C, et al. Preoperative hyperfractionated chemoradiation for locally recurrent rectal cancer in patients previously irradiated to the pelvis: a multicentric phase II study. Int J Radiat Oncol Biol Phys. 2006;64(4):1129-1139.

[44] Das P, Delclos ME, Skibber JM, Rodriguez-Bigas MA, Feig BW, Chang GJ, et al. Hyperfractionated accelerated radiotherapy for rectal cancer in patients with prior pelvic irradiation. Int J Radiat Oncol Biol Phys. 2010;77(1):60-65.

[45] Ng MK, Leong T, Heriot AG, Ngan SY. Once-daily reirradiation for rectal cancer in patients who have received previous pelvic radiotherapy. J Med Imaging Radiat Oncol. 2013;57(4):512-518.

[46] Bosman SJ, Holman FA, Nieuwenhuijzen GA, Martijn H, Creemers GJ, Rutten HJ. Feasibility of reirradiation in the treatment of locally recurrent rectal cancer. Br J Surg. 2014;101(10):1280-1289.

[47] Willett CG, Czito BG, Tyler DS. Intraoperative radiation therapy. J Clin Oncol. 2007;25(8):971-977.

[48] Mathis KL, Nelson H, Pemberton JH, Haddock MG, Gunderson LL. Unresectable colorectal cancer can be cured with multimodality therapy. Ann Surg. 2008;248(4):592-598.

[49] Haddock MG, Miller RC, Nelson H, Pemberton JH, Dozois EJ, Alberts SR, et al. Combined modality therapy including intraoperative electron irradiation for locally recurrent colorectal cancer. Int J Radiat Oncol Biol Phys. 2011;79(1):143-150.

[50] Hyngstrom JR, Tzeng CW, Beddar S, Das P, Krishnan S, Delclos ME, et al. Intraoperative radiation therapy for locally advanced primary and recurrent colorectal cancer: ten-year institutional experience. J Surg Oncol. 2014;109(7):652-658.

[51] Alberda WJ, Verhoef C, Nuyttens JJ, van Meerten E, Rothbarth J, de Wilt JH, et al. Intraoperative radiation therapy reduces local recurrence rates in patients with microscopically involved circumferential resection margins after resection of locally advanced rectal cancer. Int J Radiat Oncol Biol Phys. 2014;88(5):1032-1040.

[52] Kusters M, Valentini V, Calvo FA, Krempien R, Nieuwenhuijzen GA, Martijn H, et al. Results of European pooled analysis of IORT-containing multimodality treatment for locally advanced rectal cancer: adjuvant chemotherapy prevents local recurrence rather than distant metastases. Ann Oncol. 2010;21(6):1279-1284.

[53] Mirnezami R, Chang GJ, Das P, Chandrakumaran K, Tekkis P, Darzi A, et al. Intraoperative radiotherapy in colorectal cancer: systematic review and meta-analysis of techniques, long-term outcomes, and complications. Surg Oncol. 2013;22(1):22-35.

[54] Guerrero Urbano MT, Henrys AJ, Adams EJ, Norman AR, Bedford JL, Harrington KJ, et al. Intensity-modulated radiotherapy in patients with locally advanced rectal cancer reduces volume of bowel treated to high dose levels. Int J Radiat Oncol Biol Phys. 2006;65(3):907-916.

[55] Arbea L, Ramos LI, Martinez-Monge R, Moreno M, Aristu J. Intensity-modulated radiation therapy (IMRT) vs 3D conformal radiotherapy (3DCRT) in locally advanced rectal cancer (LARC): dosimetric comparison and clinical implications. Radiat Oncol. 2010;5:17.

[56] Mok H, Crane CH, Palmer MB, Briere TM, Beddar S, Delclos ME, et al. Intensity modulated radiation therapy (IMRT):

differences in target volumes and improvement in clinically relevant doses to small bowel in rectal carcinoma. Radiat Oncol. 2011;6:63.

[57] Samuelian JM, Callister MD, Ashman JB, Young-Fadok TM, Borad MJ, Gunderson LL. Reduced acute bowel toxicity in patients treated with intensity-modulated radiotherapy for rectal cancer. Int J Radiat Oncol Biol Phys. 2012;82(5):1981-1987.

[58] Parekh A, Truong MT, Pashtan I, Qureshi MM, Martin NE, Nawaz O, et al. Acute gastrointestinal toxicity and tumor response with preoperative intensity modulated radiation therapy for rectal cancer. Gastrointest Cancer Res. 2013;6(5-6):137-143.

[59] Jabbour SK, Patel S, Herman JM, Wild A, Nagda SN, Altoos T, et al. Intensity-modulated radiation therapy for rectal carcinoma can reduce treatment breaks and emergency department visits. Int J Surg Oncol. 2012;2012:891067.

[60] Garofalo M, Moughan J, Hong T, Bendell J, Berger A, Lerma F, et al. RTOG 0822: a phase II study or preoperative chemoradiotherapy utilizing IMRT in combination with capecitabine and oxaliplatin for patients with locally advanced rectal cancer. Int J Radiat Oncol Biol Phys. 2011;81(2S):Abstr 6.

[61] Bruheim K, Guren MG, Skovlund E, Hjermstad MJ, Dahl O, Frykholm G, et al. Late side effects and quality of life after radiotherapy for rectal cancer. Int J Radiat Oncol Biol Phys. 2010;76(4):1005-1011.

[62] Bruheim K, Tveit KM, Skovlund E, Balteskard L, Carlsen E, Fossa SD, et al. Sexual function in females after radiotherapy for rectal cancer. Acta Oncol. 2010;49(6):826-832.

[63] Bruheim K, Guren MG, Dahl AA, Skovlund E, Balteskard L, Carlsen E, et al. Sexual function in males after radiotherapy for rectal cancer. Int J Radiat ncol Biol Phys. 2010;76(4):1012-1017.

[64] Baglan KL, Frazier RC, Yan D, Huang RR, Martinez AA, Robertson JM. The dose-volume relationship of acute small bowel toxicity from concurrent 5-Fu-based chemotherapy and radiation therapy for rectal cancer. Int J Radiat Oncol Biol Phys. 2002;52(1):176-183.

[65] Robertson JM, Lockman D, Yan D, Wallace M. The dose-volume relationship of small bowel irradiation and acute grade 3 diarrhea during chemoradiotherapy for rectal cancer. Int J Radiat Oncol Biol Phys. 2008;70(2):413-418.

[66] Robertson JM, Sohn M, Yan D. Predicting grade 3 acute diarrhea during radiation therapy for rectal cancer using a cutoff-dose logistic regression normal tissue complication probability model. Int J Radiat Oncol Biol Phys. 2010;77(1):66-72.

[67] Jones WE 3rd, Thomas CR Jr, Herman JM, Abdel-Wahab M, Azad N, Blackstock W, et al. ACR appropriateness criteria(R) resectable rectal cancer. Radiat Oncol. 2012;7:161.

第六章 直肠癌术前术后化疗

Katherine Van Loon and Alan P. Venook

引言

无瘤状态代表着恶性肿瘤多学科治疗的成功，直肠癌也是如此。在过去的几十年中，技术的进步确定了最佳的手术方法和放疗时机。优秀的临床研究重新安排了治疗的顺序。值得注意的是，目前正在进行的临床研究在处理各个治疗元素时正在力求减法，而不是加法。尽管围术期放疗的应用持续发展，化疗的原则本质上仍保持不变。无论是在放射增敏还是在全身疾病控制方面，氟尿嘧啶仍然是治疗策略的基石。

同期放化疗

1969 年 Moertel 等首次描述了 5-Fu 联合放疗较单纯放疗提高了局部进展期消化道肿瘤患者的生存期。也有研究评估了 1975—1989 年 Dukes B 和 C 期直肠癌患者术后盆腔放疗联合以 Fu 为基础化疗的疗效，发现放化疗联合与单纯手术相比，在局部控制率、远处转移率和总生存率方面均有获益。1991 年，美国国立卫生研究院发布了"临床公告"，反映了最新公布数据和会议共识的"临床公告"，其中规定术后放化疗取代单纯放疗成为 II、III 期直肠癌患者新的治疗标准。

1993 年欧洲癌症研究和治疗组（EORTC）发起了一项随机 III 期研究（EORTC 22921），采用 2×2 因子设计来检验 T3 或 T4 期直肠癌患者术前放疗基础上增加化疗及增加术后化疗的价值。研究表明，在放疗的第 1 周和第 5 周推注 5 天 5-Fu/ 亚叶酸钙可增强术前放疗的肿瘤杀伤效果。放化疗联合对比单纯放疗或手术，可提高病理完全缓解率（14% vs 5%）并显著降低肿瘤体积、pTN 分期以及淋巴结、血管、神经浸润率。然而，此研究中位随访 10.4 年的成熟结果最终并未能证明新辅助放疗或术后辅助放疗中增加 5-Fu 作为放疗增敏剂在 DFS 和 OS 方面存在显著差异；但这项研究确实证

K. Van Loon (✉) · A.P. Venook
Gastrointestinal Oncology, UCSF Helen Diller Family Comprehensive Cancer Center, University of California, 550 16th Street, 6th Floor, Box 3211,
San Francisco, CA 94143, USA
e-mail: katherine.vanloon@ucsf.edu

© Springer International Publishing AG 2018
G.J. Chang (ed.), *Rectal Cancer*, DOI 10.1007/978-3-319-16384-0_6

明了接受新辅助放化疗患者的局部复发率下降。10 年间，单纯进行新辅助放疗组累积局部复发率为 22.4%（95%CI 17.1～27.6），而接受新辅助放化疗组则降低至 11.8%（95%CI 7.7～15.6）。我们的总结如果不提及此研究非预期结果引起的争论将是不完整的。值得注意的是，一个主要的限制条件是 5-Fu 剂量不足，在美国普遍接受的标准是在放疗期间的持续输注，而此研究采用了降低的剂量，仅在第 1 周和第 5 周每天静脉推注 350mg/m^2，而不是连续输注。

撇开局限性和争议不谈，一些系统性回顾的数据支持研究结果。一个 4 项研究的总结和一个 6 项随机研究的循证医学回顾表明放化疗可降低Ⅲ期直肠癌局部复发的风险，但对 OS、30 天死亡率、括约肌功能保留或长期毒性没有影响。5 项临床研究的独立循证医学回顾将可切除Ⅱ或Ⅲ期直肠癌患者随机分配到术前单纯放疗或术前放化疗组，相似的是结果并未观察到 DFS 或 OS 差异。这些分析还表明，尽管术前放化疗可显著提高病理完全缓解率（OR 2.12～5.84，$P < 0.000\ 01$），放化疗联合可使患者局部复发率显著下降（OR 0.39～0.72，$P < 0.001$），但并未转化为较高的括约肌保留率。另一项 5 个相关研究的荟萃分析也得出类似结论，与单纯放疗相比，放化疗可改善局部控制率（0.53；0.39～0.72），但对长期生存无显著影响。

尽管在临床研究和荟萃分析中新辅助放化疗后的病理分期与生存预后相关，但病理完全缓解率增高却不能转化为生存获益的原因并不明显。然而，放疗联合化疗已经成为新辅助治疗的标准。

目前将注意力更多放在优化氟尿嘧啶放疗增敏方面。早期的随机研究主要是出于实际而非科学的原因探讨术后放疗联合 5-Fu 推注的方案。术后放疗需要进行周密的计划、集中回顾，以及频繁地重新划分放疗区域，这些在数字化时代到来以前可能需要好几周时间才能完成。化疗需要在术后短时间内进行，其间等待放疗计划，因此由于实际情况的限制，通常为静脉推注给药。现在允许连续输注药物的静脉泵在那个时代十分罕见，而且经常出现故障，且静脉输注 5-Fu 主要针对住院患者。

然而，体外模型证明 5-Fu 放射增敏作用最大化的时间为放疗后 24～48h，且对于包括直肠癌在内的各种胃肠道恶性肿瘤的时间安排不同。1994 年，一项由北方中心癌症治疗组（NCCTG）进行的具有里程碑意义的研究阐明了 5-Fu 的给药计划。本研究随机纳入 660 例接受根治性手术后的Ⅱ、Ⅲ期直肠癌患者，术后盆腔放疗期间间断推注或持续静脉输注 5-Fu。持续输注 5-fu（放疗期间每天 225mg/m^2）与放疗第 1 周和最后 1 周分别给予为期 3 天的 5-Fu 推注相比，OS 有所改善（$P=0.005$）。

相反，12 年后一项美国 Intergroup 研究（INT 0144）对放疗前、中、后持续输注 5-Fu 的获益情况进行调查，结果显示与放疗协同进行的 3 种不同氟尿嘧啶给药方式，联合或不联合亚叶酸钙，在 RFS 或 OS 方面均无显著差异。尽管推注和输注 5-Fu 的给药方式均可考虑，但基于早期 NCCTG 研究结果以及考虑到血液毒性发生率较低，我们更倾向于持续输注 5-Fu 的给药方法。

卡培他滨是一种口服 5-Fu 前体药，可以模拟持续输注 5-Fu 的方式，同时降低了维持中心静脉置管连续输液的相关成本，减少带来的不便和风险。卡培他滨转化为 5-Fu 依赖于 3 种酶，包括胸腺嘧啶磷酸化酶，这种酶在结直肠癌中的浓度高于正常组织。由于肿瘤的选择性，卡培他滨较输注 5-Fu 可达到更高的 5-Fu 肿瘤血浆比。现有的临床研究数据支持每日口服卡培他滨与持续静脉注射氟尿嘧啶在直肠癌新辅助放疗方面具有等效性。一项纳入 401 例Ⅱ、Ⅲ期直肠癌患者的Ⅲ期随机研究，患者随机接受卡培他滨对比输注 5-Fu 为基础的术前或术后放化疗，结果显示卡培他滨在总生存方面非劣于输注 5-Fu（75.7 vs 66.6%；$P=0.000\ 4$）。虽然总生存无明显差异，但肿瘤降期率和 pN0 水平更高，因此次要疗效终点更倾向于卡培他滨。这项研究同时发现卡培他滨治疗 3 年无病生存改善的趋势比 5-Fu 更佳（75.2%

vs 66.6%，P=0.07）。本研究中接受卡培他滨治疗的患者手足综合征较多，但中性粒细胞减少出现较少。

美国国家外科手术乳腺和肠道项目（NSABP）R-04 研究也探讨了卡培他滨的作用，将临床Ⅱ、Ⅲ期直肠癌患者随机纳入放疗联合 4 种化疗方案之一，按 2×2 因子设计：持续输注 5-Fu 联合或不联合奥沙利铂静脉输注、口服卡培他滨联合或不联合奥沙利铂。本研究的结果证实持续输注 5-Fu 或口服卡培他滨联合放疗的病理完全缓解率相似（分别为 18% 和 21%），局部控制率和总生存相似，毒性谱也相似。

NSABP R-04 研究还证明，放疗期间在氟尿嘧啶类药物中加入奥沙利铂会增加毒性，但不会改善患者的预后。ACCORD 12 也证实了这一结果，此研究比较了卡培他滨联合放疗（45Gy）与卡培他滨联合奥沙利铂（CAPOX）联合放疗（50Gy）。两组的主要终点病理完全缓解率相似（13.9% vs 19.2%，P=0.09）。然而接受奥沙利铂和 50Gy 放疗的患者最小残留病灶率更高，但随访 3 年发现并不影响局部复发率、DFS 或 OS。

德国的 CAO/ARO/AIO-04 研究也评估了在氟尿嘧啶类为基础的放疗中加入奥沙利铂的疗效。这是一项优效性研究，接受奥沙利铂组患者的病理完全缓解率较高（17% vs 13%，P=0.030）；然而，这种差异可能因不同的 5-Fu 给药方式被混淆。以氟尿嘧啶为基础的新辅助放化疗和辅助化疗中加入奥沙利铂后，3 年 DFS 差异虽小但具有显著性（75.9% vs 71.2%，P=0.03）。

同时，我们还在等待 STAR-01 研究的主要终点 OS 和肿瘤局部控制率的结果，该研究随机纳入 747 例可切除的、局部进展期中低位直肠腺癌，接受盆腔放疗并同时输注氟尿嘧啶［225mg/（m^2·d）］，单独应用或每周联合应用奥沙利铂。在治疗期间进行中期分析，两个治疗组的病理缓解率无差异（两组均为 16%，P=0.904）。5-Fu 联合奥沙利铂联合放疗组的 3、4 级不良反应发生率显著高于 5-Fu 联合放疗组（24% vs 8%，$P < 0.001$）。此外，NSABP R-04 的数据也显示，接受奥沙利铂的患者遭受更多毒性，但在病理完全缓解率、手术括约肌保留率和手术降期方面没有改善。尽管对 STAR-01 和 NSABP R-04 研究仍需要进行额外的随访评估局部复发率或无进展生存方面的获益，但不推荐将奥沙利铂用于新辅助放化疗。

虽然非随机研究显示放化疗中加入伊立替康可获益，但在多中心肿瘤放射治疗协作组（RTOG）的研究中没有得到证实。该研究纳入 T3 或 T4 远端直肠癌患者，随机分配至连续输注 5-Fu（每日 225mg/m^2），同期超分割 RT（55.2～60Gy，1.2Gy 每日 2 次）组，或输注 5-Fu（每日 225mg/m^2，每周 5 天）联合伊立替康（50mg/m^2，每周 1 次，共 4 周）同期联合常规分割 RT（50.4～54Gy，每日 1.8Gy）。两组的病理完全缓解率相似（30% vs 伊立替康组 26%），急性毒性和远期毒性相似。

早期评估表皮生长因子受体（EGFR）抗体的研究结果也同样平淡无奇。SAKK 41/07 是一项多中心Ⅱ期研究，将 KRAS 野生型局部进展期直肠癌患者随机纳入放化疗同时联合或不联合帕尼单抗两组。虽然在 KRAS 野生型局部进展期直肠癌患者的新辅助放化疗中加入帕尼单抗会获得更高的病理完全缓解率或接近完全缓解率（53% vs 未接受帕尼单抗组 32%），但本研究并未达到病理完全缓解或接近完全缓解的主要终点。此外，接受帕尼单抗的患者 3/4 级毒性发生率更高。

评估在常规 5-Fu 为基础的放化疗中加入贝伐单抗的Ⅱ期研究获得了更好的病理完全缓解率。然而，安全性分析结果参差不齐，应注意关注吻合口漏和 / 或伤口愈合并发症风险的增加。在撰写本文时，我们正在等待完整描述在放化疗中加入靶向治疗对长期预后和并发症影响的Ⅲ期研究的完成。然而，基于在其他研究中的明确的结果，我们并不期望这些正在进行的研究结果改变现有的治疗决策。

总之，建议在放疗期间应用氟尿嘧啶，潜在好处包括放射增敏、全身疾病控制和提高病理完全缓解率或括约肌保留率。放疗期间，5-Fu 应通过静脉持续输注给药，剂量为 225mg/m²，每 24h，每周 5 天或 7 天。对于能够耐受口服治疗的患者，数据支持卡培他滨作为静脉输注 5-Fu 的代替方案，尽管其具有独特的毒性特征。放疗期间卡培他滨起始剂量为 825mg/m²，每日 2 次，每周 5 天。

就毒性差异而言，一个重要问题是口服氟尿嘧啶类的代谢和生物利用度差异较大。因此，临床应慎重且对这两种给药方案的风险和获益情况，必须进行以患者为中心的详细沟通。特别是对那些出现梗阻需要进行回肠造口术或在治疗基线时就存在腹泻或吸收不良的患者，卡培他滨的口服生物利用度和吸收存在争议。此外，应考虑老年人可能由于肾脏清除率降低而导致卡培他滨的毒性风险增加。

辅助化疗的作用

在全直肠系膜切除术之前的时代，研究显示术后给予 5-Fu 可提高 Dukes B 和 C 期直肠癌患者的 OS。然而在现代，几乎没有数据支持当前指南推荐的对所有接受新辅助放化疗和全直肠系膜切除术的 Ⅱ、Ⅲ 期直肠癌患者进行术后辅助化疗，不论术后病理结果如何。然而，这仍是标准治疗。事实上，指南的此项推荐被认为是 NSABP C-07 和 MOSAIC 研究数据的外推，上述研究证明了淋巴结阳性结肠癌根治术后应用 5-Fu 联合奥沙利铂可获益。

关于直肠癌辅助治疗的最佳数据来自 EORTC 22921 研究，尽管该研究并不完善。研究初步分析，术前放化疗联合 5-Fu 辅助化疗并没有降低局部复发率，但术前放疗（联合或不联合以 Fu 为基础的化疗）联合术后辅助化疗（联合或不联合放疗）的患者 DFS 有改善的趋势（HR 0.87；95%CI 0.72-1.04；P=0.13）。进一步随访发现，5-Fu 方案化疗并未带来生存获益，且 DFS 获益与早期分析相比降低（HR 0.91；95%CI 0.77-1.08；P=0.29）。这项试验的一个主要局限是仅有 43% 的参与者完成了整个辅助化疗疗程，可能会影响获益的检测力度。在本研究中，57% 的患者未能完成全程辅助化疗，可以解释为何没有检测到生存获益，这代表了医生决策不力或放化疗和术后化疗耐受性差。此外，辅助化疗的剂量低于美国标准。批评人士还认为，这一研究无力检测到微小差异，这或许可以解释为什么与 9785 例局部进展期直肠癌患者参与的大型荟萃分析结果存在差异，该分析纳入 1975—2011 年间 21 项随机对照研究，这些研究证实，增加术后以 Fu 为基础的化疗可使 OS 和 DFS 均有改善。

另外一些较小的研究也试图确定术前放疗或放化疗后的术后辅助化疗的作用。CIonInI 等随机纳入 655 例 cT3 或 cT4 放化疗随后手术的患者，术后联合 6 周期 5-Fu/ 亚叶酸钙方案化疗对比单纯观察。研究结果显示，接受 5-Fu 辅助化疗的患者 5 年生存率为 68%，而观察组为 69%。远处转移率无差异（24.3% vs 观察组 23.9%）。此研究同样受到 5-Fu 减量推注给药的局限。

荷兰结直肠癌研究组进行了一项研究，评估术前放疗或放化疗随后行全直肠系膜切除术的患者。本研究随机纳入 470 例应用 5-Fu/ 亚叶酸钙对比卡培他滨方案辅助化疗的患者。尽管两组的 Ⅲ 期患者比例较高（分别为 75.6% 和 78.4%），但中位随访 4 年 OS 或 DFS 均无差异。此研究同样因样本数量小，对较小生存获益的检测能力不足而受到局限。

ChronIcle 研究是一项小样本的 Ⅲ 期研究，随机纳入接受新辅助放化疗的局部进展期直肠癌患者，接受 6 个月的卡培他滨 / 奥沙利铂术后化疗对比单纯观察。虽然这项研究由于获益低早期终止，但一项对 113 例患者的随机分析显示，接受辅助化疗患者的预后没有改善的趋势。

Ⅲ期 ECOG E3201 研究旨在探索术前或术后放化疗后在以 5-Fu 为基础的辅助化疗中加入奥沙利铂或伊立替康的获益情况；然而，本研究终止后由另一项含贝伐单抗的研究替代。在终止前对 165 例患者进行的分析为 FOLFOX 方案在此情况下的安全性提供了支持。Ⅱ期 ADORE 研究随机纳入 321 例完成新辅助治疗后进行 TME 的直肠癌患者，并接受 5-Fu/ 亚叶酸钙或 FOLFOX 方案进行辅助治疗。接受 FOLFOX 治疗组与单纯 5-Fu/ 亚叶酸钙组相比，DFS 有所改善（71.6% vs 62.9%；P=0.047）。在 CAO/ARO/AIO-04 研究中，在新辅助治疗和辅助治疗组 5-Fu 中加入奥沙利铂，可改善 3 年 DFS（75.9% vs 71.2%；P=0.03）。

因此，对于接受新辅助放化疗的Ⅱ、Ⅲ期直肠癌患者，辅助化疗的作用仍然没有定论。围绕这一问题的争议，研究者开展了一些Ⅱ、Ⅲ期临床研究，在设计此疾病的临床研究时会面临许多困难，包括Ⅱ、Ⅲ期患者预后的多样性，导致很难检测到 10% 的 OS 获益。此外，评估直肠癌准确分期的挑战是多方面的。值得注意的是，在 ADORE 研究中，将 ypT3～4 或 ypN（+）患者随机分配至 5-Fu/ 亚叶酸钙组或 FOLFOX 组，接受 FOLFOX 方案辅助治疗的Ⅲ期患者，DFS 有所改善。

必须强调的是，EORTC 22921 研究在术后化疗的耐受性和依从性方面并不是一个异常值，这可能导致缺乏令人信服的证据支持其获益。1998—2007 年对 SEER 数据库中确诊为局部进展期直肠癌患者的分析显示，仅 61.5% 的患者在手术后接受了术后辅助化疗。即使在特殊的癌症中心，有相当大比例的患者（17%）接受根治性放疗，然后进行全直肠系膜切除术，但并未完成术后辅助化疗。在一项多因素分析中，未接受辅助化疗的相关因素包括：年龄、一般状况欠佳、未投保险或医疗保险补助、病理完全缓解、术后并发症以及回肠造口或结肠造口没有关闭。

建议在全直肠系膜切除术后 8 周内开始进行辅助化疗。这一建议是基于对 15410 例结直肠癌患者的荟萃分析报告，辅助化疗开始每推迟 4 周，OS（HR，1.14；95%CI 1.10～1.17）和 DFS 均显著下降（HR，1.14；95%CI 1.10～1.18）。然而有些人认为这意味着一旦病情允许应立即开始辅助治疗，但另一些人则警告，由于较晚开始化疗的患者因严重的并发症或手术并发症的影响可能导致预后不良，因此不要过度解读这一数据。众所周知，在接受辅助化疗的患者中，术后并发症与术后辅助化疗延迟开始相关，也与 OS 下降相关。由于认识到年龄和并发症的潜在困扰，我们建议尽早开始化疗，但首先保证手术后完全康复。

最后，辅助化疗的最佳持续时间仍未确定。从 MOSIC 研究中推断，6 个月的 FOLFOX 为局部进展期结肠癌患者的标准治疗方案，目前 NCCN 指南推荐直肠癌患者进行累积 6 个月的围术期化疗。我们的标准做法是包括放疗联合氟尿嘧啶化疗的大约 2 个月计算在内，尝试给予疗程为 4 个月的 FOLFOX 辅助化疗。然而，我们必须注意，在直肠癌的辅助治疗中没有证据表明联合治疗优于氟尿嘧啶单药治疗，也没有数据支持辅助化疗的最佳持续时间。鉴于我们在历史上依赖于结肠癌的辅助治疗研究来指导直肠癌的辅助治疗，当前的指南认为辅助化疗持续时间可能受到 IDEA 研究的影响，该研究显示在Ⅲ期结肠癌患者的辅助治疗中，6 周期的 FOLFOX 方案非劣效于 12 周期。

新辅助化疗的作用

目前的标准治疗模式为新辅助放化疗，随后进行全直肠系膜切除术，术后行辅助全身治疗，局部复发已成为一种罕见的并发症，其发生率低于10%。在现代，患者更多的是因远处转移性疾病而死于直肠癌，超过25%的Ⅱ、Ⅲ期直肠癌患者发生远处转移复发。虽然新辅助放化疗能降低局部复发率，但OS和远处转移的风险不受放疗的影响。

目前的三联治疗模式将全身化疗延迟到诊断后3个月或4个月。这种延迟在理论上可能是不利因素，可能导致未检测到的微小转移未予及时治疗。再者，如上所述，依据指南进行全身放化疗和手术之后的全身治疗依从性很低。努力减少远处复发并由此提高长期治愈率，通过较早优化全身化疗获益的重要性正在研究中。可能的好处包括：早期预防微小转移的进展；将化疗药运送到血管未受破坏的原发肿瘤中；肿瘤降期，可以排除部分患者对盆腔放疗的需要；降低毒性，依从性更好。

英国的一项研究纳入77例经治且符合MRI低风险标准的直肠癌患者（例如，距离直肠系膜筋膜1mm以内的肿瘤、肛提肌或肛提肌以下的T3肿瘤、肿瘤浸润至肠周脂肪≥5mm、T4和N2期肿瘤）进行12周卡培他滨联合奥沙利铂新辅助治疗，随后卡培他滨联合放疗，再进行12周卡培他滨术后辅助治疗。在中位32天内，单纯新辅助化疗后影像学反应率为88%，86%的患者出现症状缓解。放化疗后肿瘤缓解率增加到97%。77例患者中只有3例不能手术。这项研究虽然规模小且非随机，但结果显示了肿瘤明显消退，症状快速缓解，并且新辅助放化疗后实现了R0切除。

西班牙GCR-3 Ⅱ期研究将108例局部进展期直肠癌患者随机分配至CAPOX诱导化疗组和现有的新辅助放化疗术后辅助CAPOX化疗的标准模式组。两组预后相似，病理完全缓解率为13% vs 14%。最近，成熟的随访数据报告5年DFS相似（60.7% vs 64.3%），局部复发无显著性差异（7.1% vs 1.9%，$P=0.36$）。术前化疗组3/4级毒副反应发生率明显低于术后化疗组（19% vs 54%）。此外，术前化疗组完成4个周期化疗的患者比例较高（94% vs 57%）。

基于高反应率和良好预后，Schrag等纳入32例临床Ⅱ、Ⅲ期直肠癌患者进行了一项初步研究，这些患者均为低位前切除术及全直肠系膜切除术的候选者。患者接受了6周期FOLFOX新辅助治疗，在第1~4周期中加入贝伐单抗。仅针对化疗后病情稳定或疾病进展的患者进行全直肠系膜切除术前的放化疗，而治疗有效者则直接进行TME。所有32例（100%）患者均进行了R0切除。在完成新辅助化疗的30例患者中，所有患者均有肿瘤消退，并在没有进行术前化疗的情况下进行切除。单纯化疗的病理完全缓解率为25%（95%CI 11%~43%）。4年局部复发率为0%（95%CI 0~11%）。4年DFS为84%（95%CI 67%~94%）。本研究的局限性在于，这是一项在结直肠外科医生高度专业化的中心进行的单一机构研究；因此，结果的普遍性是未知的。

Ⅱ/Ⅲ期术前放疗或选择性术前放疗及化疗前评估及TME（PROSPECT）研究将在多个中心评估这种治疗模式，目标是纳入1060例患者，目前正在进行中。本研究将患者随机分配至FOLFOX新辅助化疗组，当肿瘤消退≥20%时行TME及低位前切除术，与目前标准治疗组进行对比。对于化疗后肿瘤消退未达到≥20%的患者，术前给予放化疗。Ⅱ期研究部分的主要终点是无法接受R0切除的患者的百分比，并将在累积360例患者后进行评估。如果研究扩大到Ⅲ期，主要终点将是DFS。此项研究目前通过美国网络合作组（NCT 01515787）开放招募（图6.1）。

欧洲和中国也在进行术前化疗作用的评估。BACCHUS是一项Ⅱ期临床研究，目的是评估6周期FOLFOX联合贝伐单抗对比6周期FOLFOXIRI联合贝伐单抗新辅助化疗的疗效和毒性（NCT 01650428）。选择性应用放化疗。此外，中国正在进行一项三臂Ⅱ期研究，该研究将患者随机分配至4周期FOLFOX新辅助组对比以FOLFOX为基础的放化疗组对比放疗联合5-Fu单药组（NCT 01211210）。上述研究的

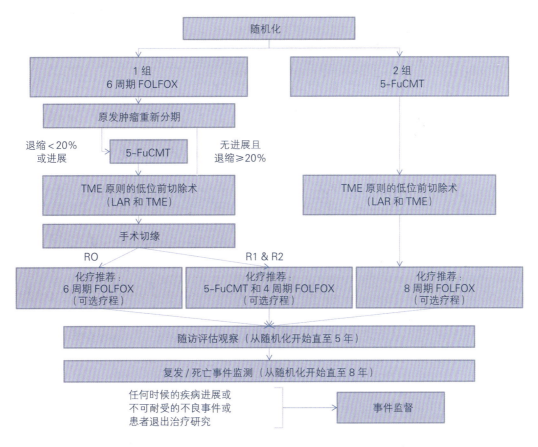

图 6.1 Ⅱ / Ⅲ期术前放疗或选择性术前放疗及化疗前评估和 TME（PROSPECT）研究方案

结果可能会重新审视我们目前的治疗模式，或者重塑局部进展期直肠癌治疗的模式。

参考文献

[1] Moertel CG, Childs DS Jr, Reitemeier RJ, Colby MY Jr, Holbrook MA. Combined 5-fluorouracil and supervoltage radiation therapy of locally unresectable gastrointestinal cancer. Lancet. 1969;2:865-867.

[2] Douglass HO Jr, et al. Survival after postoperative combination treatment of rectal cancer. N Engl J Med. 1986;315:1294-1295.

[3] Krook JE, et al. Effective surgical adjuvant therapy for high-risk rectal carcinoma. N Engl J Med. 1991;324:709-715.

[4] Gastrointestinal Tumor Study Group. Prolongation of the disease-free interval in surgically treated rectal carcinoma. N Engl J Med. 1985;312:1465-1472.

[5] NIH consensus conference. Adjuvant therapy for patients with colon and rectal cancer. JAMA. 1990;264:1444-1450.

[6] Bosset JF, et al. Enhanced tumorocidal effect of chemotherapy with preoperative radiotherapy for rectal cancer: preliminary results--EORTC 22921. J Clin Oncol. 2005;23:5620-5627.

[7] Bosset JF, et al. Fluorouracil-based adjuvant chemotherapy after preoperative chemoradiotherapy in rectal cancer: long-term results of the EORTC 22921 randomised study. Lancet Oncol. 2014;15:184-190.

[8] Ceelen WP, Van Nieuwenhove Y, Fierens K. Preoperative chemoradiation versus radiation alone for stage II and III resectable rectal cancer. Cochrane Database Syst Rev. 2009;(1):CD006041.

[9] McCarthy K, Pearson K, Fulton R, Hewitt J. Pre-operative chemoradiation for non-metastatic locally advanced rectal cancer. Cochrane Database Syst Rev. 2012;12:CD008368.

[10] De Caluwe L, Van Nieuwenhove Y, Ceelen WP. Preoperative chemoradiation versus radiation alone for stage II and III resectable

rectal cancer. Cochrane Database Syst Rev. 2013;2:CD006041.

[11] Rahbari NN, et al. Neoadjuvant radiotherapy for rectal cancer: meta–analysis of randomized controlled trials. Ann Surg Oncol. 2013;20:4169–4182.

[12] Ruo L, et al. Long–term prognostic significance of extent of rectal cancer response to preoperative radiation and chemotherapy. Ann Surg. 2002;236:75–81.

[13] Quah HM, et al. Pathologic stage is most prognostic of disease–free survival in locally advanced rectal cancer patients after preoperative chemoradiation. Cancer. 2008;113:57–64.

[14] Zorcolo L, et al. Complete pathologic response after combined modality treatment for rectal cancer and long–term survival: a meta–analysis. Ann Surg Oncol. 2012;19:2822–2832.

[15] Byfield JE, Calabro–Jones P, Klisak I, Kulhanian F. Pharmacologic requirements for obtaining sensitization of human tumor cells in vitro to combined 5–fluorouracil or ftorafur and X rays. Int J Radiat Oncol Biol Phys. 1982;8:1923–1933.

[16] O'Connell MJ, et al. Improving adjuvant therapy for rectal cancer by combining protracted–infusion fluorouracil with radiation therapy after curative surgery. N Engl J Med. 1994;331:502–507.

[17] Smalley SR, et al. Phase III trial of fluorouracil–based chemotherapy regimens plus radiotherapy in postoperative adjuvant rectal cancer: GI INT 0144. J Clin Oncol. 2006;24:3542–3547.

[18] Schuller J, et al. Preferential activation of capecitabine in tumor following oral administration to colorectal cancer patients. Cancer Chemother Pharmacol. 2000;45:291–297.

[19] Kovach JS, Beart RW Jr. Cellular pharmacology of fluorinated pyrimidines in vivo in man. Investig New Drugs. 1989;7:13–25.

[20] Hofheinz RD, et al. Chemoradiotherapy with capecitabine versus fluorouracil for locally advanced rectal cancer: a randomised, multicentre, non–inferiority, phase 3 trial. Lancet Oncol. 2012;13:579–588.

[21] O'Connell MJ, et al. Capecitabine and oxaliplatin in the preoperative multimodality treatment of rectal cancer: surgical end points from National Surgical Adjuvant Breast and bowel project trial R–04. J Clin Oncol. 2014;32:1927–1934.

[22] Gerard JP, et al. Clinical outcome of the ACCORD 12/0405 PRODIGE 2 randomized trial in rectal cancer. J Clin Oncol. 2012;30:4558–4565.

[23] Rodel C, et al. Preoperative chemoradiotherapy and postoperative chemotherapy with fluorouracil and oxaliplatin versus fluorouracil alone in locally advanced rectal cancer: initial results of the German CAO/ARO/AIO–04 randomised phase 3 trial. Lancet Oncol. 2012;13:679–687.

[24] Glynne–Jones R. Rectal cancer – the times they are a–changing. Lancet Oncol. 2012;13:651–653.

[25] Rodel C, Graeven U, Fiekau R, et al. Oxaliplatin added to fluorouracil–based preoperative chemoradiotherapy and postoperative chemotherapy of locally advanced rectal cancer (the German CAO/ARO/AIO–04 study): final results of the multicentre, open-label, randomised, phase e trial. Lancet Oncol. 2015;16:979–989.

[26] Aschele C, et al. Primary tumor response to preoperative chemoradiation with or without oxaliplatin in locally advanced rectal cancer: pathologic results of the STAR–01 randomized phase III trial. J Clin Oncol. 2011;29:2773–2780.

[27] Gollins S, et al. Preoperative chemoradiotherapy using concurrent capecitabine and irinotecan in magnetic resonance imaging–defined locally advanced rectal cancer: impact on long–term clinical outcomes. J Clin Oncol. 2011;29:1042–1049.

[28] Willeke F, et al. A phase II study of capecitabine and irinotecan in combination with concurrent pelvic radiotherapy (CapIri–RT) as neoadjuvant treatment of locally advanced rectal cancer. Br J Cancer. 2007;96:912–917.

[29] Navarro M, et al. A phase II study of preoperative radiotherapy and concomitant weekly irinotecan in combination with protracted venous infusion 5–fluorouracil, for resectable locally advanced rectal cancer. Int J Radiat Oncol Biol Phys. 2006;66:201–205.

[30] Mohiuddin M, et al. Neoadjuvant chemoradiation for distal rectal cancer: 5–year updated results of a randomized phase 2 study of neoadjuvant combined modality chemoradiation for distal rectal cancer. Int J Radiat Oncol Biol Phys. 2013;86:523–528.

[31] Helbling D, et al. Neoadjuvant chemoradiotherapy with or without panitumumab in patients with wild–type KRAS, locally advanced rectal cancer (LARC): a randomized, multicenter, phase II trial SAKK 41/07. Ann Oncol. 2013;24:718–725.

[32] Uehara K, et al. Neoadjuvant oxaliplatin and capecitabine and bevacizumab without radiotherapy for poor–risk rectal cancer: N–SOG 03 phase II trial. Jpn J Clin Oncol. 2013;43:964–971.

[33] Willett CG, et al. Efficacy, safety, and biomarkers of neoadjuvant bevacizumab, radiation therapy, and fluorouracil in rectal cancer: a multidisciplinary phase II study. J Clin Oncol. 2009;27:3020–3026.

[34] Crane CH, et al. Phase II trial of neoadjuvant bevacizumab, capecitabine, and radiotherapy for locally advanced rectal cancer. Int J Radiat Oncol Biol Phys. 2010;76:824–830.

[35] Gieschke R, Burger HU, Reigner B, Blesch KS, Steimer JL. Population pharmacokinetics and concentration–effect relationships of capecitabine metabolites in colorectal cancer patients. Br J Clin Pharmacol. 2003;55:252–263.

[36] Fisher B, et al. Postoperative adjuvant chemotherapy or radiation therapy for rectal cancer: results from NSABP protocol R–01. J Natl Cancer Inst. 1988;80:21–29.

[37] Andre T, et al. Improved overall survival with oxaliplatin, fluorouracil, and leucovorin as adjuvant treatment in stage II or III colon cancer in the MOSAIC trial. J Clin Oncol. 2009;27:3109–3116.

[38] Yothers G, et al. Oxaliplatin as adjuvant therapy for colon cancer: updated results of NSABP C–07 trial, including survival and subset analyses. J Clin Oncol. 2011;29:3768–3774.

[39] Bosset JF, et al. Chemotherapy with preoperative radiotherapy in rectal cancer. N Engl J Med. 2006;355:1114–1123.

[40] Petersen SH, Harling H, Kirkeby LT, Wille–Jorgensen P, Mocellin S. Postoperative adjuvant chemotherapy in rectal cancer operated for cure. Cochrane Database Syst Rev. 2012;3:CD004078.

[41] Cionini L, Sainato A, De Paoli A, et al. Final results of a randomized tiral on adjuvant chemotherapy after preoperative chemoradiation in rectal cancer. Radiother Oncol. 2010;96(suppl):S113–114.

[42] Breugom AJ, van den Broek CBM, van Gijn W, et al. The value of adjuvant chemotherapy in rectal cancer patients after preoperative radiotherapy or chemoradiation followed by TME–surbery: the PROCTOR/SCRIPT study. Eur J Cancer. 2013;49(suppl 3):S1.

[43] Glynne–Jones R, et al. Chronicle: results of a randomised phase III trial in locally advanced rectal cancer after neoadjuvant chemoradiation randomising postoperative adjuvant capecitabine plus oxaliplatin (XELOX) versus control. Ann Oncol. 2014;25:1356–1362.

[44] Hong YS, et al. Oxaliplatin, fluorouracil, and leucovorin versus fluorouracil and leucovorin as adjuvant chemotherapy for locally advanced rectal cancer after preoperative chemoradiotherapy (ADORE): an open–label, multicentre, phase 2, randomised controlled trial. Lancet Oncol. 2014;15:1245–1253.

[45] Haynes AB, et al. Postoperative chemotherapy use after neoadjuvant chemoradiotherapy for rectal cancer: analysis of surveillance, epidemiology, and end results–medicare data, 1998–2007. Cancer. 2014;120:1162–1170.

[46] Khrizman P, et al. Postoperative adjuvant chemotherapy use in patients with stage II/III rectal cancer treated with neoadjuvant therapy: a national comprehensive cancer network analysis. J Clin Oncol. 2013;31:30–38.

[47] Biagi JJ, et al. Association between time to initiation of adjuvant chemotherapy and survival in colorectal cancer: a systematic review and meta–analysis. JAMA. 2011;305:2335–2342.

[48] Sargent D, Grothey A, Gray R. Time to initiation of adjuvant chemotherapy and survival in colorectal cancer. JAMA. 2011;306:1199. author reply 1200.

[49] Tevis SE, et al. Postoperative complications in patients with rectal cancer are associated with delays in chemotherapy that lead to worse disease–free and overall survival. Dis Colon Rectum. 2013;56:1339–1348.

[50] Chau I, et al. Neoadjuvant capecitabine and oxaliplatin followed by synchronous chemoradiation and total mesorectal excision in magnetic resonance imaging–defined poor–risk rectal cancer. J Clin Oncol. 2006;24:668–674.

[51] Fernandez–Martos C, et al. Phase II, randomized study of concomitant chemoradiotherapy followed by surgery and adjuvant capecitabine plus oxaliplatin (CAPOX) compared with induction CAPOX followed by concomitant chemoradiotherapy and surgery in magnetic resonance imaging–defined, locally advanced rectal cancer: grupo cancer de recto 3 study. J Clin Oncol. 2010;28:859–865.

[52] Fernandez–Martos C, Pericay C, Aparicio J, et al. Chemoradiation (CRT) followed by surgery and adjuvant capecitabine plus oxaliplatin (CAPOX) compared with induction CAPOX followed by concomitant CRT and surgery for locally advanced rectal cancer: results of the spanish GCR–3 randomized phase II trial after a median follow–up of 5 years. J Clin Oncol. 2014;32(suppl 3); abstr 383.

第七章 全直肠系膜切除术

Abhi Sharma and John Monson

全直肠系膜切除术（TME）是 20 世纪 70 年代末，由英国贝辛斯托克城的 Richard J（Bill）Heald 教授提出的一个术语。Heald 教授首次将 TME 定义为切除直肠及覆盖直肠的筋膜。TME 现在是一个全世界都认可的成熟的理念和技术，它提高了括约肌保存率，降低了直肠癌局部复发的风险。

直肠系膜的解剖

了解直肠系膜的解剖结构是实施 TME 的必要条件。直肠系膜在过去的解剖学教科书中并不是一个标准的术语。直肠系膜是指直肠周围包绕着淋巴管和血管的脂肪组织，这些脂肪被一层薄而界线清晰的筋膜所包裹。虽然直肠没有传统意义上的系膜，但是这里仍然沿用了系膜这个术语。因为直肠系膜与小肠及结肠的系膜一样包含直肠的血管和淋巴管道，这证明了直肠系膜这一称谓有其合理性。肠系膜下动脉（IMA）继续向下延伸进入直肠变为直肠上动脉，并供应直肠和上部肛管的大部分血运。这些区域的淋巴液也同样流入 IMA 区域的淋巴结。所有的脂肪，连同血管和淋巴管，都被包裹在一个筋膜层中，在磁共振成像（MRI）扫描、开腹或腹腔镜手术和局部解剖中都可以清楚地看到这些结构。虽然罗马尼亚外科医生 Jonnesco 没有描述直肠周围组织的名字，但是他在 100 多年前就已经描述了直肠系膜的解剖结构，直肠系膜一词的流行主要归功于 Bill Heald。

直肠系膜解剖的一个重要方面是神经的分布。了解直肠系膜神经分布对减少与 TME 相关的泌尿生殖系统并发症至关重要（图 7.1 ~ 图 7.6）。直肠上 2/3 的腹侧和外侧面被腹膜覆盖，然后一直延续到男性的膀胱（直肠膀胱陷凹）和女性的子宫（直肠子宫陷凹）形成腹膜反折。其余部分，包括下 2/3 的

A. Sharma (✉)
Consultant Surgeon and Honorary Senior Lecturer, University Hospital of South Manchester and The University of Manchester, MAHSC, Manchester, UK
e-mail: abhiramsharma@nhs.net

J. Monson
Executive Director Colorectal Surgery and Professor of Surgery, Florida Hospital System Center for Colon and Rectal Surgery, Florida Hospital Medical Group, 2415 N Orange Avenue, Orlando, FI 32803, USA
e-mail: john.monson.md@flhosp.org

© Springer International Publishing AG 2018
G.J. Chang (ed.), *Rectal Cancer*, DOI 10.1007/978-3-319-16384-0_7

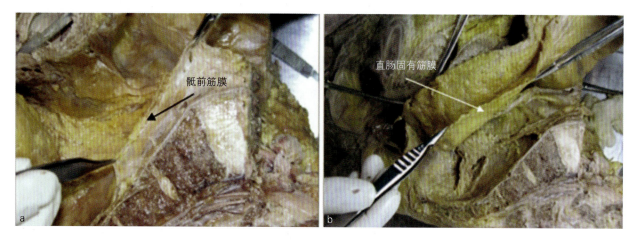

图 7.1   尸体骨盆矢状半面解剖。(a) 骶前筋膜覆盖骶骨上的骶前静脉。(b) 钳取的筋膜是包裹直肠系膜和直肠的直肠固有筋膜

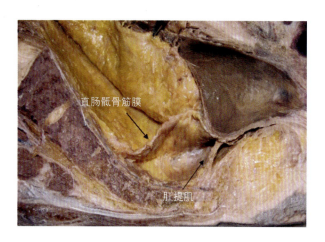

图 7.2   尸体骨盆矢状半面解剖；直肠后间隙。沿直肠固有筋膜平面剥离，直肠骶骨筋膜位于直肠后间隙，第四骶骨水平

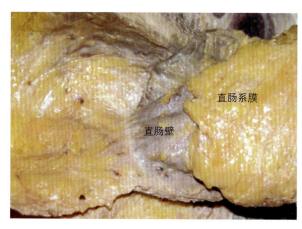

图 7.3   直肠系膜在直肠后外侧发育良好。直肠系膜逐渐变细，终点在肛提肌上方 2~3cm 处

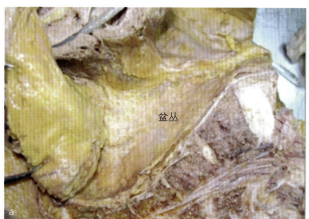

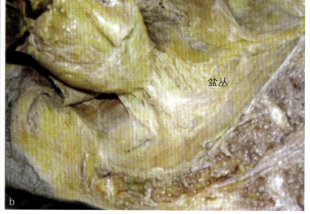

图 7.4   (a) 直肠固有筋膜在侧盆壁层面附着于盆丛。(b) 盆丛的细枝延伸进入直肠壁。直肠通过盆丛神经与侧盆壁相连。

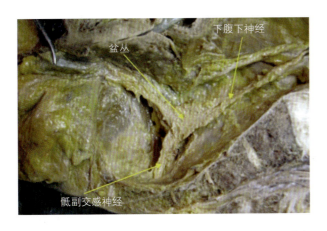

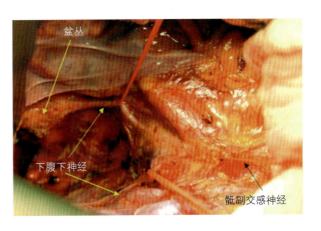

图 7.5　尸体骨盆矢状半面解剖显示下腹下神经向下进入盆腔，与起源于梨状肌附近的骶骨 2、3、4 孔的骶副交感神经汇合。下腹下神经与骶副交感神经合并后，在侧盆壁形成盆丛。男性盆丛神经束沿精囊进入泌尿生殖器官

图 7.6　术野中，主动脉分叉处可见上腹下神经分叉。下腹下神经沿侧盆壁下行。与骶副交感神经合并后形成盆丛神经

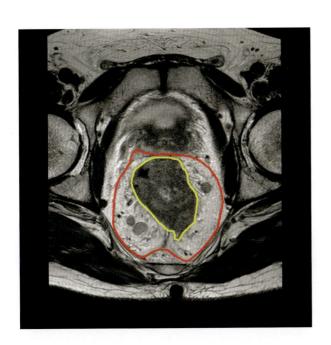

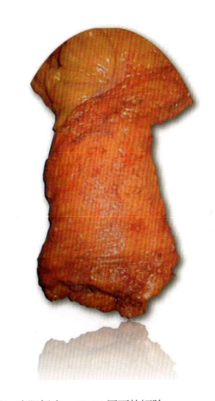

图 7.7　盆腔 MRI 显示直肠肿瘤及直肠系膜轮廓。直肠系膜在后外侧发育良好

图 7.8　直肠标本：TME 层面的切除

腹侧和直肠的全部背侧没有腹膜覆盖。直肠和直肠系膜被直肠系膜筋膜完全覆盖。直肠系膜组织在背侧最为明显和肥厚，外科医生通俗地称其为"肥臀"（图 7.7、图 7.8）。直肠系膜筋膜将直肠系膜与骶前筋膜分开，骶前筋膜覆盖骶骨，并包被腹下神经和内脏神经，形成腹下神经丛（图 7.1 ～图 7.4）。直

肠后间隙是介于直肠系膜和骶前筋膜之间的一个狭小的空间，它在 TME 手术中常被描述为"神圣平面"或"天使之发"。

直肠后间隙是一个无血管、无神经的空间，其下界在第四骶椎水平，在此处直肠系膜筋膜与骶前筋膜融合形成 Waldeyers 筋膜。

在腹侧，直肠上 2/3 和直肠系膜筋膜被腹膜覆盖。直肠系膜很薄，不明显。TME 平面是通过打开直肠和生殖器官之间的腹膜之后才进入的。直肠生殖膈也被称为 Denonvilliers 筋膜，是一种厚而独特的筋膜结构，可以在切开直肠膀胱或直肠阴道腹膜凹陷后发现。TME 平面可以在 Denonvilliers 筋膜前方或后方，在后方间隙游离可以使其附着在生殖器官上，是对在 Denonvilliers 筋膜下方并支配生殖器官的下腹下神经丛分支的保护。目前在针对直肠癌的 TME 手术中，如何选择合适的解剖平面仍存在争议。

直肠侧壁是另一个潜在的容易发生神经损伤区域（图 7.4）。

直肠系膜外侧筋膜形成直肠侧韧带，相对来说不太明显。这些侧韧带是直肠系膜走向侧盆壁后的反折，血管和神经走行其内到达直肠。下腹下神经丛位于直肠外侧的骶前筋膜和直肠系膜筋膜之间，在侧方游离过程中，下腹下神经丛可能被牵拉并受到损伤（图 7.5）。在这个区域解剖时可以采取锐性分离来避免下腹下神经丛的损伤。直肠后壁游离完毕后，采取靠近直肠壁环周锐性分离的方式可以将该区域神经损伤的风险降到最低。此处游离时偶尔会发现直肠中动脉，是髂内动脉的分支，但只有少数患者存在，大多数情况下用单极或双极能量装置可以有效控制出血。

磁共振成像（MRI）是确定直肠癌分期的一个重要手段，并且是目前多学科团队（MDT）制定直肠癌治疗计划的首选影像学检查。目前的高分辨率 MRI 有助于识别直肠周围所有的重要解剖结构，包括直肠系膜、骶前筋膜和 Denonvilliers 筋膜。解剖标志尤其是直肠系膜对于直肠癌手术至关重要，这些解剖标志通过 MRI 都可以识别出来，这对于肿瘤分期、可切除性的评估、手术计划的制定以及术前新辅助治疗的选择都具有至关重要的意义（图 7.7）。

全直肠系膜切除术（TME）的历史及文献

在 Heald 教授让全世界都关注 TME 之前，1931 年 Abel 教授已经进行了相关报道。以前直肠癌手术被认为是一种并发症发生率很高的疑难手术，多数需要施行腹会阴联合直肠切除术（APER），术后局部复发率很高，并且远期生存率很差。Heald 教授在 1979 年发表的文章中介绍了贝辛斯托克医院的经验，首次描述了直肠切除术的重点，强调对于直肠的锐性分离和系膜完整切除，并称之为 TME。Heald 随后又发表了直肠癌 TME 的第一个临床研究文章，研究表明 TME 术后局部复发率极低，仅为 2.7%，总体 5 年生存率可以达到 87.5%。TME 能降低局部复发率已被证实，并在其他研究文献也得到了类似的结果。

除了降低复发率，TME 还有助于提高保肛率。由于较高的局部复发风险和难以进行低位的吻合，以往大多数直肠癌都是采用 APER 手术。既往认为 5cm 的远端切缘是直肠癌根治术的最低切除范围，但组织病理学和外科学研究显示，癌很少沿着肠壁向远端浸润超过肿瘤下缘 1cm，远端切缘大于 1cm，局部复发率或生存率并无改善。线形吻合器和圆形吻合器的研发改进也大大提高了 TME 低位吻合的技术能力。因此，如果估计远端切缘距离括约肌复合体超过 1cm，并且在没有其他禁忌证的情况下，现有的数据支持低位直肠切除后可以直接行结肠肛管吻合或者结肠直肠吻合。低位的直肠前切除术的主要禁忌证是既往患者存在大便失禁或患者手术后可能会发生便失禁的风险。关于这点将在下文的患者筛选章节中进行更详细的讨论。

在 2017 年回顾 TME 手术时，研究者发现 TME 还有其他需要讨论的地方。新辅助放疗和 / 或化疗目前在直肠癌的治疗中占有重要地位。越来越多的学者认识到，对于直肠上段肿瘤行肿瘤相关部分肠系膜切除术（PME）也是一种肿瘤学上安全的手术，其神经损伤的并发症风险较低。

Heald 教授团队发表了最大宗的单中心 TME 手术研究结果，回顾分析了他们 20 多年来的 TME 手术经验。该研究纳入了 519 例直肠癌病例，包括根治性切除和姑息性切除，其中接受了术前放疗的患者不到 10%。102 例患者为 Dukes A 期，167 例为 Dukes B 期，142 例为 Dukes C 期，108 例为 Dukes D 期（有转移性病变）。其中根治性直肠前切除术的患者 465 例，经 TME 前切除术后 5 年生存率为 81%，10 年生存率为 80%，5 年和 10 年的局部复发率仅为 2%。研究还发现，有明显临床症状的吻合口漏发生率明显降低，约为 6.5%，此外还有 5.5% 的吻合口漏是通过影像学检查发现的。在这项研究中，放疗的应用相对保守，放疗似乎对于极低的复发率并没有什么影响。

其他大样本研究也显示 TME 术后局部复发率较低，为 6% ~ 8%，长期生存率约为 70%。基于这些临床研究的结果，TME 现在已被世界各地接受作为直肠癌的标准术式，并显著改善直肠癌的预后。欧洲部分国家在 20 世纪 90 年代为 TME 设立了培训和审查方案，随后直肠癌的预后也发生明显改善。例如，挪威实施 TME 手术后，局部复发率从 12% 降低到 6%，4 年生存率从 60% 提高到 73%，这组患者中仅有 5% 进行了放疗。荷兰数据显示局部复发也有类似的减少，同时患者的生存率更高。

放疗在其他的临床研究中已被证实可降低直肠癌术后的局部复发率。荷兰结直肠癌研究小组进行了术前短程放疗联合 TME 的疗效研究。拟行直肠癌根治术的患者被随机分为两组，短程放疗（5Gy/5 天）后 TME 手术组和单纯 TME 手术组。该研究纳入 1861 例患者，放疗后 TME 手术组 924 例，单纯 TME 手术组 937 例。两组局部复发率有显著性差异（放疗后 TME 手术组 924 例 2.4%，单纯 TME 手术组 8.2%，$P < 0.001$），这种复发差异在低位直肠癌组（距肛缘 < 5cm）中最为明显。该研究表明，放疗加 TME 可进一步降低局部复发率，在低位直肠癌中获益尤为明显。

CR07 研究是一项来自英国和加拿大的试验，进一步表明良好的手术层面结合短程放疗会进一步降低直肠癌局部复发率。该研究显示，高质量 TME 结合短程放疗的患者 3 年局部复发率仅为 1%。

在德国的一项研究中，对局部晚期直肠癌（T3、T4 或淋巴结阳性）行 TME 的患者术前新辅助长疗程放化疗与术后放化疗也进行了比较（CAO/ARO/AIO-94），结果表明新辅助治疗组局部复发率更低，但是并发症发生率和生存率在两组间无显著差异。最近该研究的 11 年随访结果已经发表，结果表明与术后放化疗组相比，术前新辅助治疗组局部复发率较低，患者持续获益。但这项研究并没有显示出任何生存获益，尽管 Delaney 等在一项非随机队列研究中证明，接受术前放疗的 T3、淋巴结阴性患者组存在生存获益。

目前面临的挑战是为新辅助治疗的开展制定更好的选择标准，以使肿瘤治疗的效益最大化，同时降低成本和并发症发生率。MRI 越来越多地被用于确定直肠癌的分期，以及肿瘤累及环周切缘的风险评估，而环周切缘受累这一标准被越来越多地应用在新辅助患者的选择上。

新辅助放疗通过缩小肿瘤提供了保留括约肌的可能性。缩小肿瘤也可以保证 TME 的可行性，减少低位直肠永久性结肠造口，增加直接切除后吻合的可能性。这种方法也有一些争议，因为有研究发现一些患者可能仍然残留微小的癌细胞巢，这可能导致切除得不充分。

TME 手术的吻合口漏和神经损伤发生率显著升高，这可能与吻合口的位置有关。香港外科医生报道了 622 例直肠癌患者选择性采用 PME 的结果。在该研究中中低位直肠癌患者进行 TME 手术，对直肠乙状结肠交界部位和上段直肠肿瘤患者采用 PME 手术，即在肿瘤下方 4～5cm 处切断直肠。其中，396 例患者行 TME，226 例患者行 PME。结果表明 TME 手术时间长、出血量多、住院时间长、造口率高，TME 组吻合口漏发生率明显高于 PME 组（8.1% vs 1.3%）。多因素分析显示，TME 是吻合口漏的独立危险因素。该研究表明两种手术的肿瘤学预后相似，因此作者建议在此研究基础上选择性进行 TME 手术。这一结论在其他研究上也能被复制，显示 TME 和 PME 在局部复发率上有着相似的结果。

综上所述，TME 对局部复发的控制优于常规手术；然而在特定的病例，在同一手术层面的 PME 也是合适的。在已发表的大多数研究中，TME 的益处似乎与新辅助放疗的效果相辅相成。

TME 的并发症

如今大家广泛接受 TME 已经是直肠癌的标准手术方法。然而，TME 也有一些并发症。如前所述，值得关注的一点就是 TME 术后吻合口漏发生率可能明显高于非 TME 手术。TME 术后往往吻合口位置较低，有研究证实较低位置的吻合口其吻合口漏发生率明显升高。

新辅助放化疗的应用可能会导致肛管直肠残端血流减少，进而导致更高的吻合口漏发生率；如果加用保护性造口，似乎也不会增加其他并发症的发生风险，因此，一些学者建议新辅助治疗后的 TME 手术常规做保护性造口来转流粪便。

作为荷兰 TME 试验的后续研究，我们将荷兰 TME 患者的短期和长期结果与之前的癌症复发和输血试验（CRAB）研究的数据进行了比较。在 CRAB 试验中的直肠癌采用非 TME 手术，而且入组了更多高龄及女性的患者。但是两项研究的肿瘤特征是相似的。单因素分析发现 TME 组吻合口漏发生率较高，但多因素分析无统计学意义。其吻合口漏发生率为 7%～15%，其他并发症发生率高达 40%。

一项对接受 TME 手术的 1958 例直肠癌患者进行的前瞻性研究表明，男性、接受新辅助放疗以及吻合口距肛缘 ≤ 6cm 的患者吻合口漏风险明显增高。

还有一些证据表明，随着外科医生经验的积累，吻合口漏的发生率可能会有所下降，如果进行保护性造口，吻合口漏的临床发生率和有害影响也会降低。

高位直肠癌行 PME 手术后吻合口漏的发生率较低，这也是特定病例中选择 PME 手术的原因之一。

TME 术后的功能

TME 手术可导致排便频率增加、排便急迫和排粪失禁。这是因为手术导致了直肠存便功能的丧失，并且可能因直肠和盆腔手术所导致括约肌和神经损伤而加重。不论术前是否行放疗，TME 术后肛门直肠功能都会受损，但新辅助放疗后这些症状可能会加重。肛门直肠功能在术后 12 个月后会有所改善，如果患者术前没有行新辅助放疗，功能改善会更加明显。接受术前放疗的患者 TME 手术会对肛门直肠功能的影响持续较长时间，荷兰 TME 研究中患者的长期随访显示（中位随访时间超过 14 年），接受新辅助放疗的患者肠道功能障碍明显增多，失禁的护理用品使用明显增加。

辅助放疗也会导致术后肛门直肠功能的恶化，Kollmorgen 等对 41 例接受术后放疗的患者与 59 例未接受术后放疗的患者进行比较，结果显示接受放射治疗的患者失禁的次数与单纯手术组相比明显增加。

吻合口漏及随后的纤维化也会导致术后远期肠道功能的下降。事实上，直肠前切除综合征是公认的，并且严重损害生活质量。

高龄，以及直肠肛管基线功能差，可能导致 TME 术后肛门功能下降。对于可能术后肛门功能不良的高危患者，应谨慎考虑肠造口，需要医生同患者一起探讨所有的风险因素，以及对生活质量的影响，共同决定治疗方案。这种探讨是很有必要的，因为有研究表明，与年轻患者相比，老年患者（> 65 岁）TME 术后肠道功能并没有差异。术前测定肛管直肠功能对于预测患者术后肛管直肠功能的意义可能比患者的年龄更重要。Yamana 等发现肛管高压力区较长、直肠最大耐受容积较大、直肠感觉阈值较低的患者术后排便功能较好。综上所述，有相当数量的患者在手术后失禁评分会显著下降，如果加用放疗，功能损害的并发症会进一步恶化。

TME 术后的泌尿及性功能

交感神经纤维的识别和保护是 TME 手术的重要组成部分。由于现在对神经解剖的深入了解，对术中容易发生神经损伤区域的理解也更加深刻。TME 平面的精准解剖，靠近直肠游离直肠外侧和 Denonvilliers 筋膜后方解剖都可以保护泌尿生殖神经。对于位于前壁的肿瘤，需要在 Denonvilliers 筋膜前方进行解剖，在 Denonvilliers 筋膜与前列腺筋膜融合之前切开 Denonvilliers 筋膜，可以达到神经保护的目的。仔细识别和保护骨盆神经也可以改善 TME 术后的泌尿生殖功能，在 Junginger 等研究者的一项研究中，82% 的患者术中部分或全部识别出了骨盆神经，这部分患者术后膀胱功能明显好于对照组。

虽然与非 TME 手术相比，TME 手术可能是一种更为根治彻底的手术，但由于 TME 手术对解剖学的深入理解、锐性游离和自主神经保护，可以减少术后泌尿生殖功能障碍。Maurer 等将 29 例非 TME 手术患者与 31 例 TME 手术患者进行比较，结果发现 TME 组的患者术后性功能障碍发生率较低。Shirouzu 等对 20 年中接受直肠切除术的 403 例患者进行了回顾性分析，也得出了相似的结论。该研究中部分患者采取了神经保护措施，而保留神经组的泌尿和性功能较好。Kim 等对 69 例男性患者保留神经和不保留神经的手术进行了比较，结果显示在 TME 组中保留性功能和泌尿功能的概率更高。

新辅助放疗还会导致更高的性功能障碍，并导致与健康相关的生活质量（HRQOL）下降。Marijnen 等人进行了一项研究，将 990 例患者随机分为单独手术组和新辅助短疗程放疗后 TME 手术组，分析患者的 HRQL 和性功能，结果显示两组患者的 HRQOL 总体相似，但发现新辅助放疗对患者的性功能和泌尿功能有负面影响。

TME 术后的肠道重建

TME 术后有多种技术可以用来恢复肠道的连续性。可以直接进行结直肠或结肠肛管端端吻合来恢复肠道的连续性，端端吻合可以采用吻合器或手工缝合。也可以采取端侧吻合、结肠成形术、结肠储袋术进行吻合。在几项研究中，相比较于直接吻合，结肠储袋显示出更好的功能结果（至少在短期内）。虽然，功能结果的差异在手术后 12 个月有所减少，但这种益处似乎在较长期内仍持续存在。一项对比储袋吻合术和直接吻合术的 Meta 分析表明，储袋吻合术比结肠肛管吻合术的功能效果更好，包括降低排便的急迫性和减少对止泻药物的需求。在吻合口漏方面，结肠储袋组漏的概率低至 3%，而直接吻合组漏的概率则高达 15%。

有趣的是，其他研究显示结肠储袋吻合口漏的风险比结肠成形术更高。横向结肠成形术可减少结肠储袋吻合方式中所出现的排空问题，并取得同等的功能效果。Remzi 等还回顾比较了低位直肠切除患者分别采用结肠成形术（$n=69$），结肠 J 形储袋（$n=43$）及结肠直肠吻合术（$n=50$）的并发症发生率，功能结果和生活质量，结果表明直接吻合组患者的生活质量和功能预后比行结肠成形及结肠 J 形储袋的患者差，而后两者的生活质量相似。

TME 术后保护性造口

吻合口漏是 TME 术后的常见严重并发症，保护性造口是降低吻合口漏发生的一种方法。一项系统回顾显示，回肠保护性造口可降低有临床症状吻合口漏的发生率，减少再手术的比例。

另一方面，回肠造口的实施和造口的闭合也有显著的并发症发生，并且一些回肠造口可能无法关闭，从而变为永久性造口。在荷兰 TME 试验中，19% 的回肠暂时性造口变为永久性造口，其主要原因是术后并发症。

是否做回肠保护性造口通常难以决策，多是主观的选择。部分学者建议中低位直肠癌行 TME 手术的患者全部行回肠保护性造口，而大部分学者建议选择性行回肠保护性造口。Wolthius 等对他们选择性实施回肠保护性造口的患者进行了统计，结果显示 65% 的保护性造口可以避免并且不增加风险，未行保护性造口组的吻合口漏发生率为 10.1%（19/266），19 例中的 15 例实施了二期造口手术，而对照组有 78 例患者实施了一期造口手术。避免造口也可以改善患者生活质量，并且可以降低长期成本。造口患者的生活质量较差，但还纳后可快速改善。

很多研究都认为手术难度大、出血过多（> 1L）、进展期疾病、放射性肠炎、男性、肥胖、吻合器切割后的"甜甜圈"不完整、测漏试验阳性等是需要行保护性造口的高危因素，出现上述情况应考虑是否行保护性造口。

有证据显示，在没有危险因素的情况下，选择性回肠造口术也是合理的。在我们的实践中，大多数 TME 手术中依然进行回肠保护性造口。对于不需要术后化疗的患者，我们通常会在 3 个月内还纳回肠造口。

开腹、腹腔镜与机器人 TME 手术

最初报道的 TME 手术是开放手术，而腹腔镜 TME 手术是由一些热衷于腔镜技术的外科医生最先开

展的，但早期的临床试验数据令人失望，结论显示腹腔镜 TME 手术环周切缘阳性的风险增加。但是，随后的研究表明，腹腔镜直肠癌手术在肿瘤学上与开放 TME 手术相当。此外，腹腔镜 TME 手术的短期疗效显著，疼痛更轻，恢复更快，部分并发症发生率更低。

机器人辅助 TME 手术是一种相对较新的技术，支持机器人手术的证据主要是一系列病例报道。尽管机器人 TME 手术的成本和手术时间都高于腹腔镜 TME 手术，但在这些研究中，机器人 TME 手术被证明是一种肿瘤学上安全的手术。最近的一项对比腹腔镜和机器人手术的随机试验（ROLARR），目前还在等待数据的公布，最新的报道显示，机器人手术在短期预后方面可能会带来一些益处。

结论

TME 手术现在已成为全球直肠癌手术的标准术式，它使局部复发率显著降低，且手术并发症没有显著增加。TME 还使人们对直肠和骨盆的解剖结构有了更好的理解，这使得外科医生能够在 TME 平面进行锐性分离，从而保留泌尿生殖神经。新辅助放疗对 TME 手术有一定的辅助作用，可进一步降低局部复发率，但增加了术后并发症。腹腔镜 TME 手术已被证明在肿瘤学上等同于开放 TME 手术，同时腹腔镜 TME 手术降低了术后短期并发症发生率。

手术技术

术前评估

所有患者应在手术前进行评估，以便对肿瘤进行分期并除外有无同时伴随性疾病。所有患者都应进行结直肠肿瘤的 MDT 讨论，回顾临床表现、组织学类型、盆腔 MRI 和胸腹 CT。目前的治疗标准是：对于直肠中、上段 T3 期肿瘤，如果存在环周切缘阳性的风险，建议采用新辅助长程放化疗；如果没有潜在的环周切缘受累，则采用短程放化疗。单纯的诱导化疗作为一种可选择的方法正受到越来越多的关注。所有患者也要根据病史和运动耐量进行术前健康评估，部分患者需要做心肺运动测试（CPEX）。患者应在有结直肠护理医生的诊所就诊，并在术前由造口护士进行检查，以便对可能的回肠造口进行术前宣教。

我们最近又恢复了对可能需要回肠造口的患者进行机械肠道准备的做法，虽然这方面的数据尚不明确。目前我们要求所有需要 TME 手术的中低位直肠癌患者和接受新辅助放疗的患者均进行术前机械性肠道准备。

患者手术时体位为仰卧截石位，并在手术前留置尿管。然后，经肛插入 Foley 导管，用聚维酮碘溶液冲洗直肠。在手术切开表皮前患者也需接受广谱抗生素和低分子量肝素的治疗。

除非患者有明显的禁忌证，否则我们常规采用腹腔镜直肠切除术。高 BMI 指数和腹部手术史是相对禁忌证。我们一般很少考虑会出现严重的心血管并发症，这可能是建立气腹的禁忌证。在特定病例中我们开始进行经肛 TME 手术（taTME），这种技术会在其他章节中描述。

我们通常采取四孔法（很少使用五孔法）进行手术。第一个穿刺孔位于脐上，使用 11mm 的戳卡。在右侧髂窝位置置入一个 12mm 的戳卡，以方便使用腔镜下的切割闭合器。在左、右中腹部分别置入一个 5mm 戳卡。

在手术开始之前进行腹腔镜探查排除明显的腹腔内转移。对于大多数患者来说，手术第一步将游离结肠脾曲，因为无论接下来的手术步骤如何，这都是必不可少的。将大网膜在横结肠处离断进入小网膜囊，充分分离松解脾曲。结肠系膜在这个阶段没有离断。

常规从内向外分离，切开骶骨岬上方腹膜，腹腔内的高压气体对该区域的游离可以起到辅助作用，如果气体的剥离作用明显则表示第一刀选对了地方！此时，大多数患者中可以很容易地发现右侧输尿管。采用牵拉和钝性剥离腹膜后脂肪可以在结肠系膜和腹膜后脂肪之间形成手术平面。继续向头侧游离肠系膜下动脉（IMA）。在分离 IMA 之前，会再次显露输尿管，这也是一个潜在的神经损伤区域。充分解剖 IMA，并将周围组织推向背侧，切断 IMA。然后在胰腺下缘或邻近十二指肠 – 空肠连接处水平离断肠系膜下静脉。继续由内向外分离至肾上极上方，外侧至侧腹壁，然后切开腹膜与之前的结肠脾曲游离层面相汇合。外侧腹膜反折（Toldt 白线）可以在由内到外的解剖中清楚显示，并有助于确保无血解剖平面。最后完成从外到内的解剖，切开菲薄的腹膜，进入先前解剖的平面。在进行上部的由外到内的游离时，手术台应调整为右倾位。如果之前游离到肾上极以上部位，则对后续的游离汇合非常有帮助。

然后，提起直肠乙状结肠交界处并锐性分离 IMA 下面的平面，开始手术的盆腔阶段。在右侧打开腹膜，辨识出直肠系膜层面及经典的"天使之发"标志后越过骶骨岬进入盆腔。用电钩锐性分离直肠系膜平面，这会确保直肠系膜剥离的顺利进行，并能够容易识别重要的邻近结构，避免无意中损伤神经。在无血管区锐性分离，识别并保留腹下神经。首先游离直肠系膜的后方，但是在骶前要注意避免损伤骶前静脉，骶前出血会使视野不清。继续向下游离，切开 Walderyers 筋膜，进入到直肠下段，此时应确保直肠系膜完整。如果没有识别出骶骨的弯曲而切开骶前筋膜，会增加骶前静脉损伤的风险。然后沿着肠管来剥离侧方的直肠系膜，避免损伤位于侧韧带位置的下腹下神经丛。从后向外侧环行切开系膜，确保侧壁与后壁解剖处于同一平面。然后开始前方的游离，我们的方法取决于肿瘤的位置。如果肿瘤位于前壁，我们担心环周切缘阳性，选择在腹膜反折上方切开腹膜，进入 Denonvilliers 筋膜前方的平面。这个平面在 Denonvilliers 筋膜与前列腺或阴道之间，在 Denonvilliers 筋膜延伸至前列腺筋膜前切开，暴露直肠。但是我们通常的做法是在腹膜反折下切开进入 Denonvilliers 筋膜后面的解剖平面，这更有利于保留位于 Denonvilliers 筋膜前方的下腹下神经丛。

当肛提肌被单极的电流触碰而收缩时，标志着直肠系膜游离完成。直肠在这个阶段被完整地游离下来。接下来，根据患者的不同解剖情况来决定下一步方案。如果能用两次或更少的切割闭合来离断肠管，我们大多在腹腔镜下离断肠管。在极少数的情况下我们采取下腹横切口使用开放式横向闭合器离断直肠。结肠与直肠\肛管的吻合采用圆形吻合器。最后的吻合步骤最好是经腹在腹腔镜监视下进行，而不要通过耻骨上的小切口来进行困难蹩脚的操作。

下腹横切口有时也可用来取标本。我们在取标本时常规采用小型切口保护器，这样能够减少伤口感染概率并降低切口种植转移的风险。尽管有文献描述通过评估边缘血管的出血来常规检查结肠的血运情况，但是我们并没有采取这种方法。大多数行 TME 手术的患者都做了保护性造口。

参考文献

[1] Chapuis P, Bokey L, Fahrer M, et al. Mobilization of the rectum: anatomic concepts and the bookshelf revisited. Dis Colon Rectum. 2002;45:1–9.

[2] Jonnesco T. In: Poirier P, Charpy A, editor. Traite d'anatomie Humaine. Vol. IV. 2nd ed. Paris: Masson et Cie; 1901. Appareil digestif. p. 372–373.

[3] Moran B, Heald RJ. Manual of total mesorectal excision. 2013. ISBN 9781444117165.

[4] Acar HI, Kuzu MA. Important points for protection of the autonomic nerves during total mesorectal excision. Dis Colon Rectum. 2012;55(8):907–912.

[5] Havenga K, Huang Y, Enker WE, Welvaart K, De Roy Van Zuidewijn DB, Cohen AM. Aggressive versus conventional strategies in the treatment of rectal adenocarcinoma. Surg Oncol. 1996a;5(4):183–188.

[6] Brown G, Kirkham A, et al. High–resolution MRI of the anatomy important in total mesorectal excision of the rectum. Am J Roentgenol. 2004;182(2):431–439.

[7] Abel AL. The modern treatment of cancer of the rectum. Milwaukee Proc. 1931:296–300.

[8] Dixon CF. Anterior resection for malignant lesions of the upper part of the rectum and lower part of the sigmoid. Ann Surg. 1948;128l:425–442.

[9] Heald RJ, Husband EM, Ryall RD. The mesorectum in rectal cancer surgery–the clue to pelvic recurrence? Br J Surg. 1982;691:613–616.

[10] Heald RJ. A new approach to rectal cancer. Br J Hosp Med. 1979;22:277–281.

[11] Heald RJ, Husband EM, Ryall RD. Recurrence and survival after total mesorectal excision for rectal cancer. Lancet. 1986;1:1479–1482.

[12] Aitken RJ. Mesorectal excision for rectal cancer. Br J Surg. 1996;83:214–216.

[13] Enker WE, Thaler HT, Cranor ML, et al. Total mesorectal excision in the operative treatment of carcinoma of the rectum. J Am Coll Surg. 1995;181:335–346.

[14] MacFarlane JK, Ryall RD, Heald RJ. Mesorectal excision for rectal cancer. Lancet. 1993;341(8843):457–460.

[15] Grinnell RS. Distal intramural spread of carcinoma of the rectum and rectosigmoid. Surg Gynecol Obstet. 1954;99:421–430.

[16] Kirwan WO, Drumm J, Hogan JM, Keohane C. Determining safe margins of resection in low anterior resection for rectal cancer. Br J Surg. 1988;75:720–721.

[17] Paty PB, Enker WE, Cohen AM, et al. Treatment of rectal cancer by low anterior resection with coloanal anastomosis. Ann Surg. 1994;219:365–373.

[18] Vernava AM, Moran M. A prospective evaluation of distal margins in carcinoma of the rectum. Surg Gynecol Obstet. 1992;175:333–336.

[19] Williams NS, Dixon MF, Johnston D. Reappraisal of the 5 centimetre rule for distal excision of carcinoma of the rectum: a study of distal intramural spread and of patients' survival. Br J Surg. 1983;70:150–154.

[20] Heald RJ, Moran B, Ryall RDH, et al. Rectal cancer: the Basingstoke experience of total mesorectal excision, 1978–1997. Arch Surg. 1998;133:894–899.

[21] Piso P, Dahlke MH, et al. Total mesorectal excision for middle and lower rectal cancer: a single institution experience with 337 consecutive patients. J Surg Oncol. 2004;86(3):115–121.

[22] Wibe A, Møller B, et al. A national strategic change in treatment policy for rectal cancer–implementation of total mesorectal excision as routine treatment in Norway. A national audit. Dis Colon Rectum. 2002;45(7):857–866.

[23] Kapiteijn E, Putter H, et al. Impact of the introduction and training of total mesorectal excision on recurrence and survival in rectal cancer in The Netherlands. Br J Surg. 2002;89(9):1142–1149.

[24] Kapiteijn E, Marijnen C, Nagtegaal I, et al. Preoperative radiotherapy combined with total mesorectal excision for resectable rectal cancer. N Engl J Med. 2001;345(9):638–646.

[25] Quirke P, Steele R, Monson J, Grieve R, Khanna S, Couture J, O'Callaghan C, Myint AS, Bessell E, Thompson LC, Parmar M, Stephens RJ, Sebag–Montefiore D. Effect of the plane of surgery achieved on local recurrence in patients with operable rectal cancer: a prospective study using data from the MRC CR07 and NCIC–CTG CO16 randomised clinical trial. Lancet. 2009;373(9666):821.

[26] Sauer R, Fietkau R, Wittekind C, et al. Adjuvant vs neoadjuvant radiochemotherapy for locally advanced rectal cancer: the German trial CAO/ARO/AIO–94. Color Dis. 2003;5:406–415.

[27] Sauer R, Liersch T, Merkel S, Fietkau R, Hohenberger W, Hess C, Becker H, Raab HR, Villanueva MT, Witzigmann H, Wittekind C, Beissbarth T, Rödel C. Preoperative versus postoperative chemoradiotherapy for locally advanced rectal cancer:

results of the German CAO/ARO/AIO-94 randomized phase III trial after a median follow-up of 11 years. J Clin Oncol. 2012;30(16):1926-1933.

[28] Delaney CP, Lavery IC, et al. Preoperative radiotherapy improves survival for patients undergoing total mesorectal excision for stage T3 low rectal cancers. Ann Surg. 2002;236(2):203-207.

[29] Beets-Tan RG. MRI in rectal cancer: the T stage and circumferential resection margin. Color Dis. 2003;5:392-395.

[30] Martling A, Holm T, Bremmer S, Lindholm J, Cedermark B, Blomqvist L. Prognostic value of preoperative magnetic resonance imaging of the pelvis in rectal cancer. Br J Surg. 2003;90:1422-1428.

[31] Mathur P, Smith JJ, Ramsey C, et al. Comparison of CT and MRI in the pre-operative staging of rectal adenocarcinoma and prediction of circumferential resection margin involvement by MRI. Color Dis. 2003;5:396-401.

[32] Hiotis SP, Weber SM, Cohen AM, et al. Assessing the predictive value of clinical complete response to neoadjuvant therapy for rectal cancer: an analysis of 488 patients. J Am Coll Surg. 2002;194:131-135.

[33] Law WL, Chu KW. Anterior resection for rectal cancer with mesorectal excision: a prospective evaluation of 622 patients. Ann Surg. 2004;240:260-268.

[34] Leong AFPK. Selective total mesorectal excision for rectal cancer. Dis Colon Rectum. 2000;43(9):1237-1240.

[35] Eriksen MT, Wibe A, Norstein J, et al. Anastomotic leakage following routine mesorectal excision for rectal cancer in a national cohort of patients. Color Dis. 2005;7(1):51-57.

[36] Milgrom SA, Goodman KA, et al. Neoadjuvant radiation therapy prior to total mesorectal excision for rectal cancer is not associated with postoperative complications using current techniques. Ann Surg Oncol. 2014;21(7):2295-2302.

[37] Bennis M, Parc Y, et al. Morbidity risk factors after low anterior resection with total mesorectal excision and coloanal anastomosis: a retrospective series of 483 patients. Ann Surg. 2012;255(3):504-510.

[38] Bruce J, Krukowski ZH, Al-Khairy G, Russell EM, Park KG. Systematic review of the definition and measurement of anastomotic leak after gastrointestinal surgery. Br J Surg. 2001;88:1157-1168.

[39] Carlsen E, Schlichting E, Guldvog I, Johnson E, Heald RJ. Effect of the introduction of total mesorectal excision for the treatment of rectal cancer. Br J Surg. 1998;85:526-529.

[40] Peeters KCMJ, Tollenaar RAEM, et al. Risk factors for anastomotic failure after total mesorectal excision of rectal cancer. Br J Surg. 2005;92(2):211-216.

[41] Van P, Slors JFM, et al. Prospective evaluation of anorectal function after total mesorectal excision for rectal carcinoma with or without preoperative radiotherapy. Am J Gastroenterol. 2002;97(9):2282.

[42] Wiltink LM, Chen TYT, et al. Health-related quality of life of patients 14 years after short-term preoperative radiotherapy and total mesorectal excision for rectal cancer: report of a multicenter randomized trial. Eur J Cancer. 2014;50:2390.

[43] Kollmorgen CF, Meagher AP, Wolf BG, et al. The long-term effect of adjuvant postoperative chemoradiotherapy for rectal carcinoma on bowel function. Ann Surg. 1994;220:676-682.

[44] Karanjia ND, Schache DJ, Heald RJ. Function of the distal rectum after low anterior resection for carcinoma. Br J Surg. 1992;79:114-116.

[45] Graf W, Ekstrom K, Glimelius B, Pahlman L. A pilot study of factors influencing bowel function after colorectal anastomoses. Dis Colon Rectum. 1996;39:744-749.

[46] Dehni N. Effects of aging on the functional outcome of coloanal anastomoses with colonic J-pouch. Am J Surg. 1998;175:209-212.

[47] Ho P, Law WL, Chan SC, Lam CK, Chu KW. Functional outcome following low anterior resection with total mesorectal excision in the elderly. Int J Color Dis. 2003;18:230-233.

[48] Yamana T, Oya M, Komatsu J, et al. Preoperative anal sphincter high-pressure zone, maximal tolerable volume, and anal mucosal electrosensitivity predict early postoperative defecatory function after low anterior resection for rectal cancer. Dis Colon Rectum. 1999;42:1145-1151.

[49] Fleming FJ, Påhlman L, Monson JR. Neoadjuvant therapy in rectal cancer. Dis Colon Rectum. 2011;54(7):901-912.

[50] Havenga K, DeRuiter MC, et al. Anatomical basis of autonomic nerve-preserving total mesorectal excision for rectal cancer. Br J Surg. 1996b;83(3):384-388.

[51] Lindsey I, Warren BF, et al. Denonvillier's fascia lies anterior to the fascia propria and rectal dissection plane in total mesorectal excision. Dis Colon Rectum. 2005;48(1):37-42.

[52] Junginger T, Kneist W, et al. Influence of identification and preservation of pelvic autonomic nerves in rectal cancer surgery on bladder dysfunction after total mesorectal excision. Dis Colon Rectum. 2003;46(5):621-628.

[53] Maurer CA, Z'Graggen K, et al. Total mesorectal excision preserves male genital function compared with conventional rectal cancer surgery. Br J Surg. 2001;88(11):1501-1505.

[54] Shirouzu K, Ogata Y, Araki Y. Oncologic and functional results of total mesorectal excision and autonomic nerve-preserving operation for advanced lower rectal cancer. Dis Colon Rectum. 2004;47:1442-1447.

[55] Kim NK, Aahn TW, Park JK, et al. Assessment of sexual and voiding function after total mesorectal excision with pelvic

autonomic nerve preservation in males with rectal cancer. Dis Colon Rectum. 2002;45:1178–1185.

[56] Marijnen CA, van de Velde CJ, Putter H, et al. Impact of short–term preoperative radiotherapy on health–related quality of life and sexual functioning in primary rectal cancer: report of a multicenter randomized trial. J Clin Oncol. 2005;23:1847–1858.

[57] Liang JT, Lai HS, et al. Comparison of functional and surgical outcomes of laparoscopic–assisted colonic J–pouch versus straight reconstruction after total mesorectal excision for lower rectal cancer. Ann Surg Oncol. 2007;14(7):1972–1979.

[58] Berger A, Tiret E, Frileux P, et al. Excision of the rectum with colonic J pouch–anal anastomosis for adenocarcinoma of the low and mid rectum. World J Surg. 1992;16:470–477.

[59] Lazorthes F, Fages P, Chiotasso P, Lemozy J, Bloom E. Resection of the rectum with construction of a colonic reservoir and colo–anal anastomosis for carcinoma of the rectum. Br J Surg. 1986;73:136–138.

[60] Koperna T. Cost–effectiveness of defunctioning stomas in low anterior resections for rectal cancer. A call for benchmarking. Arch Surg. 2003;138:1334–1338.

[61] Williams N, Seow–Choen F. Physiological and functional outcome following ultra–low anterior resection with colon pouch–anal anastomosis. Br J Surg. 1998;85(8):1029–1035.

[62] Ho YH, Brown S, Heah SM, et al. Comparison of J–pouch and coloplasty patch for low rectal cancers: a randomized, controlled trial investigating functional results and comparative anastomotic leak rates. Ann Surg. 2002;236:49–55.

[63] Koninger JS, Butters M, et al. Transverse coloplasty pouch after total mesorectal excision: functional assessment of evacuation. Dis Colon Rectum. 2004;47(10):1586–1593.

[64] Remzi FH, Fazio VW, Gorgun E, et al. Quality of life, functional outcome, and complications of coloplasty pouch after low anterior resection. Dis Colon Rectum. 2005;48(4):735–743.

[65] Hüser N, Michalski CW, Erkan M, Schuster T, Rosenberg R, Kleeff J, Friess H. Systematic review and meta–analysis of the role of defunctioning stoma in low rectal cancer surgery. Ann Surg. 2008;248(1):52–60.

[66] Sharma A, Deeb AP, Rickles AS, Iannuzzi JC, Monson JR, Fleming FJ. Closure of defunctioning loop ileostomy is associated with considerable morbidity. Color Dis. 2013;15(4):458–462.

[67] Den DM, Smit M, et al. A multivariate analysis of limiting factors for stoma reversal in patients with rectal cancer entered into the total mesorectal excision (TME) trial: a retrospective study. Lancet Oncol. 2007;8(4):297.

[68] Wolthuis A, Kurniawan N, et al. Results of an audit on the selective use of a defunctioning stoma at TME. Color Dis. 2009;11:47.

[69] O'Leary DP, Fide CJ, Foy C, Lucarotti MR. Quality of life after low anterior resection with total mesorectal excision and temporary loop ileostomy for rectal cancer. Br J Surg. 2001;88(9):1216–1220.

[70] Guillou PJ, Quirke P, Thorpe H, Walker J, Jayne DG, Smith AM, Heath RM, Brown JM, MRC CLASICC Trial Group. Short–term endpoints of conventional versus laparoscopic–assisted surgery in patients with colorectal cancer (MRC CLASICC trial): multicentre, randomised controlled trial. Lancet. 2005;365(9472):1718–1726.

[71] Bonjer HJ, Deijen CL, Abis GA, Cuesta MA, van der Pas MH, de Lange–de Klerk ES, Lacy AM, Bemelman WA, Andersson J, Angenete E, Rosenberg J, Fuerst A, Haglind E, COLOR II Study Group, Breukink S, Pierie J, et al. Laparoscopic versus open total mesorectal excision for rectal cancer. Cochrane Database Syst Rev. 2006;(4):CD005200.

[72] Lee SH, Lim S, Kim JH, Lee KY. Robotic versus conventional laparoscopic surgery for rectal cancer: systematic review and meta–analysis. Ann Surg Treat Res. 2015;89(4):190–201.

[73] Kim NK. Anatomic basis of sharp pelvic dissection for curative resection of rectal cancer. Yonsei Med J. 2005a;46(6):737–749.

第八章 腹会阴联合切除术

Aaron U. Blackham, Julian Sanchez, and David Shibata

历史

腹会阴联合切除术（APR）的历史是外科的先驱和创新者们的故事之一，他们不仅创造了革命性的技术来改善治疗结果，而且也促进了我们对直肠癌生物学的更深入了解。在外科治疗引入之前，直肠癌一直是不治之症。在 19 世纪和 20 世纪早期，直肠肿瘤的切除主要是通过会阴入路。1826 年，Jacques Lisfranc 报道了一项手术技术，即通过肛周切口对有肿瘤部分的直肠进行钝性环周分离，随后将其切断，直肠断端回缩后对创面止血，开放引流。Aristide Verneuil、Emil Kocher 和 Paul Kraske 等随后对该术式进行改良，通过切除尾骨及骶骨来达到更好的显露，方便进行更彻底的切除。不幸的是，这种术式导致尿失禁和直肠皮肤瘘频发，且死亡率约 20%，复发率高达 80%。

直到世纪之交，Joseph Lister 的外科无菌原则的出现与腰麻联合吸入麻醉的引入，开腹手术才得以进行。第 1 例用腹会阴联合的方法切除直肠癌的医生是 Vincenz Czerny，他是 Theodor Billroth 的学生，海德堡大学和弗赖堡工业大学的外科主任。Czerny 在 1884 年进行的一例直肠癌切除手术中，因无法经骶尾部完成手术，被迫使患者恢复仰卧位，通过腹部切口完成手术。

后来其他几位外科医生也开始探索腹会阴联合的方法切除直肠癌，但直到 1908 年 William Ernest Miles 才正式报道一期 APR 手术。Miles 在伦敦圣巴塞洛缪医院接受培训，师从 19 世纪晚期著名的直肠外科医生 Harrison Cripps。Cripps 及 Miles 支持新的概念，即转移瘤是指通过血液和淋巴管从原发肿瘤播散的肿瘤细胞，而不是当时比较普遍的观点——用新发病灶解释转移性恶性肿瘤。Miles 在其代表性的文章中报告了经会阴切除治疗直肠癌的个人经验。文中指出，在 57 例患者中，54 例在 3 年内发生局部复发，尸检发现了"肿瘤从直肠向上扩散的区域"，在盆腔腹膜和结肠系膜中发现转移灶，一直延伸到位于左髂总动脉上方的淋巴结。鉴于这些区域明显"超出了经会阴部切除的范围"，Miles 提出了广泛

A.U. Blackham · J. Sanchez

Section of Colorectal Oncology, Department of Gastrointestinal Oncology, Moffitt Cancer Center, Tampa, FL 33612, USA

D. Shibata (✉)

Division of Surgical Oncology, Department of Surgery, University of Tennessee Health Science Center, Memphis, TN 38117, USA
e-mail: dshibata@uthsc.edu

G.J. Chang (ed.), *Rectal Cancer*, DOI 10.1007/978-3-319-16384-0_7

的肠系膜淋巴结切除以防止复发。他后来又提出了"肿瘤向下和向外侧扩散的区域"，为 APR 术中广泛会阴切除的概念奠定了基础。

这种经过改良的广泛切除的手术就是著名的 Miles 手术，是腹会阴联合进行并整块切除直肠、乙状结肠和相关区域淋巴结的手术。具体手术过程如下：绕至脐上取切口开腹，首先离断乙状结肠近端，将近端肠管提出体外并固定在腹壁上。在左结肠动脉远端分离肠系膜下动脉，游离乙状结肠、结肠系膜和直肠直至盆底。然后关腹，患者取右侧半俯卧位，扩大切开会阴，切除尾骨，尽可能向外侧游离肛提肌。将标本从前列腺或阴道分离，经会阴切口取出。留置粗大的引流管，缝合皮肤。最后，用外置的结肠进行结肠造口。由 Miles 主刀的整台手术时间通常不到一个半小时。在首次的报道中，Miles 强调了手术的几个基本原则，包括：①切除直肠和乙状结肠及其血供；②完整切除盆腔结肠系膜；③保证足够宽的会阴切缘并切除肛提肌。虽然 1982 年提出的全直肠系膜切除技术在很大程度上否定了 Miles 关于肿瘤向下和向外扩散的假说，但许多 Miles 提出的肿瘤学原则仍然沿用至今。

尽管 APR 手术具有潜在的肿瘤学优势，但因超过 40% 的早期死亡率导致大多数同时代的外科医生不愿轻易采用该手术治疗直肠癌。但是，Miles 等人确信只有 APR 才有可能进行根治性切除，并继续改进该技术。1912 年，明尼苏达州罗切斯特市 Mayo 诊所创始人之一的 William Mayo 首次提出分两期完成 APR 手术，该方法也很快被其他医生采用。改良的 APR 手术先经腹游离直肠并行结肠末端造口，然后在数周后行经会阴直肠切除。几年内，手术死亡率降至 20% 左右，随着患者的筛选、麻醉技术的改进和输血技术的发展，到第二次世界大战结束时死亡率降至 10% 以下。此时，Miles 报道称在最早的幸存者中的复发率为 30%，Miles 手术的肿瘤学理论基础得到了伦敦圣马克医院著名病理学家 Cuthbert Dukes 对局部和淋巴转移的组织学描述的证实。1938 年，伦敦圣马克医院的 Oswald Lloyd-Davies 重新引入一期根治性 APR，患者摆截石位 – 屈氏卧位，同时两组人进行腹会阴联合切除，大大提高了手术的速度和效率。

到 20 世纪中叶，由于复发率降低，死亡率可接受，手术效果改善，人们开始接受 APR 作为所有直肠癌（和远端乙状结肠癌）的标准治疗手段，而且不必考虑肿瘤位置。尽管如此，APR 仍然是一种损害性手术，因为患者需要永久性结肠造口，并且经常会出现泌尿生殖系统功能障碍方面的后遗症，因此引起了人们探索直肠癌保留括约肌手术的兴趣。从 20 世纪 30 年代开始，Claude F. Dixon 开始质疑 APR 治疗近端直肠和远端乙状结肠癌的必要性，提出了保留括约肌的前切除术及乙状结肠直肠切除端端吻合术。他后来报道了 426 例病例的经验，手术死亡率为 5.9%，5 年生存率为 68%。一项对 829 例接受近端直肠癌患者 APR 治疗和区段切除进行比较的大型多中心回顾性研究，使得大家更接受前切除术治疗中段和近端直肠癌，其结果显示两种术式复发率（22%）相当，但接受 APR 手术的患者 5 年生存率较低（27% vs 49%）。

在上述结果的启发下，外科医生寻求既能为低位直肠癌患者保留括约肌，同时能保证令人满意的肿瘤学结果的替代手术技术。1977 年端端吻合器（EEA）的首次引进，使得超低位盆腔吻合成为可能。同时，先前人们接受的 5cm 远切缘的观点也受到了挑战。一些学者报道，远切缘即使小于 2cm 也有相似的生存率和复发率，这一结果导致除侵犯肛门括约肌的极低位直肠癌外，所有的直肠癌均可行保留括约肌的前切除术，而不采用 APR。20 世纪 70 年代和 20 世纪 80 年代，直肠拖出结肠肛管吻合和各种结肠储袋结构的重建技术相继出现。最近，经肛门内镜显微手术也可以对具有良好特征的 T1 期直肠癌进行局部切除治疗。腹腔镜和机器人手术，以及新辅助放化疗和全身化疗的进展，也在过去 20 年中影响

APR 的地位。由于这些开创性的进展，APR 在直肠癌手术治疗中的比例已降至 15% 以下，同时其局部复发率和长期生存率也稳步提高（图 8.1）。

适应证

过去一个世纪以来，APR 的适应证发生了显著变化。如上所述，由于手术技巧、技术和对直肠癌生物学认知的进步，需要 APR 以达到充分的局部疾病控制的患者越来越少。直肠癌手术的主要目标仍然是肿瘤学治愈，同时保留括约肌、性功能和排尿功能作为理想的次要目标。因此，术式的选择取决于外科医生能否达到近端和远端切缘组织学阴性，以及能否进行全直肠系膜切除以获得足够的环周切缘和淋巴结清扫。选择 APR 还是损伤较小的括约肌保留手术通常取决于肿瘤的远端浸润范围。如无法彻底切除远端病灶，导致切缘阳性，其局部复发率接近 40%（HR=16.8，95% CI 4.8~5.9），5 年生存率明显降低（HR=2.35，95% CI 1.08~5.11）。

在过去的半个世纪里，直肠癌远切缘的确定一直是研究的重点。20 世纪 50 年代，纽约哥伦比亚大

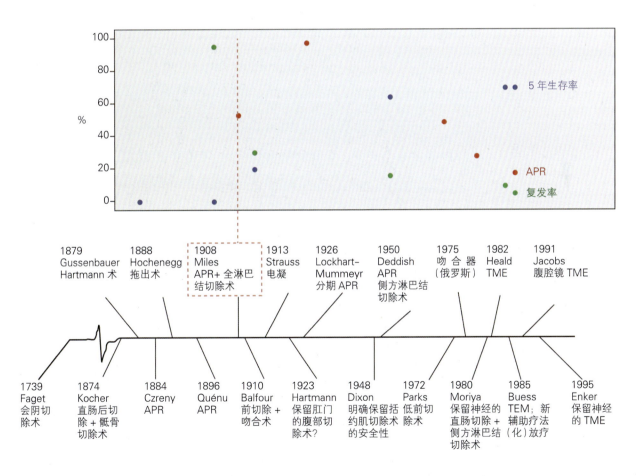

图 8.1 评估直肠癌患者的 5 年生存率和复发率与 APR 在直肠癌手术治疗中的比例有关

学的 Robert Grinnell 根据远端肠壁内浸润的组织学检查，推荐直肠癌的远端切缘为 5cm。随后的研究表明，仅有不到 20% 的样本中出现超过 1cm 的远端肠壁内扩散。远端肠壁内扩散与低分化和肿瘤的侵袭性有关，而且无论远端切缘情况如何，远端肠壁内转移都预示着远处转移的不良预后。20 世纪 80 年代通过多项回顾性研究和美国国家外科手术辅助乳腺与肠道项目 R-01 随机临床试验的二次分析确定了 2cm 的远端切缘。在该研究中对 < 2cm、2 ~ 2.9cm 和 > 3cm 的远端切缘进行比较，未发现局部复发的相对危险度或死亡的相对危险度存在显著性差异。随后的研究证实了 2cm 远端边缘是可以接受的，而且其复发率和生存率无明显变化。因此，在常规应用全直肠系膜切除术（TME）和新辅助放化疗之前，2cm 远切缘的原则已基本确立。但在当前治疗实践背景下评估可接受远端切缘的最新研究表明，即使远端切缘 < 1cm，只要是显微镜下切缘阴性，其局部复发率仍然较低。在对来自 13 项研究的 3680 例患者进行的荟萃分析中，在阴性远端切缘小于 1cm 与大于 1cm 病例之间，采用保留括约肌切除术联合或不联合放化疗进行治疗，未发现局部复发率的显著性差异。

基于这些数据，大多数专业的医疗机构能够对大多数低位直肠癌进行保留括约肌的手术，但对括约肌复合体明显直接受累的恶性肿瘤或切缘阳性的巨大肿瘤仍行 APR。当然，在术前括约肌功能受损的病例中，即使保肛在技术上是可行的，这类患者行 APR 可能会有更好的结果（见下文的生活质量部分）。

手术技术

原则

无论何种手术技术，其肿瘤学原则不变。全直肠系膜切除术（TME）的概念，最初由 Richard Heald 在 20 世纪 80 年代早期提出，概念中提出的对直肠系膜进行细致的外科解剖，已被证明可提高总生存率并减少局部复发。其开腹手术是从 Toldt 白线外侧附着处游离降结肠和乙状结肠开始，辨认输尿管并予以保护后，从内侧将结肠和肠系膜从后腹膜游离。因为不进行吻合，一般不游离脾曲，如果肠管长度不够，则需进行脾曲的游离。然后在十二指肠空肠曲内侧附近结扎肠系膜下静脉，辨认肠系膜下动脉（IMA）发出直肠上动脉的位置，并在此点进行结扎。降结肠上的对应点代表近端切缘，结肠与邻近系膜在此水平裸化（图 8.2）。微创手术则通常采用由内侧至外侧入路分离直肠上血管，这有助于在分离乙状结肠和降结肠的外侧附着点之前进行完全的肠系膜下方的分离。通常情况下，在微创手术进行盆腔游离时，不会马上离断降结肠以保证对直肠的牵拉。

接下来，进行盆腔的游离，患者取 Trendelenburg 体位，移开小肠以显露术野。从骶骨岬开始游离直肠，并确认直肠后间隙。按照全直肠系膜切除术章节的描述进行直肠和直肠系膜的环周游离。游离侧方时注意避免损伤骨盆入口的髂内静脉和输尿管。在后方注意辨认从中线向外侧走行的腹下神经，损伤该神经可导致逆向射精。在前方，分离直肠前壁与膀胱，男性需要分离膀胱、前列腺和精囊腺，女性则需沿 Denonvillier 筋膜与阴道后壁分离（图 8.3）。大部分病例在 Denonvillier 筋膜后方游离，但如果肿瘤位于前壁则应在 Denonvillier 筋膜前方游离，以保证足够的环周切缘。

继续向下方进行环周游离直到肛提肌水平。靠近直肠系膜分离直肠侧方，以避免损伤外侧的神经

图 8.2　直乙交界部的相关血管解剖。在直肠上动脉起始处结扎肠系膜下动脉，保留了左结肠动脉，优化了降结肠血液灌注和最终的末端结肠造口术（摘自 Fischer 的 *Mastery of Surgery* 第六版）

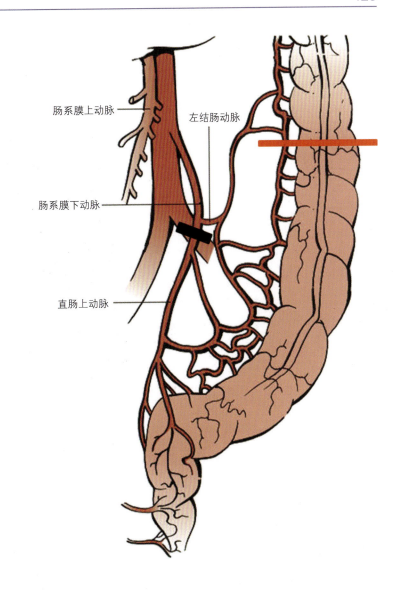

肠系膜上动脉

左结肠动脉

肠系膜下动脉

直肠上动脉

丛，进而引起男性阳痿和膀胱功能障碍。此时，到了 APR 中的关键步骤。以往的文献通常表明，与 LAR 相比，APR 的环周切缘阳性率和相应的局部复发率明显更高。有理论认为，这可能是由于在盆底水平的切除范围不充分所致。

事实上，直肠环周切缘（CRM）是手术结果的预测因素，并被认为是重要的手术质量控制指标。在荷兰直肠癌临床试验中接受 APR 的 455 例患者中，29.6% 出现 CRM 阳性。肿瘤位置是 CRM 最重要的预测因素，与位于侧壁的肿瘤相比，前壁肿瘤更可能出现 CRM 阳性（44% vs 21%，$P < 0.0001$）。据报道，CRM 阳性和阴性患者的局部复发率分别为 22% 和 5%，CRM 阳性也与远处转移率增加相关。Quirke 等发现 CRM 阴性加上理想的 TME 手术使局部复发概率降到最低（3 年 1%）。

因此，更强调通过"柱状切除"实现肛提肌的局部扩大切除，即所谓的经肛提肌外腹会阴联合切除术（ELAPE）。从手术的角度来看，肛提肌的扩大游离可以通过腹部或会阴入路实现。无论哪种入路，深部的分离均应保持圆柱形，以避免直肠系膜在肛提肌水平出现"腰状结构"（图 8.4）。现有的数据已证明 ELAPE 手术能改善 CRM，但代价是可能增加切口与其他并发症。

手术的会阴部分可在患者处于截石位（Lloyd–Davies 位）或俯卧折刀位（Kraske 位）下进行。对于

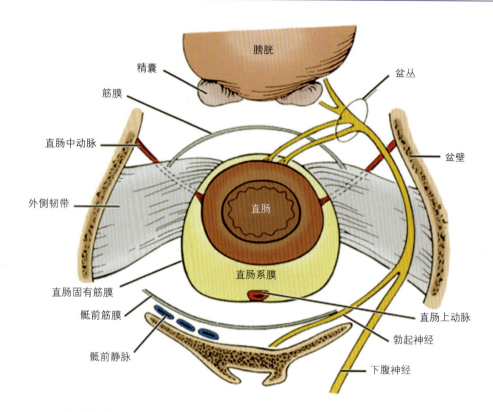

图 8.3　APR 中 TME 相关的盆腔解剖

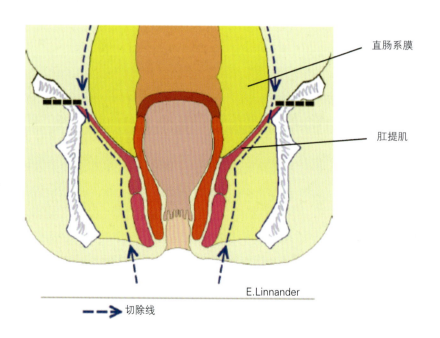

图 8.4　ELAPE 中的解剖线。注意肛提肌在其骨盆附着点附近被分开。这项技术可以进行更宽的"柱状"解剖，避免直肠系膜远端的"腰状结构"

俯卧位方式，在完成腹部手术后，放置盆腔引流管，关闭切口，结肠造口完成后再重新调整患者体位。一些学者提出在俯卧位下手术，直肠前方分离平面和前列腺尿道的显露得到改善，可以使手术时间缩短、失血量减少。而截石位时则不需要额外的体位调整，并同时提供了腹部和会阴两个入路，反而使两组同时操作成为可能，有很好的时间效率。总而言之，两种体位都可以进行安全有效的肛提肌切除，并且被认为是等效的。

会阴部切除的标志是后方的尾骨，前方的前列腺尿道，外侧的坐骨直肠窝（图8.5）。在会阴处做括约肌外的环形切口，接着在肛提肌外进行圆柱形切除。此后，会阴部分游离与先前完成的腹部游离部分在尾骨前方相通。随后，在起点处切断肛提肌继续进行会阴部肛提肌外的环周游离。直肠前方游离通常在最后进行，以开阔视野并减少男性尿道和女性阴道损伤的机会。在取出标本时，会阴缺损可以直接缝合，也可以进行皮瓣重建（见下文）。作者倾向于经腹留置闭式吸引引流管，而有的外科医生倾向于经会阴放置，但这会增加患者的不适感。引流管放置完成后，关闭正中切口，进行结肠造口。

末端结肠造口术

与急诊情况下进行暂时的和可还纳的结肠造口不同，APR手术的结肠造口是永久性的。患者可能在根治性APR术后存活数十年，因此，为避免短期和长期并发症，应特别注意末端结肠造口手术时技术上精确和细致。

首先，在患者的腹壁上选择一个合适的造口位置，这对于避免因造口器具功能不良而导致的并发症和生活质量下降是至关重要的。应该在手术前在患者的左侧腹壁进行造口定位，并考虑到患者体型、坐位时皮肤褶皱和患者的意愿。结肠造口应在患者可触及范围内，这样患者可以自己清理造口、更换造口袋。造口应位于腰带和皮肤皱褶的上方或下方，同时避开瘢痕，以防止造口袋泄漏。有经验的肠造口治疗师进行术前宣教和标记，可以帮助患者为术后的日常生活做好准备。

在关闭腹部筋膜之前，做一个直径2~3cm的环形切口，切除皮肤，并游离到至筋膜层。切开腹直

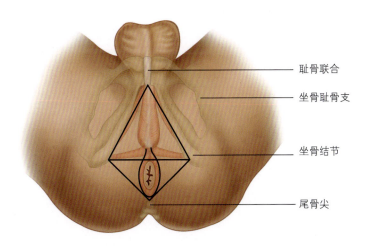

耻骨联合

坐骨耻骨支

坐骨结节

尾骨尖

图8.5 APR中会阴切除的标志。如图所示括约肌外椭圆形切口。后方切至尾骨前方，外侧至坐骨直肠窝。前方男性中切至前列腺，女性中至阴道

肌前后鞘，提出近端结肠，此时应分开肌肉，不要横断。由于结肠穿过筋膜到达皮肤，必须特别小心避免结肠扭转或肠系膜撕裂，导致血供受影响。筋膜开口除了通过肠管及其系膜外，还应额外允许一个手指通过。应在没有张力的情况下将肠管提到腹壁外，大约超过皮肤水平 3cm。

完成造口肠管与腹壁和皮肤缝合后，去除腹壁外肠管的缝合钉，观察黏膜和肠系膜，确保血运良好。再使用 3-0 或 4-0 可吸收缝线间断缝合，将肠黏膜固定到皮肤的皮下层，使肠管外翻，结肠造口突出于皮肤 1~2cm，以便放置造口袋。

方法

手术方法包括开腹、腹腔镜辅助和机器人辅助手术。早期 COST 和 MRC CLASICC 等重要性的研究显示，腹腔镜与开放结肠手术在肿瘤学效果上相当。然而，鉴于直肠手术的复杂性，数据显示腹腔镜手术对直肠癌的益处还不确定。COLOR Ⅱ 试验报道了腹腔镜直肠癌手术的长期结果，总体上腹腔镜和开腹手术在局部复发率方面没有差异。该研究中有一个有趣的发现，低位直肠癌患者腹腔镜组 CRM 阳性率明显较低，但这可能是由于开放组的 CRM 阳性率明显高于预期所致。我们期待 ACOSOG Z6051 和 ALaCaRT 试验的长期结果；然而，这两项研究均不能确定腹腔镜手术在短期肿瘤学上的非劣效性。但是，腹腔镜手术的短期非肿瘤相关获益已得到证实，包括术中失血量较少（200ml vs 400 mL，$P <$ 0.000 1）、住院时间较短（8 天 vs 9 天，P=0.036）和肠功能恢复时间缩短（2 天 vs 3 天，$P <$ 0.000 1）。COREAN 试验将中位直肠癌患者随机分配至腹腔镜手术及开放手术组，比较淋巴结检出数、CRM 和 TME 的大体标本质量，结果显示两组手术标本质量无明显差异，但发现腹腔镜直肠手术后住院时间更短，肠功能恢复更快。尽管目前已有前瞻性随机对照试验的数据，但人们仍有很大的兴趣采用腹腔镜手术治疗低位直肠癌，但需要注意的是，与开放手术相比，腹腔镜手术的长期肿瘤学结果的等效性尚未确定。

近年来，机器人辅助下的直肠癌微创手术由于器械和可视化效果的改进而获得了广泛的应用。Yang 等研究者的一项荟萃分析评估了 16 项比较腹腔镜与机器人直肠癌手术的研究，发现机器人手术相比腹腔镜手术，失血量和中转开腹率较低，但手术成本明显升高，两种手术方式在并发症和早期手术质量指标（包括 CRM 和淋巴结清除）方面相似。尽管如此，仍有必要进行大规模前瞻性研究，以评估临床结果和成本效益。

扩大的 APR 手术

对于局部晚期、无远处转移的原发肿瘤或复发肿瘤患者，联合脏器切除可能为治愈提供了最佳机会。传统的盆腔脏器切除术包括直肠及其邻近的盆腔器官的整体切除，包括男性的膀胱和前列腺，女性的膀胱和子宫。扩大切除术也可能涉及部分骶骨切除或部分阴道切除。Yamada 等研究者的研究表明，与姑息性非肿瘤切除术相比，局部复发性直肠癌行根治性盆腔脏器切除 5 年生存率更高（0% vs 22.9%，P=0.006 5）。Law 等观察到盆腔脏器切除术围术期并发症发生率高达 54%，总体 5 年死亡率为 44%。但包括骶骨切除在内的多脏器切除可获得良好的肿瘤学结局，5 年无病生存率为 43%。扩大的 APR 术前评估应进行高质量的盆腔影像学检查，直肠肿瘤侵及周围的骶骨、前列腺、膀胱或阴道都需要 MRI 进一步明确。

骶骨切除可能适用于原发性或复发性直肠癌伴后方骨性侵犯的病例。位于 S3 或者以下的肿瘤可以行标准的部分骶骨切除术。Milne 等评估了 100 例病例，发现联合骶骨切除的并发症发生率较高（74%），其中 43% 为严重并发症。如果在 S3 水平以上进行切除，则神经相关并发症增加。在 Memorial Sloan Kettering 癌症中心因肿瘤复发而接受经腹骶骨联合切除的患者，其并发症发生率为 59%，5 年无病生存率为 20%。对位于 S2 或 S2 以上的肿瘤，可行高位骶骨切除术，但有较高的神经并发症风险，并发症发生率增加，无病生存率降低。

在直肠癌的治疗中，多学科协作非常重要，尤其是在局部晚期或复发直肠肿瘤的情况下尤为重要。多学科手术团队通常包括泌尿外科、妇科、整形外科和 / 或神经外科的专家。

输尿管支架的使用

在 APR 手术时，常规使用输尿管支架来确认和预防输尿管损伤是有争议的。由于输尿管损伤的发生率非常低，因此尚无随机试验评估在结直肠癌手术中预防性使用输尿管支架的作用。最近的一项研究对美国全国医疗保健费用和使用项目中住院患者的数据进行分析，结果表明在所有医源性输尿管损伤的患者中，直肠癌患者最常见，但在 APR 术中输尿管损伤的发生率仅为 7.6‰。有对照研究显示结直肠手术中使用输尿管支架后输尿管损伤的发生率并未下降，但有学者认为输尿管支架能使术中确认损伤更容易。此外，输尿管支架植入后并非没有并发症，其并发症包括一过性血尿、尿路感染、肾盂积水和反射性无尿。一项纳入 66 例患者的研究报道称，有 2 例患者因放置输尿管支架后无尿而需要血液透析。另外，除潜在并发症外，输尿管支架植入还增加了手术的成本和手术时间。作者的做法是在预计有致密盆腔粘连的病例中选择性使用输尿管支架，例如既往盆腔手术史、远距离盆腔放疗（体外照射或短距离放射治疗）或可能累及一侧或双侧输尿管的巨大复发性病变。

会阴部的重建

在 APR 手术后，16%～41% 患者发生会阴切口并发症（包括出血、感染、裂开、瘘管形成、会阴疝、慢性疼痛和切口愈合延迟），会阴切口并发症也是 APR 术后并发症的主要来源。而新辅助放疗使上述并发症明显增加，肛周并发症的发生率大约增加 1 倍。肥胖和有严重并发症的患者发生会阴切口并发症的风险也较高。此外，根据受累的部位和范围，直肠肿瘤可侵犯阴道、前列腺、膀胱和 / 或尾骨，整块切除可导致大范围的软组织缺损，无法一期缝合。这在复发性肛门癌患者中尤其明显，因为这些患者几乎普遍需接受外照射作为其主要治疗的一部分，并且通常需要广泛的会阴软组织切除以获得阴性切缘。也就是说，APR 后的大多数会阴切口适合一期缝合，但较大的会阴缺损需要整形手术重建。对所使用的重建技术的完整讨论超出了本书的范围，这里介绍了 4 种最常用的方法。

V-Y 推进皮瓣重建术

一些会阴部切口太大以至于不能进行无张力一期缝合，但不需要肌皮瓣来闭合软组织缺损。在这些情况下，皮肤和皮下组织的 V-Y 推进皮瓣是进行无张力缝合的常用技术。通常在会阴切口前方和后方向侧方将皮肤 V 形切开完，根据需要将软组织从肌肉表面剔除、保留血管穿支，然后将皮瓣向内侧收拢，直至会阴切口可以无张力缝合，余切口 Y 形缝合。

垂直腹直肌（VRAM）肌皮瓣重建

VRAM 肌皮瓣依靠腹壁下动脉供血，通过从腹直肌后鞘截取含有垂直走向并有筋膜覆盖其上的椭圆形腹直肌肌条，通常需同时切取一条覆盖其表面的直达肋缘的梭形皮岛以增加长度，将皮瓣转位并旋转至盆腔（图 8.6）。部分阴道切除的患者，可以通过折叠皮岛重建阴道壁。虽然大多数整形外科医生在 APR 后首选的会阴重建方法是 VRAM 肌皮瓣重建，但 VRAM 肌皮瓣不能用于既往行腹壁成形术的患者，另外，对于需要行双侧造口的盆腔脏器切除的患者也需要仔细考虑。

据报道，超过 85% 的 VRAM 肌皮瓣重建可达到一期愈合，随访期间则接近 100% 愈合。VRAM 肌皮瓣重建后切口并发症的发生率为 18% ~ 29%，其中包括切口感染、出血、部分或完全皮瓣坏死、愈

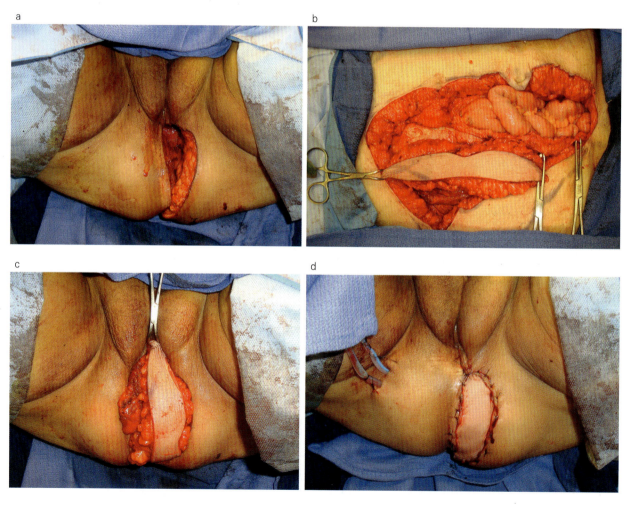

图 8.6 应用 VRAM 肌皮瓣重建会阴部缺损。(a) APR 后会阴部缺损。(b) 取右侧垂直方向、椭圆形、覆盖筋膜皮肤组织的腹直肌。(c) VRAM 肌皮瓣旋入填充会阴部缺损。(d) 原位缝合皮瓣，会阴引流

合不良、阴道狭窄和会阴或腹壁疝。对照研究显示，虽然 VRAM 肌皮瓣常用于高风险切口的重建，但与一期缝合相比，其切口并发症发生率较低，主要并发症包括脓肿、切口裂开和切口愈合延迟。

股薄肌皮瓣重建术

股薄肌皮瓣保留了股深动脉内侧旋支的血供，一般在大腿内侧的股薄肌近中 1/3 获取皮瓣（图 8.7）。股薄肌皮瓣大多用于较小的缺损重建，或 VRAM 无法应用的情况。超过 94% 患者股薄肌皮瓣重建可达到一期愈合，与一期缝合相比，会阴部并发症较少。一项针对直肠癌局部复发、接受高剂量放疗病例的研究表明，APR 会阴切口一期缝合的 24 例患者中有 11 例发生了需要住院和 / 或再次手术的严重感染，而接受股薄肌皮瓣重建的 16 例患者中仅有 2 例患者发生同样的并发症。

臀大肌皮瓣重建

臀大肌皮瓣血供来自臀上动脉和 / 或臀下动脉，其向内侧旋转可用于修复会阴缺损。单侧或双侧臀肌皮瓣会阴重建，常见于肛提肌外腹会阴联合切除术或扩大 APR 手术整块切除肛提肌和 / 或邻近器官后（见上文），造成较大会阴软组织缺损的情况。在最近的一个 28 例臀肌皮瓣重建的研究中，86% 的患者切口一期愈合，4 例患者发生局部切口感染或部分切口裂开。另一项同类研究中报道了 65 例患者，1 年内 91% 的患者完全愈合，但 42% 的患者在臀肌皮瓣重建术后发生切口并发症。

其他重建技术

有证据表明，APR 术后使用大网膜填塞无效腔可降低会阴切口并发症的发生率。一项研究分析了联合或不联合网膜成形术的 70 例接受一期缝合或肛周皮瓣重建患者的并发症发生率，结果发现在关闭会阴切口时使用大网膜皮瓣支撑时，严重盆腔并发症的发生率明显下降（21% vs 61%，$P < 0.01$）。另一项研究报道称，网膜成形术后患者发生会阴切口裂开的情况较少见（5% vs 16%，$P=0.04$）。在最近的一项荟萃分析中，网膜成形术使中位手术时间增加 20min，但带来了更高的一期切口愈合率（67% vs 50%，$P=0.05$）和较低的切口感染发生率（14% vs 19%，$P=0.03$）。

生物补片加固盆底的手术方式越来越受到人们的关注，其作为皮瓣重建的替代方法，可以缩短手术时间、降低成本、减少皮瓣获取的并发症，并已初步得到几个小样本研究的支持。目前，一项比较使用

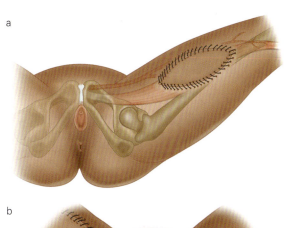

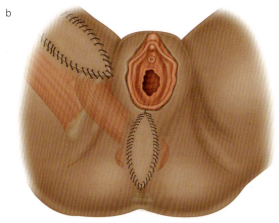

图 8.7 股薄肌皮瓣重建。(a) 股薄肌皮瓣的血供来自股深动脉分支。在股薄肌中部取皮蒂。(b) 皮瓣向上旋转填入会阴部缺损

和不使用猪源性生物补片的多中心、随机试验也正在进行中。Christensen 等对会阴生物补片（$n=24$）与臀大肌皮瓣重建（$n=33$）的效果进行了比较，结果表明使用生物补片有较高的感染率，但无显著性意义（17% vs 6%，$P=0.26$），但其会阴疝发生率较低（0% vs 21%，$P < 0.01$），住院时间更短（9 天 vs 14 天，$P < 0.05$）。在另一项小型对照研究中，与生物补片重建（$n=10$）相比，VRAM 重建（$n=5$）的中位手术时间更长（405min vs 259min，$P < 0.01$），住院时间更长（20 天 vs 10 天，$P=0.07$），中位住院费用几乎是生物补片重建的 2 倍（$P < 0.01$），但两组早期并发症发生率相似（80% vs 70%，$P=0.37$）。

APR 特异性并发症

总体并发症发病率和死亡率

如前所述，在初期，APR 的围术期并发症发生率和死亡率较高。但随着手术技术、麻醉和抗菌技术的发展，APR 与其他复杂的手术操作一样，其并发症发生率和死亡率得到了实质性改善。目前，其围术期死亡率通常低于 2%。尽管如此，APR 仍然是一种损伤相对较大的手术，总体并发症发生率约为50%。

术中并发症

骶前出血

直肠后方游离时可怕的并发症是不慎穿破骶前筋膜损伤骶前静脉丛或骶基底静脉引起的骶前出血。Pollard 等报道接受 APR 或 LAR 手术的患者骶前出血发生率大约为 3%。而且，单纯缝扎或烧灼一般很难止血，往往可能使出血加剧。因此，多年来人们对各种止血方法进行了研究，包括压迫止血（如无菌图钉、盐水袋填塞或组织扩张），使用止血剂（如纤维蛋白、氰基丙烯酸酯胶黏剂、腹直肌焊接）和内镜下钉合器。尽管有许多方法可用，但必须强调的是，当患者病情不稳定时填塞盆腔止血，间隔一段时间后重返手术室，有时仍然是一种必要且高度可靠的方法。

尿道损伤

APR 手术时，在男性会阴前方游离时可能发生尿道膜部的意外损伤。较早的研究报道 1% ~ 5% 的病例可能发生尿道损伤。密切注意和触摸尿道内的导尿管有助于避免这种并发症。幸运的是，尿道损伤通常可以通过游离区域看到导尿管而立即确认，并且可通过一期修复和 / 或长期植入尿道支架及留置导尿管进行治疗。治疗失败或未发现的尿道损伤可能会导致会阴切口出现尿液潴留囊肿和 / 或尿道皮肤瘘，最终可能需要更复杂的重建技术。

输尿管损伤

据估计，结直肠手术中医源性输尿管损伤占 5% ~ 15%，而在结直肠术式中，APR 手术最容易发生输尿管损伤，发生率高达 5%。因此，在分离结肠系膜之前仔细确认输尿管至关重要，尤其是左侧输尿管。如前所述，输尿管支架可以帮助确认输尿管是否发生损伤，但通常不能预防损伤的发生。输尿管支架的使用可由外科医生根据是否为二次手术、手术的复杂性、不确定的解剖结构和经验等因素来决定。常见的输尿管损伤模式包括裂伤和 / 或横断、结扎、血供阻断和热损伤，术中可通过静脉注射亚甲蓝或靛蓝胭脂红等有色染料观察有无外渗来诊断可疑的输尿管损伤。随后的处理方式取决于诊断的时机，以及损伤的范围和解剖位置。对于输尿管中 1/3 的损伤，首选的修复方法是留置输尿管支架后行铲状输尿管吻合，有时需要借助腰大肌膀胱减张固定或 Boari 皮瓣来进行输尿管膀胱吻合，而输尿管膀胱吻合是较常见的远端 1/3 输尿管损伤的首选手术。

阴道损伤

在女性 APR 手术中，由于计划切除直接侵犯（阴道）位于直肠前壁的肿瘤或游离直肠前方时意外损伤，均可能发生阴道后壁损伤。较小的缺损可以行一期无张力修补。然而，应该认识到修补可能失败，尤其是在接受新辅助放疗的病例中，这可能进而导致阴道狭窄及瘢痕形成。在某些情况下，阴道皮肤瘘可延伸至会阴切口，可能导致长期的会阴部窦道。较大缺损最好进行皮瓣重建，而正如先文所述，VRAM 肌皮瓣重建是最适合的重建方式。

会阴切口并发症

近期并发症

会阴部切口的愈合不良是一系列具有不同临床意义的并发症，从浅表切口裂开到盆腔脓肿及败血症，因此需要不同的治疗策略。尽管当前手术结局普遍明显改善，但 APR 术后会阴切口愈合并发症仍然是一个重大问题，发生率从 14% 到高达 50%。

由于住院时间延长、再次入院和家庭护理需要，治疗会阴切口并发症会产生大量的额外医疗费用。另外，Hawkins 等通过多变量分析发现，APR 术后会阴切口裂开的矫正死亡风险增加了 1.7 倍。

危险因素

切除直肠和肛门（以及其他盆腔器官）会在骨盆内及会阴区出现较大的无效腔，使液体和 / 或血液积聚更加容易，增加切口渗出 / 感染、盆腔脓肿和切口窦道形成的风险。ELAPE（与传统 APR 相比）和新辅助放疗的应用也会增加会阴切口并发症。恶性肿瘤和炎性肠病的手术亦导致切口不愈合率的增加，其他与患者相关的风险因素包括糖尿病、贫血、肥胖和吸烟。

预防

如上所述，许多方法有助于缓解会阴切口不愈合和 / 或感染及其后遗症，并取得不同程度的成功。除了上述的重建方法外，还可以进行闭式引流、盆腔放置庆大霉素吸收性明胶海绵等其他操作。值得注意的是，以往关闭盆底腹膜的操作可能导致切口愈合延迟，可能是于盆腔处形成一个明显的闭合无效腔有关。另外，现已证明在闭式引流中增加冲洗不会有任何额外的获益。

　　作者的做法是在可能的情况下一期缝合会阴切口、大网膜瓣填充盆腔加经腹闭式引流。皮瓣缝合通常用于较大或扩大的缺损（例如盆腔廓清术、阴道后壁切除术），尤其是术前放疗的情况下（例如晚期肛门鳞状细胞癌）。

处理方法

　　单纯的浅层切口裂开可用内湿外干敷料填塞治疗，偶有过多的肉芽组织可能需要使用硝酸银局部治疗。会阴切口完全裂开的传统初始治疗方法包括坏死组织清创和内湿外干敷料换药，在存在大量渗出和/或轻度感染的情况下，可使用 1/4 浓度的强 Dakin 溶液或银浸渍制剂进行换药。通过这些常规切口处理方法，几乎所有切口会在 6 个月内愈合。需要强调的是，完全裂开需要仔细探查，以确保没有需要急诊手术切除小肠的指征。

　　近期，负压封闭引流（VAC）装置的使用越来越普遍，通过二期强化治疗加速切口愈合，尤其适用于较大的腹部伤口。已有报道将 VAC 技术用于 APR 术后的会阴切口；然而，会阴的位置很难保持密封状态，这是进行负压吸引的必要条件。作者也发现会阴切口的 VAC 治疗非常有效，但也注意到成功的治疗取决于专业和经验丰富的切口护理团队的参与。

　　发热、盆腔疼痛伴或不伴会阴切口溢液可能是盆腔积液和/或脓肿的表现，提示应进行 CT 检查。盆腔脓肿通常可在 CT 引导下放置经皮引流管和使用广谱抗生素进行治疗。有时，在急诊情况下，会阴切口的窄口窦道可能需要手术干预扩大开口，从而实现充分引流和更有效的切口换药。

长期并发症

持续性会阴窦道

　　手术后超过 6 个月仍未愈合的会阴切口被视为持续性会阴窦道（PPS），在接受 APR 治疗的直肠癌患者中，多达 30% 的患者可能出现这种并发症。PPS 的成因通常是先期出现脓毒症（特别是在新辅助放疗过程中），伴随后期的慢性炎症和纤维化过程，后者又导致局部组织氧合减少和愈合能力差，进而形成窦道。典型的会阴窦道是位于会阴切口处、伴有狭窄的外口的、长条形的内衬肉芽组织的纤维化管道，并常延伸到骶前的无效腔。PPS 可伴有疼痛、恶臭和/或血性分泌物，其评估方法包括窦道造影、CT 和/或 MRI，以显示窦道腔解剖结构，并排除潜在病因，如无法引流的脓肿、异物、肿瘤复发或会阴肠外瘘等。

　　切口处理和/或外用药物的保守治疗，如纤维胶，可能有助于缓解症状，但很难达到完全愈合。据报道，局部使用甲硝唑软膏可以减少异味和会阴部不适。有报道称 VAC 技术除用于急性、不愈合的切口外，还可促进 PPS 的闭合、促进肉芽组织的生长，以改善植皮情况。

　　未愈合 PPS 的手术治疗包括简单的局部清创到复杂的重建手术，有多种手术方式。其中，清创术和单纯窦道刮除术很少能达到完全愈合。有研究报道，8 例 PPS 患者通过广泛的窦道切除、部分尾骨切除、一期切口缝合、加闭式引流均成功治愈。值得注意的是，有人提出上述联合手术治疗方式，如果不行尾骨切除，其愈合率会大大降低。另外，当无法进行无张力一期缝合时，可使用几种局部改良法。其中包括 Branagan 等报道的皮瓣缝合术，该研究中 8 例患者中 7 例获得成功；或在创面移植较厚的皮瓣，有研究报道 9 例患者中 5 例成功愈合。

对于较大的切除缺损，可能需要采用更积极的重建方法，最常用的方法包括应用 VRAM 和前文所述的股薄肌肌皮瓣。有系统综述表明，在慢性盆腔败血症和 / 或 PPS 的情况下，VRAM 和股薄肌肌皮瓣在 12 个月内完全愈合率分别为 84% 和 64%，文中还描述了臀大肌 V-Y 推进皮瓣闭合技术，但其填充盆腔缺损的效果有限。

Chan 等最近报道了 IBD 直肠切除术后的难治性 PPS 患者，在腹直肌肌皮瓣缝合之前（一些病例中是在腹直肌肌皮瓣缝合之后）应用高压氧治疗的有限经验，所有 4 例患者的会阴切口均在 3 个月内完全愈合。这种治疗方法有一定前景，但仍需进一步研究。

会阴肠外瘘

APR 术后，如果盆腔无效腔未充分填充，小肠会掉到会阴部腔隙。在盆腔脓毒症、慢性炎症和 / 或会阴切口不愈合的情况下，可能会侵蚀小肠，导致肠外瘘。由于解剖位置的原因，会阴肠外瘘的控制和保守治疗非常困难，可能对患者造成极大的困扰。如同腹部的肠外瘘一样，会阴肠外瘘初期应进行保守治疗，推荐肠道休息减少排便，使用 TPN 增强营养，以及按需使用广谱抗生素控制局部脓毒症。此时，局部皮肤保护措施尤其重要，可以考虑应用生长抑素类药物来减少排便。根据作者的经验，会阴肠外瘘可能自行愈合，但并不常见。因此，大部分患者需要再次手术，但需要几个月的时间来减少腹腔内的炎症和粘连。由于无法在会阴部位实现瘘的控制，手术介入时机可能会受到影响。手术方式通常为开腹切除窦道和受累肠段，术中盆腔填塞（例如大网膜、子宫等），在肠道和会阴伤口之间建立屏障，对防止复发至关重要。

会阴疝

有文献报道的会阴切口疝发生率高达 8%，但其仍是一种相对罕见的并发症，估计在不到 1% 病例中发生。有理论认为粘连减少可能使患者的小肠容易滑入盆腔，但腹腔镜 APR 术后会阴疝的发生率目前尚不清楚。许多 APR 术后会阴疝可能无症状，无法察觉。当出现症状时，多表现为肿胀、不适和 / 或疼痛、泌尿系统症状、肠梗阻及皮肤侵蚀。如同其他部位的疝一样，会阴疝也可出现嵌顿和绞窄，其危险因素包括女性、吸烟、既往子宫切除史、放化疗、小肠系膜过长、会阴感染等。会阴疝的手术方式很多，包括开腹手术、腹腔镜手术、经会阴和腹会阴联合修补术等。使用不可吸收合成补片或可吸收生物补片可获得最持久的手术效果。也有报道称，使用肌皮瓣可加强修复，但一般在其他方法失败的情况下使用。

结肠造口相关并发症

结肠造口引起的并发症是 APR 术后患者的长期并发症和生活质量下降的最主要来源。据估计，超过 50% 患者会发生结肠造口相关并发症，其中缺血、狭窄、脱垂、回缩、造口旁疝、梗阻和皮肤刺激最常见。幸运的是，许多与结肠造口相关的并发症可以通过良好的造口护理得到控制。尽管如此，有时仍需进行手术治疗，但结果往往不令人满意，可能需要多次手术修复。

造口缺血和狭窄

结肠造口缺血是手术时造口肠道血供中断引起的技术性并发症。如前所述，肠管提出时必须格外小心，防止肠系膜扭转、血供中断和淤血。静脉淤血或片状黏膜坏死常可按预期进行非手术治疗，而全层肠管坏死可引起功能性肠梗阻、败血症或继发性狭窄，是外科手术介入的指征。

造口狭窄可能是缺血的长期后遗症，1%~7% 的病例会发生。只要结肠造口有功能，可通过连续扩张治疗狭窄，并使用泻药改善肠道功能。外科手术处理也是需要的，一般的做法是在皮肤黏膜连接处切开，游离肠管，完成新的造口，通常不需要游离至筋膜层。其他的方法包括开腹完全游离修复或造口成形术。

造口回缩

造口回缩往往是由于术中肠系膜张力较大，妨碍了肠管的充分外翻所致。造口回缩可能会导致造口袋佩戴不佳，进而引起皮肤刺激症状和溃疡。虽然可以尝试局部修补，但有症状的造口回缩通常需要开腹手术，进一步游离肠管，以完成结肠造口修复和 / 或重新造口。

造口脱垂

幸运的是，乙状结肠末端造口脱垂并不常见。其可能的原因是乙状结肠冗长或脾曲的广泛游离。对于患者来说，脱垂的结肠造口通常仍可正常排便，但可能导致造口袋佩戴困难。如果需要修补，可通过结肠造口部位尽可能游离远端结肠并使其外露，然后切除脱垂部分并做新的结肠造口。尽管与开腹手术修补相比并发症发病率较低，但这种相对保守的治疗方法容易出现脱垂复发。

造口旁疝

造口旁疝可发生于超过 1/3 的末端结肠造口患者和多达 75% 的肥胖患者。虽然大多数病例相对较轻，但造口旁疝可导致慢性腹痛、肠梗阻 / 绞窄和造口护理困难。综合讨论造口旁疝的外科治疗超出了本文的范围，但可以明确的是造口旁修补术后复发率较高，而且最有效的修补方法尚不明确。

已有研究报道了预防造口旁疝的各种结肠造口方法。有学者提出在腹直肌鞘外侧造口，但大多数研究得出的结论是，经腹直肌和腹直肌外侧造口的造口旁疝发生率没有明显差异。Goligher 腹膜外结肠造口术是另一个被提出的旨在减少造口旁疝发生的技术，该技术是通过后腹膜外侧游离，将造口肠管穿过壁腹膜与后腹膜下筋膜之间的隧道提到腹壁外，然后与皮肤缝合固定。最近的一项纳入 1071 例患者的荟萃分析显示，与传统的经腹腔造口相比，腹膜外造口的造口旁疝的发生率较低（OR，0.41；95% CI，0.23~0.73）。关于腹直肌外造口及腹膜外造口的效果目前均无前瞻性随机对照研究验证。

为了预防造口旁疝，结肠造口时使用补片加固筋膜缺损的方法近期备受关注。在一项小型随机试验中，将传统结肠造口与在腹直肌和腹直肌后鞘之间放置人工补片的结肠造口进行了比较。在 5 年随访时，放置补片的造口患者比传统造口患者发生造口旁疝的概率明显较少（13% vs 81%，$P < 0.001$）。几项荟萃也得出相似的结论，在结肠造口时在造口周围放置补片可降低造口旁疝的发生率，但仍需要进一步的大规模前瞻性研究进行验证。

生活质量

APR 术后永久性结肠造口的负面社会心理影响一直是探索保留括约肌替代方案的动力。的确，腹部造口对身体形象、性亲密关系、社会关系和情感健康有着不可否认的影响。然而，大多数患者和医生的误解是，与永久性结肠造口相比，恢复肠道连续性（例如 LAR）一定会有更好的生活质量，因此很少去关注 LAR 相关的肠道功能不佳的后遗症。而这些症状通常被归为一类症候群，称为低位前切除综合征（便频、便急、污秽、失禁、无法区分排气排便、肛周刺激和排便困难），这些症状在保留括约肌手术后不同程度地存在。直肠残端越短、吻合越低位，越会导致肛门直肠功能的恶化，尤其是在吻合口水平距离肛缘 5cm 以下的症状愈发明显。

目前，对直肠癌患者手术后生活质量的影响已经进行了较为深入的研究，但结果相互矛盾，难以解释。一些研究表明保留括约肌的前切除术后有更好的生活质量，而也有研究发现在 APR 术后的生活质量更好。在最近的一项荟萃分析中，纳入来自 11 项研究的 1443 例直肠癌患者。结果表明，与前切除术相比，APR 术后的总体生活质量没有明显差异。然而，当使用个体评估工具分析时，接受 APR 手术的患者似乎具有更高的心理、认知、情绪和未来期望评分，而在前切除术后的患者中观察到更好的身体、性功能和疼痛评分。

现有的数据无法得出避免永久性结肠造口可提高生活质量的观点。同样，低位直肠癌患者在 APR 和保肛手术之间的选择是一个复杂的过程，必须进行个体化分析。即使技术上可行，对术前肛门功能差、腹泻、神经功能障碍或存在显著便失禁风险的患者（老年、女性、有产伤史的患者），也应避免进行保留括约肌的手术。在直肠癌手术前进行肛门直肠功能评估和预期结果的坦率讨论是非常必要的。

参考文献

[1] Gilbertsen VA. The role of the Miles abdominoperineal excision in the history of curative rectal cancer surgery. Surgery. 1960;47:520–528.

[2] Galler AS, Petrelli NJ, Shakamuri SP. Rectal cancer surgery: a brief history. Surg Oncol. 2011;20:223–230.

[3] Lange MM, Rutten HJ, van de Velde CJ. One hundred years of curative surgery for rectal cancer: 1908–2008. Eur J Surg Oncol. 2009;35:456–463.

[4] Miles WE. A method of performing abdomino–perineal excision for carcinoma of the rectum and of the Terminal portion of the pelvic Colon. Lancet. 1908;172:1812–1813.

[5] Miles WE. The radical abdomino–perineal operation for cancer of the rectum and of the pelvic colon. Br Med J. 1910;11:941–943.

[6] Campos FG. The life and legacy of William Ernest Miles (1869–1947): a tribute to an admirable surgeon. Rev Assoc Med Bras. 2013;59:181–185.

[7] Heald RJ, Husband EM, Ryall RD. The mesorectum in rectal cancer surgery – the clue to pelvic recurrence? Br J Surg. 1982;69:613–616.

[8] Dukes C. The spread of cancer of the rectum. Br J Surg. 1930;17:643–648.

[9] Dixon CF. Surgical removal of lesions occurring in the sigmoid and rectosigmoid. Am J Surg. 1939;46:12–17.

[10] Dixon CF. Anterior resection for malignant lesions of the upper part of the rectum and lower part of the sigmoid. Trans Meet Am Surg Assoc Am Surg Assoc Meet. 1948;66:175–192.

[11] Collins DC. End–results of the Miles' combined abdominoperineal resection versus the segmental anterior resection. A 25–year postoperative follow–up in 301 patients. Am J Proctol. 1963;14:258–261.

[12] Pollett WG, Nicholls RJ. The relationship between the extent of distal clearance and survival and local recurrence rates after

curative anterior resection for carcinoma of the rectum. Ann Surg. 1983;198:159–163.

[13] Kim NK, Kim YW, Min BS, Lee KY, Sohn SK, Cho CH. Factors associated with local recurrence after neoadjuvant chemoradiation with total mesorectal excision for rectal cancer. World J Surg. 2009;33:1741–1749.

[14] Leo E, Belli F, Miceli R, et al. Distal clearance margin of 1 cm or less: a safe distance in lower rectum cancer surgery. Int J Color Dis. 2009;24:317–322.

[15] Grinnell RS. Distal intramural spread of carcinoma of the rectum and rectosigmoid. Surg Gynecol Obstet. 1954;99:421–430.

[16] Williams NS, Dixon MF, Johnston D. Reappraisal of the 5 centimeter rule of distal excision for carcinoma of the rectum – a study of distal intramural spread and of patients survival. Br J Surg. 1983;70:150–154.

[17] Madsen PM, Christiansen J. Distal intramural spread of rectal carcinomas. Dis Colon Rectum. 1986;29:279–282.

[18] Shirouzu K, Isomoto H, Kakegawa T. Distal spread of rectal–cancer and optimal distal margin of resection for sphincter–preserving surgery. Cancer. 1995;76:388–392.

[19] Zollinger RM, Sheppard MH. Carcinoma of the rectum and the rectosigmoid. A review of 729 cases. Arch Surg. 1971;102:335–338.

[20] Patel SC, Tovee EB, Langer B. Twenty–five years of experience with radical surgical treatment of carcinoma of the extraperitoneal rectum. Surgery. 1977;82:460–465.

[21] Williams NS, Durdey P, Johnston D. The outcome following sphincter–saving resection and abdominoperineal resection for low rectal cancer. Br J Surg. 1985;72:595–598.

[22] Wolmark N, Fisher B. An analysis of survival and treatment failure following abdominoperineal and sphincter–saving resection in Dukes' B and C rectal carcinoma. A report of the NSABP clinical trials. National Surgical Adjuvant Breast and Bowel Project. Ann Surg. 1986;204:480–489.

[23] Vernava AM, Moran M, Rothenberger DA, Wong WD. A prospective evaluation of distal margins in carcinoma of the rectum. Surg Gynecol Obstet. 1992;175:333–336.

[24] Bozzetti F, Mariani L, Miceli R, Montalto F, Baratti D, Andreola S. Impact of distal clearance margin on oncologic outcome after restorative resection of the rectum. Tumori. 1997;83:907–911.

[25] Bernstein TE, Endreseth BH, Romundstad P, Wibe A, Norwegian Colorectal Canc R. What is a safe distal resection margin in rectal cancer patients treated by low anterior resection without preoperative radiotherapy? Color Dis. 2012;14:e48–55.

[26] Nelson H, Petrelli N, Carlin A, et al. Guidelines 2000 for colon and rectal cancer surgery. J Natl Cancer Inst. 2001;93:583–596.

[27] Andreola S, Leo E, Belli F, et al. Adenocarcinoma of the lower third of the rectum surgically treated with a < 10–MM distal clearance: preliminary results in 35 N0 patients. Ann Surg Oncol. 2001;8:611–615.

[28] Kuvshinoff B, Maghfoor I, Miedema B, et al. Distal margin requirements after preoperative chemoradiotherapy for distal rectal carcinomas: are < =1 cm distal margins sufficient? Ann Surg Oncol. 2001;8:163–169.

[29] Moore HG, Riedel E, Minsky BD, et al. Adequacy of 1–cm distal margin after restorative rectal cancer resection with sharp mesorectal excision and preoperative combined–modality therapy. Ann Surg Oncol. 2003;10:80–85.

[30] Fitzgerald TL, Brinkley J, Zervos EE. Pushing the envelope beyond a Centimeter in rectal cancer: oncologic implications of close, but negative margins. J Am Coll Surg. 2011;213:589–595.

[31] Heald RJ, Ryall RD. Recurrence and survival after total mesorectal excision for rectal cancer. Lancet. 1986;1:1479–1482.

[32] Weiser MR, Quah HM, Shia J, et al. Sphincter preservation in low rectal cancer is facilitated by preoperative chemoradiation and intersphincteric dissection. Ann Surg. 2009;249:236–242.

[33] Wibe A, Syse A, Andersen E, et al. Oncological outcomes after total mesorectal excision for cure for cancer of the lower rectum: anterior vs abdominoperineal resection. Dis Colon Rectum. 2004;47:48–58.

[34] McKinley S, Cade JF, Siganporia R, Evans OM, Mason DG, Packer JS. Clinical evaluation of closed–loop control of blood pressure in seriously ill patients. Crit Care Med. 1991;19:166–170.

[35] Wibe A, Rendedal PR, Svensson E, et al. Prognostic significance of the circumferential resection margin following total mesorectal excision for rectal cancer. Br J Surg. 2002;89:327–334.

[36] Traver CN, Klapholz S, Hyman RW, Davis RW. Rapid screening of a human genomic library in yeast artificial chromosomes for single–copy sequences. Proc Natl Acad Sci U S A. 1989;86:5898–5902.

[37] Prytz M, Angenete E, Ekelund J, Haglind E. Extralevator abdominoperineal excision (ELAPE) for rectal cancer – short–term results from the swedish colorectal cancer registry. Selective use of ELAPE warranted. Int J Color Dis. 2014;29:981–987. doi:10.1007/s00384–014–1932–9.

[38] West NP, Anderin C, Smith KJ, Holm T, Quirke P, European Extralevator Abdominoperineal Excision Study Group. Multicentre experience with extralevator abdominoperineal excision for low rectal cancer. Br J Surg. 2010;97:588–599.

[39] Showalter SL, Kelz RR, Mahmoud NN. Effect of technique on postoperative perineal wound infections in abdominoperineal resection. Am J Surg. 2013;206:80–85.

[40] Hu X, Cao L, Zhang J, Liang P, Liu G. Therapeutic results of abdominoperineal resection in the prone jackknife position for T3–4 low rectal cancers. J Gastrointest Surg. 2015;19:551.

[41] Keller DS, Lawrence JK, Delaney CP. Prone jackknife position is not necessary to achieve a cylindrical abdominoperineal resection: demonstration of the lithotomy position. Dis Colon Rectum. 2014;57:251.

[42] Toshniwal S, Perera M, Lloyd D, Nguyen H. A 12-year experience of the trendelenburg perineal approach for abdominoperineal resection. ANZ J Surg. 2013;83:853-858.

[43] Anderin C, Granath F, Martling A, Holm T. Local recurrence after prone vs supine abdominoperineal excision for low rectal cancer. Colorectal Dis. 2013;15:812-815.

[44] Pahlman L, Enblad P, Stahle E. Abdominal vs perineal drainage in rectal surgery. Dis Colon Rectum. 1987;30:372-375.

[45] Clinical Outcomes of Surgical Therapy Study Group. A comparison of laparoscopically assisted and open colectomy for colon cancer. N Engl J Med. 2004;350:2050-2059.

[46] Fleshman J, Sargent DJ, Green E, et al. Laparoscopic colectomy for cancer is not inferior to open surgery based on 5-year data from the COST study group trial. Ann Surg. 2007;246:655-662. discussion 62-64.

[47] Guillou PJ, Quirke P, Thorpe H, et al. Short-term endpoints of conventional versus laparoscopic-assisted surgery in patients with colorectal cancer (MRC CLASICC trial): multicentre, randomised controlled trial. Lancet. 2005;365:1718-1726.

[48] van der Pas MH, Haglind E, Cuesta MA, et al. Laparoscopic versus open surgery for rectal cancer (COLOR II): short-term outcomes of a randomised, phase 3 trial. Lancet Oncol. 2013;14:210-218.

[49] Kang SB, Park JW, Jeong SY, et al. Open versus laparoscopic surgery for mid or low rectal cancer after neoadjuvant chemoradiotherapy (COREAN trial): short-term outcomes of an open-label randomised controlled trial. Lancet Oncol. 2010;11:637-645.

[50] Yang Y, Wang F, Zhang P, et al. Robot-assisted versus conventional laparoscopic surgery for colorectal disease, focusing on rectal cancer: a meta-analysis. Ann Surg Oncol. 2012;19:3727-3736.

[51] Yamada K, Ishizawa T, Niwa K, Chuman Y, Aikou T. Pelvic exenteration and sacral resection for locally advanced primary and recurrent rectal cancer. Dis Colon Rectum. 2002;45:1078-1084.

[52] Law WL, Chu KW, Choi HK. Total pelvic exenteration for locally advanced rectal cancer. J Am Coll Surg. 2000;190:78-83.

[53] Colibaseanu DT, Dozois EJ, Mathis KL, et al. Extended sacropelvic resection for locally recurrent rectal cancer: can it be done safely and with good oncologic outcomes? Dis Colon Rectum. 2014;57:47-55.

[54] Milne T, Solomon MJ, Lee P, et al. Sacral resection with pelvic exenteration for advanced primary and recurrent pelvic cancer: a single-institution experience of 100 sacrectomies. Dis Colon Rectum. 2014;57:1153-1161.

[55] Melton GB, Paty PB, Boland PJ, et al. Sacral resection for recurrent rectal cancer: analysis of morbidity and treatment results. Dis Colon Rectum. 2006;49:1099-1107.

[56] Dozois EJ, Privitera A, Holubar SD, et al. High sacrectomy for locally recurrent rectal cancer: can long-term survival be achieved? J Surg Oncol. 2011;103:105-109.

[57] Fawaz K, Smith MJ, Moises C, Smith AJ, Yee AJ. Single-stage anterior high sacrectomy for locally recurrent rectal cancer. Spine. 2014;39:443-452.

[58] Palaniappa NC, Telem DA, Ranasinghe NE, Divino CM. Incidence of iatrogenic ureteral injury after laparoscopic colectomy. Arch Surg. 2012;147:267-271.

[59] Halabi WJ, Jafari MD, Nguyen VQ, et al. Ureteral injuries in colorectal surgery: an analysis of trends, outcomes, and risk factors over a 10-year period in the United States. Dis Colon Rectum. 2014;57:179-186.

[60] Tsujinaka S, Wexner SD, DaSilva G, et al. Prophylactic ureteric catheters in laparoscopic colorectal surgery. Tech Coloproctol. 2008;12:45-50.

[61] Bothwell WN, Bleicher RJ, Dent TL. Prophylactic ureteral catheterization in colon surgery – a 5-year review. Dis Colon Rectum. 1994;37:330-334.

[62] Kyzer S, Gordon PH. The prophylactic use of ureteral catheters during colorectal operations. Am Surg. 1994;60:212-216.

[63] Bieniek JM, Meade PG. Reflux anuria after prophylactic ureteral catheter removal: a case description and review of the literature. J Endourol. 2012;26:294-296.

[64] Beraldo S, Neubeck K, Von Friderici E, Steinmuller L. The prophylactic use of a ureteral stent in laparoscopic colorectal surgery. Scand J Surg. 2013;102:87-89.

[65] Chahin F, Dwivedi AJ, Paramesh A, et al. The implications of lighted ureteral stenting in laparoscopic colectomy. JSLS. 2002;6:49-52.

[66] Bullard KM, Trudel JL, Baxter NN, Rothenberger DA. Primary perineal wound closure after preoperative radiotherapy and abdominoperineal resection has a high incidence of wound failure. Dis Colon Rectum. 2005;48:438-443.

[67] El-Gazzaz G, Kiran RP, Lavery I. Wound complications in rectal cancer patients undergoing primary closure of the perineal wound after abdominoperineal resection. Dis Colon Rectum. 2009;52:1962-1966.

[68] Christian CK, Kwaan MR, Betensky RA, Breen EM, Zinner MJ, Bleday R. Risk factors for perineal wound complications following abdominoperineal resection. Dis Colon Rectum. 2005;48:43-48.

[69] Sinna R, Alharbi M, Assaf N, et al. Management of the perineal wound after abdominoperineal resection. J Visc Surg.

2013;150:9–18.

[70] Friedman J, Dinh T, Potochny J. Reconstruction of the perineum. Semin Surg Oncol. 2000;19:282–293.

[71] Nisar PJ, Scott HJ. Myocutaneous flap reconstruction of the pelvis after abdominoperineal excision. Color Dis. 2009;11:806–816.

[72] Buchel EW, Finical S, Johnson C. Pelvic reconstruction using vertical rectus abdominis musculocutaneous flaps. Ann Plast Surg. 2004;52:22–26.

[73] Bell SW, Dehni N, Chaouat M, Lifante JC, Parc R, Tiret E. Primary rectus abdominis myocutaneous flap for repair of perineal and vaginal defects after extended abdominoperineal resection. Br J Surg. 2005;92:482–486.

[74] Chessin DB, Hartley J, Cohen AM, et al. Rectus flap reconstruction decreases perineal wound complications after pelvic chemoradiation and surgery: a cohort study. Ann Surg Oncol. 2005;12:104–110.

[75] Butler CE, Gundeslioglu AO, Rodriguez–Bigas MA. Outcomes of immediate vertical rectus abdominis myocutaneous flap reconstruction for irradiated abdominoperineal resection defects. J Am Coll Surg. 2008;206:694–703.

[76] Radice E, Nelson H, Mercill S, Farouk R, Petty P, Gunderson L. Primary myocutaneous flap closure following resection of locally advanced pelvic malignancies. Br J Surg. 1999;86:349–354.

[77] Persichetti P, Cogliandro A, Marangi GF, et al. Pelvic and perineal reconstruction following abdominoperineal resection: the role of gracilis flap. Ann Plast Surg. 2007;59:168–172.

[78] Shibata D, Hyland W, Busse P, et al. Immediate reconstruction of the perineal wound with gracilis muscle flaps following abdominoperineal resection and intraoperative radiation therapy for recurrent carcinoma of the rectum. Ann Surg Oncol. 1999;6:33.

[79] Holm T, Ljung A, Haggmark T, Jurell G, Lagergren J. Extended abdominoperineal resection with gluteus maximus flap reconstruction of the pelvic floor for rectal cancer. Br J Surg. 2007;94:232–238.

[80] Anderin C, Martling A, Lagergren J, Ljung A, Holm T. Short–term outcome after gluteus maximus myocutaneous flap reconstruction of the pelvic floor following extra–levator abdominoperineal excision of the rectum. Color Dis. 2012;14:1060–1064.

[81] Hultman CS, Sherrill MA, Halvorson EG, et al. Utility of the omentum in pelvic floor reconstruction following resection of anorectal malignancy patient selection, technical caveats, and clinical outcomes. Ann Plast Surg. 2010;64:559–562.

[82] Hay JM, Fingerhut A, Paquet JC, Flamant Y. Management of the pelvic space with or without omentoplasty after abdominoperineal resection for carcinoma of the rectum: a prospective multicenter study. The French Association for Surgical Research. Eur J Surg. 1997;163:199–206.

[83] Killeen S, Devaney A, Mannion M, Martin ST, Winter DC. Omental pedicle flaps following proctectomy: a systematic review. Color Dis. 2013;15:e634–645. doi:10.1111/codi.12394.

[84] Han JG, Wang ZJ, Gao ZG, Xu HM, Yang ZH, Jin ML. Pelvic floor reconstruction using human acellular dermal matrix after cylindrical abdominoperineal resection. Dis Colon Rectum. 2010;53:219–223.

[85] Wille–Jorgensen P, Pilsgaard B, Moller P. Reconstruction of the pelvic floor with a biological mesh after abdominoperineal excision for rectal cancer. Int J Color Dis. 2009;24:323–325.

[86] Peacock O, Simpson JA, Tou SI, et al. Outcomes after biological mesh reconstruction of the pelvic floor following extra–levator abdominoperineal excision of rectum (APER). Tech Coloproctol. 2014;18:571–577.

[87] Musters GD, Bemelman WA, Bosker RJI, et al. Randomized controlled multicentre study comparing biological mesh closure of the pelvic floor with primary perineal wound closure after extralevator abdominoperineal resection for rectal cancer (BIOPEX–study). BMC Surg. 2014;14:58.

[88] Christensen HK, Nerstrom P, Tei T, Laurberg S. Perineal repair after extralevator abdominoperineal excision for low rectal cancer. Dis Colon Rectum. 2011;54:711–717.

[89] Luna–Perez P, Rodriguez–Ramirez S, Vega J, Sandoval E, Labastida S. Morbidity and mortality following abdominoperineal resection for low rectal adenocarcinoma. Rev Investig Clin. 2001;53:388–395.

[90] Ortiz H, Ciga MA, Armendariz P, et al. Multicentre propensity score–matched analysis of conventional versus extended abdominoperineal excision for low rectal cancer. Br J Surg. 2014;101:874–882. doi:10.1002/bjs.9522.

[91] Pollard CW, Nivatvongs S, Rojanasakul A, Ilstrup DM. Carcinoma of the rectum. Profiles of intraoperative and early postoperative complications. Dis Colon Rectum. 1994;37:866–874.

[92] Celentano V, Ausobsky JR, Vowden P. Surgical management of presacral bleeding. Ann R Coll Surg Engl. 2014;96:261–265. doi:10.1308/0035884 14X13814021679951.

[93] Khan FA, Fang DT, Nivatvongs S. Management of presacral bleeding during rectal resection. Surg Gynecol Obstet. 1987;165:274–276.

[94] Ng X, Chiou W, Chang S. Controlling a presacral hemorrhage by using a saline bag: report of a case. Dis Colon Rectum. 2008;51:972–974. doi:10.1007/s10350–007–9189–9.

[95] Cosman BC, Lackides GA, Fisher DP, Eskenazi LB. Use of tissue expander for tamponade of presacral hemorrhage. Report of a case. Dis Colon Rectum. 1994;37:723–726.

[96] Losanoff JE, Richman BW, Jones JW. Cyanoacrylate adhesive in management of severe presacral bleeding. Dis Colon Rectum. 2002;45:1118–1119.

[97] Harrison JL, Hooks VH, Pearl RK, et al. Muscle fragment welding for control of massive presacral bleeding during rectal mobilization: a review of eight cases. Dis Colon Rectum. 2003;46:1115–1117.

[98] Hill AD, Menzies–Gow N, Darzi A. Methods of controlling presacral bleeding. J Am Coll Surg. 1994;178:183–184.

[99] Andersson A, Bergdahl L. Urologic complications following abdominoperineal resection of the rectum. Arch Surg. 1976;111:969–971.

[100] Saha SK. A critical evaluation of dissection of the perineum in synchronous combined abdominoperineal excision of the rectum. Surg Gynecol Obstet. 1984;158:33–38.

[101] Zhao YZ, Han GS, Ren YK, Ma PF, Lu CM, Gu YH. Direct dissection of urogenital diaphragm in abdominoperineal resection. Zhonghua yi xue za zhi. 2011;91:2769–2771.

[102] Delacroix SE Jr, Winters JC. Urinary tract injures: recognition and management. Clin Colon Rectal Surg. 2010;23:104–112. doi:10.1055/s–0030–1254297.

[103] Ward MW, Morgan BG, Clark CG. Treatment of persistent perineal sinus with vaginal fistula following proctocolectomy for Crohn's disease. Br J Surg. 1982;69:228–229.

[104] Wiatrek RL, Thomas JS, Papaconstantinou HT. Perineal wound complications after abdominoperineal resection. Clin Colon Rectal Surg. 2008;21:76–85.

[105] Han JG, Wang ZJ, Qian Q, et al. A prospective multicenter clinical study of extralevator abdominoperineal resection for locally advanced low rectal cancer. Dis Colon Rectum. 2014;57:1333–1340. doi:10.1097/DCR.0000000000000235.

[106] Musters GD, Buskens CJ, Bemelman WA, Tanis PJ. Perineal wound healing after abdominoperineal resection for rectal cancer: a systematic review and meta–analysis. Dis Colon Rectum. 2014;57:1129–1139.

[107] Hawkins AT, Berger DL, Shellito PC, Sylla P, Bordeianou L. Wound dehiscence after abdominoperineal resection for low rectal cancer is associated with decreased survival. Dis Colon Rectum. 2014;57:143–150. doi:10.1097/DCR.0000000000000027.

[108] Musters GD, Sloothaak DA, Roodbeen S, van Geloven AA, Bemelman WA, Tanis PJ. Perineal wound healing after abdominoperineal resection for rectal cancer: a two–centre experience in the era of intensified oncological treatment. Int J Colorectal Dis. 2014;29:1151–1157. doi:10.1007/s00384–014–1967–y.

[109] Wilkening H, Bodeker H, Gebhardt C. Wound healing of the pelvis following abdominoperineal rectum extirpation. A comparison of 2 drainage procedures in a prospective randomized study. Chirurg. 1988;59:20–23.

[110] Brummelkamp WH, Taat CW, Kroesen JH, Amer F. Primary closure of the perineum and vacuum drainage after abdominoperineal excision. Acta Chir Belg. 1983;83:358–364.

[111] de Bruin AF, Gosselink MP, Wijffels NA, Coene PP, van der Harst E. Local gentamicin reduces perineal wound infection after radiotherapy and abdominoperineal resection. Tech Coloproctol. 2008;12:303–307.

[112] Robles Campos R, Garcia Ayllon J, Parrila Paricio P, et al. Management of the perineal wound following abdominoperineal resection: prospective study of three methods. Br J Surg. 1992;79:29–31.

[113] Galandiuk S, Fazio VW. Postoperative irrigation–suction drainage after pelvic colonic surgery. A prospective randomized trial. Dis Colon Rectum. 1991;34:223–228.

[114] Stevens P. Vacuum–assisted closure of laparostomy wounds: a critical review of the literature. Int Wound J. 2009;6:259–266.

[115] Bemelman WA. Vacuum assisted closure in coloproctology. Tech Coloproctol. 2009;13:261–263.

[116] Cresti S, Ouaissi M, Sielezneff I, et al. Advantage of vacuum assisted closure on healing of wound associated with omentoplasty after abdominoperineal excision: a case report. World J Surg Oncol. 2008;6:136.

[117] Lohsiriwat V. Persistent perineal sinus: incidence, pathogenesis, risk factors, and management. Surg Today. 2009;39:189–193. doi:10.1007/s00595–008–3846–z.

[118] Hjortrup A, Moesgaard F, Kjaergard J. Fibrin adhesive in the treatment of perineal fistulas. Dis Colon Rectum. 1991;34:752–754.

[119] Yousaf M, Witherow A, Gardiner KR, Gilliland R. Use of vacuum–assisted closure for healing of a persistent perineal sinus following panproctocolectomy: report of a case. Dis Colon Rectum. 2004;47:1403–1407. discussion 7–8.

[120] Schaffzin DM, Douglas JM, Stahl TJ, Smith LE. Vacuum–assisted closure of complex perineal wounds. Dis Colon Rectum. 2004;47:1745–1748.

[121] Ferrari BT, DenBesten L. The prevention and treatment of the persistent perineal sinus. World J Surg. 1980;4:167–172.

[122] Yamamoto T, Bain IM, Allan RN, Keighley MR. Persistent perineal sinus after proctocolectomy for Crohn's disease. Dis Colon Rectum. 1999;42:96–101.

[123] Branagan G, Thompson MR, Senapati A. Cleft closure for the treatment of unhealed perineal sinus. Colorectal Dis. 2006;8:314–317.

[124] McLeod RS, Palmer JA, Cohen Z. Management of chronic perineal sinuses by wide excision and split–thickness skin grafting. Can J Surgery. 1985;28:315–316、318.

[125] Anthony JP, Mathes SJ. The recalcitrant perineal wound after rectal extirpation. Applications of muscle flap closure. Arch Surg. 1990;125:1371–1376. discussion 6–7.

[126] Chan XH, Koh CE, Glover M, Bryson P, Travis SP, Mortensen NJ. Healing under pressure: hyperbaric oxygen and myocutaneous flap repair for extreme persistent perineal sinus after proctectomy for inflammatory bowel disease. Colorectal Dis. 2014;16:186–190.

[127] Schecter WP. Management of enterocutaneous fistulas. Surg Clin North Am. 2011;91:481–491.

[128] Coughlin S, Roth L, Lurati G, Faulhaber M. Somatostatin analogues for the treatment of enterocutaneous fistulas: a systematic review and meta–analysis. World J Surg. 2012;36:1016–1029.

[129] Lee TG, Lee SJ. Mesh–based transperineal repair of a perineal hernia after a laparoscopic abdominoperineal resection. Ann Coloproctol. 2014;30:197–200.

[130] Ewan LC, Charleston PJ, Pettit SH. Two case reports of perineal hernia after laparoscopic abdominoperineal resection with a proposed modification to the operative technique. Ann R Coll Surg Engl. 2014;96:e9–10.

[131] Mjoli M, Sloothaak DA, Buskens CJ, Bemelman WA, Tanis PJ. Perineal hernia repair after abdominoperineal resection: a pooled analysis. Colorectal Dis. 2012;14:e400–406.

[132] Fallis SA, Taylor LH, Tiramularaju RM. Biological mesh repair of a strangulated perineal hernia following abdominoperineal resection. J Surg Case Rep. 2013;2013:rjt023.

[133] Khalil PN, Kleespies A, Angele MK, Bruns CJ, Siebeck M. Small bowel incarceration in recurrent perineal hernia after abdominoperineal resection. Int J Color Dis. 2011;26:957–958.

[134] Abbas Y, Garner J. Laparoscopic and perineal approaches to perineal hernia repair. Tech Coloproctol. 2014;18:361–364.

[135] Ryan S, Kavanagh DO, Neary PC. Laparoscopic repair of postoperative perineal hernia. Case Rep Med. 2010;2010:1–3.

[136] Baek SM, Greenstein A, McElhinney AJ, Aufses AH Jr. The gracilis myocutaneous flap for persistent perineal sinus after proctocolectomy. Surg Gynecol Obstet. 1981;153:713–716.

[137] Chelala E, Declercq S. Laparoscopic repair of post–abdominoperineal resection hernia: biological mesh and augmentation technique. Hernia. 2015;19:853.

[138] Svane M, Bulut O. Perineal hernia after laparoscopic abdominoperineal resection – reconstruction of the pelvic floor with a biological mesh (permacol). Int J Color Dis. 2012;27:543–544.

[139] Brotschi E, Noe JM, Silen W. Perineal hernias after proctectomy. A new approach to repair. Am J Surg. 1985;149:301–305.

[140] Douglas SR, Longo WE, Narayan D. A novel technique for perineal hernia repair. BMJ Case Rep. 2013;2013:bcr2013008936.

[141] Park JJ, Del Pino A, Orsay CP, et al. Stoma complications – the Cook County Hospital experience. Dis Colon Rectum. 1999;42:1575–1580.

[142] Porter JA, Salvati EP, Rubin RJ, Eisenstat TE. Complications of colostomies. Dis Colon Rectum. 1989;32:299–303.

[143] Londonoschimmer EE, Leong APK, Phillips RKS. Life table analysis of stomal complications following colostomy. Dis Colon Rectum. 1994;37:916–920.

[144] Shabbir J, Britton DC. Stoma complications: a literature overview. Color Dis. 2010;12:958–964.

[145] Allenmersh TG, JPS T. Surgical–treatment of colostomy complications. Br J Surg. 1988;75:416–418.

[146] Beraldo S, Titley G, Allan A. Use of W–plasty in stenotic stoma: a new solution for an old problem. Color Dis. 2006;8:715–716.

[147] Robertson I, Leung E, Hughes D, et al. Prospective analysis of stoma–related complications. Color Dis. 2005;7:279–285.

[148] Cheung MT, Chia NH, Chiu WY. Surgical treatment of parastomal hernia complicating sigmoid colostomies. Dis Colon Rectum. 2001;44:266–270.

[149] De Raet J, Delvaux G, Haentjens P, Van Nieuwenhove Y. Waist circumference is an independent risk factor for the development of parastomal hernia after permanent colostomy. Dis Colon Rectum. 2008;51:1806–1809.

[150] Hardt J, Meerpohl JJ, Metzendorf MI, Kienle P, Post S, Herrle F. Lateral pararectal versus transrectal stoma placement for prevention of parastomal herniation. Cochrane Database Syst Rev. 2013:CD009487.

[151] Ortiz H, Sara MJ, Armendariz P, Demiguel M, Marti J, Chocarro C. Does the frequency of paracolostomy hernias depend on the position of the colostomy in the abdominal–wall. Int J Color Dis. 1994;9:65–67.

[152] Sjodahl R, Anderberg B, Bolin T. Parastomal hernia in relation to site of the abdominal stoma. Br J Surg. 1988;75:339–341.

[153] Goligher JC. Extraperitoneal colostomy or ileostomy. Br J Surg. 1958;46:97–103.

[154] Whittaker M, Goligher JC. Comparison of results of extraperitoneal and intraperitoneal techniques for construction of terminal iliac colostomies. Dis Colon Rectum. 1976;19:342–344.

[155] Hamada M, Nishioka Y, Nishimura T, et al. Laparoscopic permanent sigmoid stoma creation through the extraperitoneal route. Surg Laparosc Endosc Percutan Tech. 2008;18:483–485.

[156] Leroy J, Diana M, Callari C, et al. Laparoscopic extraperitoneal colostomy in elective abdominoperineal resection for cancer: a single surgeon experience. Color Dis. 2012;14:e618–e622.

[157] Lian L, Wu XR, He XS, et al. Extraperitoneal vs intraperitoneal route for permanent colostomy: a meta–analysis of 1,071 patients. Int J Color Dis. 2012;27:59–64.

[158] Janes A, Cengiz Y, Israelsson LA. Preventing parastomal hernia with a prosthetic mesh: a 5-year follow-up of a randomized study. World J Surg. 2009;33:118-123.

[159] Wijeyekoon SP, Gurusamy K, El-Gendy K, Chan CL. Prevention of parastomal herniation with biologic/composite prosthetic mesh: a systematic review and meta-analysis of randomized controlled trials. J Am Coll Surg. 2010;211:637-645.

[160] Tam KW, Wei PL, Kuo LJ, Wu CH. Systematic review of the use of a mesh to prevent parastomal hernia. World J Surg. 2010;34:2723-2729.

[161] Matzel KE, Stadelmaier U, Muehldorfer S, Hohenberger W. Continence after colorectal reconstruction following resection: impact of level of anastomosis. Int J Color Dis. 1997;12:82-87.

[162] Engel J, Kerr J, Schlesinger-Raab A, Eckel R, Sauer H, Holzel D. Quality of life in rectal cancer patients - a four-year prospective study. Ann Surg. 2003;238:203-213.

[163] Grumann MM, Noack EM, Hoffmann IA, Schlag PM. Comparison of quality of life in patients undergoing abdominoperineal extirpation or anterior resection for rectal cancer. Ann Surg. 2001;233:149-156.

[164] Fucini C, Gattai R, Urena C, Bandettini L, Elbetti C. Quality of life among five-year survivors after treatment for very low rectal cancer with or without a permanent abdominal stoma. Ann Surg Oncol. 2008;15:1099-1106.

[165] Guren MG, Eriksen MT, Wiig JN, et al. Quality of life and functional outcome following anterior or abdominoperineal resection for rectal cancer. Eur J Surg Oncol. 2005;31:735-742.

[166] Rauch P, Miny J, Conroy T, Neyton L, Guillemin F. Quality of life among disease-free survivors of rectal cancer. J Clin Oncol. 2004;22:354-360.

[167] Schmidt CE, Bestmann B, Kuchler T, Longo WE, Kremer B. Prospective evaluation of quality of life of patients receiving either abdominoperineal resection or sphincter-preserving procedure for rectal cancer. Ann Surg Oncol. 2005;12:117-123.

[168] Sideris L, Zenasni F, Vernerey D, et al. Quality of life of patients operated on for low rectal cancer: impact of the type of surgery and patients' characteristics. Dis Colon Rectum. 2005;48:2180-2191.

[169] Cornish JA, Tilney HS, Heriot AG, Lavery IC, Fazio VW, Tekkis PP. A meta-analysis of quality of life for abdominoperineal excision of rectum versus anterior resection for rectal cancer. Ann Surg Oncol. 2007;14:2056-2068.

第九章　腹腔镜直肠切除术

David W. Larson

缩写

APR	腹会阴联合切除术
AR	前切除术
CAA	结肠肛管吻合术
HA	手辅助
ISR	括约肌间切除术
LA	腹腔镜辅助
MIS	微创手术
RCT	随机对照研究
RS	机器人技术
SP	单孔
TEM	经肛门内镜显微手术

引言

　　微创手术（MIS）对患者和医疗系统的短期益处是显而易见的，也是无可争辩的。然而，对于结直肠外科医生来说，直肠癌是该领域最复杂的技术挑战之一。这些挑战要么被放大，要么通过微创的方法得到改善（腹腔镜辅助，LA；手辅助，HA；单孔，SP；机器人技术，RS）。考虑到这一挑战的复杂性，关于这一技术的长期结果和安全性的争论仍然存在。

　　在美国，结直肠癌仍然是癌症相关死亡的第二大主要原因。2011 年估计有 39 000 多例新发结直肠

D.W. Larson (✉)

Colon and Rectal Surgery, Dept. of Surgery, Mayo Clinic College of Medicine, 200 First Street SW, Rochester, MN 55905, USA

e–mail: larson.david2@mayo.edu

© Springer International Publishing AG 2018

G.J. Chang (ed.), *Rectal Cancer*, DOI 10.1007/978–3–319–16384–0_9

癌病例。然而，只有少部分结直肠癌患者受益于腹腔镜手术。从 2005—2010 年，美国只有 6% ～ 10% 的结直肠癌患者进行腹腔镜手术。最近，Fox 等对美国住院患者数据库的回顾分析表明，超过 40% 的结肠癌患者采用了腹腔镜手术，但其在直肠癌患者中的应用要低得多。美国外科医师学会国家外科质量改善计划最近评估了 5240 例正在接受治疗的直肠癌手术患者，其中 19.2% 的患者接受腹腔镜手术。有些学者认为，除了对肿瘤学安全性的担忧外，外科医生缺乏培训和经验也是导致腹腔镜使用率低下的原因。尽管腹腔镜手术的使用率和普及率较低，但众所周知，MIS 可减少输血、缩短住院时间、降低并发症发生率。

一直以来，人们对腹腔镜手术的可行性和肿瘤学结果均提出了疑问。在过去的 15 年中，多个随机对照研究（RCT）已经证明了腹腔镜手术与开腹手术在肿瘤学上的等效性。但是，迄今为止，还没有足够的证据表明直肠癌微创手术已成为外科治疗的标准。多项研究表明，与传统的开腹手术相比，直肠癌的 MIS 入路是安全的，并与术后并发症发生率相关。然而历史告诉我们，MIS 将成为包括癌症在内的疾病的主要治疗手段，我们必须为此做好准备。这一潜在事实尚存在两个基本原则问题。首先，直肠癌 MIS 的长期肿瘤学和安全性结果尚未被证实与结肠癌相似。迄今为止，只有两个大的多中心随机对照研究报道了长期的、超过 3 年的肿瘤学结果。其次，盆腔手术技术的高要求和对患者的潜在风险导致外科医生需要更多具有说服力的证据。基于以上的情况，希望本章的内容能为训练有素的结直肠微创外科医生提供有用的信息。

数据

目前，腹腔镜结肠癌手术的安全性与可行性已得到大型随机对照研究（巴塞罗那研究、COST、COLOR 和 CLASICC）的证实，但在直肠癌领域尚缺乏这类研究一级数据。然而，由于对外科技术革新的不断追求，以及对外科基本原则的一致认可使大量的肿瘤外科医生大力支持 MIS 在直肠癌领域的应用。事实上，ASCRS 和 NCCN 已经允许经验丰富的医生进行直肠癌的微创手术治疗。在下面的章节中，我们将讨论腹腔镜直肠癌手术的科学性和技术细节。

短期结果

并发症发生率和死亡率

与开腹手术相比，直肠癌 MIS 的短期并发症发生率和死亡率在很大程度上被证明具有同等或更好的结果。系统回顾和荟萃分析显示，腹腔镜手术具有较低的切口感染率、较低的总体并发症发生率和较短的住院时间，从而使患者获益。2006 年，一项囊括了 48 项研究、4224 例患者的 Cochrane 综述对腹腔镜直肠癌手术进行了回顾性研究，结果表明腹腔镜手术具有较好的结果，包括更早的进食时间、更少的失血、最轻的疼痛和使用更少的镇痛药物。另外，一项欧洲的随机对照研究，COLOR Ⅱ 研究，报道了来自 8 个国家 30 家医院的短期研究结果，该研究中包括腹腔镜手术患者 699 例、开腹手术患者 364 例，结果表明腹腔镜手术在住院时间、失血和胃肠道功能恢复方面均有所改善（表 9.1）。

基于人群的大数据，可能有助于我们深入理解腹腔镜及开腹手术的普遍性，但也可能导致更为混

表 9.1　腹腔镜 vs 开腹切除直肠癌在随机试验和 Meta 分析中的手术结果

试验	分组	患者数量（例）	中转率（%）	手术时间（min）	出血量（mL）	淋巴结（平均数）	CRM+ 率（总，AR，APR）（%）
COLOR Ⅱ	腹腔镜组	699	16	240	200	13	10/9[a]/8[a]
	开腹组	345	—	188	400	14	10/22/25
CLASICC	腹腔镜组	242	34	180	—	8	16/12/20
	开腹组	113	—	135	—	7	14/6/26
COREAN	腹腔镜组	117	1.2	245	200[a]	17	3/3/5
	开腹组	170	—	197[a]	218	18	4/3/8
Meta-analyses							
Arezzo[b]	腹腔镜组	1566	13	219	307	13.1	7.9
	开腹组	1093	—	175	444	14.5	6.9

CLASICC：结肠直肠癌常规手术 vs 腹腔镜辅助手术（conventional versus laparoscopic-assisted surgery in colorectal cancer）；COLOR Ⅱ：结肠癌腹腔镜或开放切除术 Ⅱ（colon cancer laparoscopic or open resection Ⅱ）；CRM：环周切缘（circumferential radial margin）；AR：前切除（anterior resection）；APR　腹会阴联合切除术（abdominoperineal resection）
[a]：明显低率
[b]：仅 RCT

乱的情况。法国一系列包括 62 165 例开腹手术及 22 359 例腹腔镜手术的研究显示，腹腔镜手术死亡率显著下降（2% vs 6%）。经多变量分析后，这一结果仍为阳性（OR 0.59；0.54～0.65）。与此相反，德国的一系列研究认为腹腔镜手术中中转开腹患者的预后较差，推荐开腹手术作为首选的术式。CLASIC 等研究与德国系列研究相一致，结果显示中转开腹手术的患者总生存率明显下降（开腹手术 58.5%，腹腔镜手术 62.4%，中转开腹手术 49.6%，P=0.005）。腹腔镜手术同时还面临着手术时间更长和成本更高的挑战。不过，仍有一些研究支持广泛使用微创手术。首先，腹腔镜手术似乎有利于体力虚弱的患者。Stocchi 及其同事发现，接受腹腔镜结肠手术的老年患者并发症发生率降低、镇痛药物使用减少、住院时间缩短、术后肠梗阻发生率下降。此外，这些老年患者在微创手术后有较高的生活自理能力。其他学者也证明了腹腔镜手术在老年患者中有相似的短期效益。

肿瘤学指标

肿瘤学结果的替代指标一直是衡量大多数研究是否成功的标志。迄今为止，几乎每个研究均得出了腹腔镜手术与开腹手术在肿瘤学上具有相似的结果。在 COLOR II 研究中，发现两种术式淋巴结检出数量相当。CLASIC 研究的短期结果引起了大家的关注，该研究显示在腹腔镜前切除术中 12% 的患者出现了 CRM 阳性，而在开腹手术中仅有 6% 的患者出现 CRM 阳性，尽管这些差异不具有统计学意义，也没有导致远期局部复发率上的明显差异。但比较有趣且更有积极意义的是，CLASIC 研究的结果显示腹腔镜组的 TME 总体完成率更高（77% vs 66%）。然而，与 CLASIC 研究的 CRM 结果相比，COLOR II 研究中腹腔镜手术 CRM 阳性率较低，尤其是低位直肠癌组（22% vs 9%，P=0.014）更低。但在 COLOR II 研究中剔除了 T4 期和 T3 期（距盆筋膜 2mm 范围内）的肿瘤，导致腹腔镜手术的这一优势可能会被混淆。近期的随机研究纳入了直肠癌新辅助化疗的患者，以 COREAN 研究为例，该研究腹腔镜及开腹组各入组 170 例患者，研究发现两组间 CRM 阳性率无明显差异（开腹组 4.1% vs 腹腔镜组 2.9%），TME 完成率亦无没有差异。但该研究中 CRM 阳性率远低于早期的随机对照研究，根据手术类型和肿瘤位置（前切除与腹会阴联合切除）的不同，其阳性率在 6%～26% 之间。另外两个小型的随机研究发现腹腔镜组的 CRM 阳性率为 2.6%～4%。近些年，也有一些小规模的单中心随机对照研究证明腹腔镜与开腹手术具有相似的淋巴结检出率、环周切缘阳性率和远切缘距离。这些随机对照数据表明，两种手术方式的短期结果没有明显差异。

非随机、系统性回顾和荟萃分析同样发现两种手术方式具有相似的效果。Aziz 等发表的荟萃分析显示腹腔镜手术和开腹手术的 CRM 阳性率无差异。Anderson 对 17 个不同的研究进行荟萃分析发现，腹腔镜（n=10）和开腹（n=11）手术的淋巴结检出率存在微小的但具有统计学意义的差别，但两组中远、近切缘及 CMR 阳性率均无显著性差异。2014 年 Arezzo 等发表了一项荟萃分析，其中包括 8 项随机对照试验（2659 例患者）和 19 项前瞻性及回顾性研究（8202 例患者），研究表明两种手术技术无明显差别，腹腔镜手术 CRM 阳性率为 10.3%，开腹手术为 11.6%，距肛缘 12cm 内肿瘤腹腔镜手术的 TME 完成率为 85%，开腹手术为 86%。另外两项大型的荟萃分析汇总了腹腔镜结直肠癌手术对比开腹手术的随机对照研究，结果发现，两者总的淋巴结检出数无明显差异，将结肠癌和直肠癌分别统计亦有相同的结果。

Lujan 等进行的多中心临床研究纳入 4970 例患者，结果表明腹腔镜手术及开腹手术在 TME 完成率、环周切缘阳性率及淋巴结检出率上没有统计学差异。多项单中心临床研究亦表明两种手术方式在淋巴结检出数上没有区别。一项包括 579 例患者的回顾性综述研究显示腹腔镜直肠手术的 CRM 阳性率仅为 2%。最近的一些研究也显示微创手术可能比开腹手术更有优势。这些研究显示腹腔镜手术能更好地完成 TME 手术。在一项包括 97 项腹腔镜直肠癌研究的系统综述中，发现腹腔镜手术在降低 CRM 阳性率方面有改进趋势。

超低位直肠癌的外科治疗无论在技术上还是在肿瘤学上一直以来是一个极具争议和挑战性的问题。从历史上看，在过去的 30 年中，已经对腹会阴联合切除术及其肿瘤学问题进行了非常严谨的探讨。有趣的是，3 个大型的随机对照研究 CLASICC、COREAN 和 COLOR 研究中，在腹腔镜组显示出持续较低的 CRM 阳性率。目前还不确定是整体手术技术的进步还是腹腔镜手术本身带来的这种优势。最近一项包含 3 个随机研究和 5 个非随机研究的荟萃分析显示，腹腔镜 APR 术后局部复发率（2.73；95% CI 1.137～6.548）和远处复发率（1.994；95% CI 1.062～3.742）明显低于开腹手术。既往的规范和原则可能会被这些有趣且有争议的研究结果所挑战。应该说这些强有力的短期数据为外科医生提供了信心，即腹腔镜直肠癌手术是一种安全的手术方式。

术后康复

术后康复管理对术后患者的恢复和并发症风险防控的重要性是不可低估的。在作者所在单位是通过有效地将微创手术与加速康复方案（ERP）相结合来实现的。ERP 包括多种术前、术中和术后干预因素，主要目的是使患者处于正常的生理状态。多项随机对照研究表明，ERP 不仅可以改善住院时间，也可以减少并发症发生率。LAFL 研究表明，腹腔镜手术结合 ERP 能明显缩短住院时间。通过优化术后疼痛控制、减少术后恶心、维持正常血容量和早期进食，可以将现代外科技术与最佳临床实践进行完美的结合。

长期结果

肿瘤学结果

尽管腹腔镜直肠癌手术的安全性已经得到多个随机研究的证实，但迄今为止，其长期的肿瘤学结果报告有限，一级的长期肿瘤学证据尚不充分。

两个大型多中心随机对照研究公布了 3 年及 5 年的肿瘤学结果。其中的 CLASICC 研究共入组 794 例患者，研究表明腹腔镜及开腹手术的 5 年无瘤生存率无差异。需要指出的是，本研究中有相当比例的 T3（63%）期和 N 期阳性的病例（34%）。外科手术只是一种局部治疗，因此需要特别注意的是，该研究中，两组间局部复发率也无明显差别。另外，令人惊讶的是，腹腔镜前切除组的 CRM 阳性率为 12%，开放组仅为 6%，但两组间却无统计学差异。两组间 CRM 阳性率的差距也没有转化为 3 年（9.7% vs 10.1%）或 5 年（腹腔镜 17.7% vs 开腹 8.9%）的局部复发率的统计学差异。COREAN 研究评估了直肠癌新辅助化疗后的手术效果，并报告了 3 年的数据。其中，接受腹腔镜手术的患者 3 年无病生存率为 79.2%（95% CI 72.3～84.6），接受开腹手术的患者 3 年无病生存率为 72.5%（65.0～78.6；P=0.000 1）。两组的 3 年总生存率也无明显差异［90.4%（95% CI 84.9～94.0）vs 91.7%（86.3～95.0）］。同样，3 年局部无复发生存率亦无差异［90.4%（95% CI 84.9～94.0）vs 91.7%（86.3～95.0）］（表 9.2）。

目前已有大量的针对直肠癌长期肿瘤学结果的单中心随机和非随机的分析数据，但大型随机对照研究中长期生存数据尚有限。一项包括 6 项随机对照试验、1033 例患者的荟萃分析发现，直肠癌的长期肿瘤学结果不受手术方法的影响。NG 等进行了 10 年的随访，也没有发现两种术式的肿瘤学差异。Arezzo 等 2014 年发表了一项荟萃分析，其中包括 8 项随机对照试验（2659 例患者）和 19 项前瞻性或回顾性研究（8202 例患者），研究发现，距肛缘 12cm 的直肠癌，腹腔镜和开腹手术的局部复发率分别为 3.5% 和 5.6%。另有多项前瞻性研究对 886 例患者进行了评估，显示腹腔镜和开腹手术在无病生存率及总生存率方面没有明显差异。这些研究的随访时间均在 37～113 个月之间。此外，多个单中心研究表明，腹腔镜手术与开腹手术相比，5 年局部复发率、无病生存率和总生存率均相仿。目前正在进行的大

表 9.2　腹腔镜手术 vs 开腹切除直肠癌在随机试验和 Meta 分析中的远期结果

试验	分组	患者数量	局部复发率（%），总 /AR?/APR	无病生存率（%）	总生存率（%）
CLASICC	腹腔镜组	253	—/9.4/—	53	60
	开腹组	128	—/7.6/—	52	53
	腹腔镜组	170	2.6	72.5	91.7
	开腹组	170	4.9	79.2	90.4
Meta-analyses					
Arezzo[b]	腹腔镜组	1566	4.1	—	—
	开腹组	1093	5.0	—	—

CLASICC：结肠直肠癌常规手术 vs 腹腔镜辅助手术（conventional versus laparoscopic-assisted surgery in colorectal cancer）；CRM：环周切缘（circumferential radial margin）
[a]：基于 3 年随访
[b]：仅 RCT

型随机对照试验，包括澳大利亚的直肠癌腹腔镜研究、美国外科医师学会肿瘤学组 Z6051 研究和日本临床肿瘤学组 JCOG0404 研究都正在进行或随访过程中。

除了腹腔镜手术技术本身之外，不容忽视的是在美国各个医疗中心开展腹腔镜手术的医生本身对手术质量的影响。虽然保肛是直肠癌手术中最受关注的问题，但在一个基于人群的大型系列研究（8219 例）中显示，与普通外科医生相比，接受结直肠专科医生进行直肠癌手术的患者保肛率更高（OR=1.42；P=0.018）。更为重要的是，接受结直肠专科医生手术的患者，5 年无病生存率更高（HR=1.5；P=0.03）。同样，一项对连续的 384 例直肠癌患者进行回顾性研究也显示：结直肠专科医生手术的患者 5 年生存率达到 77%，明显高于普通外科医生手术患者的 68%，与此同时，前者的手术也改善了局部控制率和保肛率。另外，最近的一项综述和荟萃分析表明，结直肠专科医生在完成手术的同时，永久性肠造口的概率较低（RR=0.7；95% CI 0.53～0.94）。虽然上述问题仍需长期的研究数据才能得出明确的结论，作者仍建议腹腔镜直肠癌手术应在大的医疗中心由经验丰富的结直肠外科医生来完成。

费用

手术技术对费用的影响尚不清楚，现有的文献报道并不一致，甚至相互矛盾，主要原因是患者异质性导致研究结论的混淆。Jensen 对一些随机对照研究的数据进行了荟萃分析，研究表明腹腔镜手术确实为每位患者节省了 4283 美元以上的净成本，但在质量生命年上无明显差异。也有学者认为腹腔镜手术的手术室库存费用较高，导致整体成本的升高。一项汇总 48 项研究、4224 例患者的 Cochrane 综述亦得出了腹腔镜 TME 手术总费用较高的结果。英国国家优化卫生与保健研究所（NICE）发表的系统性综述显示，由于手术时间较长和库存费用较高，导致腹腔镜结直肠癌手术的整体成本升高。但也同时指出，住院时间的缩短和并发症发病率的降低可以平衡较高的手术费用。最近其他的一些研究表明，腹腔镜手术最终可能更具成本效益。

与患者相关的问题

对于患者来说，最为关注的不是直肠癌手术的方法，而是控便能力、排便次数、性功能和排尿功能等术后长期功能性指标。低位前切除术对胃肠功能的影响非常明显。由于手术后直肠储便空间的减少，患者可能会出现前切除综合征，包括排便急迫、便频、大便失禁等症状。众所周知，超过 50% 的患者在括约肌间切除术（ISR）后 2 年内会出现大便失禁。因此，必须在手术前进行充分的告知，确保患者考虑到直肠手术后的胃肠道功能障碍。

关于盆腔手术患者的性功能保护问题一直不乏争议，这种争议因为微创手术的开展而再次引起人们的关注。盆腔手术时要避免损伤的自主神经丛包括上腹下神经丛（SHP）（交感神经）、下腹下神经丛（IHP）（混合神经）和盆内脏神经（PSN）（副交感神经）。虽然在开腹 TME 手术时代外科医生一直努力识别和保护自主神经，但患者的排尿功能和性功能障碍的发生率仍为 0%～12% 和 10%～35%。Kim 等对 68 例男性直肠癌手术患者的性功能障碍风险进行了前瞻性研究，研究发现 6% 的患者术后不能成功勃起或保持勃起，13% 的患者术后出现逆向射精。因此，即使是在开腹手术中，也可能出现明显的功能性损伤，这导致外科医生质疑 MIS 是否能降低排尿功能和性功能障碍的风险。

最近 Jayne 等在一项大型研究中使用国际前列腺症状评分（I-PSS）、国际勃起功能指数（IIEF）和女性性功能指数（FSFI）对术后患者进行评估，使得这个问题有望在未来的一级证据中找到的答案。MRC CLASICC 研究表明男性患者在腹腔镜直肠手术后性功能和勃起功能有恶化趋势（微创手术 41%，开腹手术 23%，$P > 0.05$）。在女性患者中也有类似的发现，28% 的腹腔镜手术组患者出现性功能下降（性交时阴道干燥或疼痛），而开腹组仅为 17%。鉴于该队列中 34% 的中转开放率，CLAESICC 研究的作者认为这可能受到学习曲线的影响。而最近的 COREAN 研究中中转开腹率明显下降，但两组的男性性功能没有明显差异。

两项小型研究对腹腔镜手术后的射精功能障碍进行了调查，研究发现与开腹手术相比，腹腔镜手术对射精功能的影响无显著性差异（合并 OR 0.59；95% CI 0.01 ~ 32.75；$z=0.26$；$P=0.79$）。同样，对勃起功能的影响也无明显差异（合并 OR 1.30；95% CI 0.02 ~ 69.13；$z=0.13$；$P=0.90$）。另外，有 5 个研究专门评估女性术后的性功能障碍，同样得出上述结果。一项系统综述分析了 3 项非随机研究，报道了盆腔微创手术后的性功能的变化，显示腹腔镜手术后较开腹手术后的性功能更好。McGlone 等采用女性性功能指数进行研究，发现腹腔镜组女性手术后性欲、阴道润滑程度、性高潮和性交困难比开腹手术有所改善。综合考虑这些数据，MIS 可能对性功能没有明显的影响。

排尿功能障碍也是盆腔手术后另一个潜在的长期问题。CLASSIC 研究报道最常见的排尿功能障碍是尿流减弱。COLOR Ⅱ研究和 COREAN 研究使用 QLQ-CR38 量表来评估排尿功能，两个研究都发现腹腔镜手术患者的排尿功能障碍明显减少。另有 4 项研究都表明腹腔镜手术治疗盆腔肿瘤后排尿功能无明显差异。Yang 等研究发现，与开腹手术相比，腹腔镜术后 3 ~ 6 个月时排尿功能障碍较少，而术后 12 ~ 18 个月时出现排尿功能障碍较多。综上所述，腹腔镜技术在性功能及排尿功能保护方面似乎没有明显的优势。

技术挑战

腹腔镜直肠手术的技术难度限制了该技术的推广。据统计在美国直肠微创手术占所有结直肠手术的 20% 以下，而且中转开腹率（46.2%）居高不下，近期亦没有任何显著的改善。出于这些原因，美国国家综合癌症网络和美国直肠外科医生协会等团体推荐将腹腔镜直肠癌手术纳入临床研究或在大的专业中心开展。

直肠癌微创手术的技术风险和陷阱主要有两个方面：患者和肿瘤生物学特性和解剖学限制。文献中已经报道的与患者和肿瘤相关的中转开腹的危险因素包括肥胖、高龄、高 ASA 评分、肿瘤分期较晚和急诊。这些与患者和肿瘤相关因素可能导致无法通过腹腔镜来完成手术。多项研究表明，手术并发症发生率、住院时间和住院总费用的增加均与中转开腹相关。最近这一趋势可能正在改善，在近期的一系列报道中腹腔镜中转开腹率明显下降，已经降到 5% ~ 8%。我们必须重视中转开腹的手术，因为有一级证据表明中转开腹手术的局部复发率增加，总生存率下降。CLASICC 研究发现，中转开腹手术患者的无病生存率与开腹患者相似，但 5 年总生存率明显下降。在一项随访 10 年的单中心回顾性研究中也发现了类似的情况。最近一系列关于腹腔镜直肠手术的临床研究，入组超过 100 例，平均随访 35.8 个月，均未发现肿瘤学相关的负性结果。即便如此，这些研究者依然认为腹腔镜直肠手术技术难度大，中转开腹率高，应推荐有经验的外科医生开展。

外科医生可以采取的手术方式主要取决于肿瘤的特征，累及肛管或盆底肌肉的大部分肿瘤，最好采用经典的腹会阴联合切除术（APR），极低位的肿瘤可以通过结肠肛管吻合（CAA）技术来维持肠道的连续性。根据现有的证据仅有 4% ~ 10% 的肿瘤向远端直肠侵犯超过 1cm，因为对极低位的肿瘤来说 1cm 的远切缘是可以接受的。结肠肛管吻合技术也可以经肛门在直视下通过手工缝合完成。对于低位肿瘤来说括约肌间切除术（ISR）也是一种维持肠道连续性的方法，该术式可以通过切除一部分或整个肛门内括约肌获得适当的 CRM。最近，Rullier 等学者对低位肿瘤的外科治疗进行了标准化，他们根据括约肌侵犯程度提出了一种新的分类方法，具体如下：Ⅰ型（肛门上肿瘤）：肿瘤下界距肛门环 1cm 以上；Ⅱ型（肛门旁肿瘤）：肿瘤下界距肛门环 1cm 以内；Ⅲ型（肛门内肿瘤）：有内括约肌侵犯；Ⅳ型（肛门下肿瘤）：肿瘤侵犯外括约肌或肛提肌。Ⅰ型和Ⅱ型肿瘤可以采用部分和完全内括约肌切除，Ⅳ型肿瘤应该采用经典的 APR 手术治疗。在该研究中，入组超过 404 例患者，其Ⅰ~Ⅳ型局部复发率分别为 6%、5%、9% 和 17%（P=0.186）。

完成直肠癌手术需要很多手术技巧。对位于直肠中、下 1/3 的肿瘤，均应采取 TME 手术。对于直肠上 1/3 的肿瘤，应至少切除直肠远端 5cm 区域的直肠系膜。值得注意的是，有研究发现在中段直肠肿瘤远端 4cm 处可以出现肿瘤沉积。环周切缘（CRM）是直肠癌手术的重要指标，是预测局部复发和生存率的重要因素。许多中心将外科 TME 的质量作为癌症整体质控指标的一部分。在 APR 手术中关于 CRM 的争论是很有意义的。多个临床研究已经证实腹腔镜 APR 手术可以改善 CMR 阳性率（在进行 APR 手术时重点是进行广泛的肛提肌整块切除）。实现这一点需要很多技术，下面进行简要介绍。

即使是对经验丰富的外科医生来说，血管的游离结扎、T4 肿瘤的整块切除和淋巴结清扫等技术也是一项挑战。有学者认为直肠癌手术均应该在主供血动脉起点处进行结扎，但目前没有令人信服的证据表明高位结扎 IMA 是有益的，尤其在直肠上动脉上方或近端没有明显肿瘤侵犯或转移的情况下。但是，经常需要采用这种操作来延长肠系膜的长度以完成无张力吻合。我们应当注意的是任何临床上认为可疑阳性的淋巴结都应该切除，包括主动脉周围淋巴结。毫无疑问，这对于许多外科医生来说是一个技术挑战。因为有些部位的淋巴结清扫是非常困难的，尤其是在进行微创手术时难度更大。同样困难的是处理 T4 期肿瘤侵犯的邻近器官，这需要更积极的整块切除技术，以实现 50% 的 5 年生存率。如果计划用腹腔镜手术治疗复杂直肠癌时，必须考虑这些因素。

腹腔镜手术的手术技巧

患者与体位

对于接受直肠切除术的患者，应选择改良截石位，以方便会阴和肛管区域的操作。

戳卡放置

放置戳卡有多种方法，我们更喜欢使用改良的开放式技术，将 optiview® 戳卡（Ethicon Endo-Surgery 公司）在直视下放置在脐上腹中线处。OptiView® 戳卡尤其适合肥胖的患者。理想情况下，镜头孔的位置应距离目标解剖区域 15cm，置入 30° 镜头，斜面向下。

计划手术时，必须考虑到盆壁和骶骨岬的骨性因素，如果戳卡靠近头侧会使骶前分离难以进行。同时，骶骨岬也可能成为一个支点，导致没有合适的角度进行骶前间隙的分离。另外，如果戳卡放置靠外

侧（尤其是男性患者）将导致手术器械与盆壁
发生碰撞（图9.1）。

步骤1：暴露术野

为了方便游离，首先将大网膜向肝脏方向牵
拉置于横结肠上方，并将小肠移出盆腔暴露下腹
部和盆腔。女性患者可能需要悬吊子宫，暴露骨
盆深部的术野。作者一般在圆韧带周围穿过一条
缝线，绕过子宫底或直接穿过子宫底进行悬吊。

步骤2：处理肠系膜下动脉（IMA）和肠系膜下静脉（IMV）

根据需要的结肠长度，可以在结扎肠系膜下
动脉（IMA）及肠系膜下静脉（IMV）前，选择
保留或不保留左结肠血管。首先使患者处于头低
足高位，助手抓持直乙交界处，将直肠向上牵
拉。通过右下腹戳卡置入单极弯剪刀，其他戳卡
置入器械进行对抗牵拉位。至关重要的是通过牵
拉直肠张紧乙状结肠右侧旁沟的腹膜，同时牵拉
直肠上动脉，使其与骶骨岬分离。然后用电刀沿

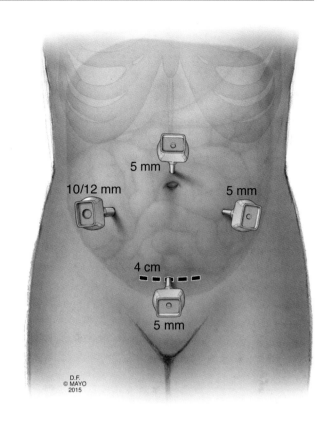

图9.1　腹腔镜手术戳卡位置

着直肠的右侧切开腹膜，向尾侧分离至骶骨岬，暴露并打开骶前间隙（图9.2）。

然后沿着直肠系膜向头侧解剖IMA（图9.2）。注意不要破坏直肠系膜筋膜，避免损伤上腹下神经丛
（SHP）。为了避免损伤，需在L5椎体的前方，主动脉及其分支的左前外侧辨识SHP，在骶骨岬下方识别
左右腹下神经（HN）。SHP或HN损伤均可导致神经功能丧失，导致逆向射精、尿急、尿失禁和性功能
障碍。在直肠上动脉和腹膜后筋膜平面之间游离时，通过钝性分离很容易在IMA的后方及外侧显露位
于后腹膜中的左侧输尿管和生殖血管。

高位或低位结扎IMA，在肿瘤学上均没有明确的优势。作者倾向在起始处结扎IMA以获得肠管
的最大长度，有利于在盆腔内进行低位的无张力吻合。IMA在根部游离后，作者使用5mm的钝头
LigaSure（Covidien Surgical Solutions，Mansfield，MA）来处理血管，也可以采用腔镜下切割闭合器、血管
夹或缝扎来处理血管。

IMA处理完毕后，将结肠系膜向头侧和左外侧抬起继续进行钝性分离，向头侧分离应高于胰腺的下
缘，外侧至Gerota筋膜左缘。结肠系膜切缘可以继续向上，内侧至十二指肠，同时离断IMV。IMV结
扎的另一种方法是将患者置于反Trendelenburg位置，左侧抬高，大网膜向上返折，横结肠向上和向前
牵拉。识别Treitz韧带，IMV通常在结肠系膜内沿着十二指肠第四部分的外侧走行（图9.3）。首先切开
位于IMV的正上方、十二指肠外侧的横结肠系膜，进入小网膜囊，注意识别后方的胰腺。为了使肠管
有足够的长度完成结肠肛管吻合，通常需要在胰腺的下缘离断IMV。采用这种内侧入路进入小网膜囊，
有利于结肠脾曲的游离。IMA和IMV解剖区域之间的结肠系膜也可用血管闭合器离断。

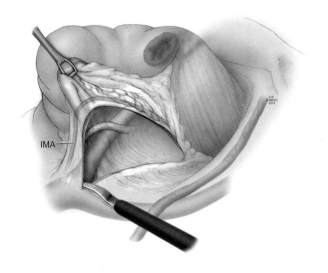

图 9.2 切开直肠骶前间隙并暴露直肠上动脉和肠系膜下动脉

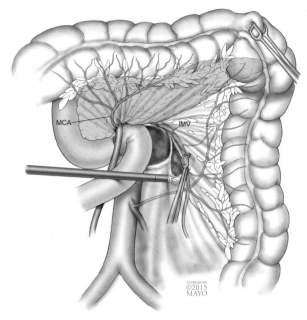

图 9.3 肠系膜下静脉解剖及医学入路

在这一步骤中作者的典型做法是将结肠系膜从直肠的主要供血血管游离至乙状结肠或降结肠的边缘。这使得想要分离部位的血管完全游离，同时游离好近端肠管以备吻合。作者更喜欢使用顺应性更强的降结肠进行吻合。肠管裸化完毕后，作者一般不会离断肠管，因为肠管可以提供良好的牵拉方便盆腔的游离。

如果要进行腹会阴联合切除术（APR），就不需要游离脾曲。用血管切割闭合器离断肠系膜至乙状结肠的边缘，再用腔镜下切割闭合器离断肠管。

步骤 3：由内到外游离和脾曲游离

如果准备游离脾曲，降结肠和乙状结肠的肠系膜及其外侧的附着结构都要进行解剖和离断。从内侧的无血管平面可以非常容易进行快速地钝性分离，分离过程中必须确保 Toldts 筋膜的完整，腹膜后间隙不被破坏，以防止腹膜后结构（肾脏、输尿管和生殖血管）的损伤。继续向外侧游离至侧腹膜，在不改变患者体位的情况下，可以用电刀离断侧腹膜。另一种方法是，将患者置于反 Trendelenburg 体位，左侧稍微抬高。从骨盆外侧边缘向脾曲方向进行游离，也可以迅速分离左侧结肠和乙状结肠的侧腹膜。

步骤 4：直肠切除

首先从无血管的系膜平面开始分离，作者通常从右侧、后方开始，向尾侧分离；此时，通常需要将直肠向左侧牵拉方便术者进行手术。先分离直肠后壁，并尽可能往左侧及远端分离，以减少左侧的操作。术者可能需要换位以完成直肠左侧分离。当两侧分离完成时，可以继续向远端分离直肠后壁，以上操作均可以通过单极电设备完成。如果直肠侧韧带内有直肠中血管通过，单极电凝无法控制出血，可以用双极或血管闭合器控制出血。如果靠外侧分离侧韧带可能会损伤神经，从而导致勃起功能障碍。远侧的盆腔内脏神经（PSN）负责勃起、逼尿肌收缩、阴道润滑和性兴奋。这些神经纤维在被壁层筋膜覆盖的梨状肌内穿行，通过直肠后间隙，形成 IHP 和 HN。

随后进行直肠前壁的分离。助手将直肠拉出骨盆，同时向下牵拉，为游离前壁提供适当的张力。同时在精囊腺或阴道后方水平放置吸引器或抓钳，向腹侧提起协助分离。这种对抗牵拉可以将直肠分离至盆底水平。当肿瘤位于直肠前壁时，作者常规在 Denonvilliers 筋膜前方游离。此时，应注意侧方的神经，两侧的筋膜附着物及粘连可能会掩盖正确的分离平面。正是在这一水平上，自主神经（Walsh 神经束）位于 Denonvilliers 筋膜的侧前方，存在损伤的风险。此时应紧贴固有筋膜分离，以确保神经的完整性。沿着直肠壁在正确的层面继续向下分离，进入直肠前列腺筋膜和直肠系膜终点。前列腺周围神经丛同时有交感神经和副交感神经纤维，分离过程中可能会导致损伤，由前列腺或阴道为前界、直肠为后界、肛提肌为侧界构成的三角形间隙是该神经丛的重要解剖标志。

对于进行结肠肛管吻合的患者，需要进行环周游离直到盆底以完成直肠全系膜切除。对于中高位的肿瘤，需要分离直肠系膜至远端 5cm 水平。此时，可以使用手持血管闭合器在远端离断直肠系膜、裸化肠管，以便离断肠管时切除足够的直肠系膜。

步骤 5：吻合技术

进行 APR 手术的患者，直肠应以圆柱形游离到盆底，不能暴露出直肠远端的裸区。在这种情况下，可以经盆腔切断盆底肌肉进入坐骨直肠间隙，显露出坐骨直肠间隙的脂肪。会阴部分的手术通常以开腹的方式进行，直肠通过会阴部切口取出。最后，关闭会阴切口后再建立气腹，末端结肠造口通常位于左下腹。

对于那些直肠肿瘤较低并进行结肠肛管吻合的患者，可以在齿状线附近切开黏膜。放置 Lone Star 牵开器（CooperSurgical，Trumbull，CT）通常可以提供足够的视野。一般在肛门直肠环上方进行黏膜切开，从尾骨前方游离进入骨盆。然后通过手指判断正确的解剖平面，用电刀沿圆周切除直肠。在手术时，避免损伤男性尿道或女性阴道。直肠完全游离后经肛门取出，并在先前确定的降结肠近端进行离断。可以采用可吸收缝线间断单层手工缝合完成结肠肛管吻合。

对位置稍高的直肠肿瘤，有机会进行荷包缝合，并在低位进行单吻合器吻合。最后，必须注意的是，在极低位肿瘤或狭窄骨盆肿瘤占据盆腔等罕见情况下，无法完成自上而下的分离时，可以采用从下到上的手术方式。通常是使用传统的经肛器械或采用经肛门内镜显微手术（TEM）技术。首先在肛门直肠环上方缝制荷包，然后切开肠壁，切断直肠壁后须找到正确的解剖平面，然后游离直至腹部分离终点。这种自下而上的手术方式，可以允许用微创的方法来完成非常复杂的手术，从而避免了中转开腹手术。

进行低前切除手术的患者，在直肠系膜及结肠裸化后，可以在体内或经腹壁小切口使用闭合器切断直肠和结肠（图 9.4、图 9.5），然后进行端端吻合（图 9.6）。除了进行直接的结肠直肠吻合外，还可以设计一种替代方法来增加结肠的储便能力，包括使用结肠 J 形储袋或结肠成形术。

转流性回肠造口通常用于低位吻合（低于腹膜反折）或接受术前放射治疗的患者。回肠造口术后 3 个月或辅助治疗完成后，应考虑进行回肠造口的还纳。

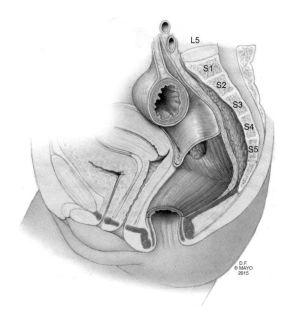

图 9.4　中位直肠癌解剖

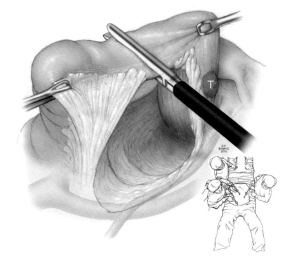

图 9.5　体内使用闭合器切断近端结肠

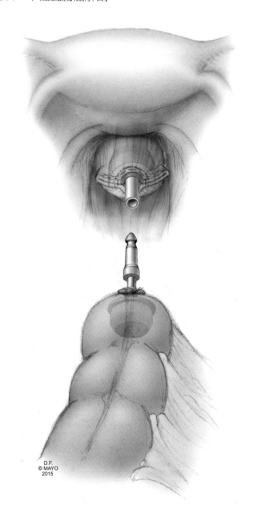

图 9.6　低前切除术的吻合技术

结论

　　微创手术在直肠癌治疗中的应用取决于外科医生及其相关的外科技术和培训。遵循包括最佳证据在内的护理标准，很可能是美国国家癌症研究院下属癌症中心降低死亡率的众多原因之一。此外，医院、专科中心和外科手术量仍然是降低死亡率、提高生存率和改善术后恢复的重要预测指标。结合现有的临床和科学证据及尚不完整的长期结果，作者仅能得出一个简单的结论，即直肠癌微创手术仍具有挑战性。在获得进一步的长期数据之前，建议腹镜直肠癌手术在大的中心谨慎开展，并在配置多学科团队的基础上由训练有素的专家实施。

　　直肠癌微创手术的未来和推广取决于外科医生，目前已公布的数据似乎满足了开展微创手术的所有技术要求。尽管多中心研究的一类证据的长期结果尚未公布，但我们有大量的一级和二级临床研究支持其使用。事实上，到目前为止，在随机对照研究或单中心及多中心非随机研究中，几乎没有证据表明直肠癌的微创手术比开腹手术更差。不言而喻，不管治疗疾病的手术方法或工具是什么，外科手术的原则必须保持不变。正如能量设备取代了手术刀，而微创手术也即将取代开腹手术。手术医生的手术技巧和能力亦随着技术的进步而不断进步，这一点从未改变。大型的专科中心将继续拓展直肠癌微创手术技术，然而在普通医疗机构，由于陡峭的学习曲线、昂贵的入门成本及培训成本和具有争议的长期的肿瘤学结果，使直肠癌微创手术的实施仍然受到限制。

参考文献

[1] Breukink S, Pierie J, Wiggers T. Laparoscopic versus open total mesorectal excision for rectal cancer. Cochrane Database Syst Rev. 2006;(4):CD005200.

[2] Arezzo A, Passera R, Salvai A, Arolfo S, Allaix ME, Schwarzer G, et al. Laparoscopy for rectal cancer is oncologically adequate: a systematic review and meta-analysis of the literature. Surg Endosc. 2015;29(2):334–348.

[3] Clinical Outcomes of Surgical Therapy Study Group, Nelson H, Sargent DJ, Wieand HS, Fleshman J, Anvari M, Stryker SJ, Beart RW Jr, Hellinger M, Flanagan R Jr, Peters W, Ota D. A comparison of laparoscopically assisted and open colectomy for colon cancer. N Engl J Med. 2004;350(20):2050–2059.

[4] Veldkamp R, Kuhry E, Hop WC, Jeekel J, Kazemier G, Bonjer HJ, et al. Laparoscopic surgery versus open surgery for colon cancer: short-term outcomes of a randomised trial. Lancet Oncol. 2005;6(7):477–484.

[5] Hui VW, Guillem JG. Minimal access surgery for rectal cancer: an update. Nat Rev Gastroenterol Hepatol. 2014;11(3):158–165.

[6] Lacy AM, Garcia-Valdecasas JC, Delgado S, Castells A, Taura P, Pique JM, et al. Laparoscopy-assisted colectomy versus open colectomy for treatment of non-metastatic colon cancer: a randomised trial. Lancet. 2002;359(9325):2224–2229.

[7] Kiran RP, El-Gazzaz GH, Vogel JD, Remzi FH. Laparoscopic approach significantly reduces surgical site infections after colorectal surgery: data from national surgical quality improvement program. J Am Coll Surg. 2010;211(2):232–238.

[8] van der Pas MH, Haglind E, Cuesta MA, Furst A, Lacy AM, Hop WC, et al. Laparoscopic versus open surgery for rectal cancer (COLOR II): short-term outcomes of a randomised, phase 3 trial. Lancet Oncol. 2013;14(3):210–218.

[9] Crapko M, Fleshman J. Minimally invasive surgery for rectal cancer. Ann Surg Oncol. 2014;21(1):173–178.

[10] Mathis KL, Nelson H. Controversies in laparoscopy for colon and rectal cancer. Surg Oncol Clin N Am. 2014;23(1):35–47.

[11] Rea JD, Cone MM, Diggs BS, Deveney KE, KC L, Herzig DO. Utilization of laparoscopic colectomy in the United States before and after the clinical outcomes of surgical therapy study group trial. Ann Surg. 2011;254(2):281–288.

[12] Kwon S, Billingham R, Farrokhi E, Florence M, Herzig D, Horvath K, et al. Adoption of laparoscopy for elective colorectal resection: a report from the Surgical Care and Outcomes Assessment Program. J Am Coll Surg 2012;214(6):909–918.e901.

[13] Robinson CN, Chen GJ, Balentine CJ, Sansgiry S, Marshall CL, Anaya DA, et al. Minimally invasive surgery is underutilized for colon cancer. Anno Surg Oncol. 2011;18(5):1412–1418.

[14] Fox J, Gross CP, Longo W, Reddy V. Laparoscopic colectomy for the treatment of cancer has been widely adopted in the United States. Dis Colon Rectum. 2012;55(5):501–508.

[15] Bianchi PP, Petz W, Luca F, Biffi R, Spinoglio G, Montorsi M. Laparoscopic and robotic total mesorectal excision in the treatment of rectal cancer. Brief review and personal remarks. Front Oncol. 2014;4:98.

[16] Park IJ, Choi GS, Lim KH, Kang BM, Jun SH. Multidimensional analysis of the learning curve for laparoscopic colorectal surgery: lessons from 1,000 cases of laparoscopic colorectal surgery. Surg Endosc. 2009;23(4):839–846.

[17] Kang CY, Halabi WJ, Luo R, Pigazzi A, Nguyen NT, Stamos MJ. Laparoscopic colorectal surgery: a better look into the latest trends. Arch Surg. 2012;147(8):724–731.

[18] Greenblatt DY, Rajamanickam V, Pugely AJ, Heise CP, Foley EF, Kennedy GD. Short-term outcomes after laparoscopic-assisted proctectomy for rectal cancer: results from the ACS NSQIP. J Am Coll Surg. 2011;212(5):844–854.

[19] Jayne DG, Thorpe HC, Copeland J, Quirke P, Brown JM, Guillou PJ. Five-year follow-up of the Medical Research Council CLASICC trial of laparoscopically assisted versus open surgery for colorectal cancer. Br J Surg. 2010;97(11):1638–1645.

[20] Green BL, Marshall HC, Collinson F, Quirke P, Guillou P, Jayne DG, et al. Long-term follow-up of the Medical Research Council CLASICC trial of conventional versus laparoscopically assisted resection in colorectal cancer. Br J Surg. 2013;100(1):75–82.

[21] Jeong SY, Park JW, Nam BH, Kim S, Kang SB, Lim SB, et al. Open versus laparoscopic surgery for mid-rectal or low-rectal cancer after neoadjuvant chemoradiotherapy (COREAN trial): survival outcomes of an open-label, non-inferiority, randomised controlled trial. Lancet Oncol. 2014;15(7):767–774.

[22] Tanis PJ, Buskens CJ, Bemelman WA. Laparoscopy for colorectal cancer. Best Pract Res Clin Gastroenterol. 2014;28(1):29–39.

[23] Laparoscopically assisted colectomy is as safe and effective as open colectomy in people with colon cancer Abstracted from: Nelson H, Sargent D, wieand HS, et al; for the clinical outcomes of surgical therapy study group. A comparison of laparoscopically assisted and open colectomy for colon cancer. N Engl J med 2004; 350: 2050–2059. Cancer Treat rev 2004;30(8):707–709.

[24] Guillou PJ, Quirke P, Thorpe H, Walker J, Jayne DG, Smith AM, et al. Short–term endpoints of conventional versus laparoscopic-assisted surgery in patients with colorectal cancer (MRC CLASICC trial): multicentre, randomised controlled trial. Lancet. 2005;365(9472):1718–1726.

[25] Monson JR, Weiser MR, Buie WD, Chang GJ, Rafferty JF, Rafferty J. Practice parameters for the management of rectal cancer (revised). Dis Colon Rectum. 2013;56(5):535–550.

[26] NCCN. Clinical practice guidelines in onocology rectal cancer 3.2012. 2014 March; 2012 January 28; 2015. Available from: http://www.nccn.org/professional/physician_gls/pdf/rectal.pdf.

[27] Aziz O, Constantinides V, Tekkis PP, Athanasiou T, Purkayastha S, Paraskeva P, et al. Laparoscopic versus open surgery for rectal cancer: a meta–analysis. Ann Surg Oncol. 2006;13(3):413–424.

[28] Gao F, Cao YF, Chen LS. Meta–analysis of short–term outcomes after laparoscopic resection for rectal cancer. Int J Color Dis. 2006;21(7):652–656.

[29] Panis Y, Maggiori L, Caranhac G, Bretagnol F, Vicaut E. Mortality after colorectal cancer surgery: a french survey of more than 84,000 patients. Ann Surg. 2011;254(5):738–743.

[30] Mroczkowski P, Hac S, Smith B, Schmidt U, Lippert H, Kube R. Laparoscopy in the surgical treatment of rectal cancer in Germany 2000–2009. Color Dis. 2012;14(12):1473–1478.

[31] Stocchi L, Nelson H, Young–Fadok TM, Larson DR, Ilstrup DM. Safety and advantages of laparoscopic vs open colectomy in the elderly: matched–control study. Dis Colon Rectum. 2000;43(3):326–332.

[32] Law WL, Chu KW, Tung PH. Laparoscopic colorectal resection: a safe option for elderly patients. J Am Coll Surg. 2002;195(6):768–773.

[33] Tuech JJ, Pessaux P, Rouge C, Regenet N, Bergamaschi R, Arnaud JP. Laparoscopic vs open colectomy for sigmoid diverticulitis: a prospective comparative study in the elderly. Surg Endosc. 2000;14(11):1031–1033.

[34] Frasson M, Braga M, Vignali A, Zuliani W, Di Carlo V. Benefits of laparoscopic colorectal resection are more pronounced in elderly patients. Dis Colon Rectum. 2008;51(3):296–300.

[35] Senagore AJ, Madbouly KM, Fazio VW, Duepree HJ, Brady KM, Delaney CP. Advantages of laparoscopic colectomy in older patients. Arch Surg. 2003;138(3):252–256.

[36] Jayne DG, Guillou PJ, Thorpe H, Quirke P, Copeland J, Smith AM, et al. Randomized trial of laparoscopic–assisted resection of colorectal carcinoma: 3–year results of the UK MRC CLASICC trial group. J Clin Oncol. 2007;25(21):3061–3068.

[37] Kang SB, Park JW, Jeong SY, Nam BH, Choi HS, Kim DW, et al. Open versus laparoscopic surgery for mid or low rectal cancer after neoadjuvant chemoradiotherapy (COREAN trial): short–term outcomes of an open–label randomised controlled trial. Lancet Oncol. 2010;11(7):637–645.

[38] Ng SS, Leung KL, Lee JF, Yiu RY, Li JC, Hon SS. Long–term morbidity and oncologic outcomes of laparoscopic–assisted anterior resection for upper rectal cancer: ten–year results of a prospective, randomized trial. Dis Colon Rectum. 2009;52(4):558–566.

[39] Lujan J, Valero G, Hernandez Q, Sanchez A, Frutos MD, Parrilla P. Randomized clinical trial comparing laparoscopic and open surgery in patients with rectal cancer. Br J Surg. 2009;96(9):982–989.

[40] Zhou ZG, Hu M, Li Y, Lei WZ, YY Y, Cheng Z, et al. Laparoscopic versus open total mesorectal excision with anal sphincter preservation for low rectal cancer. Surg Endosc. 2004;18(8):1211–1215.

[41] Ng SS, Leung KL, Lee JF, Yiu RY, Li JC, Teoh AY, et al. Laparoscopic–assisted versus open abdominoperineal resection for low rectal cancer: a prospective randomized trial. Ann Surg Oncol. 2008;15(9):2418–2425.

[42] Braga M, Frasson M, Vignali A, Zuliani W, Capretti G, Di Carlo V. Laparoscopic resection in rectal cancer patients: outcome and cost–benefit analysis. Dis Colon Rectum. 2007;50(4):464–471.

[43] Anderson C, Uman G, Pigazzi A. Oncologic outcomes of laparoscopic surgery for rectal cancer: a systematic review and meta-analysis of the literature. Eur J Surg Oncol. 2008;34(10):1135–1142.

[44] Wu Z, Zhang S, Aung LH, Ouyang J, Wei L. Lymph node harvested in laparoscopic versus open colorectal cancer approaches: a meta–analysis. Surg Laparosc Endosc Percutan Tech. 2012;22(1):5–11.

[45] Abraham NS, Young JM, Solomon MJ. Meta–analysis of short–term outcomes after laparoscopic resection for colorectal cancer. Br J Surg. 2004;91(9):1111–1124.

[46] Lujan J, Valero G, Biondo S, Espin E, Parrilla P, Ortiz H. Laparoscopic versus open surgery for rectal cancer: results of a prospective multicentre analysis of 4,970 patients. Surg Endosc. 2013;27(1):295–302.

[47] Ng KH, Ng DC, Cheung HY, Wong JC, Yau KK, Chung CC, et al. Laparoscopic resection for rectal cancers: lessons learned from 579 cases. Ann Surg. 2009;249(1):82–86.

[48] Bretagnol F, Lelong B, Laurent C, Moutardier V, Rullier A, Monges G, et al. The oncological safety of laparoscopic total

mesorectal excision with sphincter preservation for rectal carcinoma. Surg Endosc. 2005;19(7):892–896.

[49] Law WL, Lee YM, Choi HK, Seto CL, Ho JW. Laparoscopic and open anterior resection for upper and mid rectal cancer: an evaluation of outcomes. Dis Colon Rectum. 2006;49(8):1108–1115.

[50] Gouvas N, Tsiaoussis J, Pechlivanides G, Tzortzinis A, Dervenis C, Avgerinos C, et al. Quality of surgery for rectal carcinoma: comparison between open and laparoscopic approaches. Am J Surg. 2009;198(5):702–708.

[51] Shearer R, Gale M, Aly OE, Aly EH. Have early postoperative complications from laparoscopic rectal cancer surgery improved over the past 20 years? Color Dis. 2013;15(10):1211–1226.

[52] Ahmad NZ, Racheva G, Elmusharaf H. A systematic review and meta-analysis of randomized and non-randomized studies comparing laparoscopic and open abdominoperineal resection for rectal cancer. Color Dis. 2013;15(3):269–277.

[53] Vlug MS, Wind J, van der Zaag E, Ubbink DT, Cense HA, Bemelman WA. Systematic review of laparoscopic vs open colonic surgery within an enhanced recovery programme. Color Dis. 2009;11(4):335–343.

[54] Larson DW, Lovely JK, Cima RR, Dozois EJ, Chua H, Wolff BG, et al. Outcomes after implementation of a multimodal standard care pathway for laparoscopic colorectal surgery. Br J Surg. 2014;101(8):1023–1030.

[55] Zhuang CL, Ye XZ, Zhang XD, Chen BC, Yu Z. Enhanced recovery after surgery programs versus traditional care for colorectal surgery: a meta-analysis of randomized controlled trials. Dis Colon Rectum. 2013;56(5):667–678.

[56] Vlug MS, Wind J, Hollmann MW, Ubbink DT, Cense HA, Engel AF, et al. Laparoscopy in combination with fast track multimodal management is the best perioperative strategy in patients undergoing colonic surgery: a randomized clinical trial (LAFA-study). Ann Surg. 2011;254(6):868–875.

[57] Wang Q, Suo J, Jiang J, Wang C, Zhao YQ, Cao X. Effectiveness of fast-track rehabilitation vs conventional care in laparoscopic colorectal resection for elderly patients: a randomized trial. Color Dis. 2012;14(8):1009–1013.

[58] Wang G, Jiang ZW, Zhao K, Gao Y, Liu FT, Pan HF, et al. Fast track rehabilitation programme enhances functional recovery after laparoscopic colonic resection. Hepato-Gastroenterology. 2012;59(119):2158–2163.

[59] Khreiss W, Huebner M, Cima RR, Dozois ER, Chua HK, Pemberton JH, et al. Improving conventional recovery with enhanced recovery in minimally invasive surgery for rectal cancer. Dis Colon Rectum. 2014;57(5):557–563.

[60] Lovely JK, Maxson PM, Jacob AK, Cima RR, Horlocker TT, Hebl JR, et al. Case-matched series of enhanced versus standard recovery pathway in minimally invasive colorectal surgery. Br J Surg. 2012;99(1):120–126.

[61] Hubner M, Lovely JK, Huebner M, Slettedahl SW, Jacob AK, Larson DW. Intrathecal analgesia and restrictive perioperative fluid management within enhanced recovery pathway: hemodynamic implications. J Am Coll Surg. 2013;216(6):1124–1134.

[62] Jayne DG, Brown JM, Thorpe H, Walker J, Quirke P, Guillou PJ. Bladder and sexual function following resection for rectal cancer in a randomized clinical trial of laparoscopic versus open technique. Br J Surg. 2005;92(9):1124–1132.

[63] Huang MJ, Liang JL, Wang H, Kang L, Deng YH, Wang JP. Laparoscopic-assisted versus open surgery for rectal cancer: a meta-analysis of randomized controlled trials on oncologic adequacy of resection and long-term oncologic outcomes. Int J Color Dis. 2011;26(4):415–421.

[64] Hillingso JG, Wille-Jorgensen P. Staged or simultaneous resection of synchronous liver metastases from colorectal cancer – a systematic review. Color Dis. 2009;11(1):3–10.

[65] Laurent C, Leblanc F, Wutrich P, Scheffler M, Rullier E. Laparoscopic versus open surgery for rectal cancer: long-term oncologic results. Ann Surg. 2009;250(1):54–61.

[66] Damin DC, Lazzaron AR. Evolving treatment strategies for colorectal cancer: a critical review of current therapeutic options. World J Gastroenterol. 2014;20(4):877–887.

[67] Ricciardi R, Roberts PL, Read TE, Baxter NN, Marcello PW, Schoetz DJ. Presence of specialty surgeons reduces the likelihood of colostomy after proctectomy for rectal cancer. Dis Colon Rectum. 2011;54(2):207–213.

[68] Paulson EC, Mitra N, Sonnad S, Armstrong K, Wirtalla C, Kelz RR, et al. National Cancer Institute designation predicts improved outcomes in colorectal cancer surgery. Ann Surg. 2008;248(4):675–686.

[69] Schrag D, Panageas KS, Riedel E, Cramer LD, Guillem JG, Bach PB, et al. Hospital and surgeon procedure volume as predictors of outcome following rectal cancer resection. Ann Surg. 2002;236(5):583–592.

[70] Hodgson DC, Zhang W, Zaslavsky AM, Fuchs CS, Wright WE, Ayanian JZ. Relation of hospital volume to colostomy rates and survival for patients with rectal cancer. J Natl Cancer Inst. 2003;95(10):708–716.

[71] Jensen CC, Prasad LM, Abcarian H. Cost-effectiveness of laparoscopic vs open resection for colon and rectal cancer. Dis Colon Rectum. 2012;55(10):1017–1023.

[72] Hernandez RA, de Verteuil RM, Fraser CM, Vale LD. Systematic review of economic evaluations of laparoscopic surgery for colorectal cancer. Color Dis. 2008;10(9):859–868.

[73] Vaid S, Tucker J, Bell T, Grim R, Ahuja V. Cost analysis of laparoscopic versus open colectomy in patients with colon cancer: results from a large nationwide population database. Am Surg. 2012;78(6):635–641.

[74] 74. Dowson HM, Gage H, Jackson D, Qiao Y, Williams P, Rockall TA. Laparoscopic and open colorectal surgery: a prospective cost analysis. Color Dis. 2012;14(11):1424–1430.

[75] da Luz Moreira A, Kiran RP, Kirat HT, Remzi FH, Geisler DP, Church JM, et al. Laparoscopic versus open colectomy for patients with American Society of Anesthesiology (ASA) classifications 3 and 4: the minimally invasive approach is associated with significantly quicker recovery and reduced costs. Surg Endosc. 2010;24(6):1280–1286.

[76] Rullier E, Denost Q, Vendrely V, Rullier A, Laurent C. Low rectal cancer: classification and standardization of surgery. Dis Colon Rectum. 2013;56(5):560–567.

[77] Chin CC, Yeh CY, Huang WS, Wang JY. Clinical outcome of intersphincteric resection for ultra–low rectal cancer. World J Gastroenterol. 2006;12(4):640–643.

[78] Grama FA, Burcos T, Bordea A, Cristian D. Localisation and preservation of the autonomic nerves in rectal cancer surgery – technical details. Chirurgia (Bucur). 2014;109(3):375–382.

[79] Lim RS, Yang TX, Chua TC. Postoperative bladder and sexual function in patients undergoing surgery for rectal cancer: a systematic review and meta–analysis of laparoscopic versus open resection of rectal cancer. Tech Coloproctol. 2014;18(11):993–1002.

[80] Kim NK, Aahn TW, Park JK, Lee KY, Lee WH, Sohn SK, et al. Assessment of sexual and voiding function after total mesorectal excision with pelvic autonomic nerve preservation in males with rectal cancer. Dis Colon Rectum. 2002;45(9):1178–1185.

[81] Quah HM, Jayne DG, KW E, Seow–Choen F. Bladder and sexual dysfunction following laparoscopically assisted and conventional open mesorectal resection for cancer. Br J Surg. 2002;89(12):1551–1556.

[82] Asoglu O, Matlim T, Karanlik H, Atar M, Muslumanoglu M, Kapran Y, et al. Impact of laparoscopic surgery on bladder and sexual function after total mesorectal excision for rectal cancer. Surg Endosc. 2009;23(2):296–303.

[83] Yang L, YY Y, Zhou ZG, Li Y, Xu B, Song JM, et al. Quality of life outcomes following laparoscopic total mesorectal excision for low rectal cancers: a clinical control study. Eur J Surg Oncol. 2007;33(5):575–579.

[84] McGlone ER, Khan O, Flashman K, Khan J, Parvaiz A. Urogenital function following laparoscopic and open rectal cancer resection: a comparative study. Surg Endosc. 2012;26(9):2559–2565.

[85] Rosen R, Brown C, Heiman J, Leiblum S, Meston C, Shabsigh R, et al. The female sexual function index (FSFI): a multidimensional self–report instrument for the assessment of female sexual function. J Sex Marital Ther. 2000;26(2):191–208.

[86] Poulsen M, Ovesen H. Is laparoscopic colorectal cancer surgery in obese patients associated with an increased risk? Short–term results from a single center study of 425 patients. J Gastrointest Surg. 2012;16(8):1554–1558.

[87] Makino T, Shukla PJ, Rubino F, Milsom JW. The impact of obesity on perioperative outcomes after laparoscopic colorectal resection. Ann Surg. 2012;255(2):228–236.

[88] Thorpe H, Jayne DG, Guillou PJ, Quirke P, Copeland J, Brown JM. Patient factors influencing conversion from laparoscopically assisted to open surgery for colorectal cancer. Br J Surg. 2008;95(2):199–205.

[89] Rottoli M, Bona S, Rosati R, Elmore U, Bianchi PP, Spinelli A, et al. Laparoscopic rectal resection for cancer: effects of conversion on short–term outcome and survival. Ann Surg Oncol. 2009;16(5):1279–1286.

[90] Miyajima N, Fukunaga M, Hasegawa H, Tanaka J, Okuda J, Watanabe M. Results of a multicenter study of 1,057 cases of rectal cancer treated by laparoscopic surgery. Surg Endosc. 2009;23(1):113–118.

[91] Bege T, Lelong B, Esterni B, Turrini O, Guiramand J, Francon D, et al. The learning curve for the laparoscopic approach to conservative mesorectal excision for rectal cancer: lessons drawn from a single institution's experience. Ann Surg. 2010;251(2):249–253.

[92] McKay GD, Morgan MJ, Wong SK, Gatenby AH, Fulham SB, Ahmed KW, et al. Improved short–term outcomes of laparoscopic versus open resection for colon and rectal cancer in an area health service: a multicenter study. Dis Colon Rectum. 2012;55(1):42–50.

[93] Bianchi PP, Rosati R, Bona S, Rottoli M, Elmore U, Ceriani C, et al. Laparoscopic surgery in rectal cancer: a prospective analysis of patient survival and outcomes. Dis Colon Rectum. 2007;50(12):2047–2053.

[94] Scott N, Jackson P, al–Jaberi T, Dixon MF, Quirke P, Finan PJ. Total mesorectal excision and local recurrence: a study of tumour spread in the mesorectum distal to rectal cancer. Br J Surg. 1995;82(8):1031–1033.

[95] Hida J, Yasutomi M, Maruyama T, Fujimoto K, Uchida T, Okuno K. Lymph node metastases detected in the mesorectum distal to carcinoma of the rectum by the clearing method: justification of total mesorectal excision. J Am Coll Surg. 1997;184(6):584–588.

[96] Quirke P, Durdey P, Dixon MF, Williams NS. Local recurrence of rectal adenocarcinoma due to inadequate surgical resection. Histopathological study of lateral tumour spread and surgical excision. Lancet. 1986;2(8514):996–999.

[97] Adam IJ, Mohamdee MO, Martin IG, Scott N, Finan PJ, Johnston D, et al. Role of circumferential margin involvement in the local recurrence of rectal cancer. Lancet. 1994;344(8924):707–711.

[98] Biondo S, Frago R, Codina Cazador A, Farres R, Olivet F, Golda T, et al. Long–term functional results from a randomized clinical study of transverse coloplasty compared with colon J–pouch after low anterior resection for rectal cancer. Surgery. 2013;153(3):383–392.

[99] Heriot AG, Tekkis PP, Constantinides V, Paraskevas P, Nicholls RJ, Darzi A, et al. Meta–analysis of colonic reservoirs versus straight coloanal anastomosis after anterior resection. Br J Surg. 2006;93(1):19–32.

第十章　机器人直肠切除术

Sunil Patel，Martin R. Weiser

缩写

3D	三维
ACOSOG	美国外科医师协会肿瘤学组
COLOR Ⅱ trial	腹腔镜对比开腹手术治疗直肠癌的研究
COREAN trial	开腹对比腹腔镜手术治疗新辅助放化疗后中低位直肠癌的研究
CRM	环周切缘
MRC CLASSICC trial	开腹对比腹腔镜辅助手术治疗结直肠癌的研究
ROLARR trial	机器人对比腹腔镜手术治疗直肠癌的研究
TME	全直肠系膜切除术

介绍

在过去的 20 年中应用微创手术治疗结直肠疾病日益受到欢迎。由于腹腔镜设备功能和质量的提高及临床医生经验的不断积累，使得结直肠疾病的微创手术量明显增加。机器人手术平台为临床医生提供了新一代的有效的治疗工具，提高了直肠癌的外科治疗水平。与传统的腹腔镜设备相比，机器人具有颇多优势，包括稳定的摄像平台、高清三维（3D）视野、人机交互设计等。机器人也有助于微创外科手术的培训，并使临床医生能够更快地获得微创手术的经验。本章介绍了直肠癌机器人手术现有的循证医学证据，以及截至 2015 年 3 月作者所在单位开展机器人手术的经验。

S. Patel·M.R. Weiser (✉)

Colorectal Service, Department of Surgery, Memorial Sloan Kettering Cancer Center, 1275 York Avenue, New York, NY 10065, USA

e-mail: weiser1@mskcc.org

© Springer International Publishing AG 2018

G.J. Chang (ed.), *Rectal Cancer*, DOI 10.1007/978–3–319–16384–0_9

腹腔镜直肠癌手术的短期研究结果

截至 2015 年 3 月，一系列大型的腹腔镜对比开腹手术的临床研究已经发布了短期研究结果，这些研究包括 MRC CLASICC 研究、COREAN 研究和 COLOR Ⅱ 研究。表 10.1 列出了这些研究的结果。总体来说，传统腹腔镜手术与机器人手术相比，在短期结局上没有明显差异，包括环周切缘（CRM）阳性率及术中并发症发生率。在上述 3 项研究中，中转开腹手术的比例为 1.2% ~ 32.4%，其中有两项研究发现，接受腹腔镜手术的患者住院时间更短。目前，有两项正在进行中的大样本的临床研究，主要关注腹腔镜直肠癌手术的安全性，一项来自美国外科医师协会肿瘤学组（ACOSOG），目前已完成直肠癌患者的入组，预计不久将公布短期结果（ACOSOG Z6051）。另一项研究来自澳大利亚（A La CaRT），正在入组过程中，预计入组患者 470 例。

除了上述列出的主要研究外，最近发表的 Cochrane 综述评价了 11 项涉及 3812 例患者的不同规模的临床研究，结果表明开腹手术与腹腔镜手术在 CRM 阳性率、30 天并发症发生率、30 天死亡率及淋巴结检出数量上均无明显差异。与开腹手术相比，腹腔镜手术的切口感染风险下降（OR 0.68，95 % CI 0.50 ~ 0.93，$P=0.015$），镇痛药物使用量减少（–0.60 剂量，95 % CI –0.93 ~ –0.27，$P <$ 0.001），住院时间缩短（–2.1 天，95 % CI –3.22 ~ –1.10，$P <$ 0.001），禁食时间缩短（–0.53 天，95% CI –0.80 ~ –0.23，$P <$ 0.001），排便时间提前（–0.86 天，95% CI –1.17 ~ –0.54，$P <$ 0.001）。

腹腔镜直肠癌手术的长期研究结果

两项大型的临床研究（MRC CLASICC 研究和 COREAN 研究）报道了腹腔镜与开腹手术的长期结果，其汇总结果见表 10.2。两项研究在局部复发风险、远处转移及总生存方面均未观察到腹腔镜和开腹手术之间的差异。截止到本文截稿时，COLOR Ⅱ 和 ACOSOG Z6051 研究尚未公布长期的研究结果。

一项包括结直肠癌研究在内的 Cochrane 综述显示，腹腔镜手术与开腹手术相比，5 年总生存率

表 10.1　腹腔镜手术 vs 开腹手术的短期结果

作者，年	试验名称	腹腔镜手术患者	开腹手术患者	中转率	阳性切缘 RR（%）	并发症发生率（%）	建议
Guillou，2005	MRC CLASSIC[a]	253 例	128 例	32.40%	1.08（0.60 ~ 1.97）	1.08（0.83 ~ 1.43）	推荐腹腔镜手术
Kang，2010	COREAN	170 例	170 例	1.20%	0.71（0.23 ~ 2.21）	0.90（0.61 ~ 1.34）	无区别
van der Pas，2013	COLOR Ⅱ	699 例	345 例	17%	0.95（0.63 ~ 1.45）	1.08（0.91 ~ 1.27）	推荐腹腔镜手术

RR：风险比 (risk ratio)，95% 置信区间
[a]：直肠癌子组，MRC Classic trial included both colon and rectal cancer patients

（OR 1.15，95% CI 0.87～1.52，*P*=0.32）、5 年局部复发率（OR 0.94，95% CI 0.49～1.81，*P*=0.32）、远处复发率（OR 0.97，95% CI 0.70～1.32，*P*=0.80）及切口 / 戳卡口部位复发率（2.76，95% CI 0.75～10.20，*P*=0.13）均无明显差异。因此，目前现有的数据似乎支持直肠癌的微创手术，并与结肠癌有相似的短期疗效。

微创手术的发展趋势

正是由于微创手术有一定的优势，加之临床医生技术的提高及相关设备的改进，在过去的 20 年里，腹腔镜结肠手术的数量急剧增加。Kang 等通过分析韩国国家住院患者数据库腹腔镜手术的数据发现，腹腔镜右半结肠切除术的比例从 2007 年的 13% 上升到 2009 年的 49%。腹腔镜乙状结肠切除术也有显著增加（2007 年为 18%，2009 年为 55%）。此外，在 2007 年至 2009 年期间，乙状结肠手术的中转开腹率显著下降，这表明在外科医生迅速度过学习曲线的同时，腹腔镜设备亦有了明显的改进。但是在此期间，腹腔镜直肠癌低位前切除手术几乎没有增加（2007 年为 12%，2009 年为 16%）（图 10.1、图 10.2）。

表 10.2　RCT 评估腹腔镜手术 vs 开腹手术的长期结果

	3 年无病生存率		3 年总生存率		3 年局部复发率	
	腹腔镜组	开腹组	腹腔镜组	开腹组	腹腔镜组	开腹组
COREAN 试验	79.2%	72.5%	88.0%	85.0%	2.6%	4.9%
MRC CLASSIC 试验	66.3%	67.7%	68.4%	66.7%	7.9%	8.6%

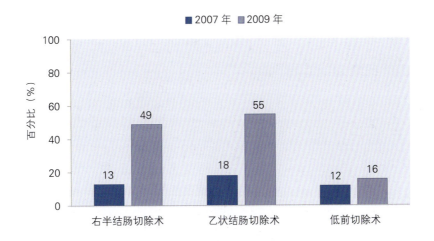

图 10.1　腹腔镜手术的比例。2007—2009 年腹腔镜结直肠切除术（右半结肠切除术、乙状结肠切除术、低前切除术）的比例（Kang CY, Halabi WJ, Luo R, Pigazzi A, Nguyen NT, Stamos MJ. Laparoscopic colorectal surgery: a better book into the latest trends. Arch Surg. 2012; 147(8):724–731）

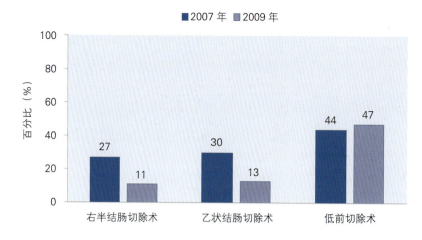

图 10.2　腹腔镜手术中转开腹手术。2007—2009 年腹腔镜结直肠切除术（右半结肠切除术、乙状结肠切除术、低前切除术）中转开腹手术的比例（Kang CY, Halabi WJ, Luo R, Pigazzi A, Nguyen NT, Stamos MJ. Laparoscopic colorectal surgery: a better book into the latest trends. Arch Surg. 2012; 147(8):724–731）

　　腹腔镜直肠癌手术的困难在于手术区域的解剖学限制，以及对手术技术本身的高要求。狭窄的骨盆使手术视野受限，加大了手术操作的难度。此外，对于传统腹腔镜手术中使用的不可弯曲的硬质器械来说，操作空间并不理想。腹腔镜器械固有的局限性，以及难以实现的适当的牵拉也是一项艰巨的挑战。盆腔直肠周围器官的干扰也明显增加了肠管切除的难度。另外，在骨盆狭小的操作空间内存在器械"打架"的可能性。除此之外，直肠癌手术应完成标准的全直肠系膜切除术（TME），这需要对直肠系膜筋膜进行精确而清晰的解剖，这是保证肿瘤根治性的关键。同时，在允许的情况下，最大限度地实现神经保护以维持患者的术后排尿和性功能也是一个重要的目标。

　　机器人手术平台可以克服腹腔镜设备在盆腔手术时的诸多限制。机器人带关节的手术器械便于在骨盆的狭小空间内进行手术操作。机器人拥有稳定的摄像平台、高清三维手术视野，同时外科医生可自行控制摄像头，这远远优于传统腹腔镜提供的二维视觉效果。术者还可以轻松地控制 3 号机械臂在手术区域内不受任何干扰的情况完成对抗牵拉，这是使用传统腹腔镜器械难以实现的。此外，机器人带关节的手术器械还可极大地降低器械"打架"的风险。

腹腔镜与机器人手术治疗直肠癌的文献综述

　　机器人直肠癌手术的安全性和有效性已经在一些观察性研究以及小型的随机对照研究中进行了评估，目前最大宗的对比机器人与腹腔镜直肠癌手术的临床研究（ROLARR 试验）已开始招募患者，预计入组 400 例直肠癌患者。主要研究终点为中转开腹率，次要研究终点包括环周切缘阳性率、并发症发病率、死亡率、3 年无病生存率和术后性功能情况。

　　目前，已有几项荟萃分析发表，结果汇总在表 10.3 中。这些研究一致认为机器人手术中转开腹手术的风险较低（OR 0.26，95% CI 0.12～0.57）（图 10.3）。另外一项汇总 4 项随机对照研究的

表 10.3　机器人手术 vs 腹腔镜手术 Meta 分析的发现

作者	研究数量	失血发生率	手术时间	中转开腹率	并发症	住院时间	费用	淋巴结转移	CRM
Yang et al.	16	机器人手术低	腹腔镜手术短	机器人手术术低	无区别	无区别	腹腔镜手术低	无区别	无区别
Trastulli et al.	8		无区别	机器人手术术低	无区别	无区别		无区别	无区别
Memon et al.	7		无区别	机器人手术术低	无区别	无区别		无区别	无区别
Lin et al.	8	无区别	无区别	机器人手术术低	无区别	无区别		无区别	无区别
Xiong et al.	8	无区别	无区别	机器人手术术低	无区别	无区别		无区别	机器人手术佳

荟萃分析表明，机器人直肠癌手术与腹腔镜手术相比较，机器人组的中转开腹率较低（OR 0.26，95% CI 0.12～0.57）（图10.4），但在住院时间、并发症发生率和淋巴结数量检出率上没有明显差异。另一项大型研究也比较了腹腔镜和机器人手术的中转开腹率，二者未见明显差异（图10.5）。但与腹腔镜手术不同的是，患者肥胖和低位肿瘤与机器人手术中转开腹并无显著相关性。

全直肠系膜切除术

由于低质量的 TME 手术与局部复发有关，这也是引入手术质量分级系统的重要原因之一。在一项 56 例机器人和 57 例腹腔镜直肠手术的比较研究中，机器人组完成 TME 手术的比例更高（93% vs 75%，$P=0.01$），手术质量更高，没有系膜不完整的标本，腹腔镜组则存在 2 例系膜不完整的标本。

研究组或亚组	机器人组 事件数	总样本量	腹腔镜组 事件数	总样本量	权重	优势比 分层分析法，固定效应模型，95% 置信区间
Park 2011	0	52	0	123		不可估
Patriti 2009	0	29	7	37	21.0%	0.07 (0.00–1.26)
Baik 2009	0	56	6	57	20.6%	0.07 (0.00–1.28)
Baek 2010	3	41	9	41	26.9%	0.28 (0.07–1.13)
Bianchi 2010	0	25	1	25	4.8%	0.32 (0.01–8.25)
Popescu 2010	2	38	9	84	17.2%	0.46 (0.10–2.25)
Kim 2010	2	100	3	100	9.5%	0.66 (0.11–4.04)
总样本量（95%CI）		341		467	100.0%	0.26 (0.12–0.57)
总事件数	7		35			

异质性：$\chi^2=3.12$，df=5（$P=0.65$）；$I^2=0\%$
总体效应的检验：$Z=3.40$（$P=0.0007$）

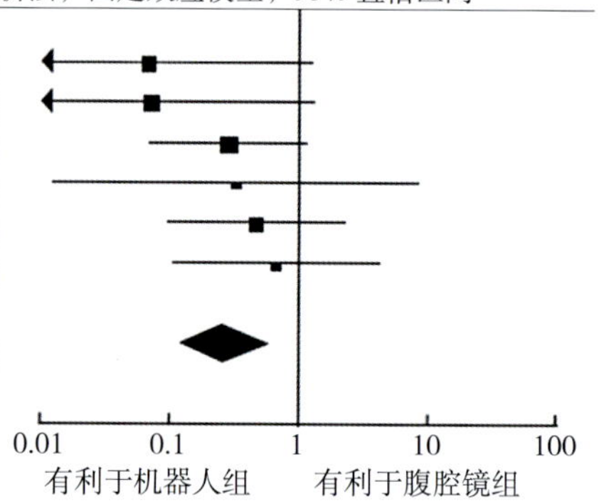

有利于机器人组　　　有利于腹腔镜组

图 10.3　机器人手术中转开腹率 vs 腹腔镜手术中转开腹率，根据随机试验和非随机试验的报道（Trastulli S, et al. Robotic resection compared with laparoscopic rectal resection for cancer: systemic review and meta–analysis of short–term outcome. Colorectal Dis 2012; 14(4): e134–56. Publisher: Wiley. Used by permission)

研究组或亚组	机器人 结直肠癌手术 事件数	总样本量	腹腔镜 结直肠癌手术 事件数	总样本量	权重	优势比 分层分析法，固定效应模型，95% 置信区间
Balik 2008	0	18	2	16	23.5%	0.16 [0.01, 3.53]
Jimenez 2011	2	28	2	28	17.0%	1.00 [0.13, 7.64]
Park 2012	0	35	0	35		不可估
Patriti 2009	0	29	7	37	59.5%	0.07 [0.00, 1.26]
总样本量（95%CI）		110		116	100.0%	0.25 [0.07, 0.91]
总事件数	2		11			

异质性：$\chi^2=2.64$，df=2（$P=0.27$）；$I^2=24\%$
总体效应的检验：$Z=2.10$（$P=0.04$）

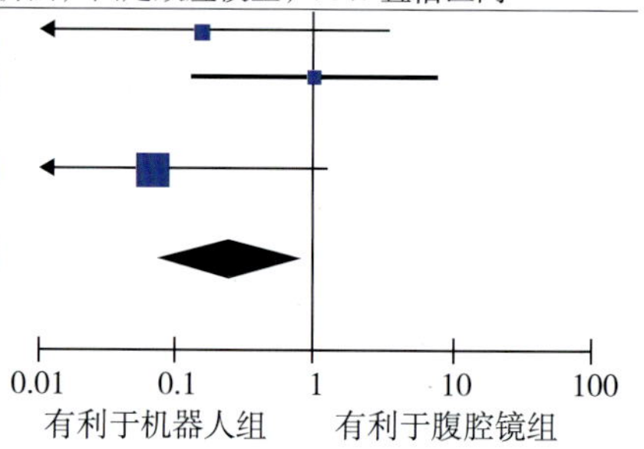

有利于机器人组　　　有利于腹腔镜组

图 10.4　机器人手术中转开腹率 VS 腹腔镜手术中转开腹率（仅随机对照试验）。机器人手术中转开腹率 vs 腹腔镜手术中转开腹率，根据随机试验的报道（Liao G, et al. Robotic–assisted versus laparoscopic colorectal surgery: a meta–analysis of four randomized controlled trials. World J Surg Oncol 2014; 12:122. Publisher: Springer. Used by permission)

学习曲线

一些研究对机器人手术的学习曲线进行了探讨。其中一项研究发现，与腹腔镜手术相比，外科医生需要更长时间才能掌握机器人手术（图 10.6）。但是，在完成 41 例手术后，单纯 TME 手术时间机器人

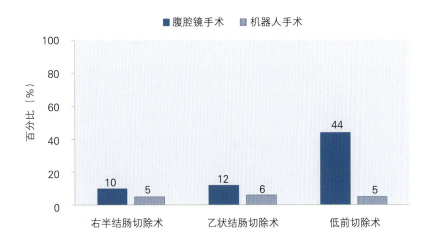

图 10.5　2007—2009 年中转开腹率。2007—2009 年腹腔镜手术 vs 机器人手术中转开腹手术的比例（右半结肠切除术、乙状结肠切除术、低前切除术）（Kang CY, Halabi WJ, Luo R, Pigazzi A, Nguyen NT, Stamos MJ. Laparoscopic colorectal surgery: a better book into the latest trends. Arch Surg. 2012; 147(8):724–731. Publisher: Springer. Used by permission）

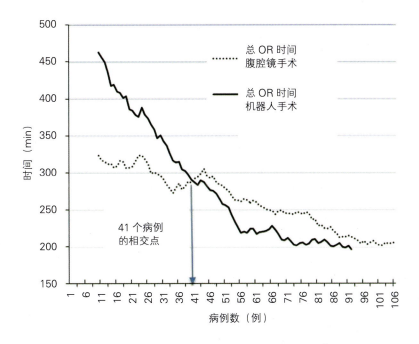

图 10.6　总 OR 时间。腹腔镜手术总 OR 时间与机器人手术总 OR 时间与病例数量的关系（Melich G, Hong YK, Kim J, Hur H, Baik SH, Kim NK, Sender Liberman A, Min BS. Simultaneous development of laparoscopy and robotics provides acceptable perioperative outcomes and shows robotics to have a faster learning curve and to be overall faster in rectal cancer surgery: analysis of novice MIS surgeon learning curves. Surg Endosc. 2015; 29(3):558–568）

比腹腔镜用时明显减少（基于 10 例的平均时间）（图 10.7）。作者得出结论，与腹腔镜手术相比，机器人直肠手术更容易度过学习曲线。

　　另外两项研究也探讨了手术例数与手术时间的关系。两项研究都报道了学习曲线的 3 个阶段。第 1 阶段为学习期，在此期间手术时间迅速缩短，这与外科医生对机器人平台的熟悉程度相关。第 2 阶段为平台期，在此期间外科医生可以完成不甚复杂的手术。第 3 阶段为稳定期，在此期间，外科医生可以用机器人完成更复杂的手术，随后手术时间逐渐稳定（图 10.8）。在第 1 阶段中机器人对接时间也迅速缩短，随后用时逐渐稳定（图 10.9）。

成本

　　当前机器人平台是医院的大型核心设备，需要相当的维护成本，了解医院成本和费用比较困难。在一项基于美国国家住院患者数据库的研究中，将费用转换为直接成本，表明机器人手术比腹腔镜手术更昂贵（20 696 美元 vs 16 519 美元）。在另一个对比成本的研究中，机器人手术也比腹腔镜手术费用更高（12 235 美元 vs 10 319 美元）。一些学者认为，较高的机器人手术的费用可以通过更低的中转开腹率和更少的短期并发症来抵消。这些问题未来可能在 ROLARR 研究中找到答案。

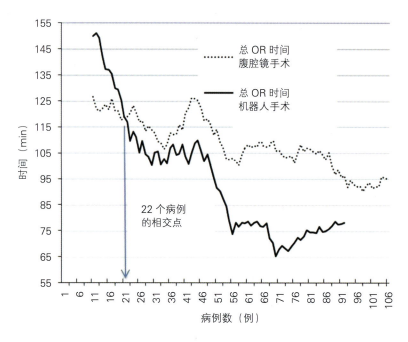

图 10.7　TME 时间。腹腔镜手术 TME 总 OR 时间与机器人手术 TME 总 OR 时间与病例数量的关系（Melich G, Hong YK, Kim J, Hur H, Baik SH, Kim NK, Sender Liberman A, Min BS. Simultaneous development of laparoscopy and robotics provides acceptable perioperative outcomes and shows robotics to have a faster learning curve and to be overall faster in rectal cancer surgery: analysis of novice MIS surgeon learning curves. Surg Endosc. 2015; 29(3):558–568)

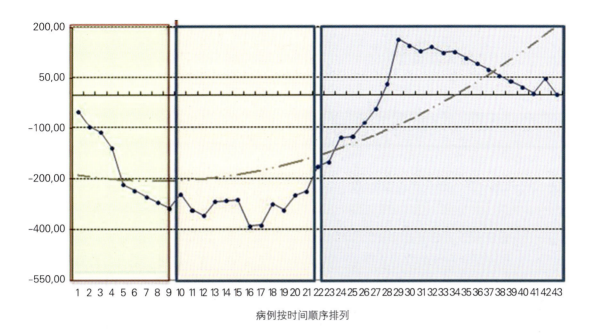

病例按时间顺序排列

图 10.8　手术时间 vs 病例数量。总 OR 时间与病例数量的关系（Sng KK, Hara M, Shin JW, Yoo BE, Yang KS, Kim SH. The multiphasic learning curve for robot–assisted rectal surgery. Surg Endosc. 2013; 27(9):3297–307 and Jim é nez–Rodr í guez RM, D í az–Pav ó n JM, de la Portilla de Juan F, Prendes–Sillero E, Dussort HC, Padillo J. Learning curve for robotic–assisted laparoscopic rectal cancer surgery. Int J Color Dis. 2013;28(6):815–821）

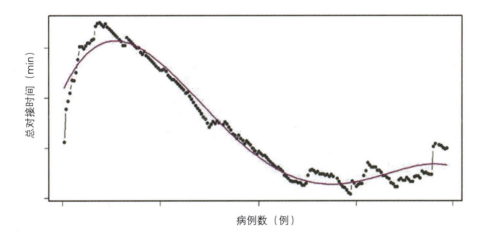

病例数（例）

图 10.9　对接时间 vs 病例数量。总对接时间与病例数量的关系（Sng KK, Hara M, Shin JW, Yoo BE, Yang KS, Kim SH. The multiphasic learning curve for robot–assisted rectal surgery. Surg Endosc. 2013; 27(9):3297–307 and Jim é nez–Rodr í guez RM, D í az–Pav ó n JM, de la Portilla de Juan F, Prendes–Sillero E, Dussort HC, Padillo J. Learning curve for robotic–assisted laparoscopic rectal cancer surgery. Int J Color Dis. 2013;28(6):815–821）

手术技术

一支经验丰富、配合默契的手术团队在机器人直肠癌手术中是至关重要的。团队中应包括手术室护士、器械技师和熟悉机器人平台的工作人员。同时需要一名专门的助手负责摆体位、放置戳卡、对抗牵拉及排除故障，这会明显减少机械臂"打架"的情况，可以使团队快速度过学习曲线。另外，所有团队成员均应该非常熟悉相关应急方案，包括发生血管损伤或需要快速中转开腹时的应急方案。

患者体位

微创手术需要依赖患者的体位和重力作用将小肠、结肠和大网膜移出手术区域。在机器人手术和腹腔镜手术中，患者必须收拢手臂，并在所有与身体接触的压力点处放置软垫。现有的机器人平台在机械臂对接后均不能移动，因此，在对接机械臂之前确定患者的体位是非常有必要的。对于全机器人手术，应首先使患者处于截石位，头低足高，轻度右侧卧位，有利于处理血管蒂、左半结肠及脾曲。对于高BMI的患者，增加头低脚高位和右侧倾斜的角度可能对手术有所帮助。

操作孔的位置和机器人的摆放

对于 Si 平台，作者通常使用 3 个机械臂和 1 个或 2 个辅助操作孔。所有手术中均需要在脐部用Hasson 技术放置一个 12mm 戳卡作为镜头孔。计划用机器人进行脾区游离、血管蒂结扎和盆腔解剖的患者，操作孔和机器人摆放的位置如图 10.10 所示。该种方式更有利于进行血管蒂的结扎和脾曲的游离。两个 8mm 机器人操作孔位置在肚脐的左侧。这些操作孔距离镜头孔应至少 10cm。最外侧的操作孔应距离内侧操作孔 10cm 并位于上方，以防止盆腔操作过程机械臂"打架"。

右下腹操作孔直径应至少为 12mm，以便使用切割闭合器。该操作孔应距离目标解剖结构至少15cm、距镜头孔 10cm。此外，还应在右上腹放置一个 8mm 机械臂操作孔，该操作孔用于脾曲的游离和血管蒂的结扎，也可以在盆腔解剖及游离过程中用作辅助操作孔。需要 1 个或 2 个 5mm 操作孔作为助手孔放置腹腔镜器械，以便于对抗牵拉。助手孔均应距离机器人操作孔至少 5cm，而且应放置在助手方便的位置。在进行盆腔区域操作时，3 号机械臂从右上腹操作孔移动到左侧操作孔（图 10.11），机器人应斜放在患者的左髋部。

在放置戳卡，建立气腹之后，我们发现小肠很难被推到中上腹部。为了改善这一点，患者应选择头低足高右倾体位。如上所述，在机器人对接之前正确摆放患者体位非常重要。

结扎血管

首先识别、解剖和结扎肠系膜下血管。作者采用中间入路游离肠系膜下动脉，先用 2 号臂抓持乙状结肠向前上方抬高，使肠系膜下血管蒂受力呈"穹隆样"改变，便于识别。然后在骶骨岬水平切开腹膜，经此处打开，容易识别并进入正确的平面。然后可以通过钝性及锐性分离相结合的方式将腹膜后脂肪轻轻推向后部，将乙状结肠系膜与后腹膜分离。将交感神经向后推开，并以此作为确定直肠后间隙的

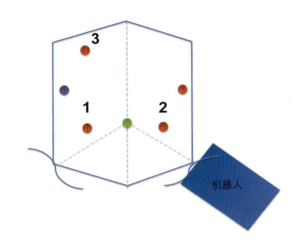

图 10.10　脾曲游离、血管蒂结扎和盆腔解剖：Si 平台的截卡位置和机器人位置

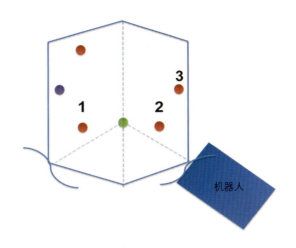

图 10.11　盆腔解剖：Si 平台的 3 号机械臂从右上腹操作孔移动到左侧操作孔

重要参考标志。继续游离该间隙，注意识别并保护输尿管和生殖血管。

辨识输尿管和生殖血管后，向外侧扩展系膜间隙，沿着肠系膜下动脉（IMA）向上游离至血管根部，选择保留或者不保留左结肠动脉。如果保留左结肠动脉，需要清扫 IMA 根部的淋巴结并与标本一起整块切除。此时在左结肠系膜下方由内向外进行游离，有助于确定 IMA 的起始部。然后清除血管周围的脂肪，骨骼化肠系膜下动脉根部，用机器人专用血管夹闭合血管，也可以使用切割闭合器闭合血管。

识别肠系膜下静脉（IMV），在离断 IMA 水平或胰腺下缘结扎。首先游离并骨骼化 IMV，再用血管夹夹闭，离断。也可以先解剖 IMV，这样有助于识别 IMA。

继续向头侧游离左半结肠系膜至适当位置。

游离脾曲

在胰腺下缘结扎 IMV 后，作者推荐常规游离脾曲，这样可以使左半结肠降入盆腔进行无张力的吻合。首先继续向上游离左结肠系膜，识别胰腺后，在胰腺表面游离，进入网膜囊，然后从内向外在横结肠表面离断大网膜，伴随着大网膜的离断，脾曲会逐渐下降。当大网膜完全从横结肠离断，就会在横结肠系膜后面建立一个清晰的平面。在脾曲的转弯处可以用血管夹夹闭，离断血管。继续从内到外游离，然后沿着 Toldt 筋膜向下。如果游离范围足够，可以很容易地找到 Toldt 线。然后将左半结肠完全从后腹膜游离，并将其降至直乙交界水平。

盆腔解剖

如果均用机器人进行游离脾曲及盆腔解剖，需要将 3 号机械臂从其初始位置移动到左外侧操作孔

（图 10.11）。首先将束带系在直乙交界处便于抓持及牵拉，女性患者中用 Keith 针穿过腹壁悬吊子宫，显露术野。助手利用束带将肠管拉向前方，3 号臂用于对抗牵拉，其他两个操作臂在盆腔脏、壁层筋膜之间的直肠系膜筋膜平面进行解剖。首先游离直肠后壁，可以在直视下进行直肠系膜筋膜平面的游离，并向两侧及前壁扩展。通过 Waldeyer（直肠骶骨）筋膜向下分离到远切缘，此时可以通过软质乙状结肠镜来确认远切缘位置。对于直肠中段的肿瘤，可以在乙状结肠镜的指示下离断直肠系膜裸化肠管；对于低位肿瘤，可以继续解剖至盆底水平。

在低位前切除术中，可以使用机器人专用切割闭合器完成低位直肠的切除。通常需要 2 枚 45mm 钉仓离断直肠。可以通过预防性回肠造口位置或其他部位取出标本，完成端端吻合。然后在适当腹壁位置完成回肠袢式造口。

在腹会阴切除术中，作者主张在机器人直视下从上方游离至盆底（肛提肌），再根据肿瘤的位置，可以进行 ELAPE（柱状切除）手术以增加切缘阴性率。近端结肠在会阴部操作之前进行离断，方便近端肠管在左下腹完成末端结肠造口。然后通过会阴部完成直肠切除。

参考文献

[1] Moloo H, Haggar F, Coyle D, Hutton B, Duhaime S, Mamazza J, Poulin EC, Boushey RP, Grimshaw J. Hand assisted laparoscopic surgery versus conventional laparoscopy for colorectal surgery. Cochrane Database Syst Rev. 2010;(10):CD006585.

[2] Lacy AM, Adelsdorfer C, Delgado S, Sylla P, Rattner DW. Minilaparoscopy–assisted transrectal low anterior resection (LAR): a preliminary study. Surg Endosc. 2013;27(1):339046.

[3] Jayne DG, Guillou PJ, Thorpe H, Quirke P, Copeland J, Smith AM, Heath RM, Brown JM, UK MRC CLASICC Trial Group. Randomized trial of laparoscopic–assisted resection of colorectal carcinoma: 3–year results of the UK MRC CLASICC trial group. J Clin Oncol. 2007;25(21):3061–3068.

[4] Kang SB, Park JW, Jeong SY, Nam BH, Choi HS, Kim DW, Lim SB, Lee TG, Kim DY, Kim JS, Chang HJ, Lee HS, Kim SY, Jung KH, Hong YS, Kim JH, Sohn DK, Kim DH, Oh JH. Open versus laparoscopic surgery for mid or low rectal cancer after neoadjuvant chemoradiotherapy (COREAN trial): short–term outcomes of an open–label randomised controlled trial. Lancet Oncol. 2010;11(7):637–645.

[5] van der Pas MH, Haglind E, Cuesta MA, Fürst A, Lacy AM, Hop WC, Bonjer HJ, Colorectal Cancer Laparoscopic or Open Resection II (COLOR II) Study Group. Laparoscopic versus open surgery for rectal cancer (COLOR II): short–term outcomes of a randomised, phase 3 trial. Lancet Oncol. 2013;14(3):210–218.

[6] Vennix S, Pelzers L, Bouvy N, Beets GL, Pierie JP, Wiggers T, Breukink S. Laparoscopic versus open total mesorectal excision for rectal cancer. Cochrane Database Syst Rev. 2014;15(4):CD005200.

[7] Jeong SY, Park JW, Nam BH, Kim S, Kang SB, Lim SB, Choi HS, Kim DW, Chang HJ, Kim DY, Jung KH, Kim TY, Kang GH, Chie EK, Kim SY, Sohn DK, Kim DH, Kim JS, Lee HS, Kim JH, Oh JH. Open versus laparoscopic surgery for mid–rectal or lowrectal cancer after neoadjuvant chemoradiotherapy (COREAN trial): survival outcomes of an open–label, non–inferiority, randomised controlled trial. Lancet Oncol. 2014;15(7):767–774.

[8] Kuhry E, Schwenk WF, Gaupset R, Romild U, Bonjer HJ. Long–term results of laparoscopic colorectal cancer resection. Cochrane Database Syst Rev. 2008;15(2):CD003432.

[9] Kang CY, Halabi WJ, Luo R, Pigazzi A, Nguyen NT, Stamos MJ. Laparoscopic colorectal surgery: a better look into the latest trends. Arch Surg. 2012;147(8):724–731.

[10] Collinson FJ, Jayne DJ, Pigazzi A, Tsang C, Barrie JM, Edlin R, Garbett C, Guillou P, Holloway I, Howard H, Marshall H, McCabe C, Pavitt S, Quirke P, Rivers CS, Brown JM. An international, multicentre, prospective, randomised, controlled, unblinded, parallel–group trial of robotic–assisted versus standard laparoscopic surgery for the curative treatment of rectal cancer. Int J Color Dis. 2012;27(2):233–241.

[11] Yang Y, Wang F, Zhang P, Shi C, Zou Y, Qin H, Ma Y. Robot–assisted versus conventional laparoscopic surgery for colorectal disease, focusing on rectal cancer: a meta–analysis. Ann Surg Oncol. 2012;19(12):3727–3736.

[12] Trastulli S, Farinella E, Cirocchi R, Cavaliere D, Avenia N, Sciannameo F, Gull à N, Noya G, Boselli C. Robotic resection

compared with laparoscopic rectal resection for cancer: systematic review and meta-analysis of short-term outcome. Color Dis. 2012;14(4):e134-156.

[13] Memon S, Heriot AG, Murphy DG, Bressel M, Lynch AC. Robotic versus laparoscopic proctectomy for rectal cancer: a meta-analysis. Ann Surg Oncol. 2012;19(7):2095-2101.

[14] Liao G, Zhao Z, Lin S, Li R, Y Y, Du S, Chen J, Deng H. Robotic-assisted versus laparoscopic colorectal surgery: a meta-analysis of four randomized controlled trials. World J Surg Oncol. 2014;12:122.

[15] deSouza AL, Prasad LM, Marecik SJ, Blumetti J, Park JJ, Zimmern A, Abcarian H. Total mesorectal excision for rectal cancer: the potential advantage of robotic assistance. Dis Colon Rectum. 2010;53:1611-1617.

[16] D'Annibale A, Pernazza G, Monsellato I, Pende V, Lucandri G, Mazzocchi P, Alfano G. Total mesorectal excision: a comparison of oncological and functional outcomes between robotic and laparoscopic surgery for rectal cancer. Surg Endosc. 2013;27(6):1887-1895.

[17] Maslekar S, Sharma A, Macdonald A, Gunn J, Monson JR, Hartley JE. Mesorectal grades predict recurrences after curative resection for rectal cancer. Dis Colon Rectum. 2007;50(2):168-175.

[18] Wibe A, Moller B, Norstein J, Carlsen E, Wiig JN, Heald RJ, Langmark F, Myrvold HE, Søreide O, Norwegian Rectal Cancer Group. A national strategic change in treatment policy for rectal cancer--implementation of total mesorectal excision as routine treatment in Norway. A national audit. Dis Colon Rectum. 2002;45(7):857-866.

[19] Baik SH, Kwon H, Kim JS, Hur H, Sohn SK, Cho CH, Kim H. Robotic versus laparoscopic low anterior resection of rectal cancer: short-term outcome of a prospective comparative study. Ann Surg Oncol. 2009;16(6):1480-1487.

[20] Sng KK, Hara M, Shin JW, Yoo BE, Yang KS, Kim SH. The multiphasic learning curve for robot-assisted rectal surgery. Surg Endosc. 2013;27(9):3297-3307.

[21] Jiménez-Rodríguez RM, Diaz-Pavon JM, de la Portilla de Juan F, Prendes-Sillero E, Dussort HC, Padillo J. Learning curve for robotic-assisted laparoscopic rectal cancer surgery. Int J Color Dis. 2013;28(6):815-821.

[22] Melich G, Hong YK, Kim J, Hur H, Baik SH, Kim NK, Sender Liberman A, Min BS. Simultaneous development of laparoscopy and robotics provides acceptable perioperative outcomes and shows robotics to have a faster learning curve and to be overall faster in rectal cancer surgery: analysis of novice MIS surgeon learning curves. Surg Endosc. 2015;29(3):558-568.

[23] Tyler JA, Fox JP, Desai MM, Perry WB, Glasgow SC. Outcomes and costs associated with robotic colectomy in the minimally invasive era. Dis Colon Rectum. 2013;56(4):458-466.

[24] Park JS, Choi G, Park SY, Kim HJ, Ryuk JP. Randomized clinical trial of robot-assisted versus standard laparoscopic right colectomy. Br J Surg. 2012;99(9):1219-1226.

[25] Scarpinata R, Aley E. Does robotic rectal cancer surgery offer improved early postoperative outcomes? Dis Colon Rectum. 2013;56(2):253-262.

第十一章 腹腔镜经肛全直肠系膜切除术

Antonio M. Lacy and Marta Jiménez Toscana

当前手术方法的依据：历史与最新观点

自 20 世纪以来，直肠肿瘤的外科治疗变化巨大。自 1908 年以来，Miles 提出的腹会阴联合根治性手术逐渐演变成相对保守的手术方法，如 1931 年 Abel 提出的保留括约肌的手术，减少了手术相关的并发症发生率和死亡率。另一方面，Heald 提出的全直肠系膜切除术联合或不联合新辅助治疗已成为直肠癌的标准治疗模式，将直肠癌局部复发率从 20 世纪 90 年代文献报道的 20% ~ 45% 降低到现在的 4.7%。随着技术的逐渐进步，我们可以对超低位的直肠癌施行括约肌保留手术，达到可接受的肿瘤学和功能保护结果。近 20 年来腹腔镜手术的引入进一步提升了这一成果，随着腹腔镜手术技术质量的提高以及设备的进步，腹腔镜手术在缩短住院时间和恢复时间的同时达到了与开腹手术相似的肿瘤学结果。这些新方法与新辅助治疗和辅助治疗方案相结合，改善了直肠癌肿瘤学治疗结果并提高了保肛率。

自从 1983 年由 Buess 等首次引入经肛门内镜显微手术（TEM）技术，以及随后的经肛门微创手术（TAMIS）这一类较以往技术效果更好、并发症率更低的技术以来，直肠癌治疗也开始专注于经肛门手术的发展。通过使用经肛多通道装置，结合传统的腹腔镜设备，我们进行了良性病变或早期肿瘤的腔内切除术，这一技术的局限性是在 T2 或晚期直肠癌会出现局部复发和转移。如今，人们对经自然腔道手术的浓厚兴趣催生了经肛门自然腔道手术和微创手术相结合，使经肛门腔镜下完整切除直肠成为可能。Marks 等于 1984 年提出联合经腹经肛技术治疗低位直肠癌的方法。从那时起，这种理念的提出促进了经肛门微创全直肠系膜切除术（TAMIS-TME）的出现，使用经肛的方法进行全直肠及其系膜切除。这一手术方式的可行性和可重复性先在猪身上进行活体实验，接着在一系列人类尸体标本手术中得到证实。因此，我们提议采取双入路即经腹和经肛来进行直肠癌手术，这种方式具备技术优势，而不仅仅是可以经肛门取出标本。经肛门的手术方法，通过 CO_2 充气和内镜下直视操作，可以实现远端切缘的精确切除和骶前直肠系膜平面的完美直视下游离，这一技术在极低位直肠肿瘤（为了保留括约肌）或在困难情况（例如，狭窄的骨盆，男性，IBM > 30，内脏肥胖，新辅助放疗，低位直肠肿瘤）中是不可

A.M. Lacy (✉) · M.J. Toscana
Gastrointestinal Surgery, Hospital Clinic of Barcelona, Villarroel, 170, Barcelona 08036, Spain
e-mail: alacy@clinic.ub.es

© Springer International Publishing AG 2018
G.J. Chang (ed.), *Rectal Cancer*, DOI 10.1007/978-3-319-16384-0_11

或缺的。在子宫体积较大和乙状结肠冗长的病例中采取经腹腔入路游离脾曲，解剖血管，游离近端结肠和降低组织张力，可满足手术肿瘤学要求。腹腔镜辅助能让我们弥补当前 NOTES 器械的局限性，以确保肿瘤切除的安全与根治。TAMIS–TME 特别适用于对传统腹腔镜操作困难、较大的局部晚期远端直肠癌和腹部肥胖的患者。采用这一技术，我们还可以最大限度地减少对腹部切口的需求，同时减少切口感染和切口疝的形成。在过去的几年中，关于这种创新技术的一些研究论文已经发表。尽管研究和患者选择的异质性使得结果难以提供证据，但所有这些研究都证明了该手术的安全性和可行性，并可获得高质量的直肠系膜标本（图 11.6）。研究者中 Zorron 等、Dumont 等、Sylla 等和作者团队将 TAMIS–TME 技术用于中低位直肠肿瘤（Sylla 明确排除了淋巴结阳性肿瘤和放化疗肿瘤），Velthuis 等将其用于中位直肠癌，Atallah 等将其用于高位直肠癌。大多数研究排除了大体积肿瘤，而 Dumont 等和 Rouanet 等则专门将 TAMIS–TME 技术用于解剖困难或高危肿瘤（T4，复发性，巨大前壁肿瘤 MRI 评估 CRM ≤ 1mm）的患者。在作者的研究中，没有明确的排除标准，所有的直肠癌患者均被推荐使用 TAMIS–TME。研究表明，该手术的总并发症发生率约为 27%，与腹腔镜 TME 术后的并发症发生率相当。此外，术后死亡率还没有报道。

大多数的研究报道了短期的肿瘤学结果，与标准腹腔镜 TME 术后的结果相当。Rouanet 随访时间最长，中位随访时间为 21 个月（10 ~ 40 个月），在此期间，40% 的患者因为局部（4 例患者）或远处复发接受治疗，13% 的患者死于癌症相关原因，但总生存率分别为 96.6% 和 80.5%，12 个月和 24 个月无复发生存率分别为 93.3% 和 88.9%。Dumont 等、Lacy 和 Sylla 报道平均无复发随访时间分别为 4.3 个月、30 天和 5.4 个月。

未来还需要通过大量研究来证明这项技术长期的肿瘤学结果、局部复发、功能结果和生活质量分析，但目前的结果已经令人鼓舞。接下来的几年，TAMIS–TME 可能会革新肠癌的外科治疗方法，有望成为开腹和腹腔镜 TME 的替代方案。

患者评估和选择

手术适应证和禁忌证

任何距肛缘 3 ~ 4cm 的直肠恶性肿瘤患者都可能从 TAMIS–TME 中受益，尤其是对男性、肥胖或骨盆狭窄等预期手术困难的患者特别有利。

虽然有些术者将体重指数超过 $35kg/m^2$、T4 期肿瘤或者复发性肿瘤的患者排除在外，但这些因素应被视为相对禁忌证，而不是绝对禁忌证。我们考虑的唯一排除标准是患者可能因既往病史导致气腹不耐受。

术前检查

直肠癌患者的管理应从完整的病史，肿瘤特征（分期、评估远处转移等）和肛门直肠功能开始。术前评估与开腹或腹腔镜手术的评估没有区别。完整的评估包括：

- 临床评估：家族史，排便变化，体重减轻，直肠出血，腹部和直肠检查，基线括约肌功能评估；
- 癌胚抗原水平；
- 实验室检查：血红蛋白，肝功能，凝血酶原时间；
- 营养状态：白蛋白，前白蛋白；
- 完整的结肠镜检查和组织病理学诊断；
- 胸腹断层扫描（CT）；
- 超声肠镜或高分辨率磁共振成像（MRI）；
- 如有需要可考虑新辅助放化疗；
- 低位直肠肿瘤进行肛门直肠测压。

围术期准备

术前几日开始围术期准备，建议在术前 4~5 天使用流质低纤维饮食。在手术前 24h 给予泻药，在术前一晚或手术当日早晨给予安定 5mg。正确的术前造口定位至关重要，护士在术前一天标记最佳回肠造口或结肠造口位置。

最后，手术管理中需重点考虑的，包括：

- 预防性静脉注射抗生素；
- 使用胸部硬膜外导管控制疼痛；
- 插入中心静脉导管（当需要时）；
- 使用 Foley 导管导尿；
- 使用保温毯；
- 应用间歇性下肢弹力袜和可调节腿架；
- 使用截石位；
- 用 1% 稀释的碘溶液灌注直肠残端；
- 两组护士和手术医生。

技术说明（关键技术细节）

患者体位（图 11.1）

患者采取截石位，手臂置于两侧。常规腹部消毒。应准备 3 个腹腔镜显示器；一个放置在患者左侧髋关节水平供术者使用；另一个放置在患者右侧同一水平供经腹组第一助手使用；第 3 个置于患者头侧供经肛组手术团队使用。需两组护士，第一组操作护士的器械台应位于患者右侧进行腹部手术，第二组位于患者左下方进行经肛门手术。

图 11.1 患者体位

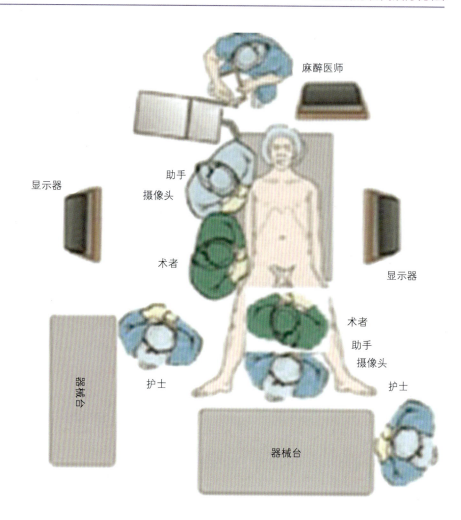

经腹入路

手术开始，术者位于患者右侧，扶镜手位于术者左侧，第一助手位于患者左侧。为了手术操作更加舒适，患者两侧均应配置一个显示器。左上腹插入气腹针建立气腹，并接通 CO_2 保持气腹压力为 12mmHg。脐旁 12mm 戳卡用于 30° 腹腔镜（如 3D EndoEye 10mm 腹腔镜，Olympus KeyMed，欧洲），左侧腹部两个 5mm 戳卡可选择回肠造口或结肠造口位置，小心避开腹壁下血管。最后，右下腹部置入 5mm 戳卡（图 11.2），也可根据需要增加戳卡。

首先，应通过腹腔镜进行完整的腹腔探查，以排除肿瘤种植或隐匿性肝转移灶。将患者置于头低脚高位（Trendelenburg）和左高右低位，将

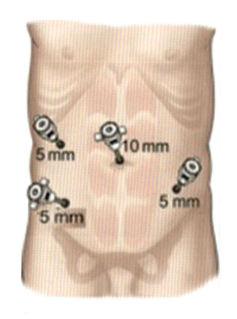

图 11.2 经腹入路的戳卡位置

图 11.3　乙状结肠切除术方案。(a) 中央入路向外侧拓展的方法。辨识输尿管和生殖血管后切断 IMA。(b) 游离 Toldt 筋膜至结肠脾曲

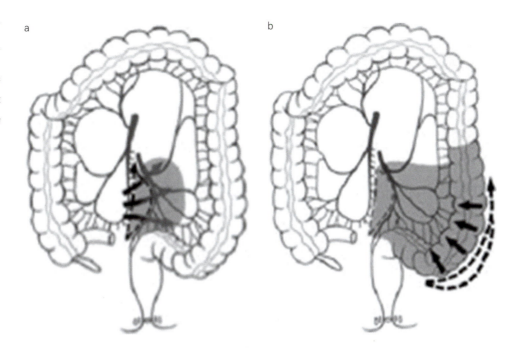

小肠置于腹腔的右上方。手术中作者使用单极电凝和 5mm LigaSure（Covidien，Ireland）用于止血。腹腔镜下乙状结肠切除部分选择 "中间入路向外侧拓展" 的方法进行（图 11.3）。助手使用抓钳牵拉肠系膜，轻柔地向上提起乙状结肠，牵拉肠系膜下血管。术者切开肠系膜前叶，并钝性解剖分离血管和后腹膜的间隙，在切断肠系膜血管之前辨识追踪左侧输尿管跨过髂总动脉和生殖血管进入骨盆。分别结扎肠系膜下动脉和肠系膜下静脉。肠系膜下动脉在距离其起始点 1cm 处近端使用两枚结扎夹夹闭，然后使用白色 35mm Endo GIA 直线切割缝合器或 LigaSure 离断。在胰腺下方显露肠系膜下静脉，用 LigaSure 将其离断，必要时近端可用两枚结扎夹。向结肠左侧和左结肠动脉头侧充分游离乙状结肠系膜，应注意避免损伤肠系膜血管弓以保证降结肠的完整血液供应。可用纱布止血，同时保护输尿管和生殖血管，并作为从左侧完成解剖的参考标志。助手向内侧牵拉乙状结肠，露出左侧结肠旁沟。自下而上游离 Toldt 筋膜直至结肠脾曲。

　　游离乙状结肠之后，经腹手术团队与经肛手术团队同时分别从上、下方游离直肠。通过牵拉，反向牵引和气腹，可以非常容易地进入正确的手术平面。在此时，可以钝性分离直肠系膜（直肠固有筋膜）与骶骨固有筋膜，拓展直肠后间隙。同时，可以识别腹下神经及其远端的盆丛神经，避免损伤。接下来继续解剖，首先沿直肠右侧分离，然后分离左侧，离断侧韧带向下延伸到腹膜反折。此时应检查输尿管和腹下神经的位置并予以保留。细致地解剖辨认骶前静脉丛。最后，打开直肠膀胱陷凹或者女性的直肠阴道陷凹的腹膜，暴露 Denonvilliers 筋膜。继续沿着这一解剖平面游离，经腹手术团队可以和经肛门手术团队会师。这样我们就可以避免在狭窄的骨盆中解剖肛提肌。经腹手术解剖完成后，可以降低腹腔的 CO_2 压力，以便增加经肛 CO_2 压力。至此，我们通过经腹经肛上下联合入路完成手术。

经肛入路

　　腹部组行直肠前切除的同时，会阴组开始经肛门入路手术。作者使用具备良好的可控性和柔韧性的

三通道设计的单孔平台 GelPoint（GelPoint advanced accessplatform，applied medical）以及 10mm 3D 可弯曲镜头（3D flexible tip videolaparoscope；Olympus KeyMed，Europe），可以减少内镜在直肠内的活动范围。另外，3D 腹腔镜系统使我们能够感知骨盆深度。另一方面，作者的观点认为，创新性地使用 GelPoint 进行经肛门手术是硬质经肛门内镜平台（Atallah）一种完美的替代方案，因为该设备很普遍，并且与腹腔镜操作相似，学习曲线更短。

首先，安装好 GelSeal 密封帽（经肛门接入 GelPoint 平台，Applied Medical，欧盟），并在其上置入 3 个 10mm 戳卡，形成三角形，2 个戳卡之间的距离为 2cm。然后在密封帽上连接 CO_2 气腹管和排烟阀。手术开始时使用 8～10mmHg 的低压力，手术至直肠中段时可缓慢增加到 12mmHg，当经肛组与经腹组会师时气压最高可达 14mmHg。

患者采取 Lloyd-Davies 体位，术者和助手在患者两腿之间。进行直肠指检确定肿瘤的位置，并在肛门边缘应用 Lonestar 拉钩（Coopersurgical，USA）牵拉暴露肛管。根据肿瘤距离肛缘的距离，可以选择是否使用单孔装置，肿瘤位置很低时（位于肛门直肠环 1～1.5cm 内的肿瘤）采用经括约肌间切除术（ISR）入路，而中高位直肠肿瘤选择在更高的位置切开。经 ISR 入路需从肿瘤远端边缘以下至少 1cm 处开始，沿肠管环形切开黏膜和内括约肌，向近端切开 1～2cm，直至可以进行荷包线缝合闭合直肠肠腔。部分或完全切除内括约肌可以增加直肠远切缘，提高保留功能手术的可能性。使用 Gelport 之前，可以首先使用 Alexis 伤口牵开器，拆除 lonestar 装置后安装 Gelport。该装置位于肛门直肠环的正上方，需将其缝合到皮肤上以保证其在 TAMIS-TME 手术中保持在固定位置。镜头通过下方 10mm 戳卡进入，左侧 10mm 戳卡可以使用抓钳暴露，右侧 10mm 戳卡可使用解剖器械（双极、单极电刀、Ligasure 等），根据需要改变位置，借助气腹找到正确的平面。这种装置可以让我们迅速取出 Gelport，并根据需要多次运用纱布来清除黏液或止血。用阿托品浸渍纱布可以帮助我们更好地止血以便术中观察。

经肛门解剖的第一步是用一根 2/0 Prolene 缝线，至少在肿瘤下缘以下 1cm 处封闭直肠近端肠腔（图 11.4）。用单极电凝在荷包缝合线的远端黏膜烧灼，以标记出远端切除线作参考。然后可以垂直逐层切开直肠肠壁全层，并且根据全直肠系膜切除术（TME）原则，使用单极电凝钩和双极解剖器械将

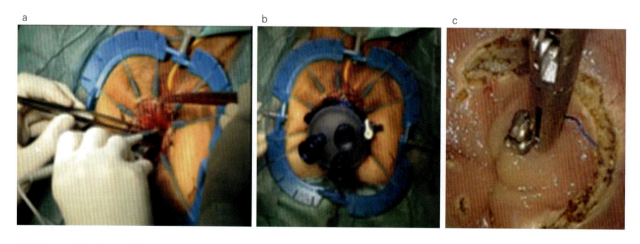

图 11.4　经肛入路。(a) Lonestar 拉钩牵拉暴露肿瘤，开始经肛 ISR。(b) 经 GelPoint 装置观察腔内，开始经肛 TMR。(c) 荷包线下全层直肠切开?

直肠系膜切开至骶前筋膜，直到确定正确的解剖平面（TME）。沿着正确的直肠层面和内脏骨盆筋膜平面继续自下而上解剖至盆腔内，直到检测到腹压升高，这表明与腹部入路"会师"（图 11.5）。在后方沿骶前无血管平面进行解剖，游离中段直肠，然后沿阴道或前列腺后平面向前游离，直到打开腹膜反折。后方和前方游离后，更容易进行直肠侧方的游离，或者左右两侧交替进行，直到标本完全游离，在此过程中注意保护侧方的盆神经丛。进入腹腔后，两个进气点将 CO_2 压力平衡到 15mmHg。此时，经肛和经腹两个组可以同时进行手术，直至将整个标本离断并经肛取出为止（图 11.6）。根据我们的经验，两个小组同时手术非常有帮助，例如，一组在其一侧进行的牵开协助，对另一侧的医生来说是一个巨大的优势；经腹组还可以将子宫或乙状结肠牵开，这样可以显著地缩短手术时间。

手术期间并发症管理的最重要原则是预测手术中可能的困难步骤，预防并发症的发生。下面将描述一些潜在的并发症以及处理方法：

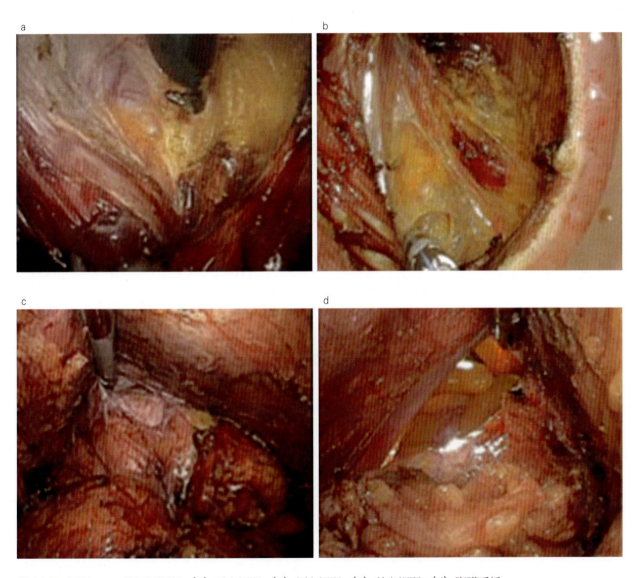

图 11.5 经肛 TME 的环周视野。(a) 后方视野，(b) 侧方视野，(c) 前方视野，(d) 腹膜反折

图 11.6　完整直肠系膜的标本

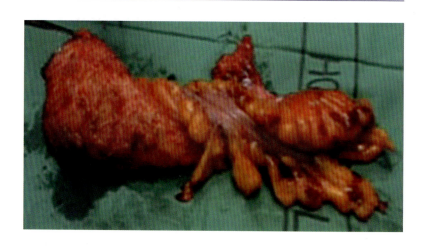

- 骶前出血和前列腺出血。通常可以用纱布局部压迫止血；
- 吻合口出血。经肛门入路可通过双极电凝止血或用 Vicryl 线缝合止血；
- 骶前手术过程中直肠残端的损伤。根据作者的经验，经肛门入路，与传统的腹腔镜或开腹技术相比，可将对直肠的牵引力降至最低，从而降低直肠穿孔的潜在风险。如果确实出现这种并发症，可以单纯缝合或扩大切除穿孔部分肠管；
- 输尿管损伤。条件允许可放置输尿管导管并一期缝合，或将输尿管与膀胱重新吻合；
- 髂血管损伤应中转开腹，用 4–5/0 的 Prolene 线缝合修复。

吻合技巧

　　根据患者和肿瘤的特点，腹腔内或下腹横切口可以通过吻合器或手工缝合（图 11.7）完成吻合。值得注意的是，手术的目标不仅是避免有更多的皮肤切口，而是通过更好的牵拉和周围结构的可视化，提高手术质量。以此为目标，我们在下文中阐述不同的吻合技术。

器械吻合

　　对于吻合器吻合，作者更喜欢使用直径 33mm 的 PPH 圆形吻合器，可以增加约 1cm 的直肠远切缘，不需要闭合器多次击发横断直肠，也不需要解剖直肠残端的周围组织。

　　对于肿瘤体积较大的患者，作者更倾向选择下腹横切口离断乙状结肠和直肠。使用塑料保护套或切口保护器保护切口后，将标本从腹腔中取出，并使用荷包钳夹闭肠管（Autosuture purstring 45；Covidien）后用剪刀离断结肠。然后检查近端结肠血供是否充足，将 33mm 圆形吻合器（Autosuture EEA，DST；Covidien）的抵钉座置入肠管，用 Prolene 2/0 的荷包线缝合固定。裸化脂肪组织后，将近端结肠还纳入腹腔之后关闭腹膜，重建气腹并完成结直肠吻合术。作者通常在抵钉座上安装一个小导管，以便将近端结肠经肛门向外拉出。

　　如果肿瘤的大小允许，或者直肠肿瘤非常小，我们可以在腹腔内完成手术。首先，在确认已游离足够长度的结肠后移除 GelPoint，再次使用 LoneStar 拉钩牵开肛门。通过肛门将标本取出，直到肿瘤近端降结肠拟吻合位置。荷包钳夹闭后剪刀切断结肠。将抵钉座置入近端结肠，用 Prolene 线荷包缝合打结。条件允许情况下可行端侧吻合以获得更好的功能结果。从这一点来看，无论腹腔内还是经下腹横切口操

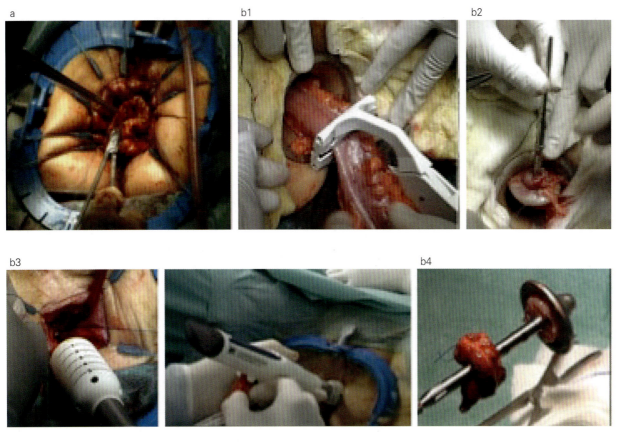

图 11.7　吻合。（a）结肠肛管手工缝合吻合。器械吻合：(b1) 经肛门取出标本，荷包缝合；(b2) 置入抵钉座；(b3) 经肛置入圆形吻合器（EEA hemorrhoid and prolapse stapler DST series；Covidien, AutoSuture）；(b4) 直肠"甜甜圈"

作端侧吻合都是经常采用的。然后经肛门将吻合器中心杆与抵钉座连接，远端直肠缝合好的聚丙烯缝线在吻合器周围打结。腹腔镜观察下缓慢地旋紧吻合器，保证吻合口没有张力，吻合肠管无扭转，检查周围组织（阴道、盆腔侧壁组织）未嵌入吻合区域。如果吻合口出血，我们可以经肛门止血并用微乔缝线间断缝合加固。吻合完毕检查圆形吻合器切除的组织环是否完整。

　　在吻合器击发之前，先通过结肠带和肠系膜切缘确认结肠的正确位置（图 11.8）。如有需要，可沿左肾上方 Gerota 筋膜游离结肠脾曲，确保吻合无张力。首先提起大网膜，自横结肠游离接近结肠脾曲，然后进入网膜囊，显露胃、胰腺和后腹膜，完成脾曲游离。有时需要使用加长腹腔镜器械，需要另外置入 5mm 戳卡，术者可站在患者两腿之间操作。

手工吻合

　　极低位肿瘤需要手工端端吻合结肠肛门。通常在将标本取出之前，将远端肠管残端缝合，取出标本后打开结肠的近端完成吻合。此时置入 LoneStar 拉钩便于进行吻合和观察。吻合时首先在 4 个主要方向缝合 4 针，打结后，用 3/0 单丝线间断缝合完成吻合。

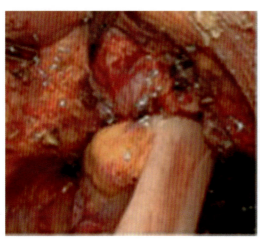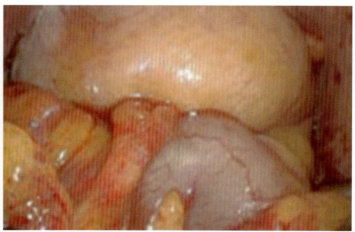

图 11.8　腹腔镜下辅助进行吻合

在关腹之前，确切止血，并用 1% 聚维酮碘清洁腹腔。从左侧戳卡孔引入密闭的引流管，置于盆腔靠近吻合口。自肛门置入肛管至吻合口上方。

戳卡孔关闭

通常不关闭 5mm 的戳卡孔。如果有出血，或者出于任何原因必须扩大此切口，则应使用 Reverdin 针用微乔线缝合。

回肠造口

当吻合口位置较低时，作者采用常规的 Brooke 方式进行袢式双腔造口。通过腹腔镜检查定位远端小肠，确定回肠近远端，扩大右侧 5mm 戳卡孔提出回肠。用 3-0 微乔线行回肠造口，将输入端小肠置于头侧。根据需要进行辅助化疗，8 周后用钡剂灌肠试验检查吻合口后可以还纳小肠造口。

术后管理

术毕可取出胃管，肛门排气排便后应尽快拔除肛管。膀胱内留置 Foley 导管，术后第 1 天若患者尿量足够，即可拔除。 当盆腔引流低于 50mL，且没有出血迹象时，术后第 3 天拔除盆腔引流管。如果有必要，患者可以带管出院，在门诊随访期间拔除。 术后第 1 天开始经口摄入液体，尤其是行回肠造口的患者。术后第 2 天取出硬膜外导管，口服镇痛药充分镇痛。有回肠造口的患者当可进软食时即可出院。

手术后的主要潜在并发症包括：
- U 吻合失败和盆腔脓肿：根据缺损的程度和临床表现，吻合口漏可以用不同方式治疗。在没有白细胞增多、病情稳定的情况下，小的吻合口漏可以应用抗生素保守治疗，如形成脓肿可经皮引流。没有预防性造口的患者应行转流性回肠造口。最后，如果患者出现严重腹膜炎，除了抗生素保守治疗之外，可能还需要再次进行探查冲洗。另外，可以经 TAMIS 装置观察吻合口，条件允许时可以缝合关闭瘘口。

- 自主神经功能紊乱：下腹部神经丛周围炎症或损伤可导致尿潴留。术后几周内可能需要留置尿管。盆腔副交感神经丛周围的炎症或损伤可导致性功能障碍，男性尤为常见。
- 大便失禁：直肠储便功能丧失、远端直肠感觉区或部分括约肌切除可能与大便失禁有关。这一并发症可以通过盆底功能锻炼得到不同程度的改善。

关键步骤

(1) 将患者置于 Lloyd–Davies 位置，稍微向右旋转呈 Trendelenburg 体位。

(2) 经肛门方法（步骤 2 和 3 可同时进行）：

A. 准备带有 3 个 10mm 通道的 Gelseal。

B. 应用 LoneStar 拉钩暴露肛管。

C. 直肠远端切开（可选择在肛门内括约肌处，如果肿瘤位置较高可选择直肠壁切开）直到辨识出直肠系膜平面，并进行直肠全层切开。

D. 用 2/0 聚丙烯缝线将预切除肠壁行荷包缝合以封闭近端肠腔（肿瘤下方至少 1cm）。

E. 安装 GelPort 并将其缝合到皮肤上。

注意：C、D 和 E 可以根据肿瘤的高度进行顺序修改，以便根据需要进行手术。

F. 由下至上锐性环周解剖分离直肠系膜与盆壁，直到标本完全游离。

G. 与经腹组会师。

(3) 经腹途径：

A. 腹压维持在 15mmHg。

B. 置入戳卡：脐部 10mm 戳卡和 3 个 5mm 戳卡，1 个在左髂窝，2 个在右髂窝（选择可能用于回肠造口或结肠造口的部位）。

C. 腹部探查，将小肠和网膜推至右上腹。

D. 在确定左输尿管后，高位结扎肠系膜下动脉。

E. 自内而外地游离降结肠和乙状结肠。

F. 离断肠系膜下静脉。

G. 游离脾曲。

H. 从骶前平面开始按照 TME 方式游离直肠。

I. 切开直肠左右两侧盆壁腹膜，最后，在腹膜反折处与经肛组"会师"。

J. 通过下腹横切口取出标本；离断结肠，并在近端结肠包埋圆形吻合器抵钉座。或者，标本经肛门取出；近端切除，准备吻合。

（4）吻合：手工行结肠肛门吻合或用圆形吻合器进行器械吻合。

（5）盆腔冲洗及止血。

（6）关闭 10～12mm 的戳卡孔。

（7）右髂窝行转流性回肠造口。

参考文献

[1] Heald RJ, Ryall RD. Recurrence and survival after total mesorectal excision for rectal cancer. Lancet. 1986;1(8496):1479-1482.

[2] Emhoff IA, Lee GC, Sylla P. Transanal colorectal resection using natural orifice translumenal endoscopic surgery (NOTES). Dig Endosc. 2013;26:1-14.

[3] Bejelkeset T, Edna TH. Rectal cancer: the influence of type of operation on local recurrence and survival. Eur J Surg. 1996;162(8):643-648.

[4] Ortiz H, Wibe A, Ciga MA, Lujan J, Codina A, Biondo S. Impact of a multidisciplinary team training programme on rectal cancer outcomes in Spain. Color Dis. 2013;15(5):544-551.

[5] Bhattacharjee H, Buess G, Becerra Garcia F, et al. A novel single-port technique for transanal rectosigmoid resection and colorectal anastomosis on an ex vivo experimental model. Surg Endosc. 2011;25:1844-1857.

[6] McLemore EC, Coker AM, Devaraj B, Chakedis J, et al. TAMIS-assisted laparoscopic low anterior resection with total mesorectal excision in a cadaveric series. Surg Endosc. 2013;27(9):3478-3484.

[7] D'Hoore A, Wolthuis M. Laparoscopic low anterior resection and transanal pull-through for low rectal cancer: a natural orifice specimen extraction (NOSE) technique. Color Dis. 2011;13(7):28-31.

[8] Atallah S, Albert M, DeBeche-Adams T, Nassif G, et al. Transanal minimally invasive surgery for total mesorectal excision (TAMIS-TME): a stepwise description of the surgical technique with video demonstration. Tech Coloproctol. 2013;17(3):321-325.

[9] Zorron R, Henrique Neubarth P, Coelho D. Perirectal NOTES access: "down-to-up" total mesorectal excision for rectal cancer. Surg Innov. 2012;19(1):11-19.

[10] Sylla P, Bordeianou LG, Berger D, Han KS, et al. A pilot study of natural orifice transanal endoscopic total mesorectal excision with laparoscopic assistance for rectal cancer. Surg Endosc. 2013;27(9):3396-3405.

[11] Trunzo J, Delaney C. Natural orifice proctectomy using a transanal endoscopic microsurgical technique in a porcine model. Surg Innov. 2010;17:48-52.

[12] Sohn D, Jeong S, Park J, et al. Comparative study of NOTES rectosigmoidectomy in a swine model: E-NOTES vs P-NOTES. Endoscopy. 2011;43:526-532.

[13] Telem D, Berger DL, Bordeianou LG, Rattner DW, Sylla P. Update on transanal NOTES for rectal cancer: transitioning to human trials. Min Inv Surg. 2012:6.

[14] Telem DA, Han KS, Kim M-C, et al. Transanal rectosigmoid resection via natural orifice translumenal endoscopic surgery (NOTES) with total mesorectal excision in a large human cadaver series. Surg Endosc. 2013;27:74-80.

[15] Bhattacharjee H, Kirschniak A, Storz P, Wilhelm P, Kunert W. Transanal endoscopic microsurgery-based transanal access for colorectal surgery: experience on human cadavers. J Laparoendosc Adv Surg Technol A. 2011;21:835-840.

[16] Tuech JJ, Bridoux V, Kianifard B, et al. Natural orifice total mesorectal excision using transanal port and laparoscopic assistance. Eur J Surg Oncol. 2011;37:334-335.

[17] Lacy A, Rattner DW, Adelsdorfer C, Tasende MM, et al. Transanal natural orifice transluminal endoscopic surgery (NOTES) rectal resection: "down-to-up" total mesorectal excision (TME)-short-term outcomes in the first 20 cases. Surg Endosc. 2013;27(9):3165-3172.

[18] Lacy AM, Adelsdorfer C, Delgado S, Sylla P, Rattner DW. Minilaparoscopy-assisted transrectal low anterior resection (LAR): a preliminary study. Surg Endosc. 2013;27(1):339-346.

[19] Dumont F, Goéré D, Honoré C, Elias D. Transanal endoscopic total mesorectal excision combined with single-port laparoscopy. Dis Colon Rectum. 2012;55(9):996-1001.

[20] Funahashi K, Shiokawa H, Teramoto T, Koike J, Kaneko H. Clinical outcome of laparoscopic intersphincteric resection combined with transanal rectal dissection for t3 low rectal cancer in patients with a narrow pelvis. Int J Surg Oncol. 2011:901574.

[21] Atallah S, Martin-Perez B, Albert M, de Beche-Adams T, et al. Transanal minimally invasive surgery for total mesorectal excision (TAMIS-TME): results and experience with the first 20 patients undergoing curative-intent rectal cancer surgery at a single institution. Tech Coloproctol. 2014;18(5):473-480.

[22] Whiteford MH, Denk PM, Swanstrom LL. Feasibility of radical sigmoid colectomy performed as natural orifice translumenal endoscopic surgery (NOTES) using transanal endoscopic microsurgery. Surg Endosc. 2007;21:1870–1874.

[23] Sylla P, Rattner DW, Delgado S, Lacy AM. NOTES transanal rectal cancer resection using transanal endoscopic microsurgery and laparoscopic assistance. Surg Endosc. 2010;24:1205–1210.

[24] Velthuis S, van den Boezem PB, van der Peet DL, Cuesta MA, Sietses C. Feasibility study of transanal total mesorectal excision. Br J Surg. 2013;100:828–831.

[25] Rouanet P, Mourregot A, Azar C, et al. Transanal endoscopic proctectomy: an innovative procedure for difficult resection of rectal tumors in men with narrow pelvis. Dis Colon Rectum. 2013;56:408–415.

[26] Leroy J, Jamali F, Forbes L, et al. Laparoscopic total mesorectal excision (TME) for rectal cancer surgery: long–term outcomes. Surg Endosc. 2004;18:281–289.

[27] Sylla P. Current experience and future directions of completely NOTES colorectal resection. World J Gastrointest Surg. 2010;2:193–198.

第十二章 括约肌间切除和结肠肛管重建

Nam Kyu Kim, Young Wan Kim, and Min Soo Cho

缩写

APR	腹会阴联合切除术
CRM	环周切缘
CAA	结肠肛管吻合术
ISR	括约肌间切除术
MRI	磁共振成像
3D	三维
TME	全直肠系膜切除术
TRUS	经直肠超声检查
uLAR	超低位直肠前切除术

介绍

直肠癌手术治疗的主要目标是在功能保留的同时实现肿瘤的根治。全直肠系膜切除术（TME）是直肠癌的标准手术。TME 的概念是指通过盆腔锐性分离完全切除直肠系膜来消除肿瘤局部复发的潜在来源。TME 已经发展到根据肿瘤距肛缘的距离来确定切除直肠黏膜及系膜的切缘。然而，低位直肠癌的外科治疗仍然具有诸多挑战性，特别是在肛门括约肌的保留方面。解剖学上，直肠系膜在肛门直肠环

N.K. Kim (✉) · M.S. Cho
Department of Surgery, Yonsei University College of Medicine, 250 Seongsan-ro, Seodaemun-gu, Seoul 120–527, South Korea
e-mail: namkyuk@yuhs.ac

Y.W. Kim
Wonju Severance Christian Hospital, 20, Ilsan-ro, Wonju-si, Gangwon-do, Republic of Korea
e-mail: namkyuk@yuhs.ac

© Springer International Publishing AG 2018
G.J. Chang (ed.), *Rectal Cancer*, DOI 10.1007/978-3-319-16384-0_12

上方 1～2cm 处消失，只有肠壁延伸至肛管裂孔。因此，在低位直肠癌中，环周切缘阳性，以及直肠肿瘤直接侵犯邻近结构者，手术风险更大。

传统意义上，保留肛门括约肌的手术要求远切缘至少 5cm。然而，许多报道已经证实直肠肿瘤很少向远侧侵犯超过 1～2cm，并且在仅接受手术的直肠癌患者中，2cm 的远切缘并不影响肿瘤学结果。此外，最近的研究结果表明，当手术联合多学科治疗并且保证清晰的环周切缘时，即使远切缘只有 1cm，肿瘤学上也是安全的。

手术技术和多学科治疗手段的进步，使得在过去传统需行腹会阴联合切除术（APR）的患者获得保留括约肌的可能性。在这方面，Schiessel 等提出了括约肌间切除术（ISR）作为保留肛门括约肌的终极外科技术。如今，术前放化疗结合 ISR 越来越多地应用于低位直肠癌。在本章中，我们将讨论 ISR 和结肠肛管重建的手术适应证、手术技巧及其肿瘤学和功能性结果。

历史

1977 年，Lyttle 和 Parks 在炎症性肠病手术治疗的文献中使用了术语"括约肌间切除术"，作者描述了通过括约肌间平面解剖肛管和直肠。1981 年，Shafik 也提出通过括约肌间平面游离肛管直肠治疗良性和恶性直肠疾病的技术。1982 年，Parks 和 Percy 报道了采用结肠肛管吻合术（CAA）的超低位直肠前切除术（uLAR）治疗低位直肠癌。该技术包括从齿状线水平上方切除黏膜，然后在肛管内行手工吻合。随着技术的进步，使用圆形吻合器也可在宽敞的盆腔内实施双吻合 CAA。

1994 年，Schiessel 等提出低位直肠癌的 ISR，其基本概念是基于 TME 技术和经括约肌间平面解剖游离的直肠切除术。这项技术包括经肛入路通过括约肌平面完全或部分切除肛门内括约肌，以及手工吻合恢复肠道的连续性。

现在治疗低位直肠癌有多种手术方式可供选择。不采用 ISR 的 uLAR 和 CAA 是在肛管直肠环的水平，即耻骨直肠肌水平上方切除直肠，并使用双吻合器或手工吻合恢复肠道连续性。在肿瘤未侵及外括约肌的情况下，可考虑采用 ISR 治疗邻近齿状线的低位直肠癌。ISR 手术通过解剖括约肌间平面实现部分或完全切除内括约肌，然后以手工或器械吻合实施结肠肛管吻合重建，其方式有端端吻合、J 形贮袋重建、结肠成形术或端侧吻合。由于技术进步和更多手术经验的积累，通过严格筛选的部分肿瘤侵犯外括约肌或肛提肌的患者也可以进行外括约肌或肛提肌的联合切除。

定义

根据是否切除内括约肌可将 ISR 与 uLAR 联合 CAA 加以区别。而根据内括约肌的切除量可将 ISR 进行分类。Schiessel 等提出两种类型的 ISR，包括完全或部分切除内括约肌。Rullier 等提出 3 种类型的 ISR，即完全、次全和部分 ISR（图 12.1）。日本学者定义了 3 种 ISR 亚型，完全 ISR 是指在括约肌间沟的水平切除，次全 ISR 指在齿状线和括约肌间沟水平之间切除，部分 ISR 则是在齿状线的水平切除。Akagi 等的组织学观察支持这些分类方法，他们测量了 CAA、ISR 和 APR 手术标本中切除的内括约肌的长度。内括约肌的平均长度在 CAA 中为 1.3mm，在部分 ISR 中为 11.5mm，在次全 ISR 中为 17.1mm，在完全 ISR 中为 21.3mm，在 APR 样本中为 28.4mm。近些年，ISR 联合切除深部或浅部肛门外括约肌的

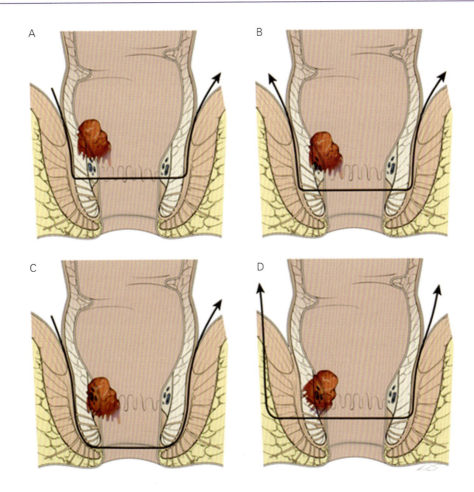

图 12.1 ISR 分类。(a) 部分 ISR，(b) 次全 ISR，(c) 完全 ISR，(d) 选择病例中 ISR 联合切除深部或浅部肛门外括约肌

手术被选择应用于一些病例中。

术前分期

术前分期检查包括直肠指检、经直肠超声、肠镜、腹盆 CT，盆腔 MRI 和 PET–CT 检查。术前肿块较大或固定的患者，且经直肠超声和盆腔 MRI 检查确定临床分期为 T3～T4 期或临床发现淋巴结转移者需考虑行术前放化疗。盆腔 MRI 广泛用于直肠癌术前的局部分期，以确定肿瘤浸润直肠壁的深度、淋巴结转移与否和环周切缘受累情况。在肛提肌水平邻近肛直肠环的低位直肠癌，采用 MRI 的冠状位和轴位图像可显示肛门括约肌或肛提肌的受侵情况。

使用 MRI 评估低位直肠癌的肿瘤浸润深度非常重要。T1 定义为局限于黏膜和黏膜下层的肿瘤，T2 定义为局限于固有肌层的肿瘤，T3 定义为穿透直肠壁并侵及直肠系膜脂肪的肿瘤，T4 定义为侵犯脏腹膜（T4a）或邻近组织（T4b），包括前列腺、阴道、骶骨和盆侧壁的肿瘤。应谨慎解释位于肛提肌水平或其下方的肿瘤侵犯深度，肿瘤侵犯肛门外括约肌应定义为 T3 期，侵犯肛提肌应定义为 T4。为了使 MRI 报告标准化，MERCURY 小组建议，低位直肠癌应定义为肿瘤的下缘位于耻骨直肠肌上缘及以下。

术前放化疗后进行肿瘤的准确再分期有助于确定最佳治疗策略和减少手术切缘阳性率。但不同于肿瘤的初始分期，放化疗后很难区分存活肿瘤与放射引起的炎症、坏死或纤维化之间的差别。因此，MRI再分期的准确性欠佳，就 T 分期准确性而言，既往报道的再分期的平均敏感性和特异性分别为 50.4% 和 91.2%。

经直肠彩超的高频超声探头因具有更高的分辨率，有利于区分 T1 和 T2 期。Katsura 等的报道指出，经直肠彩超对于 T1 和 T2 期肿瘤的阳性预测值分别为 96.2% 和 85.7%。近年来，三维超声备受欢迎，其 360°旋转的超声传感器具有较高的频率（6～16MHz），并具备自动图像重建功能。经直肠三维彩超可以获取多平面图像，并且在肿瘤浸润深度，以及与邻近的器官结构关系等方面能够提供更全面的信息（图 12.2）。

适应证

ISR 主要适用于肿瘤位于外科肛管内及肿瘤累及内括约肌的低位直肠癌患者。如果肿瘤位于耻骨直肠肌水平并累及肛门外括约肌或肛提肌，APR 仍是外科治疗的"金标准"。然而，在一些特殊的病例中，亦有通过扩大切除（包括部分肛提肌和外括约肌切除）的方式来保留肛门括约肌的探讨。

图 12.2 1 例男性患者的经直肠三维彩超（3-D TRUS）。3D TRUS（BK Medical Systems, Herlev, Denmark）下直肠肿瘤和肛门括约肌的关系十分清晰。左侧 uT2 肿瘤表现为肛门内括约肌中断的低回声病变（N.K. Kim et al. 版权属于"chen04"）

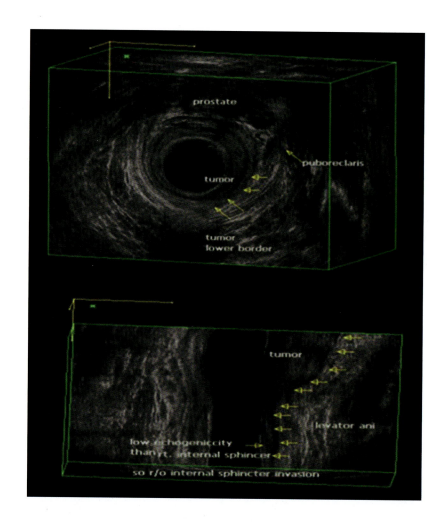

拥有以下条件的患者能够获得良好的手术效果：肿瘤 T 分期为 T1 ~ T3、活动度良好、占据直肠环周小于 50%、病理为中高分化、体力状态良好（EOCG 评分为 0 ~ 2）、肛门功能良好。

目前局部进展期直肠癌的标准治疗包括术前放化疗及之后的根治性手术。术前放化疗减少肿瘤体积并增加了保留括约肌的可能性。事实上，大部分患者接受放化疗后可行保肛手术。接受术前放化疗的患者病理完全缓解率为 4% ~ 31%，从复发率与生存的角度看，它与良好的肿瘤学疗效相关（图 12.3）。

结肠肛管重建术

目前，文献报道了多种直肠切除后结肠肛管重建的方法（表 12.1）。根据近端结肠的形状，目前结肠肛管重建的方法有直接结肠肛管吻合术（端端吻合）、J 形贮袋重建、结肠成形术、端侧吻合术，以及手工缝合或器械吻合。如用圆形吻合器完成吻合，远端残端需保留 10 ~ 15mm 的肛管。此外，因为肛门外括约肌可能被嵌入吻合器中，所以盆腔应足够宽敞才可保证器械吻合的实施。因此，手工吻合是次全 ISR 或完全 ISR 后吻合的"金标准"，具有容易、简便、外科医生较熟悉的优点。此外，在狭窄和深的骨盆情况下也能够方便实施。

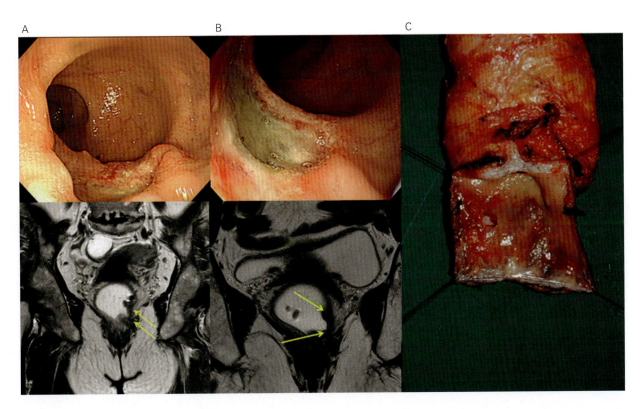

图 12.3　接受术前放化疗（CRT）和 ISR 的 1 例 64 岁低位直肠癌的女性患者。(a) 术前 CRT 前，直肠肿瘤位于肛缘上 3cm，治疗前 MRI T2 加权冠状图像显示疑似肿瘤侵犯肛门内括约肌。(b) 术前 CRT 后，肠镜显示肿瘤侵犯深度降期，MRI T2 加权冠状图像显示信号强度和纤维化降低。(c) ISR 后手术标本。术前 MRI 疑似侵犯部位变为纤维化。最终病理报告证实环周切缘 4mm 阴性

表 12.1　结肠肛门重建方式

	结肠吻合方式	吻合	粪便转流（%）	造口方式
Schiessel et al.	端端吻合	手工缝合	100	结肠造口术
Braun et al.	端端吻合	手工缝合，器械吻合	NS	结肠造口术，回肠造口术
Rullier et al.	端端吻合，J 形贮袋重建	手工缝合，器械吻合	100	结肠造口术，回肠造口术
Teramoto et al.	端端吻合	手工缝合	100	结肠造口术
Watanabe et al.	端端吻合	手工缝合	100	回肠造口术
Akasu et al.	端端吻合，J 形贮袋重建，结肠成形术	手工缝合	87	NS
Kim et al.	端端吻合，J 形贮袋重建	手工缝合	100	回肠造口术

NS：无意义

　　自 Parks 和 Percy 首次报道以来，直接端端吻合一直是结肠肛管吻合中最常用的方法。在他们的研究中共纳入 70 例患者，其中 69 例患者控便功能正常完全正常（n=39），轻度肠功能障碍（n=30），只有 1 例患者存在排便失禁情况。肠功能障碍的主要症状是大便频繁及不规律。前切除综合征是指低位前切除术后患者发生排便习惯改变的广泛症候群，从排便的不规律到控便失禁或排便困难。据报道，低位前切除术后发生前切除综合征的概率约为 30%，极可能影响患者的生活质量。肠道贮存容量降低被认为是患者术后发生前切除综合征的原因之一，因此人们设计了结肠贮袋来增加新直肠的储存容量。

　　结肠贮袋是通过手术构建的新直肠。J 形贮袋由于简单和易于构建而被广泛应用。Lazorthes 等观察到结肠 J 形贮袋增加了结肠的最大耐受容积并降低了肠道运动频率。在他们的研究中，60% 有结肠贮袋和 33% 没有结肠贮袋的患者在第一年每天排便 1~2 次；1 年后，86% 有结肠贮袋和 33% 没有结肠贮袋的患者每天排便 1~2 次。Parc 等对 31 例行 J 形贮袋患者的排便功能进行评估，发现所有患者均无排便失禁，平均每天排便 1.1 次；但到后期有 25% 的患者需要通过灌肠诱导排便。

　　关于 J 形贮袋的最佳长度、乙状结肠的利用及其远期功能效果，目前仍存在一些争议。文献报道 J 形贮袋的长度从 5cm、6cm、7cm、8cm、9cm、10cm 到 12cm 不等。结肠贮袋过长会导致排便功能障碍，包括无法排空大量粪便、腹胀或需要定期灌肠，因此目前贮袋的长度已减少到 5~6cm。事实上，Ho 等证明，5cm 长的小 J 形贮袋就可以有效地保留液体粪便，所以目前推荐使用 6~8cm 长的 J 形贮袋。

　　另一个问题是关于利用乙状结肠制作 J 形贮袋。传统上，乙状结肠和降结肠都可以被用来制作 J 形贮袋。但研究显示，乙状结肠制作的贮袋有以下缺点，包括憩室疾病、肠系膜肥大和肠道运动问题。Seow-Choen 认为，乙状结肠会导致排空功能障碍，因为他发现在用乙状结肠制作贮袋的患者中有 25% 的患者存在排便困难，但在用降结肠制作贮袋的患者中未发现这些问题。

　　目前对于 J 形贮袋对肠道功能的获益是否能长期维持尚无定论。由于新直肠贮存容积的增加、括约肌功能的改善、直肠肛管抑制反射的恢复，以及直肠感觉的改善，即使是直接结肠肛管吻合患者，其排便功能也会随着时间的推移而改善。Ho 等观察到贮袋患者在 6 个月时排便次数和排便失禁的发生率较低，但在术后 2 年并未表现出持续获益。同时，Harris 等的研究表明，J 形贮袋患者术后 5~9 年内在 Kirwan 排便失禁评分、排便困难程度、排便紧迫感方面的长期效果优于行直接结肠肛管吻合者。

　　结肠 J 形贮袋的制作过程如下：首先，使用线形吻合器将降结肠的两段肠袢做 J 形吻合，合适的贮袋长度为 5~8cm，线形吻合器可从 J 形贮袋的最上部或最下部伸入进行吻合。仔细检查肠管吻合部位有无出血，并在出血部位进行缝合止血。然后进行手工缝合或器械吻合。

结肠成形术是指采用类似于 Heineke Mikulicz 幽门成形术的方法，通过纵切横缝的方法形成的结肠贮袋。Z'graggen 等人首次在猪模型中报道了该技术。随后，Fazio 等将其应用于低位结肠直肠及结肠肛管吻合术中。结肠成形术的贮袋是首先从对系膜缘侧的结肠带做一长 8~10cm 的纵向切口，切口止于结肠远端 4~6cm 处，然后用可吸收缝线横向关闭，最后用手工缝合或吻合器进行贮袋肛管吻合。RimZi 等的研究结果表明，行结肠成形术的患者与直接行结肠肛管吻合的患者相比，夜间排便次数、每日排便次数、集簇性排便均明显减少，止泻药物的应用也明显减少。在制作结肠 J 形贮袋有困难时，结肠成形术是一种很好的替代技术，但其与直接重建相比获益有限，效果不如 J 形贮袋。

早在 1950 年，就有结肠直肠吻合中采用端侧吻合的报道，其理论优势包括技术简易、血供丰富、吻合口径更大。Huber 等比较了低位直肠前切除术后行结肠贮袋或端侧吻合的患者的排便情况，两组 3 个月时排便频率分别为每天 2.2 次和 5.4 次，6 个月时分别为每天 2.3 次和 3.1 次。研究者指出，端侧吻合术对长期功能的改善令人满意，而结肠贮袋则与术后短期的获益相关。Machado 等还观察到低位直肠前切除术后 2 年结肠贮袋和端侧吻合术具有相似的功能效果。

在考虑结肠肛管重建时，尤其在 ISR 术后，直接端端吻合是一种简单、方便的重建方法。虽然 J 形贮袋能够改善排便功能，但它并不总是可行的，特别是对于骨盆狭窄或肠系膜肥厚的患者。因此，外科医生应谨慎选择最佳的重建技术。与端端结肠肛管吻合相比，J 形贮袋可能是首选，但也可以考虑选择端侧吻合等替代方案。

还有一些其他的技术因素值得考虑，如使用放疗后的乙状结肠可能导致吻合口狭窄或吻合口漏。Kim 等建议手工缝合肛提肌与远端肛门直肠残端可以改善术后的排便功能。Yamada 等报道，在行完全 ISR 的 20 例患者中，有 4 例出现了直肠黏膜脱垂，后期均接受黏膜切除术。在我们看来，近端结肠过长可能是脱垂的一个根源，近端结肠的合适长度是刚好超过耻骨联合（图 12.4）。此外，将近端结肠缝合固定在肛提肌上可能会预防脱垂。

肛门外括约肌或肛提肌的切除

除 ISR 之外，文献中还报道了多种扩大切除术（图 12.5）。2002 年，Fucini 等报道了 T4 期低位直肠癌的肛提肌切除、保留部分内括约肌和外括约肌及其支配神经的手术方法。Shirouzu 等报道了在保留皮下部外括约肌的同时切除耻骨直肠肌、外括约肌浅部和深部及内括约肌的手术方法。Cong 等报道了纵向切除部分肛门直肠及括约肌技术，该技术采用 APR 手术方式，但仅切除单侧肛门括约肌复合体。Alasari 等报道了经括约肌间平面切除肛提肌和外括约肌深部的半肛提肌切除术。所有这些新技术都需要在肿瘤学疗

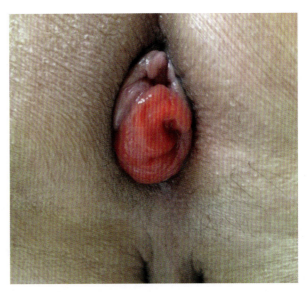

图 12.4 ISR 术后黏膜脱垂

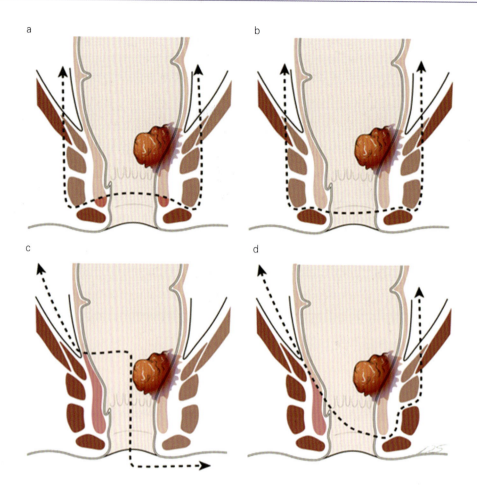

图 12.5　肛门外括约肌切除和肛提肌切除。(a) Fucini 等报道了 T4 期低位直肠癌的肛提肌切除、保留部分内括约肌和外括约肌及其支配神经的手术方法。(b) Shirouzu 等报道了在保留皮下部外括约肌的同时切除耻骨直肠肌、外括约肌浅部和深部及内括约肌的手术方法。(c) Cong 等报道了纵向切除部分肛门直肠肌及括约肌技术。该技术采用 APR 手术方式但仅切除单侧肛门括约肌复合体。(d) Alasari 等报道了经括约肌间平面切除肛提肌和外括约肌深部的半肛提肌切除术

效和功能性结果方面进行仔细的验证。

肛管应用解剖

　　肛管是消化道的最后一部分，解剖学肛管是指齿状线和肛缘之间的区域，长 2～3cm。外科学肛管是指肛直肠环与肛缘之间的区域，长 4～5cm，女性更短。肛直肠环是指直肠进入盆底的部位。肛提肌构成盆底并附着于盆侧壁。它由耻骨尾骨肌、耻骨直肠肌和髂骨尾骨肌组成。在分离直肠时，U 形的耻骨直肠肌及周边的肛提肌形成膜状结构很容易识别，有时还附着在直肠固有筋膜上。肛直肠环由耻骨直肠肌收缩导致向前牵拉成角。肛提肌由阴部神经、直肠下神经、会阴神经和骶神经的分支支配。肛管由

内括约肌和直肠纵肌包绕，后方为外括约肌和尾骨，侧方是坐骨直肠窝，前方毗邻男性尿道或女性阴道下部。

内括约肌由直肠内层的环形平滑肌延续而成，受自主神经支配。内括约肌前后部分别长 2cm 和 3cm，平均厚度 4.5～5.9mm。内括约肌在距肛缘 1～1.5cm 处止于增厚的边缘形成括约肌间沟或 Hilton 沟。括约肌间沟是直肠癌手术的重要标志，直肠指诊时可以触及。外层的直肠纵肌在直肠远端变薄并与耻骨直肠肌纤维形成薄带状，走行于内、外括约肌间，呈放射状延伸并穿过外括约肌皮下部，终止并作为痔静脉丛的支持结构。外括约肌是横纹肌，呈圆柱状包绕内括约肌，它与耻骨直肠肌起协同作用，但其神经支配不同。肛管受交感神经与副交感神经共同支配从而控制肛门内括约肌运动。外括约肌受骶神经会阴支和阴部内神经直肠下支支配。

在低位直肠癌手术中，前壁分离是最困难的部分，术者有时可能会进入错误的分离平面。Uchimoto 等基于组织学研究强调直肠尿道肌的重要性，他们认为在直肠尿道肌水平不存在 Denonvilliers 筋膜，直肠壁直接附着在直肠尿道肌上，后者周围存在肛门直肠静脉和海绵体神经。因此，深入解剖 Denonvilliers 筋膜前表面可能会导致不必要的出血或神经损伤。血管神经束在 10 点方向和 2 点方向穿过精囊，因此，除非肿瘤位于前壁，否则正确的解剖平面应在 Denonvilliers 筋膜的后方和直肠固有筋膜之间。Kinugasa 等强调在经肛分离时，术者容易忽略位于肛尾韧带腹侧和背侧层之间的正确手术平面（图 12.6）。

术前准备

患者在手术前 1 天进行机械肠道准备，手术前禁食 1 天并口服 4L 聚乙二醇溶液。术前一天行两次甘油灌肠，分别在下午和晚上。预防性抗生素应用一代头孢菌素，并在手术开始前给药，抗生素治疗维持至术后 24～48h，术前不行口服抗生素的化学性肠道准备。弹力袜和皮下注射低分子肝素可预防静脉血栓形成。

转流性造口的意义

直肠癌 ISR 术后进行结肠肛管吻合后可以行转流性横结肠或回肠袢式造口。虽然转流性造口不能预防吻合口漏，但可以减少吻合口漏的症状，因此 ISR 术后需要慎重考虑是否行粪便转流。

手术技巧

具体手术步骤

手术过程主要包括 3 个基本步骤，即：①经腹操作；②经肛门操作；③再次经腹操作。

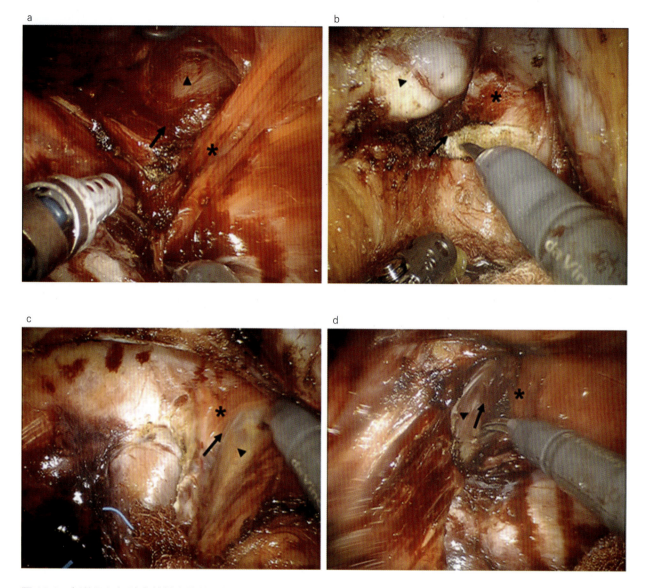

图 12.6　括约肌间切除术的基本外科解剖学。机器人 3D 视野下的手术盆腔解剖。(a) 经直肠（三角）和耻骨直肠肌（*）之间的括约肌间平面（箭头）后方切除。(b) 前方手术平面（箭头）位于 Denonvilliers 筋膜（*）后方。生殖血管（三角）。(c，d) 肛门裂孔周围的左侧和右侧平面切除。直肠（三角）和耻骨直肠肌（*）内侧的括约肌间平面（箭头）

经腹操作

患者体位和手术切口

　　患者取头低脚高位的截石位，双腿以靴形腿架支撑。开腹的 ISR 取腹部正中切口，显露腹部后，固定好机械自动拉钩。

结扎肠系膜下动脉

在骶骨岬水平切开腹膜，沿直肠系膜右侧延伸，充分暴露无血管平面，直到显露肠系膜下静脉，将结肠系膜与直肠固有筋膜和上腹下神经丛分开。在腹主动脉分叉附近注意保护其周围的上腹下神经丛，在腹主动脉发出点根部结扎肠系膜下动脉，沿肠系膜下动脉清扫上腹下丛上方覆盖于腹主动脉表面的淋巴结。于胰腺下缘分离切断肠系膜下静脉。老年患者或可疑血供障碍的患者可考虑低位结扎肠系膜下动脉。

由内向外或由外向内游离降结肠和乙状结肠

在游离降结肠和乙状结肠时，注意辨别和保护输尿管和生殖血管。

游离脾曲

常规游离脾曲以获得足够长度的肠管进行结肠肛管吻合。在胰腺下缘结扎肠系膜下静脉后，拓展结肠系膜和 Gerota 筋膜（包括肾周脂肪）之间的腹膜后无血管平面。分离胰腺下缘与横结肠系膜之间的疏松连接，进入小网膜囊。分离左结肠旁沟，识别先前分离的由 Toldt 筋膜覆盖的腹膜后平面。分离覆盖于横结肠上的大网膜，进入小网膜囊，此时与先前分离的平面"会师"。最后，游离所有疏松结缔组织以完全游离结肠，并仔细分离结肠系膜的内侧，避免损伤边缘动脉。

全直肠系膜切除

沿盆壁层筋膜分离，保持腹主动脉上方的腹下神经的完整性。在盆腔内分离时，注意保持包裹直肠系膜的直肠固有筋膜完整，并保留盆自主神经。锐性分离直肠直至盆膈上的肛提肌裂孔。沿盆脏层筋膜平面的无血管间隙分离直肠后方，在骶 4 水平会遇到骶前筋膜与直肠固有筋膜之间的直肠骶骨筋膜或 Waldeyer 筋膜，切开直肠骶骨筋膜后继续向下分离至尾骨水平。直肠前间隙的分离需识别男性 Denonvilliers 筋膜。

保留自主神经的目的是为了保留患者术后性功能和排尿功能。在切除直肠前壁的 Denonvilliers 筋膜时采用 U 形切开有助于避免损伤血管神经束，女性患者中需仔细分离直肠和阴道壁。直肠侧方的游离应在前方和后方分离完成后进行，注意避免过度牵拉直肠，注意辨别和保留盆神经丛和骶神经。3 处容易发生神经损伤的部位是：上腹下丛、下腹下丛和盆神经丛。

沿括约肌间平面分离肛管

首先游离直肠两侧壁显露耻骨直肠肌，然后在肛管后方分离肛尾韧带。在耻骨直肠肌和直肠壁之间识别括约肌间隙，沿耻骨直肠肌与外括约肌深部继续分离。

经肛操作

评估肿瘤下缘与远切缘

用 LoneStar 拉钩（Lone Star Medical Products, Inc., Houston, TX, USA）牵开肛门，用聚维酮碘生理盐水溶液冲洗直肠，在齿状线下缘注射 0.25% 的丁哌卡因与肾上腺素的混合溶液，评估肿瘤下缘，并尽可能确保至少 1cm 的远切缘。

确定 ISR 的范围（部分、次全、完全）和远切端的环形切开

直肠指检辨别括约肌间沟，并环形切开（图 12.7）。对于高位的肿瘤，需要关闭切开的直肠远端，避免肠腔内容物污染。

完全分离直肠至肛提肌水平

经肛入路行部分 ISR 时后方分离以齿状线水平为起点，次全 ISR 以齿状线与括约肌间沟之间为起点，完全 ISR 以括约肌间沟为起点。沿括约肌间平面延伸至侧方和前方，继续进一步分离后方和侧方，最终分离前方与前列腺或阴道的附着。经腹入路则沿着拓展的外科平面锐性分离直肠壁和内括约肌达耻骨直肠肌上方。在肛直肠环水平用电刀游离直肠壁，用食指确认完全游离。

取出标本

标本可以通过肛门或腹部切口取出。取出标本时注意避免损伤括约肌和肿瘤播散。对于系膜肥厚或骨盆狭窄的患者，经肛取出标本可能比较困难，在保证足够近切缘的情况下离断标本。

肠道重建

选择适当的重建方式（J 形贮袋重建、端端吻合、端侧吻合、结肠成形术）和吻合方法（手工吻合、器械吻合）。脾曲的游离有助于获得足够长的结肠，避免吻合口有张力。贮袋牵拉至盆腔时应避免结肠系膜扭转。经肛拖出备好的近端结肠，结肠肛管手工吻合可用 3-0 可吸收缝线间断缝合，应同时

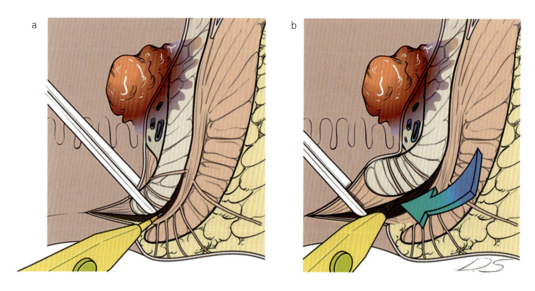

图 12.7　ISR 的经肛步骤。评估肿瘤下缘，确定 ISR 范围（部分、次全、完全）。直肠指检辨别括约肌间沟，0.25% 布比卡因、肾上腺素混合液注射在齿状线下（a）。环形切开括约肌间沟（b）

缝合内外括约肌以提供足够的吻合强度（图 12.8），将近端结肠缝至肛管黏膜或外括约肌。器械吻合时，先围绕肛管黏膜做一手工荷包缝合，以便于应用圆形吻合器。与手工吻合比较，器械吻合快速且技术便捷，但是器械吻合可能不适用于次全或完全 ISR。

再次经腹操作

（1）关腹前在盆腔放置引流管。

（2）取末端回肠在右下腹行暂时性保护造口，转流性造口于术后 2~3 个月或辅助化疗完成后关闭。

腹腔镜手术

　　腹腔镜手术的基本原则与开腹 ISR 相同。患者取 Trendelenburg 膀胱截石位，建立 CO_2 气腹，压力为 12mmHg，采用五孔法置入戳卡。使用开腹法在脐部置入 11mm 戳卡作为观察孔，在左、右下腹分别置入 12mm 戳卡，左、右上腹分别置入 5mm 戳卡。高位或低位结扎肠系膜下动脉，游离脾曲，行全直肠系膜切除，然后实施经括约肌间切除术。经肛入路后，将标本经肛门或经腹部小切口取出。采用与开腹 ISR 相同的方法完成结肠肛管重建。

机器人手术

　　随着人们对 da Vinci 手术系统（Intuitive Surgical，Sunnyvale，CA，USA）的兴趣与日俱增，机器人手术在直肠癌中的应用愈加广泛。机器人手术系统具有高清三维立体视野、可滤除震颤，与传统腹腔镜手术系统相比具有更符合人体工程学的器械。

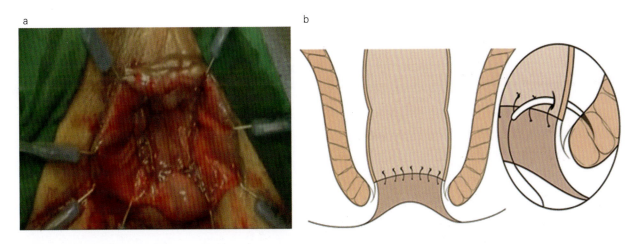

图 12.8　结肠肛管手工缝合吻合。LoneStar 拉钩（Lone Star Medical Products, Inc., Houston, TX, USA）拉开肛门。结肠肛管端端重建，3-0 可吸收缝线间断手工缝合吻合。在括约肌间沟水平进行吻合，不在齿状线（a）。同时缝合内外括约肌以提供吻合强度（b）

我们的一项评估机器人（$n=47$）与腹腔镜（$n=37$）辅助 uLAR 联合 CAA 的研究结果显示，两组在人口特征及手术数据上并无显著性差异，但机器人组中转开腹手术的比例（2.1%）比腹腔镜组（16.2%，$P=0.02$）更低。此外，机器人组平均住院时间（9 天）短于腹腔镜组（11 天），两组均未发生术后死亡。

对于机器人辅助 ISR 联合 CAA，在对接机器人系统前应先完成经肛入路手术步骤。手术开始先进行经肛分离，注射丁哌卡因后，自括约肌间沟开始分离，仔细分离至直肠下段，然后缝合已分离的直肠，并将纱布塞进肛管，以便在机器人操作过程中维持气腹。

然后开始进行机器人操作，首先高位或低位结扎肠系膜下血管、常规游离结肠脾曲，然后行全直肠系膜切除术。机械臂可以提供可靠而稳定的前方和侧方牵引，可使用机器人专用持针器夹持纱条牵拉直肠，然后用机器人手术器械完成盆腔的解剖分离，重要的是避免损伤血管神经束。完成全直肠系膜切除术后继续分离盆底，当在耻骨直肠肌附近看到之前塞入的纱布即表明盆腔分离完成。然后在耻骨直肠肌水平分离直肠壁。在进行 ISR 联合 CAA 手术时，安全而细致的盆底解剖对于肿瘤学的安全性至关重要。在机器人的人体工程学器械及放大三维立体视野的帮助下，即使在狭窄的盆腔也可以顺利完成手术。标本可经肛拖出，也可经腹部辅助小切口取出。需要注意的是，若患者结肠系膜或直肠系膜肥厚会使标本难以从肛门拖出。最后手工吻合完成结肠肛管重建。

近来，Kim 等报道了一种完全经腹入路的 ISR 手术，经盆腔进行部分乃至全部括约肌间分离。他们指出机器人手术有助于经腹显示直肠与周围盆底肌肉之间的括约肌间的胚胎学平面。

住院护理

ISR 术后管理与直肠癌低位前切除手术相同。出院标准包括：生命体征稳定、疼痛可控、已排便、流质或软食可耐受、无恶心或呕吐，可独立活动。不推荐常规使用鼻胃管。术后 2～3 天拔除盆腔引流管。

术后随访

所有患者均门诊定期随访。证据表明加强随访评估对患者有益。

术后并发症及死亡率

直肠癌 TME 与术后并发症及死亡率相关。据报道 TME 术后切口感染率为 7%，吻合口漏发生率达11%，术后死亡率为 2%。而 ISR 术后并发症总发生率为 4.8%～65%，吻合口漏发生率为 5.1%～25.8%，吻合口狭窄发生率为 3%～15.8%，死亡率为 0%～5%。

肿瘤学疗效

Schiessel 等报道 ISR 局部复发率为 10%，无病生存率为 83.2%。Rullier 等报道 ISR 局部复发率为 2%，无病生存率为 70%。Saito 等分析了一些日本机构的数据显示，ISR 局部复发率为 5.8%，总生存率及无病生存率分别为 91.9% 与 82.3%。

Portier 等比较了结肠肛管吻合的非 ISR 组（n=105）与 ISR 组（n=173）的疗效，中位随访时间为 66.8 个月，两组间的 5 年局部复发率无明显差别（非 ISR 组 6.7% & ISR 组 10.6%），5 年总生存率上也无显著性差异（80% & 86.1%）。

Weiser 等比较了低位直肠癌分别行 CAA、ISR 与 APR 3 种手术方法的疗效，3 组局部复发率分别为 2%（2/28）、0%（0/44）、9%（6/63）。5 年无复发生存率分别为 85%、83% 和 47%，5 年疾病特异生存率分别为 97%、96%、59%。他们认为，对于低位直肠癌患者行术前放化疗联合保肛手术并不影响肿瘤学疗效。此外，Saito 等还比较 ISR 与 APR 两种手术的肿瘤学疗效，两组局部复发率分别为 10.6%（14/132）和 15.7%（11/70），5 年无局部复发生存率分别为 83% 和 80%，5 年无病生存率分别为 69% 和 63%，5 年总生存率分别为 80% 和 61.5%。Saito 等认为对于极低位直肠癌，ISR 与 APR 相比，在肿瘤学上也是一种可接受的手术方法（表 12.2）。

表 12.2 肿瘤学结果

	年份	n	FU（月）	R0（%）	LR（%）	CSS 或 OS（%）	DFS（%）
Braun et al.	1992	63	80	100	11	62	—
Bannon et al.	1995	109	40	NR	11	87	—
Kohler et al.	2000	31	82	100	10	79	—
Rullier et al.	2005	92	40	89	2	81	70
Schiessel et al.	2005	121	94	96.7	5.3	88	NR
Saito et al.	2006	228	41	98.7	5.3	92	83
Hohenberger et al.	2006	65	70	92	23	—	—
Chamlou et al.	2007	90	56	94	7	82	75
Akasu et al.	2008	120	42	96.7	6.7	91	77
Krand	2009	47	68	98	2	85	82
Han	2009	40	43	100	11	62	NR
Weiser	2009	44	47	92	0	96	83
Yamada	2009	107	41	100	2.5	92	87
Baek	2013	84[a]	32	100	6	87～91	81
Akagi et al.	2013	83	60	100	11	87	74
Saito et al.	2014	199	78	100	14	78	67

FU：随访；LR：局部复发；CSS：肿瘤特异生存率；OS：总生存率；DFS：无病生存率；NR：未报道
[a]：包括超低前切除结肠肛门吻合

功能性结果

功能性结果是评估低位直肠癌 ISR 疗效的重要临床指标，如排便功能。文献回顾发现，ISR 术后患者每日平均排便次数为 2.2 ~ 5.1 次，2% ~ 50% 的患者有排便急迫，30% ~ 80% 的患者控便良好，但是 11% ~ 63% 的患者有粪便污染，9% ~ 88% 的患者存在大便失禁。Saito 等使用 Wexner 评分评估了 110 例患者的排便功能结果，随访 24 个月后平均评分为 7.8 分，应用 Kirwan 分级对肛门功能进行评价，36 例控便完好及良好，32 例排气失禁，25 例偶尔轻微粪便污染，7 例经常重度粪便污染，但没有患者因大便失禁需行结肠造口术。同一团队的最近一个研究显示，单纯手术组与联合术前放化疗组 5 年的中位 Wexner 评分分别为 8 分和 10 分。多项研究表明，男性及术前放化疗是影响术后功能结果的危险因素（表 12.3）。

作者对 2004—2008 年间在作者所在中心行低位直肠癌 ISR 手术的 21 例患者进行分析，平均随访时间 12.9 个月，其中 2 例患者发生局部复发，50% 的患者回肠造口还纳后控便良好。另外，术前放化疗的患者有发生吻合口狭窄、便频、排便急迫、里急后重、粪便污染和大便失禁的可能。因此，当拟行 ISR 手术时，外科医生可以根据 TRUS、肛门直肠测压和全面的病史判断患者肛门括约肌的完整性及功能。

结论

ISR 是治疗低位直肠癌安全而有效的手术。在过去需要行 APR 手术的患者现在可能通过 ISR 手术

表 12.3　结果

	年份	数量（例）	每日排便次数（次）	急迫（%）	满意排便（%）	遗便（%）	排气失禁（%）
Braun et al.	1992	63	2.2	22	75	15	17
Kohler	2000	31	3.3	—	30	63	11
Schiessel et al.	2005	121	2.2	—	86	14	—
Chin	2006	10	[a]	50	30	20	20
Chamlou et al.	2007	90	2.3	19	41	59	25
Krand et al.	2009	47	2.3	2	80	11	9
Han et al.	2009	40	2.2	31	43	29	29
Yamada et al.	2009	107	3.7	—	42	28	—
Kim et al.	2009	21	[b]	0	50	25	25
Akagi et al.	2013	83	5.1	33	60	16 ~ 22	88
Saito et al.	2014	104	4	32		26 ~ 30	55

[a]：50% 少于 3 次每天
[b]：75% 少于 2 次每天

治疗。此外，术前放化疗可使肿瘤降期也便于实施保肛手术。为达到良好的肿瘤学疗效，基于 MRI 选择合适的患者非常重要，因为 MRI 可提供肿瘤浸润深度及肛管结构的精确信息。最重要的是，基于解剖性分离的精细外科技术是必不可少的。近年来机器人技术的发展提供了更清晰的视野和人体工程学设备，因此在有效的牵引下实施精细的解剖是可能的。今后的研究应着眼于改善 ISR 术后的功能性结果。

参考文献

[1] Heald RJ, Husband EM, Ryall RDH. The mesorectum in rectal cancer surgery—the clue to pelvic recurrence? Br J Surg. 1982;69(10):613–616.

[2] Kim NK, Kim YW, Min BS, Lee KY, Sohn SK, Cho CH. Operative safety and oncologic outcomes of anal sphincter–preserving surgery with mesorectal excision for rectal cancer: 931 consecutive patients treated at a single institution. Ann Surg Oncol. 2009;16(4):900–909.

[3] Goligher JC, Dukes CE, Bussey HJ. Local recurrences after sphincter saving excisions for carcinoma of the rectum and rectosigmoid. Br J Surg. 1951;39(155):199–211.

[4] Karanjia ND, Schache DJ, North WR, Heald RJ. 'Close shave' in anterior resection. Br J Surg. 1990;77(5):510–512.

[5] Shirouzu K, Isomoto H, Kakegawa T. Distal spread of rectal cancer and optimal distal margin of resection for sphincter–preserving surgery. Cancer. 1995;76(3):388–392.

[6] Andreola S, Leo E, Belli F, Lavarino C, Bufalino R, Tomasic G, et al. Distal intramural spread in adenocarcinoma of the lower third of the rectum treated with total rectal resection and coloanal anastomosis. Dis Colon Rectum. 1997;40(1):25–29.

[7] Kim YW, Kim NK, Min BS, Huh H, Kim JS, Kim JY, et al. Factors associated with anastomotic recurrence after total mesorectal excision in rectal cancer patients. J Surg Oncol. 2009;99(1):58–64.

[8] Bujko K, Rutkowski A, Chang GJ, Michalski W, Chmielik E, Kusnierz J. Is the 1–cm rule of distal bowel resection margin in rectal cancer based on clinical evidence? A systematic review. Ann Surg Oncol. 2012;19(3):801–808.

[9] Schiessel R, Karner–Hanusch J, Herbst F, Teleky B, Wunderlich M. Intersphincteric resection for low rectal tumours. Br J Surg. 1994;81(9):1376–1378.

[10] Lyttle JA, Parks AG. Intersphincteric excision of the rectum. Br J Surg. 1977;64(6):413–416.

[11] Shafik A. A new concept of the anatomy of the anal sphincter mechanism and the physiology of defecation. XII. Anorectal mobilization: a new surgical access to rectal lesions. Preliminary report. Am J Surg. 1981;142(5):629–635.

[12] Parks AG, Percy JP. Resection and sutured colo–anal anastomosis for rectal carcinoma. Br J Surg. 1982;69(6):301–304.

[13] Kang J, Hur H, Min BS, Lee KY, Kim NK. Robotic coloanal anastomosis with or without intersphincteric resection for low rectal cancer: starting with the perianal approach followed by robotic procedure. Ann Surg Oncol. 2012;19(1):154–155.

[14] Rullier E, Zerbib F, Laurent C, Bonnel C, Caudry M, Saric J, et al. Intersphincteric resection with excision of internal anal sphincter for conservative treatment of very low rectal cancer. Dis Colon Rectum. 1999;42(9):1168–1175.

[15] Saito N, Ono M, Sugito M, Ito M, Morihiro M, Kosugi C, et al. Early results of intersphincteric resection for patients with very low rectal cancer: an active approach to avoid a permanent colostomy. Dis Colon Rectum. 2004;47(4):459–466.

[16] Rullier E, Laurent C, Bretagnol F, Rullier A, Vendrely V, Zerbib F. Sphincter–saving resection for all rectal carcinomas: the end of the 2–cm distal rule. Ann Surg. 2005;241(3):465–469.

[17] Schiessel R, Novi G, Holzer B, Rosen HR, Renner K, Holbling N, et al. Technique and long–term results of intersphincteric resection for low rectal cancer. Dis Colon Rectum. 2005;48(10):1858–1865. discussion 65–67.

[18] Shirouzu K, Ogata Y, Araki Y, Kishimoto Y, Sato Y. A new ultimate anus–preserving operation for extremely low rectal cancer and for anal canal cancer. Tech Coloproctol. 2003;7(3):203–206.

[19] AlAsari SF, Lim D, Kim NK. Hemi–levator excision to provide greater sphincter preservation in low rectal cancer. Int J Color Dis. 2013;28(12):1727–1728.

[20] Cong JC, Chen CS, Zhang H, Qiao L, Liu EQ. Partial longitudinal resection of the anorectum and sphincter for very low rectal adenocarcinoma: a surgical approach to avoid permanent colostomy. Color Dis. 2012;14(6):697–704.

[21] Shelygin YA, Vorobiev GI, Pikunov DY, Markova EV, Djhanaev YA, Fomenko OY. Intersphincteric resection with partial removal of external anal sphincter for low rectal cancer. Acta chir Lugosl. 2008;55(3):45–53.

[22] Fucini C, Elbetti C, Petrolo A, Casella D. Excision of the levator muscles with external sphincter preservation in the treatment of selected low T4 rectal cancers. Dis Colon Rectum. 2002;45(12):1697–1705.

[23] Yamada K, Ogata S, Saiki Y, Fukunaga M, Tsuji Y, Takano M. Functional results of intersphincteric resection for low rectal

cancer. Br J Surg. 2007;94(10):1272–1277.

[24] Akagi Y, Kinugasa T, Shirouzu K. Intersphincteric resection for very low rectal cancer: a systematic review. Surg Today. 2013;43(8):838–847.

[25] Kim YW, Kim NK, Min BS, Kim H, Pyo J, Kim MJ, et al. A prospective comparison study for predicting circumferential resection margin between preoperative MRI and whole mount sections in mid–rectal cancer: significance of different scan planes. Eur J Surg Oncol. 2008;34(6):648–654.

[26] Chang GJ, You YN, Park IJ, Kaur H, CY H, Rodriguez–Bigas MA, et al. Pretreatment high–resolution rectal MRI and treatment response to neoadjuvant chemoradiation. Dis Colon Rectum. 2012;55(4):371–377.

[27] Dewhurst CE, Mortele KJ. Magnetic resonance imaging of rectal cancer. Radiol Clin N Am. 2013;51(1):121–131.

[28] Brown G, Kirkham A, Williams GT, Bourne M, Radcliffe AG, Sayman J, et al. High–resolution MRI of the anatomy important in total mesorectal excision of the rectum. Am J Roentgenol. 2004;182(2):431–439.

[29] MERCURY Study Group. Diagnostic accuracy of preoperative magnetic resonance imaging in predicting curative resection of rectal cancer: prospective observational study. BMJ. 2006;333(7572):779.

[30] Shihab OC, Moran BJ, Heald RJ, Quirke P, Brown G. MRI staging of low rectal cancer. Eur Radiol. 2009;19(3):643–650.

[31] van der Paardt MP, Zagers MB, Beets–Tan RG, Stoker J, Bipat S. Patients who undergo preoperative chemoradiotherapy for locally advanced rectal cancer restaged by using diagnostic MR imaging: a systematic review and meta–analysis. Radiology. 2013;269(1):101–112.

[32] Kim NK, Kim MJ, Yun SH, Sohn SK, Min JS. Comparative study of transrectal ultrasonography, pelvic computerized tomography, and magnetic resonance imaging in preoperative staging of rectal cancer. Dis Colon Rectum. 1999;42(6):770–775.

[33] Katsura Y, Yamada K, Ishizawa T, Yoshinaka H, Shimazu H. Endorectal ultrasonography for the assessment of wall invasion and lymph node metastasis in rectal cancer. Dis Colon Rectum. 1992;35(4):362–368.

[34] Hunerbein M, Pegios W, Rau B, Vogl TJ, Felix R, Schlag PM. Prospective comparison of endorectal ultrasound, three–dimensional endorectal ultrasound, and endorectal MRI in the preoperative evaluation of rectal tumors. Preliminary results. Surg Endosc. 2000;14(11):1005–1009.

[35] Ryu JG, Kim YW, Kim NK, Huh H, Min BS, Lee KY, et al. Early experience of three dimensional transrectal ultrasonography: comparison of diagnostic accuracy between two dimensional transrectal ultrasonography, computed tomography and magnetic resonance imaging in rectal cancer patients with preoperative chemoradiation therapy. Korean. J Clin Oncol. 2010;6(2):43–51.

[36] Martin ST, Heneghan HM, Winter DC. Systematic review of outcomes after intersphincteric resection for low rectal cancer. Br J Surg. 2012;99(5):603–612.

[37] Kuo LJ, Hung CS, Wu CH, Wang W, Tam KW, Liang HH, et al. Oncological and functional outcomes of intersphincteric resection for low rectal cancer. J Surg Res. 2011;170(1):e93–98.

[38] Yamada K, Ogata S, Saiki Y, Fukunaga M, Tsuji Y, Takano M. Long–term results of intersphincteric resection for low rectal cancer. Dis Colon Rectum. 2009;52(6):1065–1071.

[39] Weiser MR, Quah HM, Shia J, Guillem JG, Paty PB, Temple LK, et al. Sphincter preservation in low rectal cancer is facilitated by preoperative chemoradiation and intersphincteric dissection. Ann Surg. 2009;249(2):236–242.

[40] Saito N, Sugito M, Ito M, Kobayashi A, Nishizawa Y, Yoneyama Y, et al. Oncologic outcome of intersphincteric resection for very low rectal cancer. World J Surg. 2009;33(8):1750–1756.

[41] Krand O, Yalti T, Tellioglu G, Kara M, Berber I, Titiz MI. Use of smooth muscle plasty after intersphincteric rectal resection to replace a partially resected internal anal sphincter: long–term follow–up. Dis Colon Rectum. 2009;52(11):1895–1901.

[42] Han JG, Wei GH, Gao ZG, Zheng Y, Wang ZJ. Intersphincteric resection with direct coloanal anas–tomosis for ultralow rectal cancer: the experience of People's Republic of China. Dis Colon Rectum. 2009;52(5):950–957.

[43] Akasu T, Takawa M, Yamamoto S, Ishiguro S, Yamaguchi T, Fujita S, et al. Intersphincteric resection for very low rectal adenocarcinoma: univariate and multivariate analyses of risk factors for recurrence. Ann Surg Oncol. 2008;15(10):2668–2676.

[44] Portier G, Ghouti L, Kirzin S, Guimbaud R, Rives M, Lazorthes F. Oncological outcome of ultra–low coloanal anastomosis with and without intersphincteric resection for low rectal adenocarcinoma. Br J Surg. 2007;94(3):341–345.

[45] Chamlou R, Parc Y, Simon T, Bennis M, Dehni N, Parc R, et al. Long–term results of intersphincteric resection for low rectal cancer. Ann Surg. 2007;246(6):916–921. discussion 21–22.

[46] Saito N, Moriya Y, Shirouzu K, Maeda K, Mochizuki H, Koda K, et al. Intersphincteric resection in patients with very low rectal cancer: a review of the Japanese experience. Dis Colon Rectum. 2006;49(10 Suppl):S13–22.

[47] Hohenberger W, Merkel S, Matzel K, Bittorf B, Papadopoulos T, Gohl J. The influence of abdomino–peranal (intersphincteric) resection of lower third rectal carcinoma on the rates of sphincter preservation and locoregional recurrence. Color Dis. 2006;8(1):23–33.

[48] Chin CC, Yeh CY, Huang WS, Wang JY. Clinical outcome of intersphincteric resection for ultralow rectal cancer. World J Gastroenterol. 2006;12(4):640–643.

[49] Vorobiev GI, Odaryuk TS, Tsarkov PV, Talalakin AI, Rybakov EG. Resection of the rectum and total excision of the internal anal

sphincter with smooth muscle plasty and colonic pouch for treatment of ultralow rectal carcinoma. Br J Surg. 2004;91(11):1506–1512.

[50] Kohler A, Athanasiadis S, Ommer A, Psarakis E. Long-term results of low anterior resection with intersphincteric anastomosis in carcinoma of the lower one-third of the rectum: analysis of 31 patients. Dis Colon Rectum. 2000;43(6):843–850.

[51] Bannon JP, Marks GJ, Mohiuddin M, Rakinic J, Jian NZ, Nagle D. Radical and local excisional methods of sphincter-sparing surgery after high-dose radiation for cancer of the distal 3 cm of the rectum. Ann Surg Oncol. 1995;2(3):221–227.

[52] Braun J, Treutner KH, Winkeltau G, Heidenreich U, Lerch MM, Schumpelick V. Results of intersphincteric resection of the rectum with direct coloanal anastomosis for rectal carcinoma. Am J Surg. 1992;163(4):407–412.

[53] Benson AB 3rd, Bekaii-Saab T, Chan E, Chen YJ, Choti MA, Cooper HS, et al. Rectal cancer. J Natl Compr Cancer Netw. 2012;10(12):1528–1564.

[54] Silberfein EJ, Kattepogu KM, CY H, Skibber JM, Rodriguez-Bigas MA, Feig B, et al. Long-term survival and recurrence outcomes following surgery for distal rectal cancer. Ann Surg Oncol. 2010;17(11):2863–2869.

[55] Sauer R, Becker H, Hohenberger W, Rodel C, Wittekind C, Fietkau R, et al. Preoperative versus postoperative chemoradiotherapy for rectal cancer. N Engl J Med. 2004;351(17):1731–1740.

[56] Garcia-Aguilar J, Hernandez de Anda E, Sirivongs P, Lee SH, Madoff RD, Rothenberger DA. A pathologic complete response to preoperative chemoradiation is associated with lower local recurrence and improved survival in rectal cancer patients treated by mesorectal excision. Dis Colon Rectum. 2003;46(3):298–304.

[57] Teramoto T, Watanabe M, Kitajima M. Per anum intersphincteric rectal dissection with direct coloanal anastomosis for lower rectal cancer: the ultimate sphincter-preserving operation. Dis Colon Rectum. 1997;40(10 Suppl):S43–47.

[58] Watanabe M, Teramoto T, Hasegawa H, Kitajima M. Laparoscopic ultralow anterior resection combined with per anum intersphincteric rectal dissection for lower rectal cancer. Dis Colon Rectum. 2000;43(10 Suppl):S94–97.

[59] Akasu T, Takawa M, Yamamoto S, Yamaguchi T, Fujita S, Moriya Y. Risk factors for anastomotic leakage following intersphincteric resection for very low rectal adenocarcinoma. J Gastrointest Surg. 2010;14(1):104–111.

[60] Kim JS, Lee CR, Kim NK, Hur H, Min BS, Ahn JB, et al. Intersphincteric resection and coloanal anstomosis for very low lying rectal cancer. J Korean Surg Soc. 2009;76(1):28–35.

[61] Otto IC, Ito K, Ye C, Hibi K, Kasai Y, Akiyama S, et al. Causes of rectal incontinence after sphincter-preserving operations for rectal cancer. Dis Colon Rectum. 1996;39(12):1423–1427.

[62] Williamson ME, Lewis WG, Finan PJ, Miller AS, Holdsworth PJ, Johnston D. Recovery of physiologic and clinical function after low anterior resection of the rectum for carcinoma: myth or reality? Dis Colon Rectum. 1995;38(4):411–418.

[63] Lazorthes F, Fages P, Chiotasso P, Lemozy J, Bloom E. Resection of the rectum with construction of a colonic reservoir and colo-anal anastomosis for carcinoma of the rectum. Br J Surg. 1986;73(2):136–138.

[64] Parc R, Tiret E, Frileux P, Moszkowski E, Loygue J. Resection and colo-anal anastomosis with colonic reservoir for rectal carcinoma. Br J Surg. 1986;73(2):139–141.

[65] Hida J, Yasutomi M, Fujimoto K, Okuno K, Ieda S, Machidera N, et al. Functional outcome after low anterior resection with low anastomosis for rectal cancer using the colonic J-pouch. Prospective randomized study for determination of optimum pouch size. Dis Colon Rectum. 1996;39(9):986–991.

[66] Drake DB, Pemberton JH, Beart RW Jr, Dozois RR, Wolff BG. Coloanal anastomosis in the management of benign and malignant rectal disease. Ann Surg. 1987;206(5):600–605.

[67] Kusunoki M, Shoji Y, Yanagi H, Hatada T, Fujita S, Sakanoue Y, et al. Function after anoabdominal rectal resection and colonic J pouch-anal anastomosis. Br J Surg. 1991;78(12):1434–1438.

[68] Dehni N, Parc R, Church JM. Colonic J-pouch-anal anastomosis for rectal cancer. Dis Colon Rectum. 2003;46(5):667–675.

[69] Nicholls RJ, Lubowski DZ, Donaldson DR. Comparison of colonic reservoir and straight coloanal reconstruction after rectal excision. Br J Surg. 1988;75(4):318–320.

[70] Ho YH, Tan M, Seow-Choen F. Prospective randomized controlled study of clinical function and anorectal physiology after low anterior resection: comparison of straight and colonic J pouch anastomoses. Br J Surg. 1996;83(7):978–980.

[71] Hallbook O, Nystrom PO, Sjodahl R. Physiologic characteristics of straight and colonic J-pouch anastomoses after rectal excision for cancer. Dis Colon Rectum. 1997;40(3):332–338.

[72] Ho YH, Yu S, Ang ES, Seow-Choen F, Sundram F. Small colonic J-pouch improves colonic retention of liquids--randomized, controlled trial with scintigraphy. Dis Colon Rectum. 2002;45(1):76–82.

[73] Seow-Choen F. Colonic pouches in the treatment of low rectal cancer. Br J Surg. 1996;83(7):881–882.

[74] Berger A, Tiret E, Parc R, Frileux P, Hannoun L, Nordlinger B, et al. Excision of the rectum with colonic J pouch-anal anastomosis for adenocarcinoma of the low and mid rectum. World J Surg. 1992;16(3):470–477.

[75] Seow-Choen F, Goh HS. Prospective randomized trial comparing J colonic pouch-anal anastomosis and straight coloanal reconstruction. Br J Surg. 1995;82(5):608–610.

[76] Joo JS, Latulippe JF, Alabaz O, Weiss EG, Nogueras JJ, Wexner SD. Long-term functional evaluation of straight coloanal

anastomosis and colonic J-pouch: is the functional superiority of colonic J-pouch sustained? Dis Colon Rectum. 1998;41(6):740-746.

[77] Hida J, Yoshifuji T, Tokoro T, Inoue K, Matsuzaki T, Okuno K, et al. Comparison of long-term functional results of colonic J-pouch and straight anastomosis after low anterior resection for rectal cancer: a five-year follow-up. Dis Colon Rectum. 2004;47(10):1578-1585.

[78] O'Riordain MG, Molloy RG, Gillen P, Horgan A, Kirwan WO. Rectoanal inhibitory reflex following low stapled anterior resection of the rectum. Dis Colon Rectum. 1992;35(9):874-878.

[79] Nakahara S, Itoh H, Mibu R, Ikeda S, Oohata Y, Kitano K, et al. Clinical and manometric evaluation of anorectal function following low anterior resection with low anastomotic line using an EEA stapler for rectal cancer. Dis Colon Rectum. 1988;31(10):762-766.

[80] Ho YH, Seow-Choen F, Tan M. Colonic J-pouch function at six months versus straight coloanal anastomosis at two years: randomized controlled trial. World J Surg. 2001;25(7):876-881.

[81] Harris GJ, Lavery IC, Fazio VW. Function of a colonic J pouch continues to improve with time. Br J Surg. 2001;88(12):1623-1627.

[82] Z'Graggen K, Maurer CA, Mettler D, Stoupis C, Wildi S, Buchler MW. A novel colon pouch and its comparison with a straight coloanal and colon J-pouch--anal anastomosis: preliminary results in pigs. Surgery. 1999;125(1):105-112.

[83] Maurer CA, Z'Graggen K, Zimmermann W, Hani HJ, Mettler D, Buchler MW. Experimental study of neorectal physiology after formation of a transverse coloplasty pouch. Br J Surg. 1999;86(11):1451-1458.

[84] Fazio VW, Mantyh CR, Hull TL. Colonic "coloplasty": novel technique to enhance low colorectal or coloanal anastomosis. Dis Colon Rectum. 2000;43(10):1448-1450.

[85] Mantyh CR, Hull TL, Fazio VW. Coloplasty in low colorectal anastomosis: manometric and functional comparison with straight and colonic J-pouch anastomosis. Dis Colon Rectum. 2001;44(1):37-42.

[86] Remzi FH, Fazio VW, Gorgun E, Zutshi M, Church JM, Lavery IC, et al. Quality of life, functional outcome, and complications of coloplasty pouch after low anterior resection. Dis Colon Rectum. 2005;48(4):735-743.

[87] Baker JW. Low end to side rectosigmoidal anastomosis; description of technic. Arch Surg. 1950;61(1):143-157.

[88] Huber FT, Herter B, Siewert JR. Colonic pouch vs side-to-end anastomosis in low anterior resection. Dis Colon Rectum. 1999;42(7):896-902.

[89] Machado M, Nygren J, Goldman S, Ljungqvist O. Functional and physiologic assessment of the colonic reservoir or side-to-end anastomosis after low anterior resection for rectal cancer: a two-year follow-up. Dis Colon Rectum. 2005;48(1):29-36.

[90] Matthiessen P, Hallbook O, Andersson M, Rutegard J, Sjodahl R. Risk factors for anastomotic leakage after anterior resection of the rectum. Color Dis. 2004;6(6):462-469.

[91] Kim JC, Kim CW, Yoon YS, Lee HO, Park IJ. Levator-sphincter reinforcement after ultralow anterior resection in patients with low rectal cancer: the surgical method and evaluation of anorectal physiology. Surg Today. 2012;42(6):547-553.

[92] Diop M, Parratte B, Tatu L, Vuillier F, Brunelle S, Monnier G. "Mesorectum": the surgical value of an anatomical approach. Surg Radiol Anat. 2003;25(3-4):290-304.

[93] Kim NK. Anatomic basis of sharp pelvic dissection for curative resection of rectal cancer. Yonsei Med J. 2005;46(6):737-749.

[94] Grigorescu BA, Lazarou G, Olson TR, Downie SA, Powers K, Greston WM, et al. Innervation of the levator ani muscles: description of the nerve branches to the pubococcygeus, iliococcygeus, and puborectalis muscles. Int Urogynecol J Pelvic Floor Dysfunct. 2008;19(1):107-116.

[95] Lazarou G, Grigorescu BA, Olson TR, Downie SA, Powers K, Mikhail MS. Anatomic variations of the pelvic floor nerves adjacent to the sacrospinous ligament: a female cadaver study. Int Urogynecol J Pelvic Floor Dysfunct. 2008;19(5):649-654.

[96] Fritsch H, Brenner E, Lienemann A, Ludwikowski B. Anal sphincter complex: reinterpreted morphology and its clinical relevance. Dis Colon Rectum. 2002;45(2):188-194.

[97] Fenner DE, Kriegshauser JS, Lee HH, Beart RW, Weaver A, Cornella JL. Anatomic and physiologic measurements of the internal and external anal sphincters in normal females. Obstet Gynecol. 1998;91(3):369-374.

[98] Huebner M, Margulies RU, Fenner DE, Ashton-Miller JA, Bitar KN, DeLancey JO. Age effects on internal anal sphincter thickness and diameter in nulliparous females. Dis Colon Rectum. 2007;50(9):1405-1411.

[99] Barleben A, Mills S. Anorectal anatomy and physiology. Surg Clin North Am. 2010;90(1):1-15, Table of Contents.

[100] Uchimoto K, Murakami G, Kinugasa Y, Arakawa T, Matsubara A, Nakajima Y. Rectourethralis muscle and pitfalls of anterior perineal dissection in abdominoperineal resection and intersphincteric resection for rectal cancer. Anat Sci Int. 2007;82(1):8-15.

[101] Kim JY, Kim NK, Lee KY, Hur H, Min BS, Kim JH. A comparative study of voiding and sexual function after total mesorectal excision with autonomic nerve preservation for rectal cancer: laparoscopic versus robotic surgery. Ann Surg Oncol. 2012;19(8):2485-2493.

[102] Kinugasa Y, Murakami G, Suzuki D, Sugihara K. Histological identification of fascial structures posterolateral to the rectum. Br

J Surg. 2007;94(5):620–626.

[103] Kinugasa Y, Murakami G. The contents of lateral ligaments: is organized connective tissue present? Dis Colon Rectum. 2006;49(8):1243–1244. Author reply 4–5.

[104] Kinugasa Y, Murakami G, Uchimoto K, Takenaka A, Yajima T, Sugihara K. Operating behind Denonvilliers' fascia for reliable preservation of urogenital autonomic nerves in total mesorectal excision: a histologic study using cadaveric specimens, including a surgical experiment using fresh cadaveric models. Dis Colon Rectum. 2006;49(7):1024–1032.

[105] Kinugasa Y, Arakawa T, Abe S, Ohtsuka A, Suzuki D, Murakami G, et al. Anatomical reevaluation of the anococcygeal ligament and its surgical relevance. Dis Colon Rectum. 2011;54(2):232–237.

[106] Matthiessen P, Hallbook O, Rutegard J, Simert G, Sjodahl R. Defunctioning stoma reduces symptomatic anastomotic leakage after low anterior resection of the rectum for cancer: a randomized multicenter trial. Ann Surg. 2007;246(2):207–214.

[107] Park IJ, You YN, Schlette E, Nguyen S, Skibber JM, Rodriguez-Bigas MA, et al. Reverse-hybrid robotic mesorectal excision for rectal cancer. Dis Colon Rectum. 2012;55(2):228–233.

[108] Baek SJ, Al-Asari S, Jeong DH, Hur H, Min BS, Baik SH, et al. Robotic versus laparoscopic coloanal anastomosis with or without intersphincteric resection for rectal cancer. Surg Endosc. 2013;27(11):4157–4163.

[109] Kim JC, Lim SB, Yoon YS, Park IJ, Kim CW, Kim CN. Completely abdominal intersphincteric resection for lower rectal cancer: feasibility and comparison of robot-assisted and open surgery. Surg Endosc. 2014;28(9):2734–2744.

[110] Paun BC, Cassie S, MacLean AR, Dixon E, Buie WD. Postoperative complications following surgery for rectal cancer. Ann Surg. 2010;251(5):807–818.

[111] Tilney HS, Tekkis PP. Extending the horizons of restorative rectal surgery: intersphincteric resection for low rectal cancer. Color Dis. 2008;10(1):3–15. discussion 15–16.

[112] Saito N, Ito M, Kobayashi A, Nishizawa Y, Kojima M, Nishizawa Y, et al. Long-term outcomes after intersphincteric resection for low-lying rectal cancer. Ann Surg Oncol. 2014;21(11):3608–3615.

第十三章 盆腔侧方淋巴结的治疗

Toshiaki Watanabe and Soichiro Ishihara

缩写

AJCC　　　美国癌症联合会

CRM　　　环周切缘

CRT　　　放化疗

CSS　　　肿瘤特异生存率

DFS　　　无病生存率

ESMO　　　欧洲肿瘤内科学会

EUS　　　内镜超声

LPLN　　　盆腔侧方淋巴结

OS　　　总生存率

RCT　　　随机对照试验

TME　　　全直肠系膜切除术

引言

　　1908 年 Miles 报道的腹会阴联合切除术是首次为直肠癌患者实施的系统根治手术，并因此明显改善了患者预后。随后，1950 年左右，在美国开始施行包括主动脉周围淋巴结和盆腔侧方淋巴结（主动脉及盆腔淋巴结清扫术）清扫的扩大切除术，Bacon 以及 Stearns 报道扩大切除可进一步改善预后；然而由于增加出血、泌尿功能及性功能障碍导致扩大切除术逐渐弃用。1982 年 Heald 等提出完全切除直肠

T. Watanabe (✉) · S. Ishihara

Department of Surgical Oncology, The University of Tokyo, 7–3–1 Hongo, Bunkyo-ku, Tokyo 113–8655, Japan

e-mail: toshwatanabe@yahoo.co.jp;

sochan31@hotmail.com

系膜的原则，即全直肠系膜切除术（TME）。Quirke 等证实了病理环周切缘（CRM）对直肠癌局部控制十分重要，并且支持 TME 原则显著减少局部复发。2000 年，许多临床研究提出术前放化疗（CRT）可减少局部复发，因此术前放化疗联合 TME 手术成为直肠癌外科治疗的"金标准"。

然而，日本，直肠癌外科治疗方式与欧美完全不同，自 1970 年以来，盆腔侧方淋巴结（LPLN）清扫术就一直积极开展。Hojo 以及 Moriya 等报道了 LPLN 清扫的重要性，包含 LPLN 的扩大切除术成为局部进展期直肠癌的标准手术方式，而不是 CRT。最近，Sugihara 等的一项回顾性研究表明，LPLN 清扫可减少局部复发，提高生存率；然而，到目前为止，还没有研究盆腔侧方淋巴结（LPLN）清扫有效性的随机对照试验（RCT）。因此，在处理直肠癌患者 LPLN 方面存在明显的地域差异（尤其是欧美与日本之间的差异），对于盆腔侧方淋巴结（LPLN）清扫的意义有很多尚不清楚。

直肠淋巴引流及侧方淋巴结的定义

直肠淋巴引流分为 3 个方向，上方淋巴引流即向上沿肠系膜下动脉汇入主动脉旁淋巴结；侧方淋巴引流即向两侧经过盆丛沿直肠中动脉到髂内淋巴结、髂总淋巴结，最后汇入主动脉分叉下方淋巴结；下方淋巴引流即沿直肠下动脉、经会阴部皮下，注入腹股沟浅淋巴结（图 13.1）。侧方淋巴引流的研究始于 1895 年 Gerota 关于直肠侧方淋巴引流的论著，之后于 1904 年 Poirier 描述了自直肠沿盆侧壁向主动脉分叉处的侧方淋巴引流途径，随后 1925 年 Villemin 证实了侧方淋巴引流仅发生于低位直肠。1924 年日本学者 Senba 发现色素可沿髂内动脉分布至死产儿的闭孔腔，真实展现了直肠侧方淋巴引流至髂内外动脉分叉处。

美国癌症联合委员会（AJCC）癌症分期手册将髂内淋巴结和髂外淋巴结划分为直肠区域淋巴结，但没有给出 LPLN 的明确定义。日本结直肠癌分类基于 LPLN 清扫的治疗经验将 LPLN 进行定义，如图 13.2 所示。换句话说，髂内淋巴结（263 组）位于直肠侧韧带与盆丛外侧，沿髂内动脉分布；闭孔淋巴结（283 组）位于髂外动脉与髂内动脉之间的闭孔腔处；髂外淋巴结（293 组）沿髂外动脉分布；髂总淋巴结（273 组）沿髂总动脉分布：以上称为 LPLN。

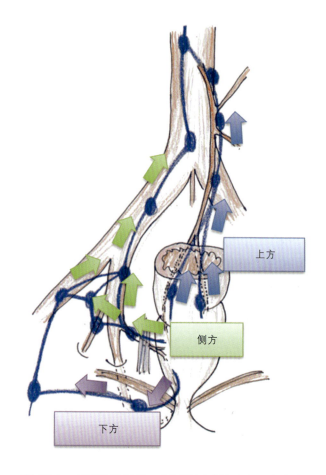

图 13.1　直肠淋巴引流。直肠淋巴引流分为 3 个方向，包括：上方淋巴引流，即向上沿肠系膜下动脉汇入主动脉旁淋巴结；侧方淋巴引流，即向两侧经过盆丛沿直肠中动脉到髂内淋巴结、髂总淋巴结，最后汇入主动脉分叉下方淋巴结；下方淋巴引流，即沿直肠下动脉，经会阴部皮下，注入腹股沟浅淋巴结

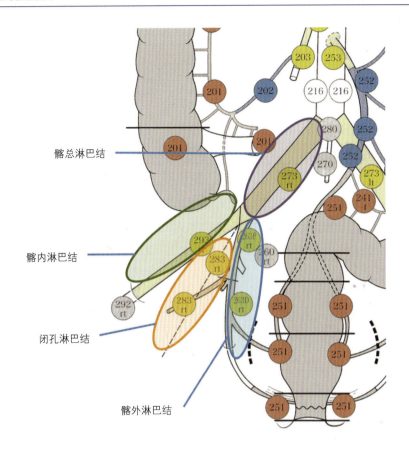

图 13.2　根据日本分类标准的 LPLN。日本结直肠癌分类定义髂内淋巴结（263 组）沿髂内动脉分布；闭孔淋巴结（283组）位于髂外动脉与髂内动脉之间的闭孔腔处；髂外淋巴结（293 组）沿髂外动脉分布；髂总淋巴结（273 组）沿髂总动脉分布

盆腔侧方淋巴结转移的现状

　　Sugihara 等回顾性收集了日本多个机构的直肠癌病例数据，并报道了 LPLN 转移的状况。在 1977 例行根治性直肠癌切除手术的病例中，930 例（47%）进行了侧方清扫，其中有 129 例（13.9%）发现了 LPLN 转移。相关文献报道，侧方淋巴结转移的发生率在 10.6% ～ 25.5% 之间，大多数的文献中报道的 LPLN 的转移率约为 15%（表 13.1）。其中，在直肠系膜内淋巴结转移的病例中出现盆侧方淋巴结转移的比例很高，约 23.5%。研究者在研究肿瘤位置时发现，当肿瘤位于腹腔内时（肿瘤位于腹膜反折以上）（上段直肠，在日本分类中定义为 Ra），LPLN 发生转移的概率为 8.2%；当肿瘤位于腹膜外（肿瘤位于腹膜反折至肛门之间）（下段直肠，在日本分类中定义为 Rb），LPLN 转移的概率为 14.9%，相比于肿瘤位于腹腔内的病例，转移率显著增高。Kanemitsu 等研究肿瘤离肛缘的距离表明，距肛缘 9cm 以上的病例，盆腔侧方淋巴结转移的发生率低，为 1.4%，距肛缘 ≤ 9cm 的病例中，盆腔侧方淋巴结转移

的发生率陡增（在发生侧方淋巴结转移的病例中，肿瘤距肛缘 8.1~9.0cm 者 9.1%，6.1~8.0cm 者 12.5%，4.1~6.0cm 者 20.3%，2.1~4.0cm 者 18.8%，0.0~2.0cm 者 23.3%）。Sugihara 等对肿瘤浸润深度的分析结果显示，T2 期和浸润较浅的肿瘤发生 LPLN 转移的概率为 7.1%，但 T3 期以上的肿瘤发生 LPLN 转移的概率显著升高，为 16.6%。根据对淋巴结转移发生率的分析，日本大肠癌治疗指南把"肿瘤下缘位于腹膜反折以下且肿瘤侵及超过固有肌层"作为 LPLN 清扫的适应证标准。据报道，LPLN 转移的其他危险因素包括：女性、除高 – 中分化以外的其他组织学分型。我们推测女性作为独立危险因素可能是由于男女之间的某种肿瘤学或解剖差异所致；然而，这一观点尚未得到证实。

表 13.1　LPLN 转移和生存率

研究者	年份	LPLN 阳性率 (%)	5 年总生存率 (%)[a]
Moriya et al.	1997	14.0	49.3
Mori et al.	1998	25.5	43.0
Ueno et al.	2001	15.5	39.0
Shirouzu et al.	2001	15.5	< 3 阳性：60 ≥ 3 阳性：16.7
Shimoyama et al.	2003	13.6	38.9
Ueno et al.	2005	17.3	42.0
Sugihara et al.	2006	13.9	47.7

[a]：LPLN 阳性患者

　　已有文献报道 LPLN 各区域的淋巴结转移率。如上所述，日本结直肠癌的分类将 LPLN 大致分为 4 个区域（图 13.2）。根据 Kobayashi 等对 117 例 LPLN 阳性的低位直肠癌（Rb）患者的研究表明，各区域中髂内淋巴结的转移率最高。但髂内淋巴结转移率在髂内动脉分支膀胱上动脉两侧明显不同，膀胱上动脉近侧淋巴结为 26%（263P 组），远侧淋巴结为 47%（263D 组）。闭孔淋巴结（283 组）的转移率高居第 2 位（38%）。其他区域淋巴结的转移率远低于髂内淋巴结和闭孔淋巴结［髂外淋巴结（293 组），6%；髂总淋巴结（273 组），3%；主动脉分叉淋巴结（280 组）及骶正中淋巴结（270 组），6%］。基于这些对淋巴结转移率的分析，在日本大肠癌分类中定义的 LPLN 中，髂内淋巴结和闭孔淋巴结在 D3 清扫的范围内，但髂总淋巴结和髂外淋巴结不在 D3 清扫的范围内。

盆腔侧方淋巴结的影像学诊断

　　采用内镜超声（EUS）、CT 或 MRI 可进行直肠癌淋巴结转移的影像学诊断。根据荟萃分析结果，各种检查方法的敏感性和特异性分别：超声为 67% 和 78%，CT 为 55% 和 74%，MRI 为 66% 和 76%。任意两种方法之间相互比较没有显著差异。EUS 可用于诊断直肠系膜内的淋巴结，但由于解剖学原因不适合诊断 LPLN 的转移。MRI 对软组织的对比分辨率比 CT 更好，是一种更特异的诊断方法。欧洲肿瘤内科学会（ESMO）指南强调正确诊断直肠系膜内外淋巴结转移对直肠癌分期的重要性，因此，MRI 被认为是首选检查。

　　CT 或 MRI 断层扫描可检测盆腔深部的 LPLN，LPLN 的界线如下：髂外动脉周围作为腹侧界，髂内动脉作为背侧界，腰大肌及闭孔内肌作为（盆壁）外侧界，直肠固有筋膜作为内侧（器官侧）界（图 13.3、图 13.4）。文献报道一系列标准用于诊断淋巴结转移，但最广为接受的是淋巴结大小。转移淋巴结比非转移淋巴结偏大。比较淋巴结最大径的直方图时，转移与非转移淋巴结之间有较多重叠，这使得建立严格的截断值较困难。因此，在与大小不相关的形态学标准中，有研究表明，信号不均匀和不规则边界是有效的。然而，形态学测定变得更加困难，目前淋巴结越小越难以仅靠大小和形态标准诊断转移。

近期，包含定性因素如 MRI 弥散加权成像和 FDG-PET 的诊断方式，已经证实可用于诊断淋巴结转移。特别是 FDG-PET 敏感性为 40% ~ 50%，稍低于 EUS、CT 和 MRI，但有极高的特异性达 90%，表明其可作为形态学诊断潜在有效的补充方式（图 13.5）。

图 13.3　CT 显示 LPLN 转移。左侧 LPLN 不均匀肿胀（箭头）

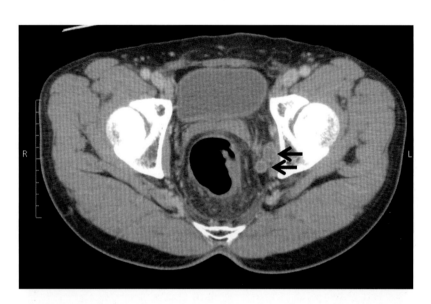

图 13.4　MRI 显示 LPLN 转移。左侧 LPLN 不均匀肿胀（箭头）

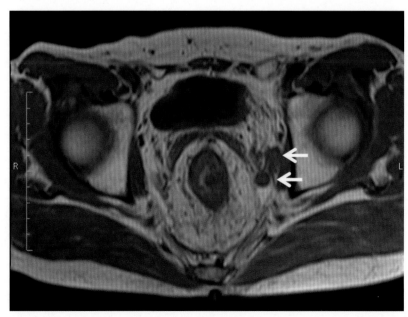

图 13.5 FDG-PET 显示 LPLN 转移。左侧 肿胀 LPLN 可见高累积 成像（箭头）

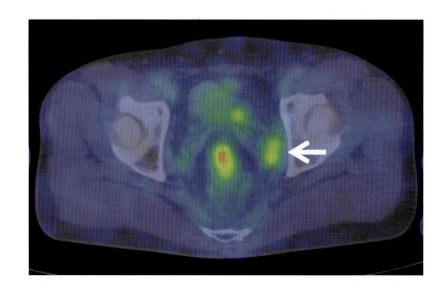

盆腔侧方淋巴结转移的预后及清扫疗效

Sugihara 等分析日本实施 LPLN 清扫的多中心数据发现，LPLN 转移的 5 年总生存率（OS）为 45.8%，比没有 LPLN 转移的 III 期直肠癌的 71.2% 明显下降（淋巴结转移仅限于直肠系膜内）。而且，假设 LPLN 转移未被切除且发生局部复发，并成为导致死亡的原因，由此可计算出 LPLN 清扫可降低 T3 ~ T4 期直肠癌 50% 的复发，改善 8% 的 5 年生存率。Fujita 等报道 91 例 LPLN 转移的患者实施清扫后 5 年 OS 为 39%，5 年 DFS 为 27%。日本同类型报道表明，LPLN 转移患者实施清扫的 5 年 OS 在 40% 左右（表 13.1）。

Akiyoshi 等回顾性分析了超过 10 000 例低位直肠癌患者，将 LPLN 分为髂内淋巴结（内侧 LPLN）和外侧淋巴结（闭孔淋巴结、髂外淋巴结、髂总淋巴结、主动脉分叉下淋巴结和骶正中淋巴结），研究转移病例的预后。结果表明，内侧 LPLN 转移病例的 5 年 OS 及肿瘤特异生存率（CSS）分别为 45% 及 49%，这与局限于直肠系膜内淋巴结转移数目在 4 ~ 6 枚、AJCC 癌症分期手册定义为 N2a 的 5 年 OS（45%）和 5 年 CSS（51%）相当。外侧淋巴结转移组的 5 年 OS 和 CSS 分别为 29% 和 34%，比内侧 LPLN 转移组差，但与 AJCC 定义为 N2b 的 5 年 OS（32%）及 CSS（37%）大抵相似，明显比接受 R0 切除的 IV 期直肠癌患者 5 年 OS（24%）和 CSS（27%）好。这些结果说明即使 LPLN 有转移，切除后预后与局限于直肠系膜内淋巴结转移者相当，并优于 IV 期患者。换句话说，他们得出结论是 LPLN 转移不是一个全身疾病而应被视为局部疾病，应当尽可能将其切除。而且，预后因素分析表明，与分期及清扫淋巴结的个数一样，LPLN 清扫是一个独立预后因素，可改善 OS 和 CSS。因此，日本的报道中虽然 LPLN 转移患者相对预后不良，但有迹象表明手术可改善预后。2000 年美国指南关于结直肠癌外科手术方面指出，如果临床怀疑有侧方淋巴结转移应尝试清扫。

预防性盆腔侧方淋巴结清扫

上述迹象表明，转移性 LPLN 清扫可以改善患者预后，但 LPLN 转移率在 15% 的事实意味着 LPLN 清扫对大多数患者没有肿瘤学获益。

然而，不管术前或术中发现，都不可能有 LPLN 转移的 100% 准确诊断。基于这个原因，我们需要考虑对于确定为没有 LPLN 转移的患者实施预防性 LPLN 是否有意义。为了回答这一问题，目前在日本正实施一项 RCT 研究（JCOG0212 试验）。这项研究纳入了临床确定没有发生 LPLN 转移的进展期低位直肠癌的患者，这是一项为证实无 LPLN 清扫的单纯 TME 对比 TME 加预防性 LPLN 清扫的非劣效性研究。其入组标准为：肿物下缘位于腹膜反折以下，临床分期为 II ~ III 期，CT 或 MRI 没有观察到 LPLN 肿大超过 10mm，在没有任何术前治疗如 CRT 的情况下行手术，肉眼 R0 切除，根据术中发现确定没有 LPLN 发生转移。患者随机分为实施 LPLN 清扫组与不清扫组。研究的主要终点是无复发生存，预期评估在 2015 年；次要终点是总生存、无局部复发生存、不良事件、手术时间、出血量、性功能障碍和泌尿功能障碍。2012 年报道了短期结果，表明 LPLN 清扫比未实施 LPLN 清扫明显延长手术时间（360min vs 254min，$P < 0.0001$）及增加出血量（576mL vs 337mL，$P < 0.0001$）。3 ~ 4 级不良事件的发生率尽管 LPLN 清扫组稍多（22% vs 16%，$P=0.07$），但没有显著性差异。从主要终点无复发生存而言，如果没有 LPLN 清扫的 TME 非劣效性被证实，那将可能确定在 LPLN 确认无转移的患者中，不行 LPLN 清扫的 TME 是一种有效的治疗。

术前放化疗及盆腔侧方淋巴结清扫

局部进展期直肠癌术前放化疗已被多个临床研究证实可以减少术后局部复发率。在这些临床研究中，TME 是常规手术，没有常规实施 LPLN 清扫。另一方面，在日本 TME 加 LPLN 清扫成为标准手术，研究表明它可获得与欧美实施 CRT 后 TME 相似或较低的局部复发率（表 13.2）。鉴于此，目前正进行关于加入术前 CRT 是否可省略 LPLN 清扫的讨论。然而，很少有学者对这个临床问题进行研究。

Watanabe 等根据是否实施术前放疗和 LPLN 清扫，把接受根治手术的进展期低位直肠癌的患者分成 4 组，并回顾性对比其预后。结果发现，在实施术前 CRT 的患者无病生存率（DFS）获得改善，实施侧方清扫但未放疗组与实施放疗但未侧方清扫组的 DFS 并无差异，这一事实表明，术前放疗可能代替 LPLN 清扫。

Nagawa 等将术前无 LPLN 转移、放疗后接受直肠癌切除手术的患者随机分为 LPLN 清扫组及未实施 LPLN 清扫组，比较两组患者的预后和功能。结果表明两组的 OS 和 DFS 并无明显差异，而且，实施 LPLN 清扫组有更高概率的泌尿功能障碍和男性性功能障碍。鉴于这些结果，对于没有 LPLN 转移的直肠癌在放疗后实施 LPLN 清扫很可能是没有必要的。这个临床研究是唯一一个核实放疗后 LPLN 清扫的预防作用的 RCT，但该研究只纳入 45 个病例，严格来说，其结果解释需谨慎。

Kim 和 Takahashi 等对日本和韩国医疗单位实施 TME 加 LPLN 清扫或加术后放化疗的肿瘤学额外获益进行研究。结果发现，两者的 OS 或 DFS 无差异，但 LPLN 清扫组的局部复发病例数是术后 CRT 组

表 13.2　治疗方式对局部复发和生存的影响

研究者	年份	设计	治疗	5 年局部复发率（%）	P	5 年总生存率（%）	P
西方学者							
Swedish trial	2005	RCT	单纯手术	26[a]	< 0.001	30[b]	0.008
			sRT	9[a]		38[b]	
Dutch trial	2001	RCT	单纯手术	10.9	< 0.001	63.5	NS
			sRT	5.6		64.2	
EORTC22921	2006	RCT	RT	17.1	0.002	64.8	NS
			CRT	8.7		65.8	
FFCD9203	2006	RCT	RT	16.5	0.000 4	67.9	NS
			CRT	8.1		67.4	
日本学者							
Moriya et al.	1995	回顾性	单纯手术[c]	9.3	—	70.0	—
Sugihara et al.	2006	回顾性	LLND（−）	5.4	< 0.000 1	76.9	0.001 7
			（+）	10.9		82.6	
Kobayashi et al.	2009	回顾性	LLND（−）	7.4	NS	79.5	NS
			（+）	10.5		75.8	

RCT：随机对照实验；(s)RT：(短程) 放疗；CRT：放化疗；LLND：侧方盆腔淋巴结切除术
[a]：13 年局部复发率
[b]：13 年总生存率
[c]：包括 LLND 阳性病例

的 2.2 倍。从这一结果看出，术后 CRT 比 LPLN 清扫在控制局部复发方面更加有效。因此，单纯 LPLN 是不够的，实施 LPLN 组也需要 CRT。然而，这一研究中有几个问题需要解决，包括 CRT 在术后实施的事实和低位直肠癌在不同中心的定义。

　　Kim 等分析 TME 前行 CRT 的直肠癌患者的局部复发方式，发现 LPLN 复发是最主要的局部复发方式。有数据表明，直肠癌术后局部复发的患者为 7.9%，而 82.7% 的复发病例发生在 LPLN。研究者对 LPLN 复发的危险因素进行分析发现，ypN 阳性及 LPLN 肿大是复发的危险因素。目前正在进行关于有上述危险因素的患者实施 CRT 后侧方清扫潜在获益的讨论。

　　Akiyoshi 等对治疗前影像怀疑有 LPLN 转移的直肠癌患者实施 CRT 后选择性 LPLN 清扫，而对无可疑转移的病例不行预防性 LPLN 清扫，并对比两组结果。结果表明，侧方清扫组病理学转移率高达 66%，这表明即使行 CRT 也难以控制 LPLN 转移。然而，局部复发率在 LPLN 清扫组（0%）与非清扫组（3.4%）几乎没有差别，表明即使在 LPLN 怀疑转移的病例，实施 CRT 加选择性侧方清扫可以获得较好的局部控制。

　　从上述报道中，我们相信术前 CRT 后极可能可免于进行 LPLN 清扫，至少在治疗前未发生 LPLN 转移的病例是这样的。对于未行术前治疗的病例行预防性 LPLN 清扫的有效性本身尚不明确，迫使我们等待上述 RCT（JCOG0212 试验）的结果。尽管有些转移的 LPLN 被 CRT 杀灭，报道中癌残留的比例仍较高，难以通过术前影像诊断 LPLN 转移，这一事实意味着难以预测淋巴结转移从 CRT 或从切除中获得的相似水平的疗效。目前认为 CRT 并非在所有直肠癌病例中是必要的，欧美的报道发现，在低风险病例中单纯外科手术就可获得较好的局部控制。CRT 和 LPLN 清扫不应被视为对立的治疗模式，而应在未来用于个体病例治疗中进行最佳组合。

盆腔侧方淋巴结清扫术

从 LPLN 转移率来看，清扫髂内淋巴结和闭孔淋巴结很重要。日本大肠癌分类也定义这种包括髂内淋巴结和闭孔淋巴结的清扫为 D3 清扫。以下阐述髂内淋巴结和闭孔淋巴结清扫过程。

入路

一般在完成直肠原发灶的 TME 手术后开始 LPLN 清扫。如果实施开腹手术，通常盆腔深部区域单纯经腹腔入路显露往往欠佳，此时需显露膀胱侧腔，LPLN 区域应采用腹膜外入路。最近报道了腹腔镜及机器人辅助 LPLN 清扫的手术方法，但仅在少数的机构开展。腹腔镜或机器人 LPLN 清扫可获得盆腔深部的良好视野，由于视野放大，操作精细，预计微创手术将成为更普遍的选择。

盆腔侧方淋巴结清扫的标志

（1）输尿管、腹下神经－盆丛：清扫的内侧界。
（2）髂外动脉：清扫的外侧界。
（3）髂内外动脉分叉：清扫的头侧界。
（4）膀胱腹下筋膜（包含髂内动脉及其分支的鞘），例如脐动脉（韧带）、膀胱上动脉和膀胱下动脉，形成平面作为 LPLN 外侧区域（闭孔淋巴结）和内侧区域（髂内淋巴结）的分界。
（5）骶丛：髂内淋巴结清扫的背侧界。
（6）阴部管（Alcock 管）：髂内淋巴结清扫的尾侧界。
（7）腰大肌、闭孔内肌、闭孔：闭孔淋巴结清扫的背侧—尾侧界。

清扫过程

作者采用机器人手术实施 LPLN 清扫。以下采用机器人辅助左侧 LPLN 清扫的图片来阐述手术过程：
（1）分离输尿管和腹下神经以确定清扫的内侧界（图 13.6）。
（2）以髂内外动脉分叉作为清扫的头侧界，显露髂外动脉的前方平面。沿着髂外动脉及其后方的髂外静脉持续分离达腰大肌表面（图 13.7）。
（3）沿着腰大肌—闭孔内肌持续向内、向下分离。

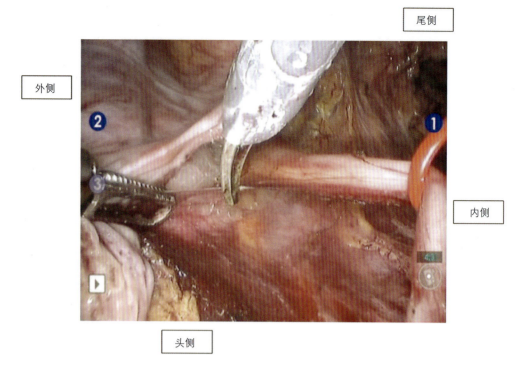

图 13.6　牵拉输尿管。牵拉输尿管（左侧），确定清扫的内侧界，避免损伤

图 13.7　LPLN 清扫的外侧界。髂外动脉是 LPLN 清扫的外侧界

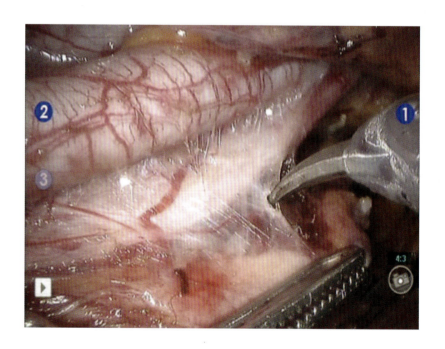

（4）在闭孔处确认闭孔神经、闭孔动静脉（图 13.8）。

（5）自髂内外动脉分叉开始，沿髂内动脉向尾侧分离推进（图 13.9），确认由闭孔动脉和脐动脉（韧带）、膀胱上动脉（在很多病例中与脐动脉共干）、膀胱下动脉组成的分叉。闭孔动静脉应自起始部（髂内血管分叉）分离至外周（闭孔），彻底清扫闭孔淋巴结。

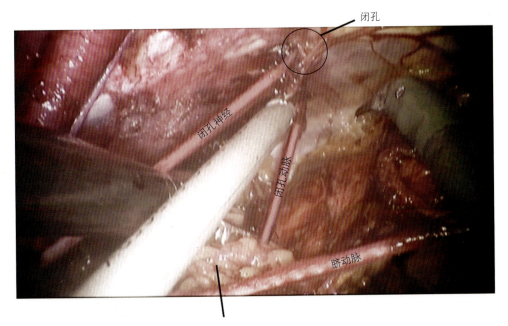

闭孔

闭孔神经

闭孔动脉

脐动脉

包含闭孔淋巴结的脂肪组织

图 13.8 暴露闭孔。在闭孔淋巴结清扫中，闭孔位于尾侧，通常分离闭孔动静脉进行清扫

图 13.9 闭孔淋巴结
头侧清扫。髂内外动脉
分叉处是闭孔淋巴结清
扫的头侧界

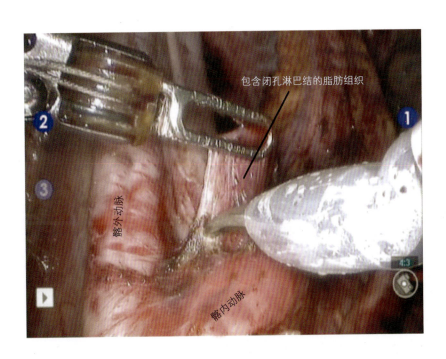

包含闭孔淋巴结的脂肪组织

髂外动脉

髂内动脉

(6) 当清扫髂内动脉及其分支时，确认脐动脉、膀胱上动脉和膀胱下动脉形成的筋膜样结构，这就是众所周知的膀胱腹下筋膜。向中间牵拉并显露深部的闭孔淋巴结区域（图 13.10）。闭孔神经穿过脂肪组织，包括闭孔淋巴结，可从头侧（髂内外动脉分叉深部）或尾侧（闭孔）确认。清扫时应分开脂肪组织并保留闭孔神经。

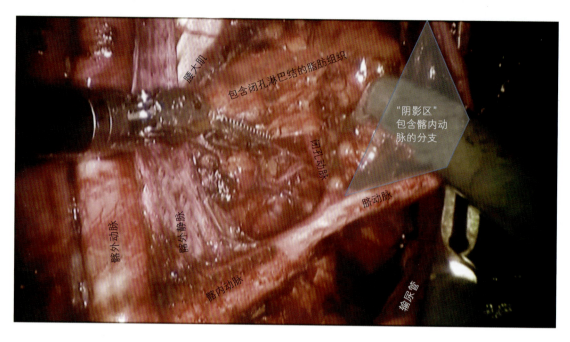

图 13.10　闭孔淋巴结深部清扫。脐动脉、膀胱上动脉和膀胱下动脉形成筋膜样结构（膀胱腹下筋膜）。向中央牵拉并显露闭孔淋巴结深部区域

(7)　清扫包括闭孔淋巴结的脂肪组织，延续至腹股沟淋巴结区域以完成闭孔淋巴结的清扫。

(8)　然后，清扫髂内淋巴结（图 13.11）。如果可能，髂内动脉分支如膀胱下动脉应被保留，但如果清扫需要也可切除。清扫尽可能远达阴部内动脉进入阴部管（Alcock 管）的部位（图 13.12）。日本大肠癌分类以膀胱上动脉为界将髂内淋巴结分为近侧（263P 组）和远侧（263D 组）。由于在盆腔深部，263D 组的显露欠佳。但一些数据显示在 LPLN 中，263D 组转移率最高，因此保证其充分清扫十分重要。由于髂内淋巴结转移侵犯，髂内血管有时也要切除。

(9)　LPLN 清扫时，应尽可能保留自主神经以保留功能。如果神经被转移淋巴结侵犯应一并切除，然而报道显示功能障碍的发生与自主神经保留程度呈反比。

盆腔侧方淋巴结清扫与功能障碍

　　LPLN 位置邻近盆自主神经，即使是保留神经的清扫，也有发生自主神经功能障碍的可能。在日本的 20 世纪 70 年代，文献报道，直肠癌病例扩大手术包括切除自主神经获得较好的肿瘤学疗效。然而，很多患者出现泌尿功能障碍和性功能障碍。为了减少泌尿和性功能障碍，20 世纪 80 年代对盆自主神经的移行和手术进行了大量的研究，促进了保留盆自主神经的手术的发展，目前该手术已成为标准术式。自主神经从盆丛分布至盆腔器官，盆丛由交感神经和副交感神经组成。交感神经发自两侧腰内脏神经，走行至左、右腰交感神经，在主动脉前方形成上腹下丛，之后在约主动脉分叉处下方 3cm 分成左、右腹下神经，进入盆丛上角或降为左、右交感干，自骶交感神经到达盆丛。副交感神经发自盆内脏神

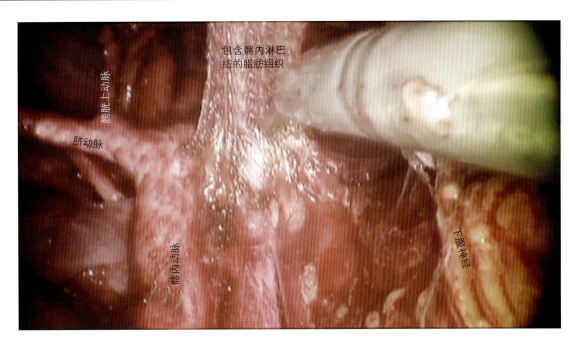

图 13.11　髂内淋巴结清扫。沿着髂内动脉清扫淋巴结，至阴部内动脉进入阴部管（Alcock 管）

图 13.12　LPLN 清扫
完成。左侧 LPLN 清扫
完成

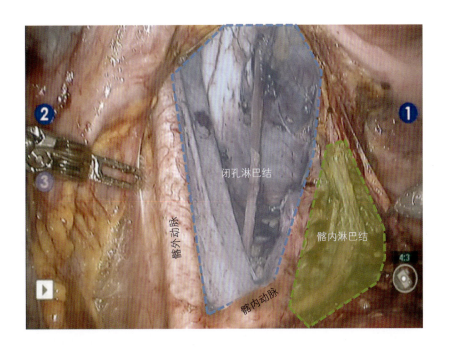

经，从第 2 至第 4 骶孔进入盆丛下角（图 13.13）。关于泌尿功能，交感神经通过减少膀胱内压力增加
输尿管压而负责潴尿，而副交感神经负责促进膀胱收缩和排尿。因此，副交感神经损伤更多影响膀胱功
能，几乎没有泌尿功能障碍与交感神经损伤临床相关。在男性性功能方面，交感神经负责射精，而副交
感神经负责勃起。相对男性性功能的作用，这些神经对女性性功能并未被充分阐明。如今，完全保留自
主神经的手术方法是直肠癌手术的基本方法。表 13.3 显示保留自主神经术后功能障碍相关的报道，所
有这些报道表明保自主神经手术后具有较好的泌尿和勃起功能。但是，即使保留了盆自主神经，仍有

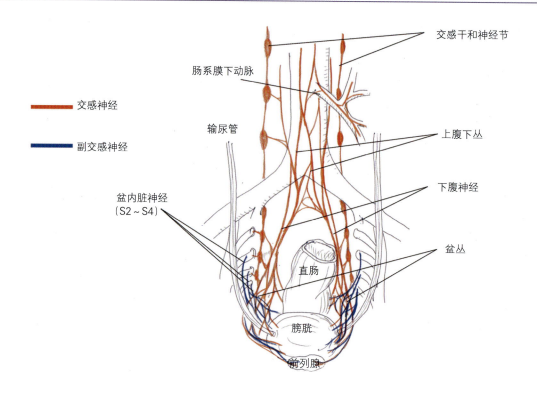

图 13.13　直肠周围自主神经。交感神经发出下腹神经和交感神经干，副交感神经发出盆内脏神经。两者共同形成直肠两侧的盆丛

表 13.3　保留自主神经的直肠癌术后患者的功能障碍

研究者	年份	保留程度	泌尿功能	性功能障碍（%）	
				勃起	射精
Moriya et al.	1995	全部	不良，2%	10	32
		部分			
		双侧 PP[a]	不良：4%	68	89
		单侧 PP	不良：4%	73	100
Masui et al.	1996	全部	—	7	18
		部分			
		单侧 HN 和 PP	—	18	53
		部分 PP	—	39	100

PP：盆丛；HN：下腹神经
[a]：下腹神经切除

20%～30% 的患者出现射精功能障碍。如自主神经完全切除，则有超过一半的病例发生泌尿功能障碍。如果保留一侧盆神经（尤其是 S4），许多患者可以避免发生严重的功能障碍。男性性功能与神经保留程度一致，一般来说，射精功能障碍比勃起功能障碍发生率高。射精主要由交感神经控制，而如果腹下神经受损，由于尿道内口不能关闭，可能发生逆向射精。

盆腔侧方淋巴结的复发

　　直肠癌术后 LPLN 复发归类于局部复发。在 TME 开展之前文献报道 5 年直肠癌术后局部复发率高（高达 30%），但在 TME 广泛应用且术前 CRT 引入之后局部复发率降至 10% 以下。在局部复发患者中，未行 TME 手术的病例 LPLN 复发大约占 10%，大多数病例的复发发生在侧方区域以外，如吻合口处或吻合口的前方及后方（骶前）。自从开始实施 TME 和 CRT 后，吻合口和其他非 LPLN 复发已明显减少。Kim 等近期的报道表明，CRT+TME 后的多数局部复发（80%）发生在 LPLN。直肠癌术后大约有一半的局部复发同时伴有远处转移，演变为全身疾病，而另一半为单纯局部复发。在这些局部复发病例中，部分可行二次手术，并可改善预后。Kuster 等根据肿瘤局部复发的位置，联合 CRT、术中放疗及外科手术等多学科治疗手段对局部复发的疗效进行研究，结果表明，侧方复发中 64% 的病例可实施根治手术，5 年再复发率为 56%，5 年肿瘤特异生存率为 36%。其治疗结果从一定程度上表明，侧方复发后如未行切除几乎不可能有远期生存，尽管其疗效比吻合口局部复发的患者更差（分别为 77%、28% 和 60%）。Kanemitsu 等也对局部复发手术治疗（大约一半的病例接受放疗）效果进行研究，结果表明 R0 切除后 5 年 CSS（43.3%）明显优于 R1（19.5%）或 R2 切除（10%）。但是，侧方复发常常是不可切除的，有报道称，即使切除，侧方复发也是局部再复发和远处转移的独立危险因素。换句话说，补救手术虽为 LPLN 局部复发的病例提供一些长期生存的希望，但这种情况与吻合口局部复发相比疗效差。因此，目前在可通过 TME 及 CRT 减少吻合口复发的情况下，控制 LPLN 局部复发显得越来越重要。

总结

- 直肠癌病例中 LPLN 转移率约为 15%。
- LPLN 转移病例手术后 5 年总生存率约为 40%。
- 有迹象表明，手术可以改善 LPLN 阳性且无远处转移患者的预后。
- 通过术前影像检查精确诊断 LPLN 转移较困难，无 LPLN 转移的病例免除预防性清扫是否使预后变差目前尚不清楚。在日本，一项 RCT 正在进行中。
- 关于术前放化疗是否可免除 LPLN 清扫（包括治疗性清扫和预防性清扫），目前正在讨论中。

参考文献

[1] Miles WE. A method of performing abdominoperineal excision for carcinoma of the rectum and the terminal portion of the pelvic colon. Lancet. 1908;2:1812–1813.

[2] Sauer I, Bacon HE. A new approach for excision of carcinoma of the lower portion of the rectum and anal canal. Surg Gynecol Obstet. 1952;95(2):229–242.

[3] Bacon HE, Dirbas F, Myers TB, Ponce De Leon F. Extensive lymphadenectomy and high ligation of the inferior mesenteric artery for carcinoma of the left colon and rectum. Dis Colon Rectum. 1958;1(6):457–464. discussion 64–65.

[4] Stearns MW Jr, Deddish MR. Five-year results of abdominopelvic lymph node dissection for carcinoma of the rectum. Dis Colon

Rectum. 1959;2(2):169–172.

[5] Georgiou P, Tan E, Gouvas N, Antoniou A, Brown G, Nicholls RJ, et al. Extended lymphadenectomy versus conventional surgery for rectal cancer: a meta–analysis. Lancet Oncol. 2009;10(11):1053–1062.

[6] Heald RJ, Husband EM, Ryall RD. The mesorectum in rectal cancer surgery–the clue to pelvic recurrence? Br J Surg. 1982;69(10):613–616.

[7] Quirke P, Steele R, Monson J, Grieve R, Khanna S, Couture J, et al. Effect of the plane of surgery achieved on local recurrence in patients with operable rectal cancer: a prospective study using data from the MRC CR07 and NCIC–CTG CO16 randomised clinical trial. Lancet. 2009;373(9666):821–828.

[8] Quirke P, Durdey P, Dixon MF, Williams NS. Local recurrence of rectal adenocarcinoma due to inadequate surgical resection. Histopathological study of lateral tumour spread and surgical excision. Lancet. 1986;2(8514):996–999.

[9] Colorectal Cancer Collaborative Group. Adjuvant radiotherapy for rectal cancer: a systematic overview of 8,507 patients from 22 randomised trials. Lancet. 2001;358(9290):1291–1304.

[10] Folkesson J, Birgisson H, Pahlman L, Cedermark B, Glimelius B, Gunnarsson U. Swedish rectal cancer trial: long lasting benefits from radiotherapy on survival and local recurrence rate. J Clin Oncol. 2005;23(24):5644–5650.

[11] Peeters KC, Marijnen CA, Nagtegaal ID, Kranenbarg EK, Putter H, Wiggers T, et al. The TME trial after a median follow–up of 6 years: increased local control but no survival benefit in irradiated patients with resectable rectal carcinoma. Ann Surg. 2007;246(5):693–701.

[12] Bosset JF, Collette L, Calais G, Mineur L, Maingon P, Radosevic–Jelic L, et al. Chemotherapy with preoperative radiotherapy in rectal cancer. N Engl J Med. 2006;355(11):1114–1123.

[13] Gerard JP, Conroy T, Bonnetain F, Bouche O, Chapet O, Closon–Dejardin MT, et al. Preoperative radiotherapy with or without concurrent fluorouracil and leucovorin in T3–4 rectal cancers: results of FFCD 9203. J Clin Oncol. 2006;24(28):4620–4625.

[14] Hojo K, Koyama Y. The effectiveness of wide anatomical resection and radical lymphadenectomy for patients with rectal cancer. Jpn J Surg. 1982;12(2):111–116.

[15] Hojo K, Koyama Y, Moriya Y. Lymphatic spread and its prognostic value in patients with rectal cancer. Am J Surg. 1982;144(3):350–354.

[16] Moriya Y, Hojo K, Sawada T, Koyama Y. Significance of lateral node dissection for advanced rectal carcinoma at or below the peritoneal reflection. Dis Colon Rectum. 1989;32(4):307–315.

[17] Sugihara K, Kobayashi H, Kato T, Mori T, Mochizuki H, Kameoka S, et al. Indication and benefit of pelvic sidewall dissection for rectal cancer. Dis Colon Rectum. 2006;49(11):1663–1672.

[18] Kobayashi H, Mochizuki H, Kato T, Mori T, Kameoka S, Shirouzu K, et al. Outcomes of surgery alone for lower rectal cancer with and without pelvic sidewall issection. Dis Colon Rectum. 2009;52(4):567–576.

[19] Senba Y. An anatomical study of the lymphatic system of the rectum. J Hukuoka Med Coll. 1927;20:1213–1268.

[20] Edge SB, Byrd DR, Compton CC, Fritz AG, Greene FL, Trotti A, editors. AJCC cancer staging manual. 7th ed. Yew York: Springer; 2010.

[21] Rectum JSfCotCa, editor. Japanese cassification of colorectal carcinoma. 8th ed. Kanehara: Tokyo; 2013.

[22] Sugihara K, Moriya Y, Akasu T, Fujita S. Pelvic autonomic nerve preservation for patients with rectal carcinoma. Oncologic and functional outcome. Cancer. 1996;78(9):1871–1880.

[23] Moriya Y, Sugihara K, Akasu T, Fujita S. Importance of extended lymphadenectomy with lateral node dissection for advanced lower rectal cancer. World J Surg. 1997;21(7):728–732.

[24] Mori T, Takahashi K, Yasuno M. Radical resection with autonomic nerve preservation and lymph node dissection techniques in lower rectal cancer surgery and its results: the impact of lateral lymph node dissection. Langenbeck's Arch Surg. 1998;383(6):409–415.

[25] Ueno H, Mochizuki H, Hashiguchi Y, Hase K. Prognostic determinants of patients with lateral nodal involvement by rectal cancer. Ann Surg. 2001;234(2):190–197.

[26] Shirouzu K, Ogata Y, Araki Y, Sasatomi T, Nozoe Y, Nakagawa M, et al. Total mesorectal excision, lateral lymphadenectomy and autonomic nerve preservation for lower rectal cancer: significance in the long–term follow–up study. Kurume Med J. 2001;48(4):307–319.

[27] Shimoyama M, Yamazaki T, Suda T, Hatakeyama K. Prognostic significance of lateral lymph node micrometastases in lower rectal cancer: an immunohistochemical study with CAM5.2. Dis Colon Rectum. 2003;46(3):333–339.

[28] Ueno M, Oya M, Azekura K, Yamaguchi T, Muto T. Incidence and prognostic significance of lateral lymph node metastasis in patients with advanced low rectal cancer. Br J Surg. 2005;92(6):756–763.

[29] Watanabe T, Itabashi M, Shimada Y, Tanaka S, Ito Y, Ajioka Y, et al. Japanese Society for Cancer of the Colon and Rectum (JSCCR) guidelines 2010 for the treatment of colorectal cancer. Int J Clin Oncol. 2012;17(1):1–29.

[30] Bipat S, Glas AS, Slors FJ, Zwinderman AH, Bossuyt PM, Stoker J. Rectal cancer: local staging and assessment of lymph node involvement with endoluminal US, CT, and MR imaging--a meta–analysis. Radiology. 2004;232(3):773–783.

[31] Schmoll HJ, Van Cutsem E, Stein A, Valentini V, Glimelius B, Haustermans K, et al. ESMO consensus guidelines for management of patients with colon and rectal cancer. A personalized approach to clinical decision making. Ann Oncol. 2012;23(10):2479–2516.

[32] Ueno H, Mochizuki H, Hashiguchi Y, Ishiguro M, Miyoshi M, Kajiwara Y, et al. Potential prognostic benefit of lateral pelvic node dissection for rectal cancer located below the peritoneal reflection. Ann Surg. 2007;245(1):80–87.

[33] Blomqvist L, Rubio C, Holm T, Machado M, Hindmarsh T. Rectal adenocarcinoma: assessment of tumour involvement of the lateral resection margin by MRI of resected specimen. Br J Radiol. 1999;72(853):18–23.

[34] Brown G, Richards CJ, Bourne MW, Newcombe RG, Radcliffe AG, Dallimore NS, et al. Morphologic predictors of lymph node status in rectal cancer with use of high–spatial–resolution MR imaging with histopathologic comparison. Radiology. 2003;227(2):371–377.

[35] Klessen C, Rogalla P, Taupitz M. Local staging of rectal cancer: the current role of MRI. Eur Radiol. 2007;17(2):379–389.

[36] Lu YY, Chen JH, Ding HJ, Chien CR, Lin WY, Kao CH. A systematic review and meta–analysis of pretherapeutic lymph node staging of colorectal cancer by 18F–FDG PET or PET–CT. Nucl Med Commun. 2012;33(11):1127–1133.

[37] Fujita S, Yamamoto S, Akasu T, Moriya Y. Prognostic factors of rectal cancer patients with lateral pelvic lymph node metastasis. Hepato–Gastroenterology. 2012;59(120):2494–2497.

[38] Akiyoshi T, Watanabe T, Miyata S, Kotake K, Muto T, Sugihara K. Results of a Japanese nationwide multi–institutional study on lateral pelvic lymph node metastasis in low rectal cancer: is it regional or distant disease? Ann Surg. 2012;255(6):1129–1134.

[39] Nelson H, Petrelli N, Carlin A, Couture J, Fleshman J, Guillem J, et al. Guidelines 2000 for colon and rectal cancer surgery. J Natl Cancer Inst. 2001;93(8):583–596.

[40] Fujita S, Akasu T, Mizusawa J, Saito N, Kinugasa Y, Kanemitsu Y, et al. Postoperative morbidity and mortality after mesorectal excision with and without lateral lymph node dissection for clinical stage II or stage III lower rectal cancer (JCOG0212): results from a multicentre, randomised controlled, non–inferiority trial. Lancet Oncol. 2012;13(6):616–621.

[41] Moriya Y, Sugihara K, Akasu T, Fujita S. Nerve–sparing surgery with lateral node dissection for advanced lower rectal cancer. Eur J Cancer. 1995;31A(7–8):1229–1232.

[42] Watanabe T, Tsurita G, Muto T, Sawada T, Sunouchi K, Higuchi Y, et al. Extended lymphadenectomy and preoperative radiotherapy for lower rectal cancers. Surgery. 2002;132(1):27–33.

[43] Nagawa H, Muto T, Sunouchi K, Higuchi Y, Tsurita G, Watanabe T, et al. Randomized, controlled trial of lateral node dissection vs nerve–preserving resection in patients with rectal cancer after preoperative radiotherapy. Dis Colon Rectum. 2001;44(9):1274–1280.

[44] Watanabe T, Matsuda K, Nozawa K, Kobunai T. Lateral pelvic lymph node dissection or chemoradiotherapy: which is the procedure of choice to reduce local recurrence rate in lower rectal cancer? Ann Surg. 2008;248(2):342–343. author reply 3.

[45] Akiyoshi T, Ueno M, Matsueda K, Konishi T, Fujimoto Y, Nagayama S, et al. Selective lateral pelvic lymph node dissection in patients with advanced low rectal cancer treated with preoperative chemoradiotherapy based on pretreatment imaging. Ann Surg Oncol. 2014;21(1):189–196.

[46] Taylor FG, Quirke P, Heald RJ, Moran B, Blomqvist L, Swift I, et al. Preoperative high–resolution magnetic resonance imaging can identify good prognosis stage I, II, and III rectal cancer best managed by surgery alone: a prospective, multicenter, European study. Ann Surg. 2011;253(4):711–719.

[47] Konishi T, Kuroyanagi H, Oya M, Ueno M, Fujimoto Y, Akiyoshi T, et al. Multimedia article. Lateral lymph node dissection with preoperative chemoradiation for locally advanced lower rectal cancer through a laparoscopic approach. Surg Endosc. 2011;25(7):2358–2359.

[48] Mukai T, Akiyoshi T, Ueno M, Fukunaga Y, Nagayama S, Fujimoto Y, et al. Laparoscopic total pelvic exenteration with en bloc lateral lymph node dissection after neoadjuvant chemoradiotherapy for advanced primary rectal cancer. Asian J Endos Surg. 2013;6(4):314–317.

[49] Bae SU, Saklani AP, Hur H, Min BS, Baik SH, Lee KY, et al. Robotic and laparoscopic pelvic lymph node dissection for rectal cancer: short–term outcomes of 21 consecutive series. Ann Surg Treat Res. 2014;86(2):76–82.

[50] Kagawa H, Kinugasa Y, Shiomi A, Yamaguchi T, Tsukamoto S, Tomioka H, et al. Robotic–assisted lateral lymph node dissection for lower rectal cancer: short–term outcomes in 50 consecutive patients. Surg Endosc. 2014;29(4):995–1000.

[51] Hojo K, Sawada T, Moriya Y. An analysis of survival and voiding, sexual function after wide iliopelvic lymphadenectomy in patients with carcinoma of the rectum, compared with conventional lymphadenectomy. Dis Colon Rectum. 1989;32(2):128–133.

[52] Masui H, Ike H, Yamaguchi S, Oki S, Shimada H. Male sexual function after autonomic nerve–preserving operation for rectal cancer. Dis Colon Rectum. 1996;39(10):1140–1145.

[53] Pilipshen SJ, Heilweil M, Quan SH, Sternberg SS, Enker WE. Patterns of pelvic recurrence following definitive resections of rectal cancer. Cancer. 1984;53(6):1354–1362.

[54] Heald RJ, Moran BJ, Ryall RD, Sexton R, MacFarlane JK. Rectal cancer: the Basingstoke experience of total mesorectal excision, 1978–1997. Arch Surg. 1998;133(8):894–899.

[55] Gunderson LL, Sosin H. Areas of failure found at reoperation (second or symptomatic look) following "curative surgery" for adenocarcinoma of the rectum. Clinicopathologic correlation and implications for adjuvant therapy. Cancer. 1974;34(4):1278–1292.

[56] Kim TH, Jeong SY, Choi DH, Kim DY, Jung KH, Moon SH, et al. Lateral lymph node metastasis is a major cause of locoregional recurrence in rectal cancer treated with preoperative chemoradiotherapy and curative resection. Ann Surg Oncol. 2008;15(3):729–737.

[57] Kapiteijn E, Marijnen CA, Nagtegaal ID, Putter H, Steup WH, Wiggers T, et al. Preoperative radiotherapy combined with total mesorectal excision for resectable rectal cancer. N Engl J Med. 2001;345(9):638–646.

[58] Kanemitsu Y, Hirai T, Komori K, Kato T. Prediction of residual disease or distant metastasis after resection of locally recurrent rectal cancer. Dis Colon Rectum. 2010;53(5):779–789.

[59] Kusters M, Dresen RC, Martijn H, Nieuwenhuijzen GA, van de Velde CJ, van den Berg HA, et al. Radicality of resection and survival after multimodality treatment is influenced by subsite of locally recurrent rectal cancer. Int J Radiat Oncol Biol Phys. 2009;75(5):1444–1449.

[60] Bakx R, van Tinteren H, van Lanschot JJ, Zoetmulder FA. Surgical treatment of locally recurrent rectal cancer. Eur J Surg Oncol. 2004;30(8):857–863.

第十四章　局部复发性直肠癌的治疗评估

Tarik Sammour，John M. Skibber

引言

　　局部复发性直肠癌定义为在直肠癌切除术后，在盆腔内出现直肠肿瘤的复发、进展或新发肿瘤。目前，直肠癌在接受根治性治疗后的局部复发率为 2.4% ~ 10%，且受许多种因素的影响，包括患者自身的特点、肿瘤生物学行为、手术技能，以及肿瘤实际治疗情况。针对局部复发性直肠癌，现有多种分类方法，最简单实用的分类方法是将其根据解剖位置分为 4 型：中央型（涉及直肠和 / 或泌尿生殖器官）、后方型（骶骨）、侧方型（骨盆侧壁）及复合型（上述的组合）。研究发现，再次手术后，约 70% 的患者会在 2 年内复发，约 85% 的患者会在 3 年内复发，只有少数病例的复发时间在 6 年以上。

　　局部复发性直肠癌作为结直肠癌的亚群有其特殊的异质性，因此其治疗十分复杂，治疗标准也在不断发展。现有文献局限在前瞻性和回顾性病例研究，以及专家共识声明，主要关注解剖学特点以及术后生存信息。实际上，患者的个性化管理十分重要，其治疗目标应是以患者为中心的个性化治疗结果，如改善生活质量、控制疼痛、摆脱残疾，以及恢复到患病前的功能状态。局部复发性直肠癌代表一种临床状态，我们的目标是减少治疗失败、减少并发症的同时获得长期生存。因此，患者的选择至关重要，对可能不受益的患者应减少过度治疗的风险。最好可以在医疗专家集中的机构进行多学科会诊后进行治疗，尽量预防和减少高风险并发症的发生。

T. Sammour

Colorectal Unit, Department of Surgery, New Royal Adelaide Hospital North Terrace, Adelaide, SA 5000, Australia

e-mail: tarik.sammour@gmail.com

J.M. Skibber (✉)

Department of Surgical Oncology, MD Anderson Cancer Center, The University of Texas, Austin, TX 78712, USA

e-mail: jskibber@mdanderson.org

© Springer International Publishing AG 2018

G.J. Chang (ed.), *Rectal Cancer*, DOI 10.1007/978-3-319-16384-0_14

患者评估

病史

需要动态记录患者完整的诊疗信息、手术记录，以及基线资料。既往的医疗文件同样重要。局部复发直肠癌诊断标准如下：

- 患者是否有以下症状：疼痛、体重减轻、腿部肿胀、神经系统症状、梗阻、泌尿系统症状及女性的妇科症状。重要的是，诊断时出现的症状会对预后、拟切除的范围、组织会诊的必要性及R0切除的可能性产生影响。
- 患者初次手术的时间、地点。是否发生过可能影响切除或重建的并发症。
- 患者接受过哪些新辅助和辅助治疗，详细的剂量、持续时间和患者的耐受性等。这可以对下一步的化疗和放射治疗方案提供指导。
- 明确首次手术后的病理学诊断，特别是原发肿瘤的分期、淋巴结状态、是否有阳性切缘或肿瘤穿孔，以及全直肠系膜切除术（TME）的质量。此外，还需要首次手术后的免疫组化结果，微卫星状态和基因检测的结果。这些结果会影响手术切除的范围。
- 到目前为止，患者接受了哪些术后监测，癌胚抗原水平、结肠镜和CT。这些监测可以判断病情的进展情况。
- 回顾病史可以辅助判断是否需要进一步治疗。患者营养不良或者体力较差，表明身体虚弱会影响外科治疗的决策。
- 患者的社会特征，包括功能状况、认知能力、生活质量和患者的喜好，以上情况均影响治疗决策。

检查

虽然体格检查不一定有助于诊断，但它往往有助于判定复发的程度和计划切除的范围。如果肠管内复发，直肠指检可以为外科医生提供肿瘤的活动度和距肛缘距离的信息。对于女性患者，经阴道检查有助于确定阴道或尿道的受累情况。如果在门诊因患者的不适，直肠和阴道的情况不能得到充分的评估，上述的检查可以在手术室全麻下进行。有必要时，也可以先行膀胱镜检查和输尿管支架植入术。盆腔淋巴结的触诊通常没有意义。如果需要进行软组织重建或造口，则需要评估腹壁情况，评估时应特别注意切口疝、既往造口部位，以及两侧腹直肌的状态，同时也需要评估会阴部的状况。

影像学

横断面成像的目的是确定两个关于复发位置的重要情况，这将决定是否采取治愈性治疗模式：①是否存在远处转移；②局部可切除性（预测R0切除）。

高达 50% 的局部复发患者在诊断时会存在远处转移，而在存在远处转移的情况下，通常不会选择局部复发的切除手术。一般来说，常采用胸部、腹部和盆腔的增强 CT 来明确转性瘤的部位。在一些机构，包括作者所在单位，氟脱氧葡萄糖［^{18}F］正电子发射断层扫描和计算机断层扫描（PET-CT）可以用来进行初步评估，它可以检测到普通 CT 无法检出的小的远处转移灶，而且有证据表明 PET-CT 改变了高达 14% 患者的诊治模式（图 14.1）。

高分辨率磁共振成像（MRI）和 / 或弥散加权成像（DWI）是目前评估盆腔肿物可切除性的标准手段。其中高质量的 T2 加权像是必不可少的（图 14.1），最好有描述残余直肠系膜、其他盆腔脏器、盆腔骨质、神经根和主要血管结构的标准化报告，可以对残留的直肠和盆腔侧壁淋巴结情况进行评估。但

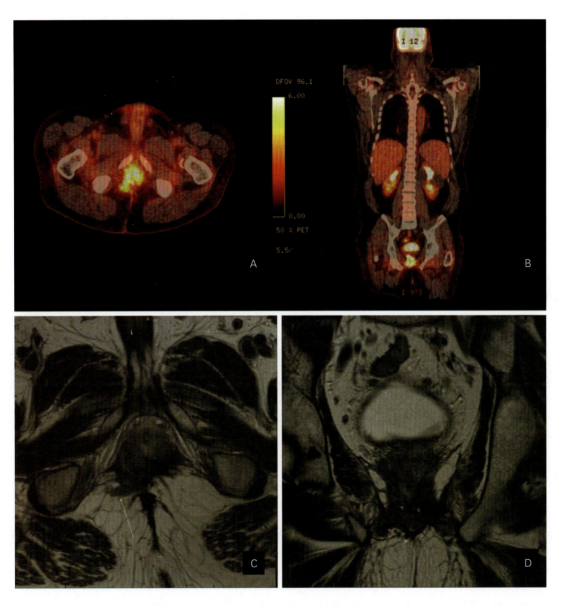

图 14.1　(a) PET-CT 轴位扫描，(b) PET-CT 冠状位扫描，(c) MRI 轴位，(d) MRI 冠状位。注意这些影像是源自同一个患者，显示了 PET 突出活动期疾病的作用

需要注意的是，盆腔淋巴结的大小和外观不一定与转移直接相关，尤其是在有手术史的情况下。仅当患者有特定症状或特殊要求时，才需要进行专门的核医学骨扫描和脑成像。

确诊

直肠癌复发的确诊需要通过正规的病理组织活检和组织学评估。对于肠腔内复发，可以使用硬质或软质内镜进行活检。对于肠腔外复发，可以进行放射线引导的经皮活检。根据 Beyond TME 协作组的共识声明，在组织活检无法完成或呈阴性的情况下，在多学科团队达成共识后，可将 PET-CT 显示病灶持续增大或 CEA 水平连续升高确定为直肠癌复发。但是在作者所在单位，进行大的切除手术、放疗或化疗之前，必须进行组织学确诊。实际工作中，很少会出现无法获得活组织检查的情况，病理确诊对于避免误诊、误治非常重要。

多学科会诊

在完成上述的检查和评估后，进行肿瘤多学科团队会诊，讨论治疗方案（图 14.2）。治疗的选择可大致分为两种：姑息性治疗或根治性治疗。

姑息性治疗包括在污染或梗阻的情况下进行近端肠管转流性造口，但通常仅用于远处转移且肿瘤负荷较小的患者。如果技术允许，最好选择腹腔镜下袢式乙状结肠造口。姑息性治疗还包括姑息性切除，但由于疾病进展快，且在疼痛控制或生存方面没有明显获益，因此很少有患者选择这一治疗方案。患者还可以选择以姑息性治疗为目的的化疗和 / 或放疗。一旦做出姑息性治疗的决定，就应尽早进行专业的疼痛管理和姑息治疗服务。最近的研究发现，CT 引导下的射频消融可以诱导肿瘤坏死和减轻骨盆疼痛。

以根治为目的的治疗要求手术切除所有已知病变，包括全直肠系膜切除、盆腔多脏器切除、骶骨切除和重建。如果患者既往没有接受过盆腔放疗，则给予新辅助长程同步放化疗（50.4Gy/28f，同时给予5-Fu/ 卡培他滨）。既往接受过盆腔放疗的患者，为了减少后期毒性，建议进行超分割放疗（39Gy/26f，1.5Gy/ 天，2 次 / 天，同时给予卡培他滨）。尽管肿瘤反应率低于原发性直肠癌的新辅助治疗，但是上述方案有可能会改善术后的长期无病生存和总体生存结果。在新辅助治疗后 6 ~ 8 周，应进行影像学再分期，最好是应用 DWI-MRI 和 PET-CT。目前尚不清楚手术的最佳时机，但参照原发性直肠癌治疗的数据，一般建议在新辅助治疗后 6 ~ 8 周进行手术。手术后所有患者均应接受以 5-Fu 为基础的化疗或5-Fu、奥沙利铂和亚叶酸钙（FOLFOX）联合的辅助化疗方案。

手术患者的筛选

在过去 20 年中，手术的难题一直是：怎么做可以保证安全。而目前的难题不是能做什么，而是应该做什么，局部复发直肠癌患者只有在满足以下所有标准时才应进行手术：

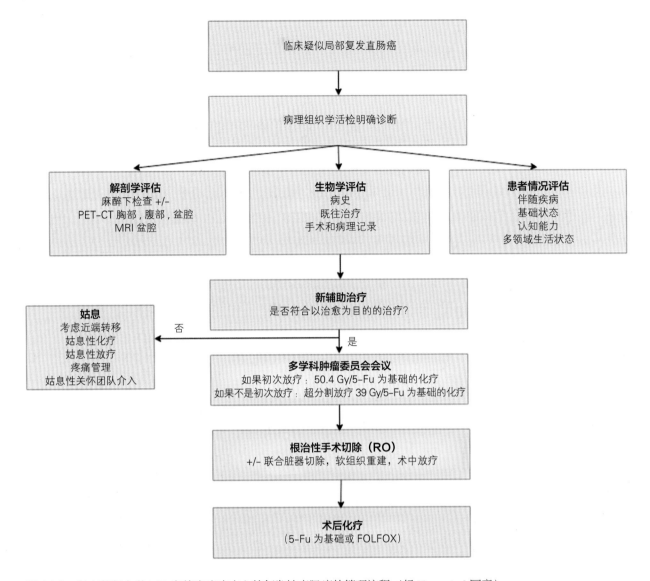

图 14.2 得克萨斯大学 MD 安德森癌症中心的复发性直肠癌的管理流程（经 You et al 同意）

（1）在技术上可行的完整的 R0 切除。

　　A. 手术的绝对禁忌证包括：含有不可切除的盆腔外转移、主动脉旁淋巴结受累、双侧坐骨神经受累、周围骨质受累和腰椎受累（L5/S1 以上）。

　　B. 相对禁忌证包括：肿瘤通过坐骨切迹扩散、包裹髂外血管和高位骶骨受累（S2/S3 交界处以上的骶骨切除术存在争议，但可以在特定的中心进行）。多发性转移。

（2）无不可切除的远处转移病灶。

（3）患者在医学上适合手术。

（4）患者具有参与共同决策讨论的能力并给予合理的知情同意。

术前准备

知情同意

在肿瘤多学科团队给出最终的诊疗建议后，结直肠外科主治医生将与患者及其陪同人员（如患者一级亲属）进行面对面的沟通，并获得正式的知情同意。沟通过程中应为患者提供多种治疗选择，并且详细介绍每一种方案的益处和风险。知情同意还应包括计划性（和潜在的计划外）造口的细节，以及外科医生可能在手术中发现无法切除的意外转移性病灶，从而导致手术失败的可能性。如前所述，主治医生和患者需要共同参与决策，并将过程详细记录在案。

通常情况下，患者还需要与肿瘤内科医生、肿瘤放射医生，以及手术过程中可能涉及的其他人员共同讨论治疗方案。另外，应慎重考虑癌症护理专家或护理协调员、造口护士，以及相关的专职卫生人员（如文化支持工作者和翻译人员）是否需要参与讨论。

医疗优化

综合考虑手术的情况，通过患者围术期间内科医生的协助和麻醉师的参与，对患者所有可能出现的医学并发症做到最优化的管理，相关医生最好具有此类手术的经验。根据术前评估结果来判断患者是否需要进行术前营养支持和康复治疗。术前曾使用过抗凝药物的患者，术中出血的风险很高，均需做出相应的处理。

多学科团队协调合作

根据手术涉及的解剖部位，可能会需要一个多学科的手术医生团队。患者在门诊时就应该提前得到相关部门的许可来进行预期的术前评估。这可能需要患者行进一步的影像学检查，如 CT 血管造影明确主要血管结构和腹壁下血管，用于可能进行的组织皮瓣重建，或肾脏排泄造影。因为术中可能需要其他外科医生协助，相关科室应该提前做好准备，但主治医生应通过术前制定最佳手术方案来避免此类情况的发生。由于膀胱和远端输尿管的受累情况多见，通常需要泌尿外科医生会诊，一般在手术开始前进行膀胱镜检查并放置双侧输尿管支架。如髂动脉或静脉受累，可能需要血管外科医生进行重建，骶骨、髂骨或耻骨受累则可能需要神经外科医生或骨科医生进行切除和重建。最后，腹壁和会阴缺损可能需要整形外科医生进行皮瓣移植或用补片关闭缺损。患者在换病号服之前，应由经验丰富的造口护士进行造口位置的标记，应在站立位、仰卧位、坐位以及患者日常服饰状态下进行多方面的评估。应在患者腹部两侧均做标记，如果一侧已经有造口，则应标记另一侧。考虑到脏器切除手术的时长，通过有效的合作缩短手术时间是很重要的。所有的手术参与者都应该在术前对手术预期的效果、角色及手术计划进行充分的沟通与交流。

手术室的准备

　　一些重要设备和材料需要提前准备，比如：摆放正确能够进行血管造影的手术台、血管吊带和血管钳、不同尺寸的输尿管支架、可供选择的假体、生物材料和不同尺寸的生物或合成补片，以及术中放射治疗设备。理想情况下，应该为每个病例提供所有的设备和材料，因为在手术之前可能无法预料术中的情况。并且，应在手术前告知护理人员相关设备的使用要求。患者的安全需要专业人员之间的高度配合。术前需要预防性使用抗生素，并应用相关药物预防下肢深静脉血栓的形成，并确认血液制品的可用性。手术前还应审查手术的性质和其他潜在的问题。

手术

　　手术的主要目标是实现 R0 切除，同时保留功能和软组织修复。全盆腔脏器切除术的定义是切除直肠，远端结肠，泌尿生殖系统（包括输尿管下部、内生殖器官、引流区域淋巴结和盆腔腹膜）（图14.3），也可以包括骶骨切除术。前盆腔脏器切除术定义为切除直肠上部、生殖器官和膀胱，但保留直肠下部。后盆腔脏器切除术是指切除生殖器官和直肠，保留膀胱。显然，具体的手术将取决于病灶位置和既往的手术情况，以下将概述要点。

患者体位

　　患者通常采用头低脚高的截石位，必要时可通过会阴或后入路进行部分手术。常规使用小腿加压装置和体表受压区域的保护措施，可以将折叠的无菌巾放在骶骨下方，以方便会阴部手术。如果患者已行结肠造口，可以将其缝合，用棉球和塑料黏性敷料覆盖，防止污染切口。手术铺单时不仅要考虑主刀医生的需求，还要考虑多学科手术团队中其他成员的需求。例如，如果计划取部分静脉进行移植，则应准备好患者的腹股沟区和大腿区域。如果需制作大腿外侧皮瓣或股薄肌皮瓣，则患者双侧大腿的环周区域均应进行准备。

技术因素

　　首先是对女性进行直肠指检和双合诊，以明

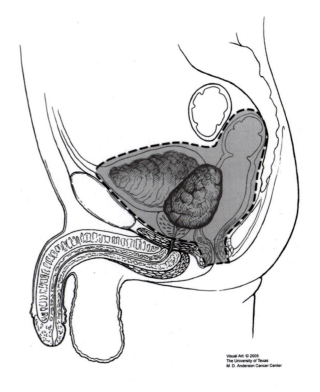

图 14.3　全盆脏器切除（经 Pawlik et al 同意）

确肿瘤的高度、位置和活动度，然后进行剖腹探查。腹部的 4 个象限，包括肝脏、膈膜肌、小肠和大肠及其肠系膜都要进行肉眼检查和触诊，如意外发现不可切除的转移性病灶，应通过术中冰冻切片确认，如果手术医生认为手术无获益，则应放弃切除手术，并考虑行姑息性造口。

在没有不可切除的转移性病灶的情况下，下一步是彻底松解粘连，注意与复发肿瘤粘连的小肠通常应与标本一起整块切除。接下来对局部复发区域进行触诊和探查。通常在此阶段很难判断肿物的可切除性，术前的影像学检查可作为此时判断的依据。需要注意的是，要避免在手术早期和肿瘤未充分游离的情况下做出任何没有退路的决定或手术操作。相反，辨识正常组织或既往手术未涉及的解剖平面，并在其中进行游离通常是最好的开始；然后继续从较容易和较软的区域向较困难和较硬的区域进行解剖，必要时可多切除一部分正常组织。然后，确定输尿管的位置（在再次手术中，输尿管的位置往往更靠内侧），并决定是否保留其中一条或同时保留两条输尿管，这往往是手术中的决定性步骤。输尿管导管可通过触诊协助识别输尿管，如果输尿管可以游离，可用血管吊带悬吊加以保护。确定既往手术时肠系膜下动脉离断的位置，如果在首次手术中没有进行高位结扎，则需要再次离断，在肿瘤没有直接侵犯的情况下，这种方法可以进入正确的解剖平面。然后在全直肠系膜切除的后方平面内解剖，尽量向远端游离，通常很少会残留直肠系膜，按此平面游离可以深达盆腔内筋膜。

在保证充分的切缘和预期可接受的功能结果的前提下，尽可能保留肛门括约肌复合体的完整性。对于高位的中央型复发的患者，可行前切除，然后进行结直肠或结肠肛管吻合，以获得足够的远端边缘。如果预计肛门保留后功能不理想，或肿瘤侵犯严重必须进行扩大切除，则行腹会阴联合切除、末端结肠造口术。输尿管重建的选择包括联合或不联合腰大肌悬吊的输尿管吻合术、输尿管重建或 Boari 皮瓣修复术。如果不能直接进行输尿管重建，可行根治性膀胱切除 ± 前列腺切除术，在切除标本后再行回肠或结肠代膀胱手术。

在骨盆侧壁广泛受累的情况下，需要对髂血管进行识别和解剖。如果髂总静脉、髂外静脉受累，则需要血管外科医生进行整块切除重建，以实现 R0 切除。有文献已详细报道了盆腔外侧腔室切除技术。首先，结扎髂内动脉及其分支，最好于臀上动脉远端结扎，最大限度减少臀肌跛行，并保留潜在臀皮瓣的血供。然后，进行淋巴结清扫，清扫从腹主动脉分叉处到髂内血管的淋巴组织。实现对髂内静脉的远近端的控制后，从小到大结扎、离断其血管分支。骶外静脉和骶中静脉分支也需结扎、离断。沿盆腔两侧壁继续向下解剖至盆底，如有需要，可以从下方完成解剖。如果进行扩大的盆腔侧壁切除，可以考虑切除坐骨神经。

如有必要，可以在神经外科或骨科医生的参与下进行骶骨整块切除。S3 以上的骶骨切除患者需转为俯卧位，而 S3 以下则可以采用腹会阴联合入路。附着在尾骨和骶骨后部的臀部肌肉可以根据经验解剖游离，直到骶骨横断位置的上方。离断骶尾韧带，在骶骨前方用电凝标记离断位置。患者处于仰卧位时，可以使用两个骨凿，一个位于骶骨后方以保护皮肤，另一个位于前方进行截骨。对于 S3 以上的骶骨切除，在患者转为俯卧位之前，需要临时或永久关腹。然后取后中线切口，从 L5 向下至会阴瘢痕或肛门处。再次将臀肌从骶骨附着处分离，离断骶棘韧带和骶结节韧带，注意不要损伤此处的坐骨神经和阴部神经。如果梨状肌受累，可以使用骨凿在适当的水平截断将其整体切除。

如果可能的话，用带胃网膜右动脉蒂的大网膜瓣填充骨盆内的无效腔。通常，至少在盆腔内放置一枚腹腔内引流管。

术中放射治疗

凡是肉眼不确定的手术切缘均应采用术中冰冻切片证实。根据术中冰冻病理结果评估：如果切缘在显微镜下呈阳性（R1）；或者切缘为阴性，但肿瘤距切缘 ≤ 2mm，均需请放射肿瘤学专家会诊决定是否需要进行术中放疗（IORT）。IORT 可以使用 Harrison-Anderson-Mick 施源器放射高剂量率铱 -192 近距离治疗，距离放射源 1cm 处的剂量为 10 ~ 15Gy。目前还没有支持使用 IORT 的一级证据，但有研究表明，IORT 可以改善局部控制率、无病生存率和总生存率，且总体并发症发生率没有增加。

软组织重建

腹壁和会阴处的切口可能需要重建，且会阴部的重建通常需要考虑很多因素。缺损的大小取决于切除的范围（决定横向尺寸）和患者的体型（决定深度）。造口、回肠代膀胱、既往手术切口和疝的存在，以及组织瓣的血供情况，都可能使重建的复杂性升级。因此，在所有阶段都需要与有经验的整形外科医生密切沟通。

与直接闭合切口相比，会阴缺损的皮瓣缝合减少了切口并发症，尤其是在放射治疗后。可以使用可吸收或生物补片重建盆底，但采用该技术后可能仍然需要额外的软组织覆盖，因为在无张力的状态下可能无法直接缝合皮肤。具体选择哪一种皮瓣进行软组织修复，取决于缺损的大小、组织的可用性、患者的特点和术者的技术水平。会阴重建最常用的是基于腹壁下动脉的腹直肌（VRAM）皮瓣，该皮瓣组织量大，抗张力强，但切取后会在前腹壁留下缺损，通常需要合成补片或腹壁组织结构分离技术进行修复。其他的皮瓣选择包括股薄肌皮瓣、臀下动脉肌（IGAM）皮瓣、臀褶皮瓣、大腿前外侧皮瓣和全层局部推移皮瓣。对于女性患者，可尝试将上述皮瓣改良后进行阴道重建，还可以采用局部旋转皮瓣，如改良的新加坡皮瓣。

术后护理

所有患者在术后应立即进入监护病房，并尽快转入标准病房。根据手术的大小，结合患者基线特征，术后尽可能采用加速康复原则。一般来说，局部复发性直肠癌术后平均住院时间为 14.5 天。术后首要的问题是监测出血情况，其次是伤口愈合不良或感染的问题。泌尿系统并发症亦需要及时处理以避免肾损害。

结果

短期疗效

局部复发性直肠癌术后并发症发生率非常高，2012 年发表的一项 Meta 分析显示，总体主要并发症发生率为 51%。其常见并发症包括切口感染、腹腔和盆腔积液、尿路感染、肠梗阻、瘘道形成、切口疝、会阴疝、造口旁疝、泌尿系统并发症、肾衰竭、静脉血栓形成、肺栓塞以及压疮。在同一研究中，30天中位死亡率为4%，当联合骶骨切除时，并发症发病率随着骶骨切除水平的升高而增加。

长期生存

近期发表的文献指出，局部复发性直肠癌中位R0切除率略高于60%（表14.1）。目前，以治愈为目的的积极治疗后的5年OS和DFS分别为30%和36%。由于辅助治疗和新辅助治疗的进展及标准化，以及更严格的适应证的筛选，患者5年OS和DFS日益改善。数据表明，原发性直肠癌手术治疗前接受放疗的患者预后比单纯放疗的患者差，骨盆内有多处固定病灶的患者预后也较差，但最重要的预后因素是切除的完整性。R1切除的患者总体5年OS约为20%，而R2切除与姑息性治疗相比没有生存获益。就中位生存时间而言，R0切除患者比R1切除患者平均生存时间长38个月，比R2切除患者平均生存时间长53个月（中位生存时间约1年）。

另一个决定预后的因素是二次复发后是否可以再次切除。在二次复发的患者中，约15%的复发仅为局部复发，最近的数据表明，再次切除与初次切除的结果几乎相同，R0切除率均达60%，5年生存率亦相似。

生活质量

生活质量的定义是患者对目前的功能状态与可能的或理想的水平相比的评估和满意度。直肠癌复发治疗后，生活质量在不同时间内在几个方面均受到损害，但有证据表明，接受切除手术的患者与未进行手术的患者相比，生活质量评分有所改善。事实上，复发患者可以获得与未复发的癌症幸存者相当的生活质量，尽管完全康复可能需要长达3年的时间。然而，迄今为止，一般的生活质量评估方法可能并不适用于这一特殊的患者群体，目前正在开发一种局部复发直肠癌特异性预后评估的方法，有望解决这一问题。

表14.1　直肠癌复发患者计划治疗手术后长期生存的最新报告数据摘要

作者	人口统计	年份	n	R0(%)	5-year OS(%)	5-year DFS(%)
Harris	5个中心（英国，澳大利亚，新西兰）	2015	533	59	28	37
You	单中心（美国）	2016	229	80	43	47
Alberda	单中心（荷兰）	2015	165	55	32	nr
Neilsen	单中心（丹麦）	2015	115	61	30	nr
Selvaggi	3个中心（意大利）	2015	100	61	28	35
Denost	多地点（法国）	2015	72	60	29	12
总数/中位数			1214	61	30	36

n：计划治疗切除数量；5-year OS：所有病人5年总生存率（R0切除，R1切除，R2切除）；5-year DFS：所有病人5年无病生存率（R0切除，R1切除，R2切除）；nr：未报道

和预期一致，局部复发性直肠癌术后泌尿生殖功能的影响是最显著的。据报道，平均术后 14 个月，发生排尿功能障碍的概率约为 48%。其中，57% 的患者无法达到性高潮。

另外，无论患者的治疗目的是姑息性的还是根治性的，很大一部分患者会出现归因于肿瘤或手术的明显疼痛。而疼痛本身就是生活质量的主要决定因素，应积极进行管理。

监测和随访

目前尚没有局部复发性直肠癌患者门诊随访的有效数据。然而，考虑到这类患者治疗时间较长，以及部分局部治疗失败的患者可能进行再次手术，大多数学者提倡对有治愈可能性的患者加强随访，并延长随访时间。其中包括每 3 个月 1 次的体格检查、癌胚抗原水平监测和每年 1 次的 PET-CT 成像。

未来研究方向

随着护理方面的一些潜在进展，复发性直肠癌治疗后的疗效很可能会继续改善。由于 OSTRiCh 联盟和 Beyond TME 协作组等团体的共同努力，直肠癌标准化治疗的应用范围正在不断扩大。人们逐渐认识到，提高首次手术的质量和新辅助治疗率可以降低局部复发的概率。制定风险调整列线图将有助于机构间比较，加强质量控制，类似的列线图也可以帮助患者选择更有效的辅助治疗和术后监测，并提高医生早期识别复发的能力。

我们对肿瘤生物学的认识正在迅速提高，可以想象，在不久的将来，根治性手术及辅助治疗的选择和顺序不仅取决于病变位置，还取决于基于遗传信息的预期肿瘤行为。这将大大提高预测复发及远处转移的准确性，也有助于更好地筛选患者，避免无效的手术。最后，在术前诱导化疗以及辅助或新辅助治疗中添加新的药物，可以通过改善全身控制和降低局部病变的分期来改善总体无病生存率，甚至可能使治疗后完全缓解的患者免于手术。

总结

局部复发性直肠癌的治疗非常复杂，应在争取可接受的治疗结果的同时，尽量减少主要并发症及治疗失败的发生。谨慎地选择患者及制定个性化治疗方案仍然是重中之重，其主要目的是实现以患者为中心的可接受的治疗结果，如生活质量和疼痛控制。具有多学科诊疗团队的大型医疗中心对患者的管理和治疗是有益的。最近的研究也表明，局部复发性直肠癌患者的生存数据出现令人鼓舞的、明显的改善。

参考文献

[1] The Beyond TME Collaborative. Consensus statement on the multidisciplinary management of patients with recurrent and primary rectal cancer beyond total mesorectal excision planes. Br J Surg. 2013;100(8):1009–1014.

[2] Rasanen M, Carpelan–Holmstrom M, Mustonen H, Renkonen–Sinisalo L, Lepisto A. Pattern of rectal cancer recurrence after curative surgery. Int J Color Dis. 2015;30(6):775–785.

[3] Bhangu A, Ali SM, Darzi A, Brown G, Tekkis P. Meta–analysis of survival based on resection margin status following surgery for recurrent rectal cancer. Color Dis. 2012;14(12):1457–1466.

[4] Massarweh NN, Hu CY, You YN, et al. Risk–adjusted pathologic margin positivity rate as a quality indicator in rectal cancer surgery. J Clin Oncol. 2014;32(27):2967–2974.

[5] Kusters M, Marijnen CA, van de Velde CJ, et al. Patterns of local recurrence in rectal cancer; a study of the Dutch TME trial. Eur J Surg Oncol. 2010;36(5):470–476.

[6] Suzuki K, Dozois RR, Devine RM, et al. Curative reoperations for locally recurrent rectal cancer. Dis Colon Rectum. 1996;39(7):730–736.

[7] Wanebo HJ, Antoniuk P, Koness RJ, et al. Pelvic resection of recurrent rectal cancer: technical considerations and outcomes. Dis Colon Rectum. 1999;42(11):1438–1448.

[8] Harji DP, Griffiths B, McArthur DR, Sagar PM. Current UK management of locally recurrent rectal cancer. Color Dis. 2012;14(12):1479–1482.

[9] Kim J. Pelvic exenteration: surgical approaches. Journal of the Korean Society of Coloproctology. 2012;28(6):286–293.

[10] Rodriguez–Bigas MA, Chang GJ, Skibber JM. Multidisciplinary approach to recurrent/unresectable rectal cancer: how to prepare for the extent of resection. Surg Oncol Clin N Am. 2010;19(4):847–859.

[11] Mirnezami AH, Sagar PM, Kavanagh D, Witherspoon P, Lee P, Winter D. Clinical algorithms for the surgical management of locally recurrent rectal cancer. Dis Colon Rectum. 2010;53(9):1248–1257.

[12] You YN, Habiba H, Chang GJ, Rodriguez–bigas MA, Skibber JM. Prognostic value of quality of life and pain in patients with locally recurrent rectal cancer. Ann Surg Oncol. 2011;18(4):989–996.

[13] Gagliardi G, Hawley PR, Hershman MJ, Arnott SJ. Prognostic factors in surgery for local recurrence of rectal cancer. Br J Surg. 1995;82(10):1401–1405.

[14] Bellomi M, Rizzo S, Travaini LL, et al. Role of multidetector CT and FDG–PET–CT in the diagnosis of local and distant recurrence of resected rectal cancer. Radiol Med. 2007;112(5):681–690.

[15] Kau T, Reinprecht P, Eicher W, Lind P, Starlinger M, Hausegger KA. FDG PET–CT in the detection of recurrent rectal cancer. Int Surg. 2009;94(4):315–324.

[16] Selvaggi F, Fucini C, Pellino G, et al. Outcome and prognostic factors of local recurrent rectal cancer: a pooled analysis of 150 patients. Tech Coloproctol. 2015;19(3):135–144.

[17] Rymer B, Curtis NJ, Siddiqui MR, Chand M. FDG PET–CT can assess the response of locally advanced rectal cancer to neoadjuvant chemoradiotherapy: evidence from meta–analysis and systematic review. Clin Nucl Med. 2016;41(5):371–375.

[18] Schneider DA, Akhurst TJ, Ngan SY, et al. Relative value of restaging MRI, CT, and FDG–PET scan after preoperative chemoradiation for rectal cancer. Dis Colon Rectum. 2016;59(3):179–186.

[19] Watson AJ, Lolohea S, Robertson GM, Frizelle FA. The role of positron emission tomography in the management of recurrent colorectal cancer: a review. Dis Colon Rectum. 2007;50(1):102–114.

[20] Gollub MJ, Cao K, Gultekin DH, et al. Prognostic aspects of DCE–MRI in recurrent rectal cancer. Eur Radiol. 2013;23(12):3336–3344.

[21] Lambregts DM, Cappendijk VC, Maas M, Beets GL, Beets–Tan RG. Value of MRI and diffusion–weighted MRI for the diagnosis of locally recurrent rectal cancer. Eur Radiol. 2011;21(6):1250–1258.

[22] Kaur H, Choi H, You YN, et al. MR imaging for preoperative evaluation of primary rectal cancer: practical considerations. Radiographics. 2012;32(2):389–409.

[23] Chew MH, Brown WE, Masya L, Harrison JD, Myers E, Solomon MJ. Clinical, MRI, and PET–CT criteria used by surgeons to determine suitability for pelvic exenteration surgery for recurrent rectal cancers: a Delphi study. Dis Colon Rectum. 2013;56(6):717–725.

[24] Dieguez A. Rectal cancer staging: focus on the prognostic significance of the findings described by high–resolution magnetic resonance imaging. Cancer Imaging. 2013;13(2):277–297.

[25] Sinaei M, Swallow C, Milot L, Moghaddam PA, Smith A, Atri M. Patterns and signal intensity characteristics of pelvic recurrence of rectal cancer at MR imaging. Radiographics. 2013;33(5):E171–187.

[26] Park JS, Jang YJ, Choi GS, et al. Accuracy of preoperative MRI in predicting pathology stage in rectal cancers: node–for–node matched histopathology validation of MRI features. Dis Colon Rectum. 2014;57(1):32–38.

[27] You YN, Skibber JM, Hu CY, et al. Impact of multimodal therapy in locally recurrent rectal cancer. Br J Surg. 2016;103(6):753–762.

[28] Esnaola NF, Cantor SB, Johnson ML, et al. Pain and quality of life after treatment in patients with locally recurrent rectal cancer. J Clin Oncol. 2002;20(21):4361–4367.

[29] Bhangu A, Ali SM, Cunningham D, Brown G, Tekkis P. Comparison of long–term survival outcome of operative vs nonoperative management of recurrent rectal cancer. Color Dis. 2013;15(2):156–163.

[30] Mylona S, Karagiannis G, Patsoura S, Galani P, Pomoni M, Thanos L. Palliative treatment of rectal carcinoma recurrence using radiofrequency ablation. Cardiovasc Intervent Radiol. 2012;35(4):875–882.

[31] Guren MG, Undseth C, Rekstad BL, et al. Reirradiation of locally recurrent rectal cancer: a systematic review. Radiother Oncol. 2014;113(2):151–157.

[32] Das P, Delclos ME, Skibber JM, et al. Hyperfractionated accelerated radiotherapy for rectal cancer in patients with prior pelvic irradiation. Int J Radiat Oncol Biol Phys. 2010;77(1):60–65.

[33] Yu SK, Bhangu A, Tait DM, Tekkis P, Wotherspoon A, Brown G. Chemoradiotherapy response in recurrent rectal cancer. Cancer Med. 2014;3(1):111–117.

[34] Harris CA. Personal communication quoting Solomon, M. at Colorectal Surgical Society of Australia and New Zealand meeting; 2015.

[35] Dozois EJ, Privitera A, Holubar SD, et al. High sacrectomy for locally recurrent rectal cancer: can long–term survival be achieved? J Surg Oncol. 2011;103(2):105–109.

[36] Kido A, Koyama F, Akahane M, et al. Extent and contraindications for sacral amputation in patients with recurrent rectal cancer: a systematic literature review. J Orthop Sci. 2011;16(3):286–290.

[37] Brown KG, Solomon MJ, Austin KK, Lee PJ, Stalley P. Posterior high sacral segmental disconnection prior to anterior en bloc exenteration for recurrent rectal cancer. Techniq Coloproctol. 2016;20(6):401–404.

[38] Shaikh I, Holloway I, Aston W, et al. High subcortical sacrectomy: a novel approach to facilitate complete resection of locally advanced and recurrent rectal cancer with high (S1–S2) sacral extension. Color Dis. 2016;18(4):386–392.

[39] Uehara K, Ito Z, Yoshino Y, et al. Aggressive surgical treatment with bony pelvic resection for locally recurrent rectal cancer. Eur J Surg Oncol. 2015;41(3):413–420.

[40] Melton GB, Paty PB, Boland PJ, et al. Sacral resection for recurrent rectal cancer: analysis of morbidity and treatment results. Dis Colon Rectum. 2006;49(8):1099–1107.

[41] Gupta R, Gan TJ. Preoperative nutrition and prehabilitation. Anesthesiol Clin. 2016;34(1):143–153.

[42] Pawlik TM, Skibber JM, Rodriguez–Bigas MA. Pelvic exenteration for advanced pelvic malignancies. Ann Surg Oncol. 2006;13(5):612–623.

[43] Troja A, El–Sourani N, Abdou A, Antolovic D, Raab HR. Surgical options for locally recurrent rectal cancer––review and update. Int J Color Dis. 2015;30(9):1157–1163.

[44] Quere P, Facy O, Manfredi S, et al. Epidemiology, management, and survival of peritoneal carcinomatosis from colorectal cancer: a population–based study. Dis Colon Rectum. 2015;58(8):743–752.

[45] Brown KG, Koh CE, Solomon MJ, Qasabian R, Robinson D, Dubenec S. Outcomes after en bloc iliac vessel excision and reconstruction during pelvic exenteration. Dis Colon Rectum. 2015;58(9):850–856.

[46] Solomon MJ, Brown KG, Koh CE, Lee P, Austin KK, Masya L. Lateral pelvic compartment excision during pelvic exenteration. Br J Surg. 2015;102(13):1710–1717.

[47] Shaikh I, Aston W, Hellawell G, et al. Extended lateral pelvic sidewall excision (ELSiE): an approach to optimize complete resection rates in locally advanced or recurrent anorectal cancer involving the pelvic sidewall. Tech Coloproctol. 2015;19(2):119–120.

[48] Solomon MJ, Tan KK, Bromilow RG, Al–mozany N, Lee PJ. Sacrectomy via the abdominal approach during pelvic exenteration. Dis Colon Rectum. 2014;57(2):272–277.

[49] Kim TH, Kim DY, Jung KH, et al. The role of omental flap transposition in patients with locoregional recurrent rectal cancer treated with reirradiation. J Surg Oncol. 2010;102(7):789–795.

[50] Hyngstrom JR, Tzeng CW, Beddar S, et al. Intraoperative radiation therapy for locally advanced primary and recurrent colorectal cancer: ten–year institutional experience. J Surg Oncol. 2014;109(7):652–658.

[51] Wiig JN, Giercksky KE, Tveit KM. Intraoperative radiotherapy for locally advanced or locally recurrent rectal cancer: does it work at all? Acta Oncol. 2014;53(7):865–876.

[52] Klink CD, Binnebosel M, Holy R, Neumann UP, Junge K. Influence of intraoperative radiotherapy (IORT) on perioperative outcome after surgical resection of rectal cancer. World J Surg. 2014;38(4):992–996.

[53] Mirnezami R, Chang GJ, Das P, et al. Intraoperative radiotherapy in colorectal cancer: systematic review and meta–analysis of

第十五章　盆底和会阴重建

Nicholas Calotta and Justin M. Sacks

预防术后并发症的关键

(1) 良好的沟通至关重要。肿瘤外科、肿瘤内科、放射科，以及整形外科应密切合作，协同治疗盆腔肿瘤患者。有效的沟通能使诊疗团队制定出更完善的术前计划，实施更细致的术后护理。不仅如此，开放的讨论能够让患者和家属充分了解潜在的并发症。

(2) 判断哪些解剖结构需要血运良好的软组织覆盖特别重要。确切地说，盆腔的结构特点是具有无效腔和大量空腔脏器，因此特别适合用局部软组织皮瓣覆盖。

(3) 血肿和血清肿是会阴重建后常见的并发症，尤其多见于较大会阴切口的一期缝合后。使用带血管蒂的组织皮瓣及切口闭式引流可有效减少无效腔，并降低切口裂开、血清肿和感染等并发症的发生率。

(4) 预防感染的关键是彻底清除坏死的脂肪、筋膜和瘢痕组织，因为这些组织易成为感染灶。

(5) 重视切口的术后护理。减轻切口的压力负荷及术后早期适当活动，能够降低重建后压迫导致缺血性坏死的发生风险。

处理术后并发症的关键

(1) 在术后早期，静脉淤血可能导致皮瓣局部缺血。外科手术团队在术中需要评估病情，预防全部或部分皮瓣坏死。

(2) 密切注意重建部位发生感染的迹象和症状，并通过影像学检查进行评估。当出现血肿、血清肿或脓肿时，应正确、及时地处理。

(3) 围术期的营养支持至关重要。肠内或肠外营养，辅以补充蛋白质有助于切口的愈合。

(4) 大面积的重建易造成术后切口的局部裂开。可以采用切口换药和负压吸引等保守治疗。

(5) 当切口广泛裂开时，应考虑手术干预。重点评估皮瓣的完整性及再次手术的必要性。

N. Calotta · J.M. Sacks (✉)

The Department of Plastic and Reconstructive Surgery, The Johns Hopkins School of Medicine, Baltimore, MD 21287, USA

e-mail: jmsacks@jhmi.edu

© Springer International Publishing AG 2018

G.J. Chang (ed.), *Rectal Cancer*, DOI 10.1007/978-3-319-16384-0_15

引言

肛门直肠恶性肿瘤常常需要进行会阴部手术操作，其手术方式包括：传统的腹会阴联合切除术（APR）、经括约肌间切除术、盆腔廓清术以及低位前切除术（LAR）。目前的直肠癌手术优先考虑保留括约肌功能。尽管如此，接受 APR 术式的比例仍高达 25%。

恶性肿瘤接受会阴重建的患者通常有新辅助化疗和 / 或放疗治疗史，术后的盆腔和会阴缺损重建是难点（图 15.1）。尽管新辅助治疗能够使肿瘤降期，但也会对术后切口愈合产生不利影响。此外，无效腔范围较大、紧邻周围器官、细菌易感性增加，以及切口直接受压时间较长（比如久坐、卧床）等因素会增加外科治疗的复杂性。因此切口并发症较为普遍，发生率可高达 65%。

一期缝合是会阴缺损的理想关闭方式。但是在许多情况下，由于缺损较大或其他因素的限制，一期缝合并发症发生率较高而并不适用。其常见的并发症包括血肿、血清肿、瘘管形成、切口不愈合、腹壁或会阴疝等，可导致住院时间延长，并发症增加，活动受限，以及辅助治疗推迟。

由于一期缝合的潜在问题，许多外科医生倾向使用带血管蒂的软组织皮瓣覆盖巨大的会阴缺损来重建盆底。血管蒂皮瓣通过有效的血供发挥营养作用，比如增加氧供、提供生长因子，以及提高细胞因子的浓度，并通过消除无效腔和降低切口张力，进一步促进切口的愈合。

在本章中，我们将对会阴缺损重建进行全面的阐述（图 15.2）。读者将了解到术后会阴缺损的多学科诊疗原则和相关并发症的预防，以及盆底会阴重建对患者预后的改善作用。

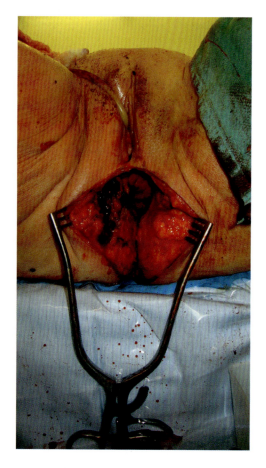

图 15.1 会阴部缺损暴露盆腔脏器并产生无效腔

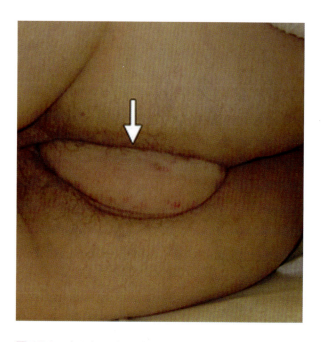

图 15.2 会阴部重建，箭头所指为愈合的软组织重建

术前评估

是否重建盆底会阴应考虑患者的生理状态。对患者健康状况的整体评估是实施会阴缺损修补手术的关键。如果患者的身体状况较差，无法耐受手术，即使重建手术十分成功，患者也不会从中受益；而对于身体状况良好、可以耐受手术的患者，应对手术部位进行精准评估。对一期缝合治疗失败的患者，必要时可在麻醉状态下评估。患者的长期生存预后也是重建手术前评估的重要内容。重建手术有助于提高患者的生活质量，因此也适用于接受姑息性治疗的患者。

并发症

术前根据患者的身体状况或生活因素（比如吸烟）进行手术风险分级，以了解特定切口并发症的相对发生风险。吸烟是必须要解决的重要危险因素。吸烟对微循环的影响会严重妨碍软组织的愈合，因此患者应至少在术前 4 周戒烟。营养是另一个可控制因素，必须在重大的重建手术前改善患者的营养状况。理想的状况是术前和术后都应经肠道口服补充蛋白质。

放射治疗

许多直肠癌患者在接受肿瘤切除和重建后会进行盆腔放疗。会阴放疗对重建会产生不利影响。放疗会损伤不需切除的正常组织，尤其是损伤缺损部位及其周围组织的微循环，导致血液灌注减少，削弱组织的愈合能力。了解放疗的时间、剂量和照射位置对于外科医生进行重建而言至关重要，因为常常需要切除被照射组织，或选取照射区域外的组织进行重建。

化疗

新辅助化疗对于将接受会阴重建的肿瘤患者通常是必要的。和放疗相似，新辅助化疗也会延缓伤口愈合。与肿瘤治疗团队密切、详尽地进行沟通，能够正确选择是否需要进行化疗及何时进行化疗，以及如何处理潜在的切口并发症。

影像学检查

有些患者可能需要接受电子计算机断层扫描（CT）和／或磁共振成像（MRI）检查。影像学检查主要用于了解周围组织和局部血管的解剖。医生可以通过影像检查制定更加完善的重建方案。

重建时机

条件允许时，应进行一期会阴缺损重建。其他解剖部位的重建研究已证明，一期重建能够降低切口并发症发生率。一期重建的可行性主要取决于肿瘤分期和手术切缘，其他因素还包括高龄、是否存在多种并发症、是否需进一步辅助放疗等，这些也会影响一期重建的实施。在某些情况下，例如患者情况不稳定或组织缺损较广泛，需要推迟重建手术的时间，此时负压封闭装置是重建前的理想治疗方法。

重建手术的原则

重建的最基本目标是尽可能用相似的组织替代缺失的组织，正如俗话所说："用相似的事物替换原事物"。根据切口的缺损情况，重建手术方案的选择应遵循由简单到复杂的顺序。所有重建手术的目标都是填充无效腔和无张力闭合切口。

局部的组织皮瓣符合外科医生所希望的"外形和功能相近"的要求，是理想的选择。轴型皮瓣是会阴重建的主要结构，其血供来自大血管。根据医生对不同重建组织的需求，轴型皮瓣可以是肌皮瓣（带皮肤的肌肉）、筋膜皮瓣（带皮肤的深筋膜），或者是肌筋膜皮瓣（肌肉、深筋膜和皮肤）。

微血管游离组织移植与局部皮瓣类似，其血供来自大血管。二者间的主要区别在于，微血管游离组织来源于身体的其他部位。在重建的过程中，切断原有的血供，在缺损部位使用指定的受体血管和皮瓣供体血管建立新的吻合。缺损程度将会决定供体皮瓣的特定来源和组织构成（皮肤、脂肪、筋膜、肌肉）。微血管游离组织移植具有很多优势，其中最首要的是能够从远离缺损处的身体部位获取相似组织，能够使被修复部位功能良好且外表美观。另一个突出优势是，带血管蒂的组织能用于修复放射治疗后或者感染的组织缺损。但这种方法有一定局限性，增加供区并发症发生率和延长手术时间。带蒂软组织皮瓣是会阴切口重建的首选。如果所有的局部皮瓣和带蒂皮瓣无法使用，微血管游离组织皮瓣移植是最后的选择。

缺损的分级

如前文所述，重建手术最重要的一点是用相似的组织修复缺损。通过判断缺失和／或受损的组织结构范围对缺损进行分级，是关闭缺损和恢复正常外观及功能的第一步。会阴缺损的分级参照表 15.1。

对于男性进展期直肠癌患者，手术切除肿瘤的过程中可能会损伤阴茎、阴囊和盆底肌肉组织，但阴茎全部切除的情况很少见。少数情况下需要行阴茎重建，重建的目的有 3 个方面：可以接受的外观，正常排尿，以及正常的性生活。局部皮瓣用于阴茎重建被证明无效，而游离组织皮瓣可成功用于修复。盆底肌肉组织的损伤同样会影响女性患者的功能，也可能需要重建阴道

表 15.1　会阴缺损的分类

包含的解剖结构	缺少的组织成分
阴道穹隆	S, MS, ST
外阴会阴面	MS, ST
阴囊	S, ST
阴茎	S, MS, ST
会阴和盆底	S, ST
骶骨／骨盆	S, ST, ± 包括的骨

S：皮肤；MS：黏膜表面；ST：软组织

穹隆。重建阴道旨在保证性功能，同时关闭会阴伤口，填充盆腔，预防会阴疝的发生。既往开展的皮肤移植、小肠填塞、网膜瓣填塞等许多技术都收效甚微，推荐的治疗方法是肌皮瓣或筋膜皮瓣移植，如带蒂腹直肌（VRAM）皮瓣或股前外侧肌（ALT）皮瓣。

对缺损分级后，必须评估用于修复缺损的组织情况。选择带有血供的组织是重建成功的重要条件。首先应考虑采用局部皮瓣。供区应有足够的旋转长度，以及可覆盖供区缺损的软组织。腹壁、大腿或臀部是经常考虑的供区。如果需要游离组织移植，则要判断受区血管的通畅性；如果无法判断，应对动静脉循环进行充分的规划。可通过大隐静脉移植与股静脉或腰穿支吻合来实现血液循环。

皮瓣手术的辅助治疗

创面负压吸引治疗技术

需要二期重建时，创面负压吸引技术可以作为肿瘤切除和术后重建的衔接治疗。研究表明，这种治疗方法能够促进新生血管生成并减轻水肿，促进肉芽组织生长，刺激切口边缘收缩。作为二期重建前的临时治疗方法，创面负压吸引技术还能促进缺损的愈合。

组织扩张术

组织扩张术是缓慢诱导局部组织，控制其生长过程，最终使局部组织进入切口并参与愈合。在肿瘤切除或二次手术时植入带有硅胶外壳的可膨胀假体，并在之后的随访中，连续注射盐水使植入处膨胀，促进组织生长。当组织生长达到要求时，即可用增大的组织完成缺损的修复。但该方法有一定的局限性，既不适用于即刻重建，也无法用于空腔脏器和神经血管结构暴露的情况。风险主要包括感染或假体损伤，导致假体脱出或破裂。一些患者可能会对组织扩张感到不适，但对于直肠癌切除术后需要立即重建盆底的患者来说，这不是常用的重建方法。

生物组织基质

生物组织基质是商品化的同种或异种移植产品，可以从人的真皮、猪的真皮和小肠黏膜下层或牛的真皮和心包中获得。在会阴重建中，生物组织基质主要用于重建盆底横膈，防止内脏疝出，以及加强腹部供区缺损部位以预防膨出或疝形成，特别是在接受过放疗或将要接受肠造口的情况下。这种生物或脱细胞真皮基质需要与血供良好的软组织缝合。如手术区域内出现血清肿时可引起感染，因此在此类重建方式中，需要进行闭式负压引流。

轴型皮瓣的特性描述

腹直肌皮瓣

　　腹直肌可以成为带蒂垂直腹直肌（VRAM）皮瓣，血供来自腹壁下动脉。该皮瓣可作为肌肉、肌皮瓣或有大皮岛的穿支皮瓣，可在会阴重建中发挥多种作用。腹直肌皮瓣几乎可以关闭所有的缺损，但是供区的较大缺损常需要生物补片来协助关闭。研究表明，VRAM 皮瓣可用于消除众多无效腔，尤其可以用于扩大腹会阴联合直肠癌切除术后的会阴缺损重建。一项研究表明，尽管 VRAM 皮瓣的并发症发生率与一期直接缝合相近，但 VRAM 皮瓣修补的伤口裂开（9% vs 30%）和会阴脓肿（9% vs 37%）的发生率明显降低。VRAM 皮瓣并发症发生率的降低得益于盆腔内无效腔的减少和带血管蒂的软组织。

　　使用 VRAM 皮瓣进行重建，可以提供足够的未受到放疗照射的带血管蒂组织（图 15.3）。VRAM 皮瓣的主要优势在于尺寸较大和用途广泛。此外，VRAM 皮瓣靠近会阴，在修复重建手术中，通常不需要再做切口获得皮瓣，因此供区并发症发生率极低。

　　VRAM 皮瓣的主要缺点来自其解剖结构。对于没有采用正中切口手术入路的患者（如微创直肠切除术），可能需要通过再做腹部切口获得 VRAM 皮瓣。因此，供区切口愈合不良和周围组织结构损伤的风险增加，腹壁疝和膨出的风险也随之增加。一些学者提出了用改良的 VRAM 皮瓣来防止腹部并发症的发生，例如保留肌肉的 VRAM 皮瓣或者保留筋膜的 VRAM 皮瓣。如果提供皮瓣的一侧腹壁存在肠造口或准备做肠造口（例如盆腔廓清术后），采用 VRAM 皮瓣将更为复杂：已经存在的肠造口会破坏 VRAM 皮瓣的血供，而新的肠造口的理想固定位置应在腹直肌内。因此，与肿瘤外科医生讨论是术前准备的重要部分。结肠造口和尿路造口并不是 VRAM 皮瓣的禁忌证，但由于造口通常位于腹直肌区域，将会限制 VRAM 皮瓣的使用。

图 15.3 （a）VRAM 皮瓣的手术计划。(b) 双侧造瘘术使 VRAM 不可行

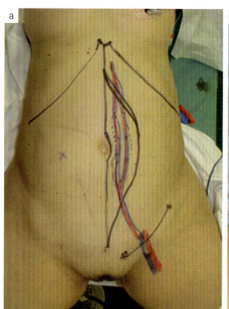
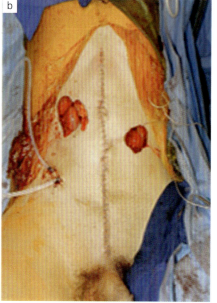

股薄肌皮瓣

股薄肌是位于大腿内侧内收肌群中的细长肌肉，由近端的旋股内侧动脉供血（图 15.4）。股薄肌皮瓣用途广泛，可以作为肌瓣或带有小皮岛的肌皮瓣使用，可以从单侧或双侧获得。股薄肌皮瓣常用于非开腹手术且修补缺损较小的情况。在肛门直肠癌的患者中，股薄肌皮瓣尤其适用于直肠阴道瘘或直肠尿道瘘的修补。

由于供区并发症发生率较低、股薄肌的解剖结构简单、皮瓣较长，因此股薄肌皮瓣重建被较多采用。特别是对于肥胖患者，避免了在腹部做切口获取皮瓣。对于既往接受过会阴放疗或接受新辅助放疗的患者，股薄肌皮瓣可以提供位于放疗区域以外的健康组织皮瓣。

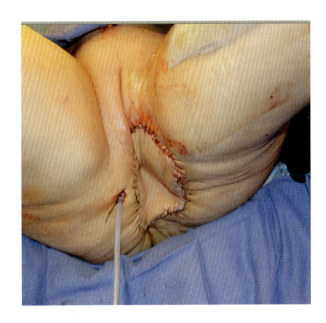

图 15.4　阴道重建，外科引流管

较小的股薄肌皮瓣严格限制了其在会阴重建中的应用。即使从双侧获取肌皮瓣，也不能完全覆盖大的会阴缺损。此外，股薄肌皮瓣远端 1/3 的肌肉或皮肤的血供可能较差，会导致切口不易愈合。带皮岛的近端肌皮瓣可以用于阴道重建。

臀大肌皮瓣

臀大肌是臀部较大的肌肉，由臀上动脉供血。臀大肌可以作为肌皮瓣使用，但通常仅作为肌瓣使用。在会阴重建中，由于受到旋转轴的限制，臀大肌主要适用于会阴后部缺损的重建。在伴有骶骨缺损的情况下，臀大肌的上部可以完全覆盖缺损。对于需要覆盖同侧坐骨的情况，臀大肌的下部是理想的选择。

臀大肌皮瓣有着相当大的带血管蒂的肌肉和筋膜，可以用它修复较大的缺损。此外，通过简单的 V-Y 推移皮瓣可以关闭供区伤口。但是，臀大肌皮瓣的使用受到 4 个主要问题的限制：第一，臀大肌的体积较大，易发生去神经性萎缩；第二，获取皮瓣损害了肌肉的原有功能，显著增加了并发症发生率；第三，坐骨神经与臀大肌相邻，因此在取皮瓣时要格外谨慎；第四，由于旋转轴被限制在一定范围内，导致无法覆盖会阴前部缺损。

会阴部皮瓣

会阴部皮瓣是一种筋膜皮瓣，由阴唇后动脉供血。当需要较小体积的皮瓣覆盖会阴缺损时，会阴部皮瓣将是理想的选择。这种皮瓣最突出的特点是阴部神经发出的阴唇后神经支被完整保留，获取的会阴部皮瓣可保留良好的感觉。因此，会阴部皮瓣非常适用于阴道穹隆的重建，以及修复小的会阴前部或侧方的缺损。

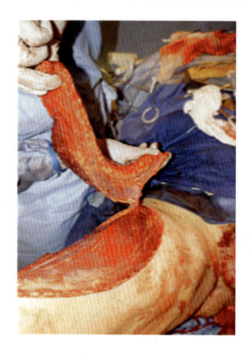

图 15.5　明显带蒂的 ALT 皮瓣

会阴部皮瓣主要的优势是保留感觉功能。供区并发症发生率较低的特点进一步增加了皮瓣的应用。会阴部皮瓣的不足是大小有限及位置离会阴较近。对于缺损较大的患者，由于会阴部皮瓣较小，无法完全覆盖缺损。此外，会阴部放疗也可能会损伤会阴部皮瓣。

股前外侧皮瓣

带蒂股前外侧（ALT）皮瓣是以皮肤、脂肪和筋膜的形式来获取的，均由旋股外侧动脉供血（图 15.5）。ALT 皮瓣通常作为筋膜皮瓣用于盆腔、会阴和下腹部的组织重建。由于解剖结构相对简单，可以获取足够的皮肤和筋膜，而不增加供区并发症。当 VRAM 皮瓣不能使用时，ALT 皮瓣是理想的替代选择。

如前所述，ALT 皮瓣因为可靠和简单的解剖结构，能够为覆盖缺损提供足够的软组织，因此得到广泛应用。当作为带蒂皮瓣使用时，足够的带蒂长度使外科医生易通过旋转轴来操作皮瓣。此外，当与股外侧肌一起获取时，ALT 皮瓣又可作为肌筋膜皮瓣使用，当需要较大体积的软组织填充时尤为实用。

ALT 皮瓣的缺点在肥胖患者中较为明显。过多的脂肪组织会限制皮瓣的移动，无法填补到会阴的理想位置。无论是由于脂肪组织增多，还是为了填补更大体积的无效腔，皮瓣越大时，伤口愈合不良的风险越高。其愈合不良的原因是皮瓣过大和静脉回流障碍。对于较大的 ALT 皮瓣，大腿供区常需要通过皮肤移植来覆盖。

穿支皮瓣

近年来，随着柱状腹会阴联合切除术的发展，腹壁并发症发生率明显降低。因此，降低会阴重建后供区并发症发生率十分重要，穿支皮瓣是可供选择的技术。穿支皮瓣无肌肉组织，依靠管径细小的肌皮穿支动脉供养皮肤和皮下脂肪。对于重建外科医生而言，穿支皮瓣同时具备了肌皮瓣的可靠血供和传统皮瓣的并发症发生率低的优点。穿支皮瓣需要额外的解剖时间。由于穿支皮瓣不带有肌肉组织，因此不能有效填充盆腔中的无效腔。但其优势在于供区并发症发生率明显降低。目前，评估带蒂穿支皮瓣作用的相关研究正在进行。

由于臀部有大量的穿支血管，因此穿支皮瓣非常适用于会阴重建。一些学者曾使用臀上动脉和臀下动脉穿支皮瓣进行盆腔和会阴重建。也有学者建议使用"自由式"皮瓣，这种皮瓣并非之前存在的，而是针对特定病例设计的。穿支皮瓣没有像轴向皮瓣那样有大量的文献支持，因此需要进一步研究证明其有效性。

术后护理

下床活动

早期下床活动是术后恢复的关键。首先，下床活动可以预防术后血栓形成。早期下床活动尤其可以降低会阴重建后伤口和皮瓣自身的压力。由于这部分患者更容易发生缺血性压疮，因此鼓励患者下床活动或每隔 1h 翻身可降低发生压疮的风险。通常来讲，2 周内不包括坐姿的早期下床活动是合理的术后康复计划。上述措施的目标是降低皮瓣坏死和再次手术的概率。

引流

切口引流是会阴重建必不可少的步骤。即使是最优秀的外科医生，使用设计最好的皮瓣进行重建，也不能做到完全消除无效腔。皮瓣在封闭无效腔中发挥主要作用，闭式引流可以预防血肿和血清肿的发生。当引流量连续 3 天每天少于 30mL，患者可以下地活动时，才可以拔除所有引流管。而且，当决定拔除引流管时，应依次拔除，不建议同时拔除。

并发症

对于肿瘤患者和手术医生来说，并发症的发生是不幸的，也可以是致命的。会阴软组织重建的常见并发症有血肿、血清肿、切口感染和皮瓣移植失败。其中，皮瓣移植失败是最严重的并发症，并且可能成为外科急症。

发生积液或感染时，建议行 CT 或 MRI 检查，了解积液的体积、位置和性质，有助于指导下一步治疗。如果可以收集到积液，应进行细菌培养并使用广谱抗生素。发生侵入性感染时，可考虑手术清创，并在适当的时候根据细菌培养结果更换抗生素。

皮瓣移植失败表现为苍白，毛细血管充盈不良引起的皮瓣低温。移植失败分为部分失败和全部失败。必须通过手术来评估失败的根本原因，目的是为了找出可逆因素并尽快处理。对于小的切口，可采用换药和创面负压吸引等保守疗法。对于较大的伤口缺损，应制定长期的护理方案，这类重建需要多次进行伤口清创，并再次进行皮瓣修复。无论切口大小，对于二次手术的患者，都应彻底清除坏死组织，辅以细致的伤口护理和应用抗生素。大多数再次进行皮瓣修复的伤口能够成功愈合。尤其要注意既往放疗照射的部位、长期引流或有慢性瘘管伤口的部位会使并发症发生率增加。对于这些患者，专业的重建技术和伤口评估有助于降低并发症发生率。

结论

　　在肿瘤手术后导致缺损的情况下，盆腔和会阴的重建是一个具有挑战性的课题。制定合理的术前治疗计划和手术方案，可以保证盆腔和会阴重建的安全性，从而取得良好的治疗效果。

参考文献

[1] Nigro ND. An evaluation of combined therapy for squamous cell cancer of the anal canal. Dis Colon Rectum. 1984;27:763–766.

[2] Artioukh DY, Smith RA, Gokul K. Risk factors for impaired healing of the perineal wound after abdominoperineal resection of rectum for carcinoma. Color Dis. 2007;9:362–367.

[3] Bullard KM, Trudel JL, Baxter NN, Rothenberger DA. Primary perineal wound closure after preoperative radiotherapy and abdominoperineal resection has a high incidence of wound failure. Dis Colon Rectum. 2005;48:438–443.

[4] Krueger JK, Rohrich RJ. Clearing the smoke: the scientific rationale for tobacco abstention with plastic surgery. Plast Reconstr Surg. 2001;108:1063–1073. discussion 1074–1077.

[5] McWhirter JP, Pennington CR. Incidence and recognition of malnutrition in hospital. BMJ. 1994;308:945–948.

[6] Hoffer LJ. Clinical nutrition: 1. Protein–energy malnutrition in the inpatient. CMAJ. 2001;165:1345–1349.

[7] Nisar PJ, Scott HJ. Myocutaneous flap reconstruction of the pelvis after abdominoperineal resection. Color Dis. 2009;11:806–816.

[8] Pawlik TM, Maithel SK, Merchant NB. Gastrointestinal surgery, management of complex perioperative complications. New York: Springer; 2015.

[9] Chang TS, Hwang WY. Forearm flap in one–stage reconstruction of the penis. Plast Reconstr Surg. 1984;74:251–258.

[10] Sadove RC, Sengezer M, McRoberts JW, et al. One–stage total penile reconstruction with a free sensate osteocutaneous fibula flap. Plast Reconstr Surg. 1993;92:1314–1323.

[11] Friedman J, Dinh T, Potochny J. Reconstruction of the perineum. Semin Surg Oncol. 2000;19(3):282–293.

[12] Shridharani SM, Wang HD, Sacks JM. Pedicled anterolateral thigh flap for vaginal and perineal reconstruction. Eplasty. 2013;13:ic14.

[13] Morykwas MJ, Argenta LC, Shelton–Brown EI, et al. Vacuum–assisted closure: a new method for wound control and treatment: animal studies and basic foundation. Ann Plast Surg. 1997;38(6):553–562.

[14] Cunha MS, Nakamoto HA, Herson MR, et al. Tissue expander complications in plastic surgery: a 10–year experience. Rev Hosp Clin Fac Med Sao Paulo. 2002;57:93–97.

[15] Broyles JM, Abt NB, Sacks JM, Butler CE. Bioprosthetic tissue matrices in complex abdominal wall reconstruction. Plast Reconstr Surg. 2013;1(9):e9.

[16] Lefevre JH, Parc Y, Kerneis S, et al. Abdomino–perineal resection for anal cancer: impact of a vertical rectus abdominis myocutaneous flap on survival, recurrence, morbidity, and wound healing. Ann Surg. 2009;250:707–711.

[17] Hinojosa MW, Parikh DA, Menon R, et al. Recent experience with abdominal perineal resection with vertical rectus abdominis myocutaneous flap reconstruction after preoperative pelvic radiation. Am Surg. 2009;75:995–999.

[18] Butler CE, Gundeslioglu AO, Rodriguez–Bigas MA. Out– comes of immediate vertical rectus abdominis myocutaneous flap reconstruction for irradiated abdominoperineal resection defects. J Am Coll Surg. 2008;206:694–703.

[19] Erni D, Harder YD. The dissection of the rectus abdominis myocutaneous flap with complete preservation of the anterior rectus sheath. Br J Plast Surg. 2003;56:395–400.

[20] Persichetti P, Cogliandro A, Marangi GF, et al. Pelvic and perineal reconstruction following abdominoperineal resection: the role of gracilis flap. Ann Plast Surg. 2007;59:168–172.

[21] Baird WL, Hester TR, Nahai F, Bostwick J III. Management of perineal wounds following abdominoperineal resection with inferior gluteal flaps. Arch Surg. 1990;125:1486–1489.

[22] Gould WL, Montero N, Cukic J, Hagerty RC, Hester TR. The "split" gluteus maximus musculocutaneous flap. Plast Reconstr Surg. 1994;93:330–336.

[23] Haapamaki MM, Pihlgren V, Lundberg O, Sandzen B, Rutegard J. Physical performance and quality of life after extended abdominoperineal excision of rectum and reconstruction of the pelvic floor with gluteus maximus flap. Dis Colon Rectum. 2011;54:101–106.

[24] Wee JT, Joseph VT. A new technique of vaginal reconstruction using neurovascular pudendal-thigh flaps: a preliminary report. Plast Reconstr Surg. 1989;83:701-709.

[25] Sagebiel TL, Faria SC, Balachandran A, Butler CE, Garvey PB, Bhosale PR. Pelvic reconstruction with pedicled thigh flaps: indications, surgical techniques, and postoperative imaging. Am J Roentgenol. 2014;202(3):593-601.

[26] Neligan PC, Lannon DA. Versatility of the pedicled anterolateral thigh flap. Clin Plast Surg. 2010;37:677-681.

[27] Pang J, Broyles JM, Berli J, et al. Abdominal- versus thigh-based reconstruction of perineal defects in patients with cancer. Dis Colon Rectum. 2014;57(6):725-732.

[28] Sinna R, Boloorchi A, Mahajan AL, Qassemyar Q, Robbe M. What should define a "perforator flap"? Plast Reconstr Surg. 2010;126:2258-2263.

[29] Geddes CR, Morris SF, Neligan PC. Perforator flaps: evolution, classification, and applications. Ann Plast Surg. 2003;50(1):90-99.

[30] Wagstaff MJ, Rozen WM, Whitaker IS, et al. Perineal and posterior vaginal wall reconstruction with superior and inferior gluteal artery perforator flaps. Microsurgery. 2009;29(8):626-629.

[31] Bravo FG, Schwarze HP. Free-style local perforator flaps: concept and classification system. J Plast Reconstr Aesthet Surg. 2009;62:602-608. discussion 609.

第十六章　Ⅳ期直肠癌治疗的优化

Jane Y.C. Hui and Elin R. Sigurdson

缩写

FLR　　残肝量
NCCN　美国国家综合癌症网络
RECIST 实体瘤疗效评价标准

引言

预计 2014 年美国新增的直肠癌患者将达到 40 000 例，其中 16%～18% 为远处转移（即Ⅳ期疾病）。最常见的转移部位是肝脏（60%），其次是肺（39%）、非区域性淋巴结（22%）和腹膜（19%）。这些患者的预后和治疗取决于转移程度，但总体来看，Ⅳ期直肠癌患者的 5 年生存率仅为 13%。因为有多个部位需要关注，所以临床医生必须考虑到每个部位的治疗方案选择，同时要考虑到患者的整体情况。

在无转移的情况下，直肠癌的治疗已经有了相当明确的原则。与单纯手术或术后应用放化疗相比，术前放化疗显著降低了局部复发率，已成为临床 T3、T4 或淋巴结阳性直肠癌的标准治疗模式。然而，尽管少数研究表明，术前放化疗在无病生存期方面有优势，但这种治疗模式并没有延长患者的总生存期。在制定远处转移患者的治疗策略时，可以不优先考虑局部控制。

不同的文献表明，特定的患者进行转移瘤切除是有受益的。局限在肝脏的转移瘤行肝转移灶切除后，5 年的总生存约为 40%，而最佳支持性治疗则不到 5%。手术切除是目前结直肠癌肝转移最有效的治疗方式。在一项 Meta 分析中，肺转移瘤切除术后的 5 年生存率为 11%～61%。当并发肝和肺转移时，5 年生存率约为 30%，甚至在某些特定选择的人群中高达 64%。

考虑到手术切除的适应证范围越来越宽泛，以及化疗和放化疗方案的不断改进，对Ⅳ期直肠癌患者

J.Y.C. Hui・E.R. Sigurdson (✉)

Department of Surgical Oncology, Fox Chase Cancer Center, 333 Cottman Avenue, Philadelphia, PA 19111, USA

e-mail: elin.sigurdson@fccc.edu

© Springer International Publishing AG 2018

G.J. Chang (ed.), *Rectal Cancer*, DOI 10.1007/978-3-319-16384-0_16

来说，复杂的多模式管理计划应该基于以下考量：①是否所有病灶都可以实现根治性切除；②如果不能，患者原发病灶是否有症状（图 16.1）。这种考量将有助于指导临床医生确定合理的治疗目标，以及最优的治疗方式。

术中可切除所有病灶：根治性切除

在原发灶和转移灶都是可切除的人群中，治疗目标是治愈。肝转移瘤的可切除性历来是根据肿瘤病灶的特征来确定的，包括肿瘤的大小、数量和在肝内的位置。近期的可切除性标准侧重于转移瘤切除术后的残肝体积，这增加了符合肝切除条件的患者数量。必须满足以下标准，包括：①对所有病灶部位，包括原发灶及肝内、肝外转移灶都能达到 R0 切除（即完全切除，显微镜下切缘净）；②保留至少两个相邻的肝段；③保留剩余肝段的血供，以及胆管引流；④在正常肝脏中至少保留 20% 的残肝量（FLR），在化疗、脂肪变性或肝炎损伤的肝脏中保留 30% ~ 60% 的 FLR，在肝硬化的肝脏中为 40% ~ 70%。增加符合肝切除患者数量的进一步策略包括门静脉栓塞术。

对于肺部转移，可切除标准的界定较不明确，主要包括能否实施 R0 切除。在不同的文献中，存在 3 个或以上肺转移病灶的患者复发的可能性是其余患者的 2 倍。在最近的单中心回顾性研究的荟萃分析中，肺多发转移、胸部淋巴结受累和开胸术前癌胚抗原水平升高均增加了死亡风险。

目前的治疗方式包括原发灶和转移灶手术切除、全身化疗和放化疗。不同治疗方式的时机和顺序仍有争议。与外科、肿瘤科和放射肿瘤科专家以多学科的方式进行早期的参与和讨论至关重要。美国国家综合癌症网络（NCCN）2014 年指南的最新版本建议术前联合化疗 2 ~ 3 个月，随后联合或不联合放化疗，然后进行手术。切除原发灶和转移灶可以同期进行，也可以分期进行。术前若未给予放化疗可考虑放在术后。

随机对照研究已证实以氟尿嘧啶为基础的化疗（联合奥沙利铂或伊立替康）能提高转移性结直肠癌患者的中位总生存期。在 De Gramont 研究中，同时性转移患者（即入组时为Ⅳ期）共占研究总数的

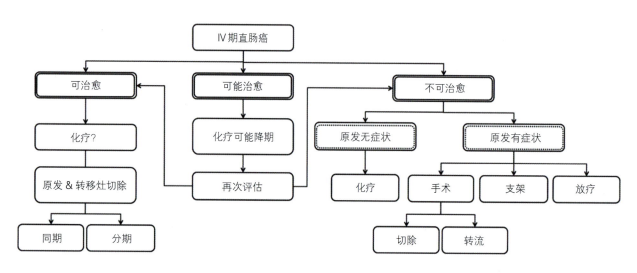

图 16.1　Ⅳ期直肠癌患者的治疗流程

66%。最近，抗血管生成药物贝伐单抗的加入进一步改善了转移性结直肠癌患者的中位总生存期。由于贝伐单抗抗血管生成的特性，在术前化疗方案中加入贝伐单抗，能够导致伤口愈合受损使围术期并发症发生率增加，已经引起了人们的关注。然而，如果在手术前至少8周停药，贝伐单抗似乎并没有增加并发症发生率。最近的其他随机研究也检验了抗表皮生长因子受体药物西妥昔单抗和帕尼单抗在转移性结直肠癌中的应用。Ye等研究发现，与单纯化疗相比，在以奥沙利铂或伊立替康为基础的化疗中加入西妥昔单抗，可将总缓解率从29%提高到57%。本研究的总缓解率包括完全缓解和部分缓解，根据实体肿瘤RECIST评估标准进行评估。

如果考虑在手术前先行化疗，就必须考虑原发灶相关症状的严重程度。存在临床梗阻的情况下，开始化疗前宜行结肠造口或植入管腔内支架以实现外科粪便转流。不幸的是，术前化疗存在众所周知的化疗相关肝毒性风险，特别是奥沙利铂和伊立替康，但是缺乏支持可切除肝转移瘤术前化疗的前瞻性数据。

手术的时机和顺序

Ⅳ期患者的治疗目标是对所有病灶部位进行完整的手术切除。因此，不同的手术方法包括：①先切除直肠，然后肝切除术；②先行肝切除术，然后切除直肠（"肝脏优先"的方法）；③同时进行直肠和肝切除术。前两种策略通常统称为"分期切除"。直肠优先切除术是传统上最常用的方法。然而最近，有研究人员建议将肝优先的方法作为一种策略，以确保可切除的转移瘤不会因直肠手术的潜在并发症而延迟治疗。

虽然目前还没有随机前瞻性研究，但几个回顾性系列研究报道了肝脏优先策略的可行性。这些研究大多包括结肠癌和直肠癌患者。Verhoef等以及Ayez等在随访研究中报道了他们关于肝脏优先切除的经验，特别是在局部进展期直肠癌和同时性肝转移的患者中。这些患者接受以奥沙利铂或伊立替康为基础的中位数为5个周期的化疗（联合或不联合贝伐单抗），然后行肝切除，术后行长程放疗（联合或不联合卡培他滨），最后再行直肠癌原发灶切除术。在42例患者中，31例完成了治疗，其余11例患者由于疾病进展而未能行直肠手术。最近，Buchs等进行了类似的直肠癌肝优先切除的经验报道。在所有34例患者中，33例完成了治疗。这项研究显示，该技术在直肠癌手术方面，远端切缘的阳性率为6.1%（有2例患者）。这2例患者因急性肠梗阻和穿孔，而未能接受直肠癌术前长程放化疗。这2例患者都出现了盆腔复发。该资料中无环周切缘阳性者，3例出现直肠病理完全缓解。总的来说，33例患者中有5例出现了盆腔复发，5年总生存率为52.5%。

也有一些进行结直肠和肝同期切除的回顾性报道。梅奥诊所的一个研究分析报道了45例行同期R0切除术的患者，5年总生存率为32%。在18例接受新辅助（即术前）盆腔放疗的患者和27例未接受新辅助治疗的患者之间，局部复发率没有显著差异。整体无围术期死亡病例。26例出现术后并发症。在另一个回顾性报道中，对同期切除与分期切除的患者进行了多中心对比分析。在同期切除组，原发灶位于直肠的病例（40%）明显多于分期组（23%）。相比分期切除，同期切除组明显缩短了住院时间。在小范围肝切除术（切除少于3个肝段）的亚组患者中，同期切除组和分期切除组的死亡率和主要并发症的发生率相似。然而，与分期切除相比，同期切除组肝大部切除（至少切除3个肝段）会显著增加手术相关死亡率和主要并发症发生率。作者的结论是，同期小范围肝切除术是安全的，但同期肝大部切除术应给予特殊关注。有趣的是，没有类似的亚组分析比较结肠切除术和直肠切除术的影响。

最近的一项回顾性研究使用了美国外科医师协会国家外科质量改进计划（American College of Surgeons National Surgical Quality Improvement Program）的国家范围内的数据，结果显示：与单纯行结直肠切除或肝切除相比，二者同期切除的患者围术期不良反应更多、手术时间及住院时间更长。然而，作者无法将同期组的这些结果与分期结直肠、肝脏切除的累积结果进行直接比较。

因此，同期和分期切除的真实比较结果并不容易取得。目前，直肠原发癌和肝转移瘤的外科治疗策略是通过对患者个体资料的回顾分析和术者对同期切除操作的娴熟程度来决定的。

盆腔放疗的作用

盆腔放疗在直肠癌治疗中的作用被认为主要在于局部控制。对于那些可明确切除的直肠癌Ⅳ期患者，原发灶的新辅助治疗为 6 周，等待 8 周后再行直肠癌切除术，这可能意味着延迟全身化疗或转移病灶的外科治疗。Butte 等回顾性研究了 Memorial Sloan Kettering 癌症中心治疗的伴可切除肝转移瘤的直肠癌Ⅳ期患者的失败治疗模式。在完全切除所有病灶并中位随访 44 个月后，整个队列中有 70% 的患者出现复发。10% 的患者出现盆腔复发并伴有其他部位的复发，4% 的患者出现单独盆腔复发。本系列中约有一半患者接受围术期盆腔放疗，其中大多数患者接受新辅助放疗。接受盆腔放疗与盆腔复发率无相关性。5 年的疾病特异性生存率为 51%。这与盆腔复发或接受盆腔放疗无关。

一些研究者还探索了辅助（即术后）盆腔放疗在Ⅳ期直肠癌中的作用。在韩国几项回顾性的系列研究比较辅助化疗和辅助盆腔放化疗在Ⅳ直肠癌中的应用。其中一项研究，在同期进行直肠和肝脏切除术后，接受辅助化疗的患者与接受辅助放化疗的患者相比，中位的无病生存期或总生存期没有差异。大约 42% 的辅助化疗组患者接受以奥沙利铂或伊立替康为基础的方案，剩余的接受单药氟尿嘧啶类治疗。分组并不平均，放化疗组行经腹会阴联合切除术和淋巴结阳性的患者比例高于化疗组。大多数复发病例为远处复发（67%），与之相比，局部复发仅为 3%，远处伴局部复发为 2%。第二项回顾性研究显示与之前类似的结果，辅助化疗和同步放化疗在总生存期或无病生存期方面没有差别。以上两项研究结果相比于第三项回顾研究明显不同，其结果显示接受辅助放疗的Ⅳ直肠癌患者与接受辅助化疗的患者相比，在无盆腔复发生存方面获益。然而，未发现在总生存期方面获益。

在面对局部控制的获益时，临床医生可能能够预测哪些患者将从盆腔放疗中获益最大。MERCURY 研究表明，在预测环周切缘阳性时，盆腔 MRI 的敏感性为 64%，特异性为 91%。如果在 MRI 上肿瘤距离直肠系膜筋膜 1mm 以内，则预测为环周切缘阳性。在前瞻性观察中，MRI 预测为环周切缘阳性的患者与 MRI 预测为阴性的患者相比，总生存率有显著差异。在这两组患者中，局部复发率也有类似的显著差异。最近一项对盆腔 MRI 评估 T、N 分期和环周切缘诊断准确性的荟萃分析包括 MERCURY 研究在内的其他 20 项研究，其中 9 项为回顾性研究。发现盆腔 MRI 能最准确地反映环周切缘状态。另外，通过盆腔 MRI 评估 T 分期的敏感性和特异性分别为 87% 和 75%。N 分期的精确度相对较差。

在Ⅳ期阶段，使用盆腔 MRI 有助于明确除手术外，能从盆腔放疗中获益的局部晚期患者，还可作为局部控制手段（即最有可能为环周切缘阳性的患者）。在这些患者中，"短程"放疗可用于减少延迟手术和全身化疗的担忧，这与北美比较传统的新辅助放化疗方案（6 周化疗后 8 周等待）相同。短程放疗在欧洲更为常见，包括盆腔照射 5 天，每天 5Gy，在完成盆腔放疗后 1 周内进行直肠手术。另外，术后放化疗也可用于局部控制。然而，总的来说，由于大多数患者为远端处复发，盆腔放疗可能在Ⅳ期直肠癌的治疗中发挥的作用很小。

潜在可切除的患者的治疗

70% ~ 80% 的结直肠癌肝转移患者在初诊时是不可切除的。然而，一部分初始病灶不可切除的患者有可能转化为可切除。在这种情况下，仍有可能治愈。选择有效化疗方案治疗的患者，可以"降期"并转化为可切除的阶段，以提高生存率。NCCN 推荐在化疗期间每 2 个月进行一次再分期检测，以重新判读可切除性。

来自意大利的系列研究报道，初始不可切除的结直肠癌肝转移患者经化疗后切除率为 32.5%。2/3 的研究病例为同时性转移。共有 40 例患者接受伊立替康、5-Fu 和亚叶酸钙治疗，每 6 个周期（12 周）进行疗效评估。一旦病灶被重新评估为可切除，患者就会立即接受切除手术。有利于化疗后转化为可切除病例的特征为转移病灶数目少，仅累及右叶，以及病灶较大。接受切除的患者中位无病生存期为 14.3 个月，而未切除患者为 5.2 个月。

另一组报道显示奥沙利铂、5-Fu 和亚叶酸钙治疗有 13% 的较低转化率：在接受平均 10 个疗程化疗后，1104 例初始不可切除转移性疾病患者中，有 138 例结直肠癌患者完成了肝切除术。化疗期间每 4 个疗程进行一次评估。围术期死亡率为 0.7%，并发症发生率为 28%。成功降期并接受转移瘤切除术的原发直肠癌患者的 5 年生存率为 25%。

因此，在那些成功降期的患者中，有报道称后续手术切除能够使生存获益。在选择这些患者时，相对频繁地重新评估以确定治疗反应非常重要。为了使患者成功降期并考虑以治愈为目的进行治疗，诊断时所有检出病灶部位必须能够通过手术完整切除。

不可切除且有直肠原发灶症状的患者

对于不可切除的转移性疾病，治疗的目标本质上是姑息性的，而不是治愈性的。转移性疾病，即使预先化疗也不可切除，包括弥漫性肝外和胸外病灶，包括腹膜癌结节、纵隔受累、粟粒性肝或肺部受累。此外，因医学上的并发症而不适合进行外科手术的患者也属于这一类。另一方面，当患者出现与原发肿瘤相关的症状或并发症时，尽管存在无法切除的转移性病灶，但切除原发灶可能是合适的。这些并发症包括出血、梗阻、穿孔及盆腔疼痛。在这种情况下，手术治疗必须根据患者的症状和对手术的耐受能力来调整。其他针对症状的非手术治疗策略包括全身化疗、放化疗、造口转流术及内镜下支架植入。梗阻的症状可以通过造口转流术、手术切除或内镜下支架植入来缓解。然而，盆腔疼痛和 / 或出血最好通过放化疗或手术切除来解决。所选择的策略应该是在提供最大症状缓解的同时将并发症发生率降至最低，尽可能不延误全身化疗的时机。

盆腔姑息性放疗

有一些证据表明，在有症状的原发直肠癌中，放疗是一种合理的替代手术治疗（切除或造口转流术）的方法。一项Ⅱ期研究纳入了之前未经治疗的直肠癌Ⅳ期患者，原发灶症状为梗阻（53%）、出血（27%）及疼痛（20%），接受短期放疗，随后接受卡培他滨和奥沙利铂治疗。短疗程放疗包括连续5天的5Gy，分5次分割的盆腔放疗。20%的患者因局部症状恶化需要进行姑息性手术。7例患者接受了造口转流术（5例梗阻，2例肛周瘘），1例因出血需要切除局部肿瘤。在一份生活质量调查问卷中，30%患者表示症状完全缓解，35%的患者表示在随访过程中症状有明显改善，其余35%的患者表示缓解效果不明显。

因此，对于那些不愿意接受切除手术，以及希望避免造口转流术的患者，盆腔放疗可能是缓解包括梗阻、出血及盆腔疼痛在内的盆腔症状的一种选择。

腔内支架

在急性恶性肠梗阻的情况下，手术选择也包括切除或转流。最近，有使用自膨胀金属支架来缓解直肠癌梗阻症状的文献报道。通常利用内镜和透视结合的方法引导支架的放置和展开。内镜支架植入术通常有两大适应证：①姑息性治疗；②手术的桥接治疗。在第一种情况中，放置自膨胀金属支架是为了缓解明确的症状（通常是梗阻）（图16.2）。这些支架不能移除，肿瘤可能会向腔内生长，如果可能的话，需要重复内镜检查。在第二种情况下，作为外科手术的过渡治疗，支架被放置在严重梗阻但肿瘤有可能被切除的患者身上。因此，放置支架是为了暂时解除梗阻症状并为手术做准备，其后不久便接受明确的手术切除。在以姑息性治疗为目的的Ⅳ期不可切除直肠癌患者中，通常因为第一个适应证使用支架。

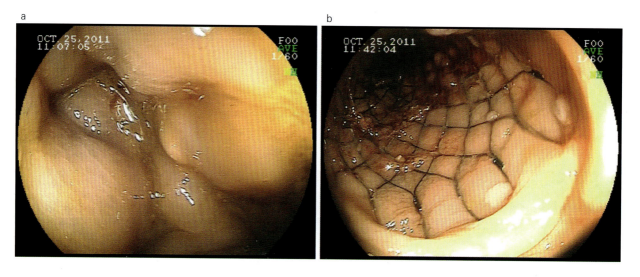

图16.2 腔内自膨胀金属支架在梗阻部位的应用。(a) 植入支架前内镜下梗阻部位病变。(b) 植入支架后梗阻部位缓解。支架周围可见与原发病变一致的黏膜异常

日本一项Ⅱ期研究评估了 33 例用支架治疗直肠或乙状结肠不可切除肠梗阻的患者。支架在 82% 的患者中有效。其中一个支架是由于肛门疼痛而取出。本研究所治疗的肿瘤位于肛缘 5cm 以上。未观察到支架移位，然而，平均随访时间仅有 78 天。

在意大利 Fiori 等进行的一项前瞻性研究中，随机纳入 22 例经内镜支架植入或结肠造口术治疗不可切除直肠乙状结肠癌并发肠梗阻的患者。22 例患者均不需要进行紧急手术。在内镜和透视引导下插入和展开自膨胀金属支架。内镜组所有患者均在 24h 内恢复经口进食；结肠造口组除 1 例以外所有患者均于术后第 3 天才恢复经口进食。在随访中支架组 27% 的患者出现腹痛。在结肠镜复查中，发现有 2 例患者在支架处有粪便嵌塞，1 例患者因肿瘤向腔内生长几乎完全梗阻。没有与支架植入相关的支架移位或穿孔的报道。没有患者需要手术。两组患者的平均总生存期没有差异，均为不到 300 天。在这项研究中没有出血并发症，这通常不会通过支架来解决。

关于支架植入的安全性，已报道了支架移位、穿孔、再梗阻和出血等并发症。由 Watt 教授等进行的荟萃分析显示，54 项研究的中位支架移位率为 11%，介于 0~50% 之间。同样，在 50 项研究中，腔内支架植入后的中位穿孔率为 4.5%（介于 0~83% 之间）。然而，这项研究既包括应用永久支架治疗的结肠和直肠梗阻的患者，也包括临时放置支架用于缓解症状和作为手术过渡的患者。3 项研究报道了姑息性治疗病例的结肠再梗阻率，中位数为 12%，介于 1%~92% 之间。出血、疼痛和里急后重罕有报道；然而，再次出现直肠梗阻的患者的具体比例尚不明确。在一项小规模的回顾性研究中，比较了支架在距肛缘 5cm 内的恶性直肠梗阻患者与距离肛缘超过 5cm 的患者中的应用，前者肛门疼痛患者的比例显著升高（62.5% vs 7.1%），甚至其中一部分患者需要使用麻醉止痛剂。

目前缺乏使用腔内支架来缓解Ⅳ期原发直肠癌梗阻症状的大规模研究。有一些数据表明腔内支架植入相对安全。低位直肠的梗阻应用腔内支架时存在一些潜在问题。支架在此位置上可引起肛门疼痛和里急后重，应该谨慎使用。

不可切除的无症状患者

当目标是姑息性治疗时，切除直肠原发病灶的主要理由是处理因肿瘤存在而引起的并发症。同样，对于无症状的患者，切除原发病灶的根本原因也是预防这些并发症。

目前还没有随机的前瞻性数据来比较原发直肠癌切除术和化疗对无症状但不可切除的Ⅳ期直肠癌患者的疗效。由于累积性较差，两次随机对照试验均关闭。有几项回顾性分析将结肠癌和直肠癌结合在一起，其中一些分析表明，接受原发灶姑息性切除的患者生存获益。Tebbutt 等发现，原发灶切除的结直肠癌Ⅳ期患者与初始化疗的患者肠梗阻的发生率相似（两组各占 14%）。切除组的中位生存期为 14 个月，而化疗组的中位生存期为 8.2 个月。然而，主要的局限性是 80% 的患者接受了 5-Fu 为基础的化疗，而不是应用以奥沙利铂或伊立替康为基础联合抗血管生成药物（如贝伐单抗）的新方案。

Watanabe 等在一项回顾性研究中报道了他们在不可切除Ⅳ期结直肠癌中治疗原发肿瘤的经验。158 例无症状原发患者接受化疗（112 例）或手术切除（46 例）。手术切除的决定因素是内镜医生无法使结肠镜通过原发肿瘤部位的肠腔。手术组术后并发症发生率为 17%。两组患者中位生存期无差异（切除组 24 个月，化疗组 18 个月，P=0.79）。

此外，最近对两项大型随机研究的回顾性分析表明，原发灶切除对结肠癌Ⅳ期患者具有生存优势。然而，在这两项研究中，原发肿瘤切除都是在研究随机分组之前进行的，这表明接受和不接受原发肿瘤切除的患者存在选择偏倚。这一提示反映在这两篇文章中，非切除组直肠癌患者（比结肠癌患者）的比例高于切除组。

在另一项回顾性分析中，在无症状Ⅳ期结直肠癌患者中，切除组和未切除组的中位生存期相比无明显优势。未切除组有 9% 的患者因梗阻需要进行手术治疗，而切除组有 30% 出现围术期并发症。研究者的结论是，无症状Ⅳ期肿瘤的择期原发灶切除并不具有优势，这些患者应坚持早期化疗的非手术治疗。

最近，Poultsides 等通过单中心回顾性分析中探索接受前期化疗患者的原发灶相关并发症发生率。本研究的患者接受奥沙利铂为基础的化疗（60%）、伊立替康为基础的化疗（40%）及贝伐单抗治疗（48%）。在 233 例无症状的同时性Ⅳ期结直肠癌患者中，89% 的患者未出现原发灶相关并发症。233 例患者中有 11 例出现梗阻，有 5 例出现穿孔。整个队列中有 7% 的患者接受了手术治疗：8 例切除术、1 例短路手术和 7 例造口手术。值得注意的是，这项研究包括结肠癌和直肠癌；本研究中 34% 为直肠癌。最后，本研究中 20% 的患者开始化疗后中位 8 个月内进行了原发灶和转移灶的择期根治术。

对于那些出现不可切除的转移性病灶和无症状的原发直肠癌的患者，一个合理的治疗方法是预先进行全身化疗。在这个患者群体中，原发灶症状发展的可能性很低，即使症状加重，原发病灶仍然可以治疗。很少有高级别的证据支持预先切除原发肿瘤有明确的生存获益。此外，如果发生术后并发症，无症状原发直肠癌的初始手术治疗有可能延迟全身化疗。早期的全身化疗也有可能使肿瘤降期，使原发灶和转移灶均可切除——达到潜在治愈可能。

结论

尽管从历史上看，Ⅳ期直肠癌患者总体生存率较低，但现今以 5-Fu 为基础的化疗改善了部分患者的预后。即使是在有转移的情况下，有些病例也可以通过外科手术切除以达到治愈目的。Ⅳ期直肠癌患者的治疗方法取决于是否所有病灶都可以切除，以及患病最初是否有临床症状。评估为病灶可切除的患者应通过多学科治疗模式达到治愈目的。虽然这种治疗的顺序存在争议，但这些患者的治疗应该结合化疗及包括原发灶和转移灶在内的所有病灶部位的完整手术切除。对于初始病灶不可切除的患者，也有降低分期并转化为可切除的可能。因此，这些患者并不一定要立即归入姑息性治疗的范畴。最后，在原发灶出现症状的患者中，存在一些缓解这些症状的治疗选择，包括切除、转流、盆腔放疗及腔内支架植入。治疗策略应基于个体化及肿瘤生物学行为来制定；而且，只有在由外科医生、肿瘤科专家及放疗科专家组成的多学科医疗团队审慎考虑后，才能做出治疗决定。

参考文献

[1] Howlader N, Noone AM, Krapcho M, Garshell J, Miller D, Altekrus SF, et al. SEER cancer statistics review, 1975–2011. Bethesda,

MD: National Cancer Institute; 2014. [Updated April 2014; cited 2014]. Available from: http://seer.cancer.gov/csr/1975_2011/.

[2] Bengtsson G, Carlsson G, Hafstrom L, Jonsson PE. Natural history of patients with untreated liver metastases from colorectal cancer. Am J Surg. 1981;141(5):586–589.

[3] AJCC. In: Greene FL, Trotti A, Fritz AG, Compton CC, Byrd DR, Edge SB, editors. Cancer staging handbook. 7th ed. American Joint Committee on Cancer: Chicago, IL; 2010.

[4] van Gestel YR, de Hingh IH, van Herk–Sukel MP, van Erning FN, Beerepoot LV, Wijsman JH, et al. Patterns of metachronous metastases after curative treatment of colorectal cancer. Cancer Epidemiol. 2014;38(4):448–454.

[5] van Gijn W, Marijnen CA, Nagtegaal ID, Kranenbarg EM, Putter H, Wiggers T, et al. Preoperative radiotherapy combined with total mesorectal excision for resectable rectal cancer: 12–year follow–up of the multicentre, randomised controlled TME trial. Lancet Oncol. 2011;12(6):575–582.

[6] Swedish Rectal Cancer Trial. Improved survival with preoperative radiotherapy in resectable rectal cancer. N Engl J Med. 1997;336(14):980–987.

[7] Sauer R, Becker H, Hohenberger W, Rodel C, Wittekind C, Fietkau R, et al. Preoperative versus postoperative chemoradiotherapy for rectal cancer. N Engl J Med. 2004;351(17):1731–1740.

[8] Sauer R, Liersch T, Merkel S, Fietkau R, Hohenberger W, Hess C, et al. Preoperative versus postoperative chemoradiotherapy for locally advanced rectal cancer: results of the German CAO/ARO/AIO–94 randomized phase III trial after a median follow–up of 11 years. J Clin Oncol. 2012;30(16):1926–1933.

[9] Martling A, Holm T, Johansson H, Rutqvist LE, Cedermark B, Stockholm Colorectal Cancer Study G. The Stockholm II trial on preoperative radiotherapy in rectal carcinoma: long–term follow–up of a population–based study. Cancer. 2001;92(4):896–902.

[10] Roh MS, Colangelo LH, O'Connell MJ, Yothers G, Deutsch M, Allegra CJ, et al. Preoperative multimodality therapy improves disease–free survival in patients with carcinoma of the rectum: NSABP R–03. J Clin Oncol. 2009;27(31):5124–5130.

[11] Choti MA, Sitzmann JV, Tiburi MF, Sumetchotimetha W, Rangsin R, Schulick RD, et al. Trends in long–term survival following liver resection for hepatic colorectal metastases. Ann Surg. 2002;235(6):759–766.

[12] Fong Y, Fortner J, Sun R, Brennan MF, Blumgart L. Clinical score for predicting recurrence after hepatic resection for metastatic colorectal cancer: analysis of 1001 consecutive cases. Ann Surg. 1999;230(3):230–309.

[13] Manfredi S, Lepage C, Hatem C, Coatmeur O, Faivre J, Bouvier AM. Epidemiology and management of liver metastases from colorectal cancer. Ann Surg. 2006;244(2):254–259.

[14] Headrick JR, Miller DL, Nagorney DM, Allen MS, Deschamps C, Trastek VF, et al. Surgical treatment of hepatic and pulmonary metastases from colon cancer. Ann Thorac Surg. 2001;71(3):975–979. discussion 9–80.

[15] Marin C, Robles R, Lopez Conesa A, Torres J, Flores DP, Parrilla P. Outcome of strict patient selection for surgical treatment of hepatic and pulmonary metastases from colorectal cancer. Dis Colon Rectum. 2013;56(1):43–50.

[16] Pawlik TM, Schulick RD, Choti MA. Expanding criteria for resectability of colorectal liver metastases. Oncologist. 2008;13(1):51–64.

[17] Charnsangavej C, Clary B, Fong Y, Grothey A, Pawlik TM, Choti MA. Selection of patients for resection of hepatic colorectal metastases: expert consensus statement. Ann Surg Oncol. 2006;13(10):1261–1268.

[18] Onaitis MW, Petersen RP, Haney JC, Saltz L, Park B, Flores R, et al. Prognostic factors for recurrence after pulmonary resection of colorectal cancer metastases. Ann Thorac Surg. 2009;87(6):1684–1688.

[19] National Comprehensive Cancer Network. National comprehensive cancer network clinical practice guidelines in oncology: rectal cancer. 2014. [Updated 8/20/2014; cited 2014]. Version 1.2015: Available from: http://www.nccn.org/professionals/physician_gls/pdf/rectal.pdf.

[20] de Gramont A, Figer A, Seymour M, Homerin M, Hmissi A, Cassidy J, et al. Leucovorin and fluorouracil with or without oxaliplatin as first–line treatment in advanced colorectal cancer. J Clin Oncol. 2000;18(16):2938–2947.

[21] Douillard JY, Cunningham D, Roth AD, Navarro M, James RD, Karasek P, et al. Irinotecan combined with fluorouracil compared with fluorouracil alone as first–line treatment for metastatic colorectal cancer: a multicentre randomised trial. Lancet. 2000;355(9209):1041–1047.

[22] Hurwitz H, Fehrenbacher L, Novotny W, Cartwright T, Hainsworth J, Heim W, et al. Bevacizumab plus irinotecan, fluorouracil, and leucovorin for metastatic colorectal cancer. N Engl J Med. 2004;350(23):2335–2342.

[23] Reddy SK, Morse MA, Hurwitz HI, Bendell JC, Gan TJ, Hill SE, et al. Addition of bevacizumab to irinotecan–and oxaliplatin–based preoperative chemotherapy regimens does not increase morbidity after resection of colorectal liver metastases. J Am Coll Surg. 2008;206(1):96–106.

[24] Ye LC, Liu TS, Ren L, Wei Y, Zhu DX, Zai SY, et al. Randomized controlled trial of cetuximab plus chemotherapy for patients with KRAS wild–type unresectable colorectal liver–limited metastases. J Clin Oncol. 2013;31(16):1931–1938.

[25] Eisenhauer EA, Therasse P, Bogaerts J, Schwartz LH, Sargent D, Ford R, et al. New response evaluation criteria in solid tumours: revised RECIST guideline (version 1.1). Eur J Cancer. 2009;45(2):228–247.

[26] Reissfelder C, Brand K, Sobiegalla J, Rahbari NN, Bork U, Schirmacher P, et al. Chemotherapy–associated liver injury and its

influence on outcome after resection of colorectal liver metastases. Surgery. 2014;155(2):245–254.

[27] Nordlinger B, Sorbye H, Glimelius B, Poston GJ, Schlag PM, Rougier P, et al. Perioperative FOLFOX4 chemotherapy and surgery versus surgery alone for resectable liver metastases from colorectal cancer (EORTC 40983): long–term results of a randomised, controlled, phase 3 trial. Lancet Oncol. 2013;14(12):1208–1215.

[28] de Jong MC, van Dam RM, Maas M, Bemelmans MH, Olde Damink SW, Beets GL, et al. The liver–first approach for synchronous colorectal liver metastasis: a 5–year single–centre experience. HPB. 2011;13(10):745–752.

[29] de Rosa A, Gomez D, Hossaini S, Duke K, Fenwick SW, Brooks A, et al. Stage IV colorectal cancer: outcomes following the liver–first approach. J Surg Oncol. 2013;108(7):444–449.

[30] Brouquet A, Mortenson MM, Vauthey JN, Rodriguez–Bigas MA, Overman MJ, Chang GJ, et al. Surgical strategies for synchronous colorectal liver metastases in 156 consecutive patients: classic, combined or reverse strategy? J Am Coll Surg. 2010;210(6):934–941.

[31] Mentha G, Roth AD, Terraz S, Giostra E, Gervaz P, Andres A, et al. 'liver first' approach in the treatment of colorectal cancer with synchronous liver metastases. Dig Surg. 2008;25(6):430–435.

[32] Verhoef C, van der Pool AE, Nuyttens JJ, Planting AS, Eggermont AM, de Wilt JH. The "liver–first approach" for patients with locally advanced rectal cancer and synchronous liver metastases. Dis Colon Rectum. 2009;52(1):23–30.

[33] Ayez N, Burger JW, van der Pool AE, Eggermont AM, Grunhagen DJ, de Wilt JH, et al. Long–term results of the "liver first" approach in patients with locally advanced rectal cancer and synchronous liver metastases. Dis Colon Rectum. 2013;56(3):281–287.

[34] Buchs NC, Ris F, Majno PE, Andres A, Cacheux W, Gervaz P, et al. Rectal outcomes after a liver–first treatment of patients with stage IV rectal cancer. Ann Surg Oncol. 2014;22(3):931–937.

[35] Boostrom SY, Vassiliki LT, Nagorney DM, Wolff BG, Chua HK, Harmsen S, et al. Synchronous rectal and hepatic resection of rectal metastatic disease. J Gastrointest Surg. 2011;15(9):1583–1588.

[36] Reddy SK, Pawlik TM, Zorzi D, Gleisner AL, Ribero D, Assumpcao L, et al. Simultaneous resections of colorectal cancer and synchronous liver metastases: a multi–institutional analysis. Ann Surg Oncol. 2007;14(12):3481–3491.

[37] Worni M, Mantyh CR, Akushevich I, Pietrobon R, Clary BM. Is there a role for simultaneous hepatic and colorectal resections? A contemporary view from NSQIP. J Gastrointest Surg. 2012;16(11):2074–2085.

[38] Butte JM, Gonen M, Ding P, Goodman KA, Allen PJ, Nash GM, et al. Patterns of failure in patients with early onset (synchronous) resectable liver metastases from rectal cancer. Cancer. 2012;118(21):5414–5423.

[39] Hoffmann M, Phillips C, Oevermann E, Killaitis C, Roblick UJ, Hildebrand P, et al. Multivisceral and standard resections in colorectal cancer. Langenbeck's Arch Surg. 2012;397(1):75–84.

[40] Chang CY, Kim HC, Park YS, Park JO, Choi DH, Park HC, et al. The effect of postoperative pelvic irradiation after complete resection of metastatic rectal cancer. J Surg Oncol. 2012;105(3):244–248.

[41] Kim JW, Kim YB, Kim NK, Min BS, Shin SJ, Ahn JB, et al. The role of adjuvant pelvic radiotherapy in rectal cancer with synchronous liver metastasis: a retrospective study. Radiat Oncol. 2010;5:75.

[42] Taylor FG, Quirke P, Heald RJ, Moran BJ, Blomqvist L, Swift IR, et al. Preoperative magnetic resonance imaging assessment of circumferential resection margin predicts disease–free survival and local recurrence: 5–year follow–up results of the MERCURY study. J Clin Oncol. 2014;32(1):34–43.

[43] Al–Sukhni E, Milot L, Fruitman M, Beyene J, Victor JC, Schmocker S, et al. Diagnostic accuracy of MRI for assessment of T category, lymph node metastases, and circumferential resection margin involvement in patients with rectal cancer: a systematic review and meta–analysis. Ann Surg Oncol. 2012;19(7):2212–2223.

[44] Pozzo C, Basso M, Cassano A, Quirino M, Schinzari G, Trigila N, et al. Neoadjuvant treatment of unresectable liver disease with irinotecan and 5–fluorouracil plus folinic acid in colorectal cancer patients. Ann Oncol. 2004;15(6):933–939.

[45] Adam R, Delvart V, Pascal G, Valeanu A, Castaing D, Azoulay D, et al. Rescue surgery for unresectable colorectal liver metastases downstaged by chemotherapy: a model to predict long–term survival. Ann Surg. 2004;240(4):644–658.

[46] Tyc–Szczepaniak D, Wyrwicz L, Kepka L, Michalski W, Olszyna–Serementa M, Palucki J, et al. Palliative radiotherapy and chemotherapy instead of surgery in symptomatic rectal cancer with synchronous unresectable metastases: a phase II study. Ann Oncol. 2013;24(11):2829–2834.

[47] Inaba Y, Arai Y, Yamaura H, Sato Y, Kato M, Saito H, et al. Phase II clinical study on stent therapy for unresectable malignant colorectal obstruction (JIVROSG–0206). Am J Clin Oncol. 2012;35(1):73–76.

[48] Fiori E, Lamazza A, De Cesare A, Bononi M, Volpino P, Schillaci A, et al. Palliative management of malignant rectosigmoidal obstruction. Colostomy vs endoscopic stenting. A randomized prospective trial. Anticancer Res. 2004;24(1):265–268.

[49] Fiori E, Lamazza A, Schillaci A, Femia S, Demasi E, Decesare A, et al. Palliative management for patients with subacute obstruction and stage IV unresectable rectosigmoid cancer: colostomy versus endoscopic stenting: final results of a prospective randomized trial. Am J Surg. 2012;204(3):321–326.

[50] Watt AM, Faragher IG, Griffin TT, Rieger NA, Maddern GJ. Self–expanding metallic stents for relieving malignant colorectal

obstruction: a systematic review. Ann Surg. 2007;246(1):24–30.

[51] Song HY, Kim JH, Kim KR, Shin JH, Kim HC, Yu CS, et al. Malignant rectal obstruction within 5 cm of the anal verge: is there a role for expandable metallic stent placement? Gastrointest Endosc. 2008;68(4):713–720.

[52] Cirocchi R, Trastulli S, Abraha I, Vettoretto N, Boselli C, Montedori A, et al. Non-resection versus resection for an asymptomatic primary tumour in patients with unresectable stage IV colorectal cancer. Cochrane Database Syst Rev. 2012;8:CD008997.

[53] Tebbutt NC, Norman AR, Cunningham D, Hill ME, Tait D, Oates J, et al. Intestinal complications after chemotherapy for patients with unresected primary colorectal cancer and synchronous metastases. Gut. 2003;52(4):568–573.

[54] Watanabe A, Yamazaki K, Kinugasa Y, Tsukamoto S, Yamaguchi T, Shiomi A, et al. Influence of primary tumor resection on survival in asymptomatic patients with incurable stage IV colorectal cancer. Int J Clin Oncol. 2014;19(6):1037–1042.

[55] Ferrand F, Malka D, Bourredjem A, Allonier C, Bouche O, Louafi S, et al. Impact of primary tumour resection on survival of patients with colorectal cancer and synchronous metastases treated by chemotherapy: results from the multicenter, randomised trial federation francophone de Cancerologie digestive 9601. Eur J Cancer. 2013;49(1):90–97.

[56] Venderbosch S, de Wilt JH, Teerenstra S, Loosveld OJ, van Bochove A, Sinnige HA, et al. Prognostic value of resection of primary tumor in patients with stage IV colorectal cancer: retrospective analysis of two randomized studies and a review of the literature. Ann Surg Oncol. 2011;18(12):3252–3260.

[57] Benoist S, Pautrat K, Mitry E, Rougier P, Penna C, Nordlinger B. Treatment strategy for patients with colorectal cancer and synchronous irresectable liver metastases. Br J Surg. 2005;92(9):1155–1160.

[58] Poultsides GA, Servais EL, Saltz LB, Patil S, Kemeny NE, Guillem JG, et al. Outcome of primary tumor in patients with synchronous stage IV colorectal cancer receiving combination chemotherapy without surgery as initial treatment. J Clin Oncol. 2009;27(20):3379–3384.

第十七章　新辅助治疗反应与肿瘤退缩分级的组织病理学评估

Dipen Maru

引言

局部进展期直肠腺癌（cT2–T4 和 / 或 cN+）的治疗包括术前放化疗，需要氟尿嘧啶类（5–Fu 或卡培他滨）化疗联合针对直肠壁瘤床、局部淋巴结和软组织的放疗（45Gy）。随后的全直肠系膜切除术证实术前治疗有助于降低肿瘤分期，提高保肛率和确保手术切缘阴性。此外，对于可手术的直肠癌患者，新辅助治疗可改善术后疾病特异性生存率和总生存率。新辅助治疗反应的组织病理学参数是预测直肠腺癌患者肿瘤生物学和疾病特异性远期预后的主要因素，也是评估新辅助治疗方案的有效终点。组织病理反应与临床相关且事关患者治疗，要求病理医生精通直肠切除标本的大体检查和显微镜下检查，并在病理报告中报告必要的病理数据。

大体检查与取材

对新鲜状态和固定后直肠切除标本进行系统详细检查，是评价新辅助治疗反应的可靠、可重复及高质量组织病理学信息的基础。

新鲜状态下的大体检查

新鲜状态下容易识别重要的解剖标志，如直肠系膜筋膜和直肠系膜完整性（图 17.1），识别高位血管或肠系膜下动脉淋巴结，附带器官（阴道壁、精囊、骨等），远端，近端，环周和其他切缘，测量样本尺寸，以及肿瘤到切缘的距离。要对标本的完整性进行评估，识别手术导致的直肠系膜缺损，评估手

D. Maru (✉)

Pathology and Laboratory Medicine, The University of Texas MD Anderson Cancer Center, Houston, TX 77030, USA

e–mail: dmaru@mdanderson.org

© Springer International Publishing AG 2018

G.J. Chang (ed.), *Rectal Cancer*, DOI 10.1007/978–3–319–16384–0_17

术切除的解剖平面，然后在新鲜状态下进行染墨并打开肠壁，在新鲜非牵拉状态下测量远端和近端切缘与肿瘤的距离。任何破坏了直肠系膜完整性的缺损和超出直肠系膜平面的肿瘤侵犯均应记录，以供随后的多学科回顾和质控。福尔马林固定导致直肠壁收缩，会缩短黏膜切缘到肿瘤的实际距离。外科医生和病理医生/医助之间的有效沟通有助于提高大体检查的质量。理想情况下，病理医生在取材台对标本进行大体检查时，需实施手术的外科医生帮助确定标本的方向，识别关键的解剖标志和标本特有的问题，如可能受累的切缘。病理医生联合外科医生，有助于对远端和其他切缘进行最佳评估，且有助于选取需进行术中冰冻切片病理评估的切缘。

固定后标本的大体检查

福尔马林固定后瘤床形态和肿瘤边界较清晰，且肿瘤及周围组织容易切割，不易产生破裂或组织卷曲。应在固定后评估肿瘤大小，评估有无其他病变及大小，以及非肿瘤性结肠、直肠壁及邻近器官状态。

取材供显微镜下检查

建议将瘤床或瘢痕区全部取材以供显微镜下检查。对于肉眼明显可见的肿瘤，应将大部分肉眼可见的肿瘤进行取材并进行显微镜下检查。有多种取材方法可用于评估残余肿瘤状态，以及肿瘤与环周切缘和其他切缘的距离。

多数病理科都遵循的大体检查方法，包括在新鲜状态下对标本进行墨汁染色、检查、剪开，然后进行固定和固定后取材。通过纵向或横向切开肿瘤和邻近的非肿瘤性直肠并进行取材，包括肿瘤、直肠壁、直肠系膜和附着器官。肿瘤被连续切割成多个组织片，每个组织片又被分割成多个组织块，成为大

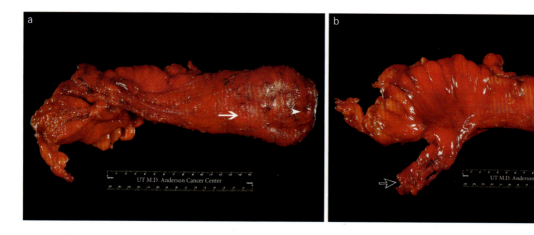

图17.1　大体照片显示全直肠系膜切除术（Total Mesorectal Excision, TME）与低位前切除标本。（a）为标本后面观，直肠系膜体积较大（箭头所指），外表光滑，表面有小缺损（箭尖所指），显示 TME 良好。（b）显示标本的前面（箭头所指）和最高位血管蒂（黑箭头所指）

小适合的石蜡块。每一块都被切成 5μm 厚的切片并行 H&E 染色。此取材方法可探及瘤床中不连续的肿瘤细胞灶，从而更合理地进行肿瘤病理分期。此外，这种方法有助于在显微镜下准确测量肿瘤与环周切缘或附着器官切缘的距离，以及肿瘤周围淋巴结的状况。由于取材的厚度间隔小于 5mm，因此比厚度间隔超过 5mm 的取材方法能更多地取到肿瘤组织。

远端切缘的取材方法取决于肿瘤 / 瘤床与远端切缘的距离。当肿瘤 / 瘤床与远端切缘的距离 ≤ 2cm 时，应垂直于切缘取材，以便在显微镜下测量肿瘤细胞及无细胞黏液与远端切缘的精确距离。对于远端切缘距肿瘤较远者，可平行于切缘剪取离肿瘤 / 瘢痕最近的部分，以及刮取最外侧部分代表环周切缘。最高位血管断端和近端结肠切缘应分别刮取最外侧作为环周切缘分别提交。

新辅助化疗后直肠癌切除标本的病理评估，最主要的挑战是能否找到足够数量的淋巴结。除 Bouin 固定液可以提高淋巴结的检出数量外，尚无其他办法可分解直肠系膜和软组织来提高淋巴结检出量。放疗容易破坏淋巴结的圆形外观和原有质地，因此对触摸和观察到的质硬结节均应取材。任何大体检查呈阳性的淋巴结应全部取材，因为这些淋巴结可能仅显示对治疗的反应和仅有无肿瘤细胞黏液。由于具有独立的预后价值，应事先确定肠系膜下动脉淋巴结并单独取材。同样重要的是确保对术前 CT 怀疑阳性的淋巴结进行取材和显微镜检查。病理医生对术前 CT 的回顾有助于寻找和判断特定的阳性淋巴结。

与其他结直肠切除标本一样，要对息肉、溃疡、憩室，以及非肿瘤性的直肠进行随机常规取材及切片。表 17.1 列出了直肠切除标本的大体 / 肉眼描述中应包括的基本内容。

最初由 Quirke 等提出的另一种取材方法，将肿瘤、直肠系膜及其他软组织整体固定、包埋。肿瘤被连续横切为 5 ~ 10mm 厚的组织片。肿瘤横向扩散最大的组织片被命名为"原始组织片"，按解剖方位分割成多个石蜡块。从每个石蜡块中切取 5μm 厚的切片并进行 H&E 染色。其余的包含肿瘤和直肠系膜的组织厚片，整体处理并进行石蜡包埋，用大切片机进行 10μm 切片，H&E 染色。这种方法的优点是能够准确测量肿瘤最深处到环周切缘的距离，测量肿瘤向肌层外的浸润范围，并将肿瘤残存范围与术前影像学检查结果相对应。其局限性是病理医生要针对这些标本大体检查和取材进行培训，大切片对病

表 17.1　病理报告中要求的大体检查特征

标本类型	低前切除，腹会阴切除，局部复发肿瘤切除
标本尺寸	长度 × 直径（cm）
肿瘤位置 / 中心	直乙交界，上 / 中 / 下段直肠，前 / 后 / 侧壁
肿瘤	长度 × 宽度（cm）
肿瘤外形	溃疡，外生，环周，无明确肿瘤；仅瘢痕或溃疡
肿瘤距切缘的距离	近端，远端，环周切缘，其他软组织，附着器官切缘
肿瘤大体浸润深度	固有肌层，肌周软组织，浸润浆膜 / 环周切缘，侵入附着器官
其他病变及其与原发肿瘤和切缘的距离	息肉，溃疡，憩室
大体阳性淋巴结或软组织内肿瘤沉积灶	与原发肿瘤、环周切缘、血管蒂切缘的距离
最高位血管蒂	淋巴结受累可能的切缘
肠系膜下动脉淋巴结	淋巴结受累
取材块编号	肿瘤，切缘，淋巴结，其他病变

理科的技术提出更高要求，与其他方法相比，对肿瘤中心 / 瘤床区取样较少，由于组织块较厚，更多的组织保留在 FFPE 块中而未进行显微镜下评估。

新辅助治疗反应的组织病理学评价及病理参数

理想的组织病理学检查应包括结直肠腺癌切除标本中所有组织病理学参数，包括肿瘤灶病理分期、淋巴结分期、远处转移、有（无）淋巴管侵犯和神经侵犯，以及肿瘤到切缘的距离。此外，以肿瘤细胞减少为特征的肿瘤组织学退行性变和由纤维化替代形成的瘤床，有无坏死、肉芽组织和炎症，是病理报告中需要报告的基本参数。

肿瘤病理分期 (ypT)

多项研究表明，肿瘤分期降低（ypT < cT）是淋巴结（-/+）性直肠癌无病生存的独立预后因素。病理 T 分期根据肿瘤在直肠壁和 / 或附着器官的浸润深度决定。与未进行新辅助治疗的标本相比，唯一的区别是需要在直肠壁某层或邻近器官中找到肿瘤细胞，以确定合适的 ypT 分期。无细胞黏液、坏死和纤维化不被认为是 ypT 肿瘤的组织学证据。放疗引起的损伤还包括肠壁变薄、破坏黏膜下层和固有肌层，这可能导致将 ypT3 低估为 ypT1 或 ypT2。

淋巴结病理分期（ypN）

淋巴结病理分期是根据肿瘤累及的淋巴结数目而定，与未经新辅助治疗的标本相似。淋巴结中找到肿瘤细胞，可判定为阳性淋巴结。术前辅助治疗带来的继发改变，如坏死、纤维化、钙化和无细胞黏液，均应记录。当术前影像学报告为阳性的淋巴结（cN+）时有助于作为佐证。如果阳性淋巴结出现在高位血管根部边缘（R1 切除），或由手术医生单独送检（如肠系膜下动脉淋巴结），具有独立的重要意义。

肿瘤退缩的组织病理学

目前认为肿瘤退缩或病理缓解是评估直肠腺癌新辅助治疗和肿瘤生物学疗效的一个很好的指标。新辅助放化疗后，肿瘤的大体表现可以是一个外生性肿块，或者是无肉眼可见肿瘤的溃疡，或者是仅有黏膜不规则的愈合良好的瘢痕。随着放疗效果的提高，有明显肿块的直肠标本越来越少，大多数标本仅显示溃疡或纤维化瘢痕。基于大体检查的新辅助治疗反应分级系统由于特征不明确，因此重复性低。显微镜下显示新辅助放化疗后继发的改变为肿瘤细胞减少和肉芽组织替代、纤维化、单核细胞为主的炎症、坏死、钙化和辐射诱导的血管变化，如血管内膜增厚和中层平滑肌增生。组织病理学反应在显微镜下通过半定量或定量评估直肠壁和周围软组织内纤维化与残余肿瘤的负荷来分级。

多个组织病理学退缩评估系统（表 17.2）在预测局部进展期直肠癌患者的疾病特异性生存方面，

表 17.2　组织病理学退缩评估系统

肿瘤退缩分级 (TRG), Ryan 等	AJCC 7th™ 版 (TRG) 系统	Mandard 五级系统	改良的 Mandard 三级系统	Dowrak/Rodel 五级系统	Dowrak/Rodel 三级系统	MSKCC 系统	UTMDACC 系统
无肿瘤细胞 (1)	无残留肿瘤细胞 (0)	直肠壁无组织学可识别的肿瘤细胞	直肠壁无组织学可识别的肿瘤细胞	无退缩	完全退缩	100% 肿瘤反应	完全病理缓解
单个肿瘤细胞或小灶肿瘤细胞 (2)	单个肿瘤细胞或小灶肿瘤细胞 (1)	少量肿瘤细胞, 分散存在于纤维化成分中	少量肿瘤细胞, 分散存在于纤维化成分中	肿瘤包块明显, 明显纤维化和/或血管病变	纤维化占肿瘤包块的 25%～99%	86%～99% 肿瘤反应	近乎完全病理缓解
纤维化显著多于残留癌 (3)	纤维化显著多于残留肿瘤 (2)	肿瘤细胞数量增加, 但以纤维化为主	肿瘤细胞数量增加, 但纤维化可以从占优直至缺乏反应性改变	纤维化明显, 伴少量肿瘤细胞 (易发现)	纤维化占肿瘤包块含量 < 25%	< 85% 肿瘤反应	明显缓解
肿瘤成分多于纤维化 (4)	肿瘤细胞少量死亡或无死亡 (3)	残留癌超过纤维化		纤维组织中残留极少量癌细胞 (难以发现)			轻微缓解
大量肿瘤残存, 未见纤维化 (5)		无退缩		没有肿瘤细胞, 只有纤维化包块 (完全退缩或反应)			
5级系统 κ=0.64 3级系统 κ=0.84 (TRG2+3=TRG2, TRG4+5=TRG3)		κ=0.84	κ=0.89 $P < 0.001$				R2=0.77 κ=0.72

显示出临床相关性。

完全病理缓解的定义在所有组织病理学退缩评估系统中是一致的。在之前的大多数研究中，约20%的患者达到完全病理缓解（图17.2），其特征是直肠壁和直肠周围软组织中没有肿瘤细胞残留。这些完全病理缓解的患者，其5年无病生存率高达95%以上，因此在确认直肠切除标本是否为完全病理缓解之前，必须大量取材并进行细致的组织病理学评估。残余肿瘤细胞出现在淋巴结中或周围软组织内，而直肠壁没有肿瘤细胞（ypT0N1），也被大多数分级系统归类为完全缓解。由于该组病例数很少，ypT0N1能否作为独立预后因子尚无定论。

Dhadda等阐明与Mandard 5级系统相比，Mandard 3级系统在预测无病生存率方面具有相似的预后相关性。Dowrak等的简化3级系统也是一个很好的预后模型，预测无病生存率与Dowrak/Rodel等的5级系统相似。

对于AJCC分类的TRG1及其他分级系统中的等效级别，无病生存率范围为80%～90%。其中AJCC的TRG1为90%，MSKCC系统中86%～99%的病理缓解，以及UTMDACC系统接近完全缓解；

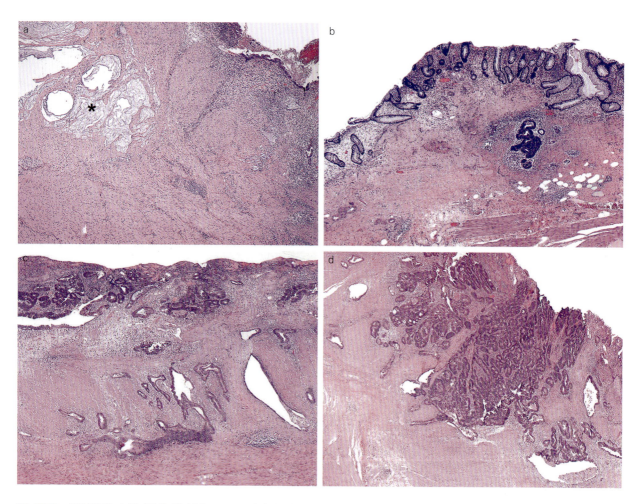

图17.2　新辅助治疗后直肠切除标本，H&E染色切片显示不同级别的组织病理学反应。(a) 显示完全病理缓解，未见肿瘤细胞，黏液内亦无肿瘤细胞。(b) 显示非常好的反应（TRG1或接近完全缓解），在纤维化瘤床上残留单灶肿瘤细胞团。(c) 显示TRG2，纤维灶略多于肿瘤细胞。(d) 显示TRG3，轻微纤维化，肿瘤细胞占优

而 Mandard 和 Dowrak/Rodel 的分级系统中，无病生存率为 80%。

对于 AJCC 分类的 TRG2 或其他系统的等效级别，无病生存率为 68%～77%，应用 Mandard 3 级系统和 MSKCC 系统 < 85% 的生存率最低（68%），而采用 Dowrak 3 级系统的无病生存率最高（77%）。

对于 AJCC 肿瘤退缩 3 级和其他系统中的等效级别，无病生存率为 47%～68%。Dowrak/Rodel 评估系统显示最低的无病生存率（47%），而其他评估系统的无病生存率为 61%～73%。

病理观察者之间的差异性评估显示，采用 Mandard 系统两位独立评估者的结果有很强的线性相关性（$R^2=0.77$），在使用 UTMDACC 系统进行评估时，一致性中等（$\kappa=0.72$）。在 Dowrak/Rodel、MSKCC 和 UTMDACC 系统中，均采用定量方法进行分级。这些方法需要额外估算每个玻片的肿瘤细胞和/或纤维化百分比，然后是瘤床所有玻片的百分比之和。在大多数分类系统中，病理学评估是由对胃肠道或直肠病理学有特殊兴趣或专长的病理医生进行的，可重复性较高。然而，关于普通外科病理医生评估数据的可重复性并没有很好的报道，有可能对于肿瘤细胞残留率较高时评估的可重复性较差，尤其是在评估反应较差的直肠癌对新辅助放化疗反应时应考虑这一点。再现性差的主要原因是组织学变化经常是斑片状的，在黏膜和黏膜下层较明显，其次是肌周软组织，而在固有肌层最不明显。在直肠癌切除标本中，大量取材并评估瘤床各部分的反应，然后综合瘤床上所有玻片的测量结果，是评估病理反应或组织病理学退缩的最佳方法。

参考文献

[1] van Gijn W, Marijnen CA, Nagtegaal ID, Kranenbarg EM, Putter H, Wiggers T, et al. Preoperative radiotherapy combined with total mesorectal excision for resectable rectal cancer: 12-year follow-up of the multicentre, randomised controlled TME trial. Lancet Oncol. 2011;12(6):575-582.

[2] Bosset JF, Collette L, Calais G, Mineur L, Maingon P, Radosevic-Jelic L, et al. Chemotherapy with preoperative radiotherapy in rectal cancer. N Engl J med. 2006;355(11):1114-1123.

[3] Park IJ, You YN, Agarwal A, Skibber JM, Rodriguez-Bigas MA, Eng C, et al. Neoadjuvant treatment response as an early response indicator for patients with rectal cancer. J Clin Oncol. 2012;30(15):1770-1776.

[4] Quirke P, Steele R, Monson J, Grieve R, Khanna S, Couture J, et al. Effect of the plane of surgery achieved on local recurrence in patients with operable rectal cancer: a prospective study using data from the MRC CR07 and NCIC-CTG CO16 randomised clinical trial. Lancet. 2009;373(9666):821-828.

[5] Huh JW, Kim YJ, Kim HR. Distribution of lymph node metastases is an independent predictor of survival for sigmoid colon and rectal cancer. Ann Surg. 2012;255(1):70-78.

[6] Quirke P, Durdey P, Dixon MF, Williams NS. Local recurrence of rectal adenocarcinoma due to inadequate surgical resection. Histopathological study of lateral tumour spread and surgical excision. Lancet. 1986;2(8514):996-999.

[7] Bouzourene H, Bosman FT, Seelentag W, Matter M, Coucke P. Importance of tumor regression assessment in predicting the outcome in patients with locally advanced rectal carcinoma who are treated with preoperative radiotherapy. Cancer. 2002;94(4):1121-1130.

[8] Mandard AM, Dalibard F, Mandard JC, Marnay J, Henry-Amar M, Petiot JF, et al. Pathologic assessment of tumor regression after preoperative chemoradiotherapy of esophageal carcinoma. Clinicopathologic correlations. Cancer. 1994;73(11):2680-2686.

[9] Dhadda AS, Dickinson P, Zaitoun AM, Gandhi N, Bessell EM. Prognostic importance of Mandard tumour regression grade following pre-operative chemo/radiotherapy for locally advanced rectal cancer. Eur J Cancer. 2011;47(8):1138-1145.

[10] Dworak O, Keilholz L, Hoffmann A. Pathological features of rectal cancer after preoperative radiochemotherapy. Int J Color dis. 1997;12(1):19-23.

[11] Rodel C, Martus P, Papadoupolos T, Fuzesi L, Klimpfinger M, Fietkau R, et al. Prognostic significance of tumor regression after preoperative chemoradiotherapy for rectal cancer. J Clin Oncol. 2005;23(34):8688-8696.

[12] Ryan R, Gibbons D, Hyland JM, Treanor D, White A, Mulcahy HE, et al. Pathological response following long-course

neoadjuvant chemoradiotherapy for locally advanced rectal cancer. Histopathology. 2005;47(2):141–146.

[13] Agarwal A, Chang GJ, Hu CY, Taggart M, Rashid A, Park IJ, et al. Quantified pathologic response assessed as residual tumor burden is a predictor of recurrence–free survival in patients with rectal cancer who undergo resection after neoadjuvant chemoradiotherapy. Cancer. 2013;119(24):4231–4241.

[14] Quah HM, Chou JF, Gonen M, Shia J, Schrag D, Saltz LB, et al. Pathologic stage is most prognostic of disease–free survival in locally advanced rectal cancer patients after preoperative chemoradiation. Cancer. 2008;113(1):57–64.

[15] Maas M, Nelemans PJ, Valentini V, Das P, Rodel C, Kuo LJ, et al. Long–term outcome in patients with a pathological complete response after chemoradiation for rectal cancer: a pooled analysis of individual patient data. Lancet Oncol. 2010;11(9):835–844.

[16] Capirci C, Valentini V, Cionini L, De Paoli A, Rodel C, Glynne–Jones R, et al. Prognostic value of pathologic complete response after neoadjuvant therapy in locally advanced rectal cancer: long–term analysis of 566 ypCR patients. Int J Radiat Oncol Biol Phys. 2008;72(1):99–107.

第十八章　最大化新辅助治疗反应和观察等待

Oliver S. Chow and Julio Garcia-Aguilar

引言

直肠癌综合治疗中新辅助治疗的发展是整体治疗策略的重要基石。通过新辅助治疗，最大化肿瘤退缩使得临床医生可以探索更加减少创伤的治疗方法，例如局部切除和"观察等待"（非手术）策略。由于新辅助治疗后肿瘤退缩的程度与患者的长期肿瘤学预后密切正相关，业界认为优化新辅助治疗方案使得肿瘤尽可能退缩，也许可以改善患者的长期预后。因此，最大化新辅助治疗的疗效被寄予了有望改善直肠癌患者的肿瘤学结局和生活质量。

术前的新辅助治疗是局部进展期直肠癌［临床 II 期 T（3～4）N0M0 和 III 期 任何 TN（1-2）M0］的标准治疗策略。在本章中，作者将主要关注新辅助治疗在局部进展期直肠癌中疗效的最大化。新辅助治疗在更为早期的直肠癌中也有临床研究探索，但其价值仍然存在争议，因此本章中只做简单讨论。

历史背景

在 20 世纪初，William Ernest Miles 医生按照 Halsted 提出的肿瘤外科原则进行腹会阴切除术，这一术式成了直肠癌的根治性手术。但是，利用当时已有的器械和技术，这是一种创伤巨大的术式。在依照 Halsted 原则接受 Miles 手术的前 12 例患者中，手术死亡率为 50%。因此医生们想寻求更为安全的治疗方法。

Memorial Sloan Kettering 癌症中心激光部门的第一任主任 Henry Janeway 医生报道了美国第一例接受镭治疗的直肠癌病例。他使用柔韧的探针将镭送入直肠内照射肿瘤。在 20 世纪 20 年代，笔者所在机构第一任结直肠诊疗部主任 George Binkley 医生报道了采用镭对直肠癌进行外照射和组织内照射。他指出，放射性氡的植入使得一些肿瘤明显退缩，当与手术切除相结合时，肿瘤的局部控制更加理想。因

O.S. Chow · J. Garcia-Aguilar (✉)

Department of Surgery, Memorial Sloan Kettering Cancer Center, New York, NY 10065, USA

e-mail: garciaaj@mskcc.org

© Springer International Publishing AG 2018

G.J. Chang (ed.), *Rectal Cancer*, DOI 10.1007/978-3-319-16384-0_18

此，Binkley 指出放疗应该成为直肠癌的首选治疗方法。

然而，到 20 世纪 20 年代末和 20 世纪 30 年代，人们已经清楚地认识到，除了少数直肠癌患者外，放疗不能达到根治的效果。在此情况下，研究者继续探索放疗和外科手术相结合的治疗模式。1959 年，Stearns、Deddish 和 Quan 3 位医生报道了 1700 多例接受术前放疗的直肠癌患者的治疗结果。这项研究在直肠癌新辅助放疗领域颇具影响力。

在这种背景下，大量的临床研究开展并积累了证据，证明术前放疗能减少直肠癌术后的局部复发。其中 4 项非常重要的研究包括斯德哥尔摩 I / II 研究，瑞典直肠癌研究，英国 MRC2 研究和西北英格兰研究，每项研究均显示局部复发率显著降低。然而，只有瑞典的研究显示术前新辅助放疗可以提高生存率。从 20 世纪 70 至 20 世纪 90 年代，直肠癌放疗领域的进展主要在于外照射放疗。

同一时期，外科手术技术也在改进，提高了通过手术切除达到肿瘤局部控制的能力。全直肠系膜切除术（TME）成了局部进展期直肠癌的手术标准。在 1982 年引入 TME 原则后，Heald 等报道在他们的队列中 5 年局部复发率降至 2.7%，并且在整个 20 世纪 90 年代，其他团队开始报道类似的结果。局部进展期直肠癌的术前放疗和外科技术这两方面同时在进步，至 2000 年前后，成功地将局部复发率从远高于 30% 降至大约 5%。既然 TME 手术能明显降低局部复发率，为了评估在 TME 手术的前提下放疗的潜在价值，荷兰直肠癌研究对比了术前新辅助放疗联合 TME 手术和单纯 TME 手术的治疗结局，证明了术前新辅助放疗可以使 5 年局部复发率进一步降低；但是两组的长期生存率没有显著差异。在最佳的手术技术前提下，该研究的结果对于确认术前新辅助放疗的价值起到了至关重要的作用。

后续的研究期待通过在术前放疗中加入化学增敏剂来进一步降低局部复发率。德国直肠癌研究组将术后放化疗转为术前放化疗，随机对照临床研究显示术前放化疗能进一步降低局部复发率，同时围术期并发症的发生率并不会增加。这一系列的临床研究和我们将在本章中讨论的其他临床研究使得术前新辅助放化疗，随后在 6 ~ 8 周内进行 TME 手术，术后再辅助治疗，这一综合治疗策略成了一个广泛采用的现行标准。总的来说，这些进展非常令人鼓舞。曾经治疗相关并发症发生率和死亡率都很高的直肠癌，通过现在的治疗模式几乎可以完全消除局部复发的风险（图 18.1）。未来几年的研究和临床实践将针对如何进一步降低远处转移的风险，并根据疾病的侵袭性或分子特征为不同的患者群体制定个性化的治疗方案，保留可以使特定患者群体获益的治疗，同时最大限度地减少或消除不会带来额外获益的治疗。

放射增敏剂

如表 18.1 所示，在新辅助治疗中配合新辅助放疗的化学药物在前期临床研究中显示出了放疗增敏的作用。像伊立替康这样在转移性结直肠癌中观察到了疗效的药物也在局部进展期直肠癌的新辅助治疗中显示了其放疗增敏价值。但是，除了氟尿嘧啶，其他药物在新辅助放疗中的增敏价值都没有在前瞻性试验中得到验证。

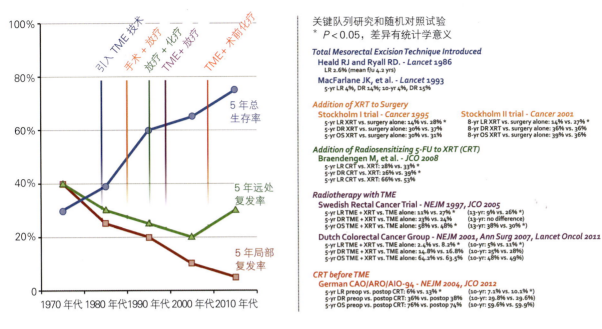

图 18.1 局部进展期直肠癌综合治疗标准方案的历史性发展过程：术前放化疗联合全直肠系膜切除。XRT：放疗；CRT：放化疗；TME：全直肠系膜切除术；LR：局部复发；DR：远处转移；OS：总生存率

表 18.1 作为放射增敏剂或全程新辅助治疗方法考虑和探索的药物

药物	机制	常见的副作用
5-Fu	嘧啶类似物，胸苷酸合成酶（TS）抑制剂	消化道，黏膜炎
亚叶酸（甲酰四氢叶酸）	增强 5-Fu 效应并有助于 TS 抑制	—
伊立替康	拓扑异构酶 I 抑制剂	消化道，白细胞减少症
卡培他滨	5-Fu 的前体药	消化道，黏膜炎
奥沙利铂	基于铂类的药物，DNA 交联	周围神经病变，消化道
西妥昔单抗 / 帕尼单抗	抗 EGFR 单克隆抗体	
（仅用于 KRAS 野生型肿瘤）	皮疹	
贝伐单抗	抗 VEGF 单克隆抗体	伤口愈合受损 [a]

[a]：建议在手术前 6 周停药，因为其半衰期约为 3 周

氟尿嘧啶

5- 氟尿嘧啶（5-Fu）是用于直肠癌放射增敏的主要化疗药物。虽然早期就已经认识到其放疗增敏的潜力，但临床研究最终使人们认识到 5-Fu 的获益与其给药方案密不可分。肿瘤接受射线照射后，5-Fu 需要在血液中持续存在，才能维持肿瘤细胞处于放射敏感的状态。因此，5-Fu 推注这一给药方式迅速被淘汰，5-Fu 225mg/（m² · d）的连续静脉输注（CVI）成为标准的给药方式。

北方中部癌症治疗组（NCCTG）和胃肠肿瘤研究组（GITSG）的几项随机研究对比了术后单纯放疗与术后放疗联合 5-Fu 同期化疗（5-Fu 可以采用静脉推注或持续静脉输注），证实了 5-Fu 联合放疗的总体获益。在这之后，几项临床研究进一步证实了相比于 5-Fu 的静脉推注，持续静脉输注的给药方式会产生更低的血液学毒性和更高的总生存率。欧洲癌症研究和治疗组织（EORTC）协议 22921 临床研究将 1011 例局部进展期直肠癌患者随机分为 4 组：①术前放疗；②术前放疗联合 5-Fu 推注及亚叶酸钙；③术前放疗，术后化疗；④术前放疗联合 5-Fu 推注及亚叶酸钙随后术后化疗，旨在评估术前放疗中加用 5-Fu 化疗的价值，以及术后辅助化疗的价值，与单独术前放疗相比，接受任何形式化疗（术前或术后）的另外 3 组患者的 5 年局部复发率显著降低，但生存率未发生明显改变。近期，Hofheinz 等开展的一项随机Ⅲ期研究表明，卡培他滨对比 5-Fu 可以达到非劣效的结果。口服药物为部分患者提供了更加方便的治疗。卡培他滨和 5-Fu 的等效性在 NSABP-R04 研究中也得到了证实。

奥沙利铂

许多大型Ⅲ期研究评估了奥沙利铂在放疗增敏方面的潜在价值。STAR-01、ACCORD 12/0405-PRODIGE2 和 NSABP-R04 研究探讨了术前放疗阶段奥沙利铂联合氟尿嘧啶的作用。这种组合似乎会导致更大的毒性，而疗效没有改善。但是，CAO/ARO/AIO-04 研究发现在基于 5-Fu 的 CRT 方案中加入奥沙利铂可以提高病理完全缓解（pCR）率，并且不会增加毒性。虽然这个结果令人鼓舞，但这项研究中试验组和对照组的 5-Fu 剂量和用药方案存在差异，同样可能影响 pCR 率。基于以上结果，目前直肠癌的新辅助治疗方案中通常不包括奥沙利铂。总之，这 4 项临床研究证明，基于氟尿嘧啶类的放疗增敏，直肠癌术前新辅助放化疗可以获得 13% ~ 19% 的 pCR 率。

EGFR 抑制剂

西妥昔单抗、帕尼单抗和尼妥珠单抗等抗 EGFR 药物在 *KRAS* 野生型转移性结直肠癌中的疗效促使许多研究评估 EGFR 抑制剂在局部进展期直肠术前治疗中的价值。在某些研究中可以看到 EGFR 抑制剂的加入使得肿瘤退缩更加显著，但大多数研究得到了模棱两可的结果。EXPERT-C 研究将 165 例患者随机分为两组，对照组接受 4 程 CAPOX 方案诱导化疗，卡培他滨同步放化疗，以及术后 4 程 CAPOX 方案辅助化疗，试验组除去以上治疗，在诱导化疗、同步放化疗以及辅助化疗期间均接受每周 1 次的西妥昔单抗治疗。

虽然加入西妥昔单抗使得 *KRAS/BRAF* 野生型直肠癌患者肿瘤缓解率和总生存率有改善，但研究未达到设置的提高 pCR 率的主要研究终点。而另有一些研究报道了更差的近期疗效，表明直肠癌术前综合治疗相关的机理可能尚未被充分理解。在对多项研究的综述中，Glynne-Jones 等汇总了新辅助治疗方案中加入西妥昔单抗的Ⅰ/Ⅱ期临床研究的结果，其中 11 项术前新辅助治疗加入了西妥昔单抗的研究 pCR 率为 10.71%，而标准以氟尿嘧啶类为基础的同步放化疗的 pCR 率约为 13%。鉴于这些发现，EGFR 抑制剂目前不作为放射增敏剂用于新辅助治疗。

伊立替康

该拓扑异构酶抑制剂在转移性结直肠癌中显示出显著的抗肿瘤活性。虽然有一些小型的 II 期研究显示在传统的 5-Fu 同步放化疗的基础上增加伊立替康是有效和安全的，但目前还没有任何 III 期临床研究评估伊立替康在术前放疗中的价值。

其他药物

Urick 等报道，在体外细胞实验和体内 HCT116 细胞系移植瘤动物实验中，MEK 抑制剂 selumetinib 可以起到放疗增敏的作用。以往报道认为这些 *KRAS* 突变型直肠癌对 CRT 更加抵抗，因此 Kleiman 等专注于采用小分子抑制剂增加 *KRAS* 突变型直肠癌的放疗敏感性的研究。他们发现 Chk1/2 抑制剂和 PI3K/mTOR 抑制剂特别有价值，这些抑制剂与 5-Fu 具有协同效应。另有研究试图通过添加可以增加氧化应激的低毒化合物（例如从生姜中提取的化合物 zerumbone）来增加放疗敏感性。许多研究显示出一定的前景，但尚未在临床试验中得到验证。期待未来可以进一步改善局部控制，提高 pCR 率。

短程与长程放疗

如上文所述，荷兰结直肠癌研究小组开展的前瞻性临床研究证实了 TME 手术前行短程放疗的价值。研究一共入组了 1861 例可切除的直肠癌患者，随机接受单纯的 TME 手术或接受短程 RT（SCRT），随后 2~7 天内完成 TME 手术。术前新辅助放疗显著降低了局部复发率，尽管两组的长期生存率没有显著差异，这项研究仍然有效地证明了术前短程放疗的价值。

SCRT 通常为总量 25Gy，5Gy/F，共 5 次。CRT 通常为 1.8Gy/F，共 28 次，同时使用 5-Fu 放射增敏。SCRT 的优势在于治疗的便利性和成本更低，长程放疗的优势在于手术并发症发生率更低和有利于保留肛门括约肌，以及同期使用 5-Fu 进一步增加肿瘤退缩的获益（SCRT 不能安全地给予同步化疗）。此外，有研究报道 SCRT 因为更高的分次剂量（5Gy vs 1.8Gy）会增加晚期毒性，并且肿瘤退缩劣于 CRT。然而，直接对比这两种放疗模式的临床研究并不多。

Bujko 等开展了唯一一个前瞻性临床研究，将 316 例患者随机分为 CRT 组或 SCRT 组，发现 CRT 组环周切缘阳性率显著低于 SCRT 组（4.4% vs 12.9%，*P*=0.017），pCR 率明显高于 SCRT 组（0.7% vs 16.1%）；但是两组的局部复发率以及长期生存率均没有显著差异。此外，他们报道 CRT 组的放疗毒性更大，治疗方案的依从性更差。因此，这个研究的结论是，SCRT 是 CRT 的可替代方案，虽然缺乏长期的肿瘤学优势，但 SCRT 具有更低的成本，以及更低的并发症发生率。最近，Trans-Tasman 放射肿瘤学组 01.04 研究将 326 例 ERUS 或 MRI 分期为 T3 N（0~2）M0 的直肠癌患者随机分为 SCRT 组或 CRT 组，SCRT 组接受 SCRT/ 手术以及 6 个月的辅助化疗，CRT 组接受 CRT/ 手术以及 4 个月的辅助化疗。这个研究的假设为 CRT 组和 SCRT 组 3 年的局部复发率分别为 5% 和 15%，显著性水平为 5%。研究报道了与 SCRT 组相比，CRT 组 5 年累积局部复发率较低的趋势（5.7% vs 7.5%，*P*=0.51），但差异并无统计学意义。这个研究中两组患者基线均一性欠佳，CRT 组中低位直肠癌患者占比更少，两组 APR 率也不尽相同；手术质量和 MRI 分期的准确性也受到了质疑。

因此，CRT 和 SCRT 孰优孰劣仍然意见纷呈；在临床实际应用中，两者的选择依旧保持了与其发源类似的地域分布，美洲国家偏爱 CRT，大多数欧洲国家偏爱 SCRT。

由于目前在直肠癌新辅助治疗方面有将更多辅助治疗前移至新辅助阶段的趋势，因此，对比单独的 SCRT 或 CRT 在新辅助治疗中的优劣将更加困难。

CRT 与手术之间的时间间隔

除了 20 世纪 60 年代和 20 世纪 90 年代之间的零星观察和报道之外，CRT 与手术之间的间隔并没有得到太多关注。业内多将 CRT 结束和手术之间时间间隔设定为 6~8 周，虽然这个时间的设定有些主观，但这个标准被广泛接受并且至今仍在维持。尽管如此，在 20 世纪 90 年代，来自玛格丽特公主医院的 Brierley 等对肿瘤无法切除、在医学上不适合手术或拒绝接受手术的 229 例患者仅给予放疗。他们发现这其中 66 例患者达到了完全临床缓解（cCR），其中约 60% 的患者在放疗结束后 4 个月时才达到 cCR，其余患者则在放疗结束后 8 个月时才达到 cCR，远远超过标准的 6~8 周。这表明放疗诱导的肿瘤坏死持续时间将超过手术间隔时间。业内不愿延长间隔时间的部分原因是大家公认放疗完成后纤维化会导致手术难度增加（尽管尚未系统地测量）。至少有一项回顾性研究报道新辅助治疗后延迟手术与更高的并发症概率以及更差的预后明显相关。然而，这尚未在任何前瞻性队列中得到验证。事实上，自那时以来的许多回顾性研究发现，CRT 与手术之间的间隔时间延长与肿瘤退缩增加相关。

Francois 等开展了 Lyon R90-01 研究，这是至今唯一一个评估 CRT 到手术间隔的影响的前瞻性临床研究。在这个研究中，随机将患者分为间隔较长（6~8 周）组和间隔较短（<2 周）组，结果发现较长的间隔与较高的病理完全缓解率相关（26% vs 10.3%，*P*=0.005），同时并没有显著增加外科手术的并发症发生率。最近，Habr-Gama 等评估了 255 例患者的回顾性队列，将队列分为两组，CRT 至手术间隔 > 12 周和 < 12 周两组；他们也发现较长的间隔增加了反应率，而没有增加手术并发症发生率。

直肠癌对放化疗反应时间研究联盟最近完成了他们的研究，研究包括了一系列前瞻性观察小组，通过延长 CRT 至手术间隔同时在间隔期内增加 mFOLFOX-6 方案化疗来对比各组的 pCR 率。间隔期最长的一组为 19.3 周，间隔期内加入了 6 周期 mFOLFOX-6 方案化疗，该组的 pCR 率高达 38%。虽然这个研究无法确定 pCR 的增加是由于间隔时间的延长还是间隔期内化疗的加入，但它确实表明间隔时间延长不会增加手术相关并发症的发生率或手术难度。

纳入传统术后辅助全身化疗进入新辅助阶段

如前所述，CRT 的优化和外科手术的进步使得局部进展期直肠癌能获得非常好的局部控制，但在看似治愈性切除后远处转移发生的概率仍然很高，成为了整个疾病最主要的死因，因此，更多研究的重点转向了如何降低远处转移率。大多数临床医生参照结肠癌的治疗经验，为局部进展期直肠癌患者提供辅助化疗。另一种方法则是将全身化疗放在放化疗之前（诱导化疗）或放化疗至手术之间（巩固化疗）。这种调整被称为完全或全程新辅助治疗（TNT）。这些研究主要使用的仍然是最常见的化疗药物氟尿嘧啶／奥沙利铂，当然如表 18.1 所示，靶向药物在 TNT 中也有研究探索。这些方法的基本原理是早期引入全身化疗，理论上尽早杀灭微转移病灶并可能减少最终的远处转移。由于尚未手术，肿瘤血管未被破坏，肿瘤对新辅助化疗的敏感性可能会优于辅助化疗。除了这些理论上的优势之外，TNT 的优势还在于实际的标准方案治疗模式中近 1/3 符合辅助化疗条件的患者从未接受辅助化疗，超过一半的患者没有按计划完成治疗。虽然几乎所有接受 CRT 和 TME 治疗的患者都应接受辅助治疗，但许多患者因术后并发症、存在造口、造口回纳延迟或直接拒绝等原因而放弃了辅助化疗。更重要的是，对辅助治疗的依从性差与直肠癌的生存率下降密切相关。一项纳入了 10 项研究超过 15 000 例患者的系统性回顾显示辅助化疗开始时间每推迟 4 周，则总的生存率将下降 14%，这一令人担忧的结果可能在直肠癌患者中也是存在的。有趣的是，最近对欧洲 4 项大型 III 期临床研究进行的系统评价和荟萃分析的结果对这一观点提出了异议，认为无论是否给予辅助化疗，总体生存率均无差异。尽管如此，CRT 和 TME 后的辅助化疗仍然是标准治疗方案。然而，调整治疗组成的顺序，在新辅助治疗中给予全部或者部分的全身系统性化疗也许可以带来更好的疗效。

诱导化疗

在 CRT 之前给予的诱导化疗，已有多种新辅助化疗方案在 I 期和 II 期研究中进行了验证，并且大多数研究显示增加诱导化疗可以增加肿瘤退缩，甚至改善肿瘤学结局，而治疗毒性可接受。一些较早的研究仅纳入影像或者临床特征上更为高危的局部进展期直肠癌患者。由于这些研究的肿瘤反应率令人鼓舞，研究已将这种模式进一步扩展到整个局部进展期直肠癌。诱导化疗的方案中研究最多的方案是 CAPOX 方案（卡培他滨和奥沙利铂）。

Maréchal 等开展的一项研究将患者随机分为两组，一组接受标准 CRT 和手术治疗，另一组接受 FOLFOX 诱导化疗，随后进行 CRT 和手术；由于两组的肿瘤反应没有差异，研究提前结束。然而，该研究显示诱导化疗的安全性增加。来自 Memorial Sloan Kettering 癌症中心（MSKCC）的 Cercek 等最近回顾了他们在 CRT 之前使用 FOLFOX 的经验，证明了该方案治疗依从性良好且没有严重不良反应。所有在他们的队列中接受治疗的患者接受 TME 手术均达到了 R0 切除，近一半患者的肿瘤反应率大于 90%。更令人印象深刻的是 36% 的患者实现了 pCR 或 cCR，其中一部分严格筛选的 cCR 患者免去了手术治疗。

另外几个研究使用靶向治疗作为诱导方案的一部分，例如 VEGF 抑制剂贝伐单抗。Dewdney 等开展的 EXPERT-C 研究对比了诱导化疗 CAPOX 方案联合或不联合西妥昔单抗，这个研究中位随访时间达到 3 年时，数据显示 *KRAS/BRAF* 野生型肿瘤（预计会对额外的 EGFR 抑制剂产生反应）具有更好的肿瘤退缩和更高的总生存率，但两组的 pCR 率没有明显差异。

巩固化疗

在 Timing 研究中，局部进展期直肠癌患者在标准的 CRT 后分别增加 2 周期、4 周期或 6 周期的 mFOLFOX-6 方案化疗，pCR 率逐渐提升，最后一组的 pCR 率为 38%，而仅接受了 CRT 的患者 pCR 率为 18%。增加巩固化疗并未增加不良事件、手术并发症或疾病进展的风险。与此类似，Hong 等的研究表明，术前 CRT 及 TME 后，辅助化疗使用 FOLFOX 相比于 5-Fu+LV 方案进一步改善了 3 年 DFS。虽然更多是理论上的推测，但我们有理由相信在 CRT 后增加巩固化疗可能导致更高的 pCR 率，除去化疗本身的作用，巩固化疗还延长了放疗结束至手术之间的间隔，为肿瘤退缩提供了额外的反应时间。Habr-Gama 等也探索了巩固化疗，在 CRT 后 9 周内给予 3 次 5-Fu 推注化疗，获得更高的 pCR 率，同时没有增加术后并发症的发生率。

当前正在开展的 RAPIDO 研究则是将患者随机分为两组，一组采用 SCRT 而后完整 6 周期 CAPOX 方案化疗再行 TME 手术，另一组则给予传统的 CRT 及 TME 手术，对比两组的 3 年无病生存期（首要研究终点）及其他结局。

诱导化疗 vs 巩固化疗

以上所述显示增加诱导化疗和巩固化疗都可能增加肿瘤的退缩，是否其中一种更具优势呢？MSKCC 正在开展的一项前瞻性临床研究（NCT02008656）旨在对比 CRT 前增加诱导化疗和 CRT 后增加巩固化疗的 3 年无病生存期，诱导化疗和巩固化疗均采用 CAPOX 或者 FOLFOX 方案。

目前我们仍然不知道哪种序贯的方案更好，或者有无其他更好的模式。例如，最近 Gao 等开展了一项小型 Ⅱ 期研究，报道了局部进展期直肠癌患者迄今为止最高的 pCR 率，其中 45 例患者中有 19 例（42.2%）达到 pCR，另有 40% 达到接近完全缓解。他们将他们的治疗方案描述为"三明治"方案，包括一个疗程 XELOX 方案诱导化疗，然后行 CRT，在手术前 6~8 周内完成另一个疗程 XELOX 方案巩固化疗。

我们还可以认为在当前标准治疗的基础上，额外的新辅助治疗可能会筛选出侵袭性和耐药性更强的肿瘤，从而识别出容易进展为远处转移的这部分群体，使得这部分患者免于根治性手术。对于这部分患者，根治性手术也许并不会带来获益，甚至可能是有害的。我们必须强调的是，无论增加诱导化疗还是增加巩固化疗，现在仍然是探索阶段，追求更好的治疗结局的同时，必须平衡这些强化的新辅助治疗方案是否会增加手术并发症的发生率或者总体的治疗毒性。大部分研究的数据尚未完全成熟，依旧缺乏长期的肿瘤学结局和生存数据。但是，鉴于这些研究均显示出强化新辅助治疗能增加肿瘤退缩，提高 pCR（非常好的替代终点）的比例，预计未来几年会有阳性的结果报道。我们似乎可以期待未来 10 年，强化新辅助治疗将在局部进展期直肠癌的综合治疗中发挥重要的作用。

疗效评估

我们在尝试最大化新辅助治疗的疗效时面临的挑战之一是如何准确评估肿瘤对这些治疗的反应。当新辅助治疗后肿瘤退缩达到完全或接近完全的临床缓解时，我们越来越倾向于考虑局部切除手术或"观察等待"的方法（图 18.2）。然而，微创或无创的治疗使得我们无法从病理水平评估区域淋巴结 ± 肿瘤原发灶的退缩情况。我们常基于病理退缩程度做出关于辅助化疗的决策。当病理反应无法准确评估时，可能对辅助化疗的决策造成困难。我们能做的就是从临床角度或影像学水平进行疗效评估。虽然这些评估尚不能与病理评估相媲美，但这些评估的准确性也在不断改善。作者所在机构已经建立了一种标准化的模式来评估肿瘤退缩的反应，减少不同医生评估的个体差异（图 18.3）。

研究表明，即使是经验丰富的结直肠外科医生进行直肠指检，指检结果在预测 pCR 方面并不可靠。虽然使用 ERUS 和 ERUS/CT 评估 CRT 后反应的系列研究均显示出评估结果和手术的病理分期具有一定的相关性，但其准确性仍然仅有 40% ~ 75%。在这些研究中，残留肿瘤的过度分期比分期不足更常见。这表明如果我们完全依赖这些评估，患者就不太可能治疗不足；但我们仍需要更准确的评估手段。导致评估不准确的另外一大原因是通常我们在新辅助治疗后立刻进行肿瘤退缩情况的临床评估，这时肿瘤并没有足够的时间退缩，手术后的 pCR 率也偏低；通过强化的新辅助治疗方法提高 pCR 率，我们可以预期在临床诊治中医生会更容易识别肿瘤的完全缓解。

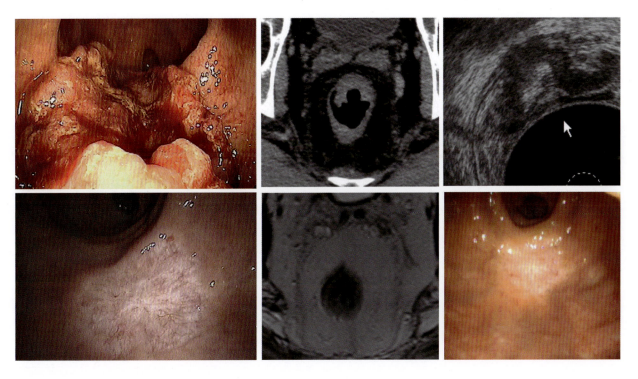

图 18.2　cT3N2 直肠癌患者治疗前（上图）和 8 个周期的 FOLFOX 化疗，以及 50.4Gy 放化疗后（下图），检查显示达到了 cCR，目前正在接受"观察等待"策略

越来越多的研究发现，可以通过比较 CRT 前后的 18FDG-PET-CT 和多参数 MRI 成像特征来区分应答者和无应答者。这些通常与随后的 pCR 病理评估和肿瘤消退有很强的一致性。这些研究的目标都是进一步改善 CRT 后的影像学评估，尽可能接近病理评估。如果可以更准确地预测病理反应，我们将更有信心为肿瘤退缩良好的患者提供有别于标准治疗的方案。

目前有一些小型探索性研究，希望在治疗过程的早期即可以评估肿瘤对于 CRT 的反应。Goldberg 等使用 18FDG-PET-CT 对 20 例接受术前 CRT 的患者进行了一项小型前瞻性研究，发现治疗 1 周后肿瘤最大 SUV 较治疗前降低 > 32% 可预测 pCR。同样，MSKCC 正在开展一项研究，在 CRT 期间使用 DWI/DCE-MRI 评估预测肿瘤对 CRT 的反应（ClinicalTrials. gov. NCT01830582）。

选择正确的适应证

已有大量的数据明确了放化疗在提高直肠癌局部控制及减少复发方面具有非常重要的价值。同时也有证据表明在新辅助治疗阶段应用全身化疗同样可以控制肿瘤进展，可能作用于微转移病灶以减少远处转移。虽然这些强化新辅助治疗方案的获益很令人向往，但也同时引发了关于是否所有局部进展期患者均需要这种强化治疗的激烈争论。局部进展期直肠癌综合治疗疗效显著的同时，也给患者带来了治疗相关的毒性，以及生活质量的下降。

我们仍然需要继续探索，最大化肿瘤治疗的疗效，同时最大限度地减少与治疗相关的毒性，并保持患者生活质量（图 18.4）。是否所有局部进展期的直肠癌患者都需要 CRT、全身化疗和 TME 手术，这种强化的多学科综合治疗模式的必要性已经受到质疑。

在许多欧洲国家，基于 MRI 判断肿瘤侵袭性程度构建了涵盖所有直肠癌的危险分层系统，包括原

	临床完全缓解	接近临床完全缓解	未达完全缓解
内镜	• 黏膜平坦，可以有白色瘢痕 • 可以有毛细血管扩张 • 无溃疡 • 无结节	• 黏膜不规则 • 浅表的溃疡 • 黏膜小结节	• 可见肿瘤
肛门指诊	• 正常	• 光滑	• 可触及肿瘤残留
MRI-T2W	• T2 序列上仅允许呈黑色信号，无中等信号 • 无可见的淋巴结	• T2 序列大部分呈低信号，部分保持中等信号 和 / 或 • 淋巴结部分消退	• T2 序列中等信号多于低信号，无瘢痕 和 / 或 • 淋巴结无消退
MRI-DW	• B 值 800 ~ 1000 的序列上无肿瘤信号 和 / 或 • ADC 图中无信号或低信号 • 肿瘤位置以上的肠壁呈现均一连续的信号是允许的	• B 值 800 ~ 1000 的序列上显著的肿瘤消退 和 / 或 • ADC 图上少量或低信号残留	• B 值 800 ~ 1000 的序列上肿瘤无明显消退 和 / 或 • ADC 图上明显的低信号

ADC：表观弥散系数

图 18.3 肿瘤对新辅助治疗反应的分类方法

发性直肠癌与直肠系膜筋膜的距离、肿瘤浸润深度、是否存在转移性淋巴结，以及是否存在壁外血管侵犯，将局部进展期直肠癌分类为"好的""差的"和"极差的"。对于低风险的"好的"肿瘤，建议单独使用 TME 手术；对于中度风险的"差的"肿瘤，建议采用术前 SCRT 及 TME 手术；对于高风险的"极差的"肿瘤，建议行 CRT 及 TME 手术。虽然这个框架很直观，但它的效用尚未能在前瞻性队列中进行评估。

选择性使用化疗

目前有研究试图确定局部进展期直肠癌患者中哪些亚组最能从辅助化疗中获益。受到这些研究的启发，以及鉴于肿瘤对于 CRT 不同的反应与预后的相关性，CRT 后手术病理提示 pCR 或者接近 pCR 的患者是否仍然需要辅助化疗受到了质疑。一项多中心回顾性研究纳入了 3133 例局部进展期直肠癌患者，分析显示不同的亚组从辅助化疗中获益的差异有显著性。与 ypT0N0 患者相比，ypT1~2 或 ypT3~4 肿瘤患者似乎从辅助治疗中获益更多，而那些获得 pCR 的患者似乎并未从辅助化疗中获益。目前已有一些中心根据肿瘤对 CRT 的反应选择性地使用术后化疗。在最近发表的 II 期临床研究 ADORE 试验探索了辅助化疗的价值。CRT 术后病理分期为 ypT（3~4）N0 或 yp 任何 TN1~2 的直肠癌患者被随机分为接受 4 个周期 5-Fu 联合 LV 方案的辅助化疗组或 8 个周期 FOLFOX 方案的辅助化疗组。yp III 期患者术后接受 FOLFOX 方案能有更长的无进展生存期，而 yp II 期患者两种方案的治疗结局没有显著差异。在未来几年，探索与辅助治疗反应相关的临床病理学特征和分子标志物可能有助于鉴别哪些患者不能从更多化疗中获益。

获益				
改善局部控制	降低远处转移的风险	器官保留	器官保留	改善局部控制
肿瘤降期至可以行保肛手术	有利于甄别选择性应用术前放疗的患者	避免手术并发症和相关死亡风险	手术更加微创	完整的病理评估
增加获得 R0 切除的机会		改善生活质量，有可能改善器官功能	改善生活质量，有可能改善器官功能	最大的治愈的可能性
新辅助放化疗	新辅助全身化疗	观察等待 *	局部切除 *	TME 手术
性功能和泌尿系功能障碍	全身性毒性	缺乏病理评估	缺乏淋巴结的病理评估	手术并发症和相关死亡风险
放射性直肠炎	中性粒细胞减少 / 白细胞减少	需要密切随访	如果肿瘤局部再生长，可能会使患者失去保肛手术的机会，甚至失去 R0 切除的机会	潜在失禁
肠梗阻	胃肠道毒性	如果肿瘤局部再生长，可能会使患者失去保肛手术的机会，甚至失去 R0 切除的机会		如果 pCR，则可能过度治疗
骶骨 / 骨盆骨折	神经毒性			
成本				

*：非标准治疗——只应在临床试验或合理的医学考量或患者知情同意的情况下考虑；必须密切随访

图 18.4　平衡多学科综合治疗模式和无创或微创治疗策略的获益和成本

选择性使用放射治疗

不同的直肠癌患者从放疗中获益的程度也是不一致的。局部进展期直肠癌局部复发的风险取决于肿瘤分期、肿瘤与肛缘的距离，以及肿瘤与直肠系膜筋膜（MRF）的距离。上段直肠癌远离 MRF，接受 TME 手术后局部复发风险低。放疗对于这部分肿瘤患者是否有额外的获益受到了质疑，同时放疗与肠梗阻、髋部骨折、性功能障碍、直肠功能障碍以及直肠炎等毒性有关。越来越多的证据表明，中度风险直肠癌患者可以安全地避免放疗，例如距离肛缘 5~12cm 且 MRI 显示肿瘤未侵犯 MRF 的患者。在 MSKCC 进行的 Ⅱ 期临床研究中，32 例可切除的 cⅡ–Ⅲ直肠癌患者接受 FOLFOX/ 贝伐单抗新辅助治疗，然后根据肿瘤反应进行选择性 CRT 治疗。30 例患者完成术前化疗，肿瘤消退并且在没有术前 CRT 的情况下接受了 TME，随访 4 年没有出现肿瘤局部复发，DFS 达到 84%。基于这些放疗的数据，PROSPECT 研究正在全球招募，旨在确定能否根据局部进展期直肠癌患者对 FOLFOX 方案诱导化疗的反应来选择性地应用盆腔放疗，避免以往研究中出现的过度治疗或者治疗不足。

选择性使用手术

最后，是否有些患者不需要 TME 手术？大多数研究表明，15%~30% 接受 CRT 治疗的 LARC 患者在手术切除时病理检查为 pCR。如上所述，某些 TNT 模式可以将 pCR 率提高到接近 40%。pCR 患者的 5 年的局部复发率低于 1%，总生存率超过 95%，因此这些患者是否确实需要接受 TME 手术？尽管通过上述临床和影像学检查评估肿瘤退缩存在局限性，仍有许多机构已经分享了 CRT 后"观察等待"或非手术治疗（NOM）的经验。巴西圣保罗的 Habr–Gama 团队在 NOM 方面做出了开创性的工作，同时也分享了最多的经验。

在他们的方案中，他们在 CRT 后 8 周综合临床检查、肠镜检查和影像学检查评估肿瘤的反应。仍有肿瘤残留的患者接受 TME 手术，而达到了临床完全缓解的患者则每月接受肛门指诊、肠镜检查、CEA 血检和可疑病变的活组织检查这一系列评估。显示肿瘤复发迹象的患者直接接受手术，而 1 年后保持 cCR 的患者每 3 个月 1 次继续监测 1 年，此后每 6 个月监测 1 次。最终在所有局部进展期直肠癌患者里有 27% 的患者持续保持 cCR 状态，免于 TME 手术。接受 NOM 方案的患者里有 10% 在随访期间出现了局部复发，但都接受了根治性 TME 手术。NOM 组患者与 TME 后 pCR 患者的肿瘤学结局相当。来自荷兰的一个研究小组报道了他们在 2001—2010 年期间接受 CRT 治疗的 192 例患者中，有 21 例经过临床检查、MRI、内镜，以及活检确定为 cCR 患者接受 NOM 的经验。平均随访（25±19）个月后，有 1 例患者出现局部肿瘤再生长，但得到了成功的挽救治疗，另外 20 例患者为无瘤生存；并且接受 NOM 方案的 cCR 患者与 TME 后 pCR 的患者具有相似的结局。在 MSKCC，达到 cCR 的直肠癌患者自 2006 年以来一直采用 NOM 策略进行治疗。在 2010 年之前治疗的 32 例 cCR 患者中，中位随访 23 个月后 6 例患者（21%）局部复发，并且均接受了挽救性手术治疗；其中 3 例出现了远处转移。NOM 组的生存率与同期 TME 手术后 pCR 患者的生存率无差异，表明 NOM 方法不会损害患者的疗效。这一系列的经验均表明 NOM 在精心挑选的患者中是一种可行的方法，使患者免于 TME 手术相关的副作用。

当前 NOM 的安全性和有效性的数据全部来自直肠癌经验丰富的专科医院。即使采用严格的标准来确定 cCR，也可以预期 10%～25% 的患者会出现局部肿瘤再生长，强调必须进行密切随访以尽早识别肿瘤再生长和及时行挽救治疗。目前正在进行一些前瞻性观察研究，以进一步评估 NOM 的效用。Bujko 等正在评估 NOM 在 70 岁或以上（可以理解为不适宜行 TME 手术人群）、最初肿瘤小于 5cm 并且环周切缘受累程度小于 60% 的 cCR 患者的价值，无论这些患者前期接受了 CRT 还是因为不能耐受化疗接受了 SCRT。他们的假设是老年 cCR 患者局部复发率预计低于 25%，并且即使肿瘤再生长也可以采用手术挽救。这个研究强调了患者的因素，例如年龄，可能进一步影响治疗决策以及治疗方案的效价比。

英国皇家马斯顿医院的 Tait 等一直在招募患者开展"观察等待"的研究。他们正在前瞻性地观察 CRT 后 cCR 患者中多少比例的患者可以安全地避免手术，以及 CRT 后肿瘤最大化退缩所需要的时间。

在 MSKCC，我们已经开始了一项前瞻性的、多中心的随机研究（NCT02008656），旨在检验接受 TNT（即诱导化疗或巩固化疗联合 CRT）治疗和 TME 手术的局部进展期直肠癌患者相比于标准方案能否提高 3 年无病生存期（图 18.5）。在接受 TNT 治疗后，患者将接受再分期，达到 cCR 的患者将采用 NOM 方法进行治疗，仍有肿瘤残留的患者将接受 TME 手术。

cCR 之后探索 NOM 最大的动机是假如能免除手术，将显著改善患者的生活质量（这一假设可能是

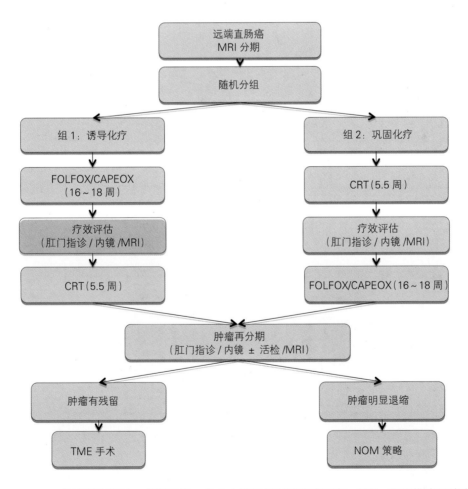

图 18.5 NCT02008656 临床研究设计：前瞻性的、多中心的随机对照临床研究，对比 cII/III 期直肠癌在 CRT 基础上增加诱导化疗或巩固化疗 3 年的 DFS

正确的）。事实上，关于直肠癌治疗决策的研究也表明，如果可以避免功能损伤或造口，患者及医务人员都愿意接受稍高的局部复发这一风险。显然，CRT、化疗和 TME 手术都会影响局部进展期直肠癌患者的长期功能，但每种治疗方式对个体的影响，以及不同治疗方法组合如何相互影响患者生活质量尚不清楚。目前还没有任何研究评估接受 NOM 治疗的患者的生活质量和器官功能。由于我们为局部进展期直肠癌患者行强化新辅助治疗，因此可能有更多的患者接受 NOM 策略，评估患者的生活质量变得尤其重要。通过这样做，我们可以更好地告知患者与整个治疗策略相关的预期的结局。

总之，直肠癌新辅助治疗策略的优化和强化新辅助治疗方面均有重大进展。目前"观察等待"在临床变得越来越常用。未来几年的挑战不仅仅是继续强化新辅助治疗，还包括如何提高预测治疗反应的能力，以便为每一位患者量身定制多学科综合治疗的方案。

参考文献

[1] De Campos-Lobato LF, Stocchi L, da Luz MA, et al. Pathologic complete response after neoadjuvant treatment for rectal cancer decreases distant recurrence and could eradicate local recurrence. Ann Surg Oncol. 2011;18:1590–1598.

[2] Maas M, Nelemans PJ, Valentini V, et al. Long-term outcome in patients with a pathological complete response after chemoradiation for rectal cancer: a pooled analysis of individual patient data. Lancet Oncol. 2010;11:835–844.

[3] Martin ST, Heneghan HM, Winter DC. Systematic review and meta-analysis of outcomes following pathological complete response to neoadjuvant chemoradiotherapy for rectal cancer. Br J Surg. 2012;99:918–928.

[4] Binkley GE. Gold radon seeds in rectal cancer. Ann Surg. 1935;102:72–77.

[5] Stearns MW, Deddish MR, Quan SH. Preoperative roentgen therapy for cancer of the rectum. Surg Gynecol Obstet. 1959;109:225–229.

[6] Cammà C, Giunta M, Fiorica F, et al. Preoperative radiotherapy for resectable rectal cancer: a meta-analysis. JAMA. 2000;284:1008–1015.

[7] Colorectal Cancer. Adjuvant radiotherapy for rectal cancer: a systematic overview of 8,507 patients from 22 randomised trials. Lancet. 2001;358:1291–1304.

[8] Heald RJ, Ryall RD. Recurrence and survival after total mesorectal excision for rectal cancer. Lancet. 1986;1:1479–1482.

[9] Kapiteijn E, Marijnen CA, Nagtegaal ID, et al. Preoperative radiotherapy combined with total mesorectal excision for resectable rectal cancer. N Engl J Med. 2001;345:638–646.

[10] Gérard J-P, Conroy T, Bonnetain F, et al. Preoperative radiotherapy with or without concurrent fluorouracil and leucovorin in T3-4 rectal cancers: results of FFCD 9203. J Clin Oncol. 2006;24:4620–4625.

[11] Bosset J-F, Collette L, Calais G, et al. Chemotherapy with preoperative radiotherapy in rectal cancer. N Engl J Med. 2006;355:1114–1123.

[12] Sauer R, Becker H, Hohenberger W, et al. Preoperative versus postoperative chemoradiotherapy for rectal cancer. N Engl J Med. 2004;351:1731–1740.

[13] MacFarlane JK, Ryall RD, Heald RJ. Mesorectal excision for rectal cancer. Lancet. 1993;341:457–460.

[14] Cedermark B, Johansson H, Rutqvist LE, et al. The Stockholm I trial of preoperative short term radiotherapy in operable rectal carcinoma. A prospective randomized trial. Stockholm Colorectal Cancer Study Group. Cancer. 1995;75:2269–2275.

[15] Martling A, Holm T, Johansson H, et al. The Stockholm II trial on preoperative radiotherapy in rectal carcinoma: long-term follow-up of a population-based study. Cancer. 2001;92:896–902.

[16] Braendengen M, Tveit KM, Berglund A, et al. Randomized phase III study comparing preoperative radiotherapy with chemoradiotherapy in nonresectable rectal cancer. J Clin Oncol. 2008;26:3687–3694.

[17] Swedish Rectal Cancer Trial. Improved survival with preoperative radiotherapy in resectable rectal cancer. N Engl J Med. 1997;336:980–987.

[18] Birgisson H, Påhlman L, Gunnarsson U, et al. Adverse effects of preoperative radiation therapy for rectal cancer: long-term follow-up of the Swedish Rectal Cancer Trial. J Clin Oncol. 2005;23:8697–8705.

[19] Peeters KCMJ, Marijnen CAM, Nagtegaal ID, et al. The TME trial after a median follow-up of 6 years: increased local control but no survival benefit in irradiated patients with resectable rectal carcinoma. Ann Surg. 2007;246:693–701.

[20] Van Gijn W, Marijnen CAM, Nagtegaal ID, et al. Preoperative radiotherapy combined with total mesorectal excision for resectable rectal cancer: 12-year follow-up of the multicentre, randomised controlled TME trial. Lancet Oncol. 2011;12:575–582.

[21] Sauer R, Liersch T, Merkel S, et al. Preoperative versus postoperative chemoradiotherapy for locally advanced rectal cancer: results of the German CAO/ARO/AIO-94 randomized phase III trial after a median follow-up of 11 years. J Clin Oncol. 2012;30:1926–1933.

[22] Byfield JE. 5-fluorouracil radiation sensitization—a brief review. Investig New Drugs. 1989;7:111–116.

[23] Krook JE, Moertel CG, Gunderson LL, et al. Effective surgical adjuvant therapy for high-risk rectal carcinoma. N Engl J Med. 1991;324:709–715.

[24] Gastrointestinal Tumor Study Group. Prolongation of the disease-free interval in surgically treated rectal carcinoma. N Engl J Med. 1985;312:1465–1472.

[25] O'Connell MJ, Martenson JA, Wieand HS, et al. Improving adjuvant therapy for rectal cancer by combining protracted-infusion fluorouracil with radiation therapy after curative surgery. N Engl J Med. 1994;331:502–507.

[26] Smalley SR, Benedetti JK, Williamson SK, et al. Phase III trial of fluorouracil-based chemotherapy regimens plus radiotherapy in postoperative adjuvant rectal cancer: GI INT 0144. J Clin Oncol. 2006;24:3542–3547.

[27] Bosset J-F, Calais G, Mineur L, et al. Enhanced tumorocidal effect of chemotherapy with preoperative radiotherapy for rectal cancer: preliminary results–EORTC 22921. J Clin Oncol. 2005;23:5620–5627.

[28] Hofheinz R-D, Wenz F, Post S, et al. Chemoradiotherapy with capecitabine versus fluorouracil for locally advanced rectal cancer: a randomised, multicentre, non-inferiority, phase 3 trial. Lancet Oncol. 2012;13:579–588.

[29] O'Connell MJ, Colangelo LH, Beart RW, et al. Capecitabine and oxaliplatin in the preoperative multimodality treatment of rectal cancer: surgical end points from National Surgical Adjuvant Breast and Bowel Project trial R-04. J Clin Oncol. 2014;32:1927–1934.

[30] Aschele C, Cionini L, Lonardi S, et al. Primary tumor response to preoperative chemoradiation with or without oxaliplatin in locally advanced rectal cancer: pathologic results of the STAR-01 randomized phase III trial. J Clin Oncol. 2011;29:2773–2780.

[31] Gérard J-P, Azria D, Gourgou-Bourgade S, et al. Comparison of two neoadjuvant chemoradiotherapy regimens for locally advanced rectal cancer: results of the phase III trial ACCORD 12/0405-Prodige 2. J Clin Oncol. 2010;28:1638–1644.

[32] Rödel C, Liersch T, Becker H, et al. Preoperative chemoradiotherapy and postoperative chemotherapy with fluorouracil and oxaliplatin versus fluorouracil alone in locally advanced rectal cancer: initial results of the German CAO/ARO/AIO-04 randomised phase 3 trial. Lancet Oncol. 2012;13:679–687.

[33] Jin T, Zhu Y, Luo J-L, et al. Prospective phase II trial of nimotuzumab in combination with radiotherapy and concurrent capecitabine in locally advanced rectal cancer. Int J Color Dis. 2015;30:337–345.

[34] Eisterer W, De Vries A, Öfner D, et al. Preoperative treatment with capecitabine, cetuximab and radiotherapy for primary locally advanced rectal cancer—a phase II clinical trial. Anticancer Res. 2014;34:6767–6773.

[35] Kim SY, Shim EK, Yeo HY, et al. KRAS mutation status and clinical outcome of preoperative chemoradiation with cetuximab in locally advanced rectal cancer: a pooled analysis of 2 phase II trials. Int J Radiat Oncol. 2013;85:201–207.

[36] Dewdney A, Cunningham D, Tabernero J, et al. Multicenter randomized phase II clinical trial comparing neoadjuvant oxaliplatin, capecitabine, and preoperative radiotherapy with or without cetuximab followed by total mesorectal excision in patients with high-risk rectal cancer (EXPERT-C). J Clin Oncol. 2012;30:1620–1627.

[37] Glynne-Jones R, Mawdsley S, Harrison M. Antiepidermal growth factor receptor radiosensitizers in rectal cancer. Anti-Cancer Drugs. 2011;22:330–340.

[38] Kim SY, Hong YS, Kim DY, et al. Preoperative chemoradiation with cetuximab, irinotecan, and capecitabine in patients with locally advanced resectable rectal cancer: a multicenter phase II study. Int J Radiat Oncol Biol Phys. 2011;81:677–683.

[39] Wahba HA, El-Hadaad HA, Roshdy S. Combination of irinotecan and 5-fluorouracil with radiation in locally advanced rectal adenocarcinoma. J Gastrointest Cancer. 2012;43:467–471.

[40] Urick ME, Chung EJ, Shield WP, et al. Enhancement of 5-fluorouracil-induced in vitro and in vivo radiosensitization with MEK inhibition. Clin Cancer Res. 2011;17:5038–5047.

[41] Kleiman LB, Krebs AM, Kim SY, et al. Comparative analysis of radiosensitizers for K-RAS mutant rectal cancers. PLoS One. 2013;8:e82982.

[42] Deorukhkar A, Ahuja N, Mercado A-L, et al. Zerumbone increases oxidative stress in a thiol-dependent ROS-independent manner to increase DNA damage and sensitize colorectal cancer cells to radiation. Cancer Med. 2014;4:278–292.

[43] Peeters KCMJ, van de Velde CJH, Leer JWH, et al. Late side effects of short-course preoperative radiotherapy combined with total mesorectal excision for rectal cancer: increased bowel dysfunction in irradiated patients—a Dutch Colorectal Cancer Group Study. J Clin Oncol. 2005;23:6199–6206.

[44] Bujko K, Nowacki MP, Nasierowska-Guttmejer A, et al. Long-term results of a randomized trial comparing preoperative short-course radiotherapy with preoperative conventionally fractionated chemoradiation for rectal cancer. Br J Surg. 2006;93:1215–1223.

[45] Ngan SY, Burmeister B, Fisher RJ, et al. Randomized trial of short-course radiotherapy versus long-course chemoradiation comparing rates of local recurrence in patients with T3 rectal cancer: Trans-Tasman Radiation Oncology Group trial 01.04. J Clin Oncol. 2012;30:3827-3833.

[46] Tan D, Glynne-Jones R. But some neoadjuvant schedules are more equal than others. J Clin Oncol. 2013;31:1799-1800.

[47] Bujko K. Short-course preoperative radiotherapy for low rectal cancer. J Clin Oncol. 2013;31:1799.

[48] Ruff CC, Dockerty MB, Fricke RE, et al. Preoperative radiation therapy for adenocarcinoma of the rectum and rectosigmoid. Surg Gynecol Obstet. 1961;112:715-723.

[49] Brierley JD, Cummings BJ, Wong CS, et al. Adenocarcinoma of the rectum treated by radical external radiation therapy. Int J Radiat Oncol Biol Phys. 1995;31:255-259.

[50] Supiot S, Bennouna J, Rio E, et al. Negative influence of delayed surgery on survival after preoperative radiotherapy in rectal cancer. Color Dis. 2006;8:430-435.

[51] Kalady MF, de Campos-Lobato LF, Stocchi L, et al. Predictive factors of pathologic complete response after neoadjuvant chemoradiation for rectal cancer. Ann Surg. 2009;250:582-589.

[52] Wolthuis AM, Penninckx F, Haustermans K, et al. Impact of interval between neoadjuvant chemoradiotherapy and TME for locally advanced rectal cancer on pathologic response and oncologic outcome. Ann Surg Oncol. 2012;19:2833-2841.

[53] Zeng W-G, Zhou Z-X, Liang J-W, et al. Impact of interval between neoadjuvant chemoradiotherapy and surgery for rectal cancer on surgical and oncologic outcome. J Surg Oncol. 2014;110:463-467.

[54] Calvo FA, Morillo V, Santos M, et al. Interval between neoadjuvant treatment and definitive surgery in locally advanced rectal cancer: impact on response and oncologic outcomes. J Cancer Res Clin Oncol. 2014;140:1651-1660.

[55] Francois Y, Nemoz CJ, Baulieux J, et al. Influence of the interval between preoperative radiation therapy and surgery on downstaging and on the rate of sphincter-sparing surgery for rectal cancer: the Lyon R90-01 randomized trial. J Clin Oncol. 1999;17:2396.

[56] Habr-Gama A, Perez RO, Proscurshim I, et al. Interval between surgery and neoadjuvant chemoradiation therapy for distal rectal cancer: does delayed surgery have an impact on outcome? Int J Radiat Oncol Biol Phys. 2008;71:1181-1188.

[57] Garcia-Aguilar J, Smith DD, Avila K, et al. Optimal timing of surgery after chemoradiation for advanced rectal cancer: preliminary results of a multicenter, nonrandomized phase II prospective trial. Ann Surg. 2011;254:97-102.

[58] Glynne-Jones R, Grainger J, Harrison M, et al. Neoadjuvant chemotherapy prior to preoperative chemoradiation or radiation in rectal cancer: should we be more cautious? Br J Cancer. 2006;94:363-371.

[59] Hayden DM, Pinzon MCM, Francescatti AB, et al. Hospital readmission for fluid and electrolyte abnormalities following ileostomy construction: preventable or unpredictable? J Gastrointest Surg. 2013;17:298-303.

[60] Khrizman P, Niland JC, ter Veer A, et al. Postoperative adjuvant chemotherapy use in patients with stage II/III rectal cancer treated with neoadjuvant therapy: a national comprehensive cancer network analysis. J Clin Oncol. 2013;31:30-38.

[61] Biagi JJ, Raphael MJ, Mackillop WJ, et al. Association between time to initiation of adjuvant chemotherapy and survival in colorectal cancer: a systematic review and meta-analysis. JAMA. 2011;305:2335-2342.

[62] Breugom AJ, Swets M, Bosset J-F, et al. Adjuvant chemotherapy after preoperative (chemo)radiotherapy and surgery for patients with rectal cancer: a systematic review and meta-analysis of individual patient data. Lancet Oncol. 2015;16:200-207.

[63] Calvo FA, Serrano FJ, Diaz-González JA, et al. Improved incidence of pT0 downstaged surgical specimens in locally advanced rectal cancer (LARC) treated with induction oxaliplatin plus 5-fluorouracil and preoperative chemoradiation. Ann Oncol. 2006;17:1103-1110.

[64] Schou JV, Larsen FO, Rasch L, et al. Induction chemotherapy with capecitabine and oxaliplatin followed by chemoradiotherapy before total mesorectal excision in patients with locally advanced rectal cancer. Ann Oncol. 2012;23:2627-2633.

[65] Chua YJ, Barbachano Y, Cunningham D, et al. Neoadjuvant capecitabine and oxaliplatin before chemoradiotherapy and total mesorectal excision in MRI-defined poor-risk rectal cancer: a phase 2 trial. Lancet Oncol. 2010;11:241-248.

[66] Maréchal R, Vos B, Polus M, et al. Short course chemotherapy followed by concomitant chemoradiotherapy and surgery in locally advanced rectal cancer: a randomized multicentric phase II study. Ann Oncol. 2012;23:1525-1530.

[67] Cercek A, Goodman KA, Hajj C, et al. Neoadjuvant chemotherapy first, followed by chemoradiation and then surgery, in the management of locally advanced rectal cancer. J Natl Compr Cancer Netw. 2014;12:513-519.

[68] Nogué M, Salud A, Vicente P, et al. Addition of bevacizumab to XELOX induction therapy plus concomitant capecitabine-based chemoradiotherapy in magnetic resonance imaging-defined poor-prognosis locally advanced rectal cancer: the AVACROSS study. Oncologist. 2011;16:614-620.

[69] Hong YS, Nam B-H, Kim K-P, et al. Oxaliplatin, fluorouracil, and leucovorin versus fluorouracil and leucovorin as adjuvant chemotherapy for locally advanced rectal cancer after preoperative chemoradiotherapy (ADORE): an open-label, multicentre, phase 2, randomised controlled trial. Lancet Oncol. 2014;15:1245-1253.

[70] Habr-Gama A, Perez RO, Sabbaga J, et al. Increasing the rates of complete response to neoadjuvant chemoradiotherapy for distal rectal cancer: results of a prospective study using additional chemotherapy during the resting period. Dis Colon Rectum.

2009;52:1927–1934.

[71] Nilsson PJ, van Etten B, Hospers GAP, et al. Short–course radiotherapy followed by neo–adjuvant chemotherapy in locally advanced rectal cancer––the RAPIDO trial. BMC Cancer. 2013;13:279.

[72] Gao Y–H, Lin J–Z, An X, et al. Neoadjuvant sandwich treatment with Oxaliplatin and Capecitabine administered prior to, concurrently with, and following radiation therapy in locally advanced rectal cancer: a prospective phase 2 trial. Int J Radiat Oncol Biol Phys. 2014;90:1153–1160.

[73] Guillem JG, Chessin DB, Shia J, et al. Clinical examination following preoperative chemoradiation for rectal cancer is not a reliable surrogate end point. J Clin Oncol. 2005;23:3475–3479.

[74] Radovanovic Z, Breberina M, Petrovic T, et al. Accuracy of endorectal ultrasonography in staging locally advanced rectal cancer after preoperative chemoradiation. Surg Endosc. 2008;22:2412–2415.

[75] Huh JW, Park YA, Jung EJ, et al. Accuracy of endorectal ultrasonography and computed tomography for restaging rectal cancer after preoperative chemoradiation. J Am Coll Surg. 2008;207:7–12.

[76] Shanmugan S, Arrangoiz R, Nitzkorski JR, et al. Predicting pathological response to neoadjuvant chemoradiotherapy in locally advanced rectal cancer using 18FDG–PET–CT. Ann Surg Oncol. 2012;19:2178–2185.

[77] Yoon H, Kim S, Kim T–S, et al. New application of dual point 18F–FDG PET–CT in the evaluation of neoadjuvant chemoradiation response of locally advanced rectal cancer. Clin Nucl Med. 2013;38:7–12.

[78] Capirci C, Rampin L, Erba PA, et al. Sequential FDG–PET–CT reliably predicts response of locally advanced rectal cancer to neo–adjuvant chemo–radiation therapy. Eur J Nucl Med Mol Imaging. 2007;34:1583–1593.

[79] Perez RO, Habr–Gama A, Gama–Rodrigues J, et al. Accuracy of positron emission tomography/computed tomography and clinical assessment in the detection of complete rectal tumor regression after neoadjuvant chemoradiation: long–term results of a prospective trial (National Clinical Trial 00254683). Cancer. 2012;118:3501–3511.

[80] Elmi A, Hedgire SS, Covarrubias D, et al. Apparent diffusion coefficient as a non–invasive predictor of treatment response and recurrence in locally advanced rectal cancer. Clin Radiol. 2013;68:e524–531.

[81] Song I, Kim SH, Lee SJ, et al. Value of diffusion–weighted imaging in the detection of viable tumour after neoadjuvant chemoradiation therapy in patients with locally advanced rectal cancer: comparison with T2 weighted and PET–CT imaging. Br J Radiol. 2012;85:577–586.

[82] Ha HI, Kim AY, Yu CS, et al. Locally advanced rectal cancer: diffusion–weighted MR tumour volumetry and the apparent diffusion coefficient for evaluating complete remission after preoperative chemoradiation therapy. Eur Radiol. 2013;23:3345–3353.

[83] Kim SH, Lee JY, Lee JM, et al. Apparent diffusion coefficient for evaluating tumour response to neoadjuvant chemoradiation therapy for locally advanced rectal cancer. Eur Radiol. 2011;21:987–995.

[84] Patel UB, Taylor F, Blomqvist L, et al. Magnetic resonance imaging–detected tumor response for locally advanced rectal cancer predicts survival outcomes: MERCURY experience. J Clin Oncol. 2011;29:3753–3760.

[85] Patel UB, Brown G, Rutten H, et al. Comparison of magnetic resonance imaging and histopathological response to chemoradiotherapy in locally advanced rectal cancer. Ann Surg Oncol. 2012;19:2842–2852.

[86] Goldberg N, Kundel Y, Purim O, et al. Early prediction of histopathological response of rectal tumors after one week of preoperative radiochemotherapy using 18 F–FDG PET–CT imaging. A prospective clinical study. Radiat Oncol. 2012;7:124.

[87] Neuman HB, Patil S, Fuzesi S, et al. Impact of a temporary stoma on the quality of life of rectal cancer patients undergoing treatment. Ann Surg Oncol. 2011;18:1397–1403.

[88] Messaris E, Sehgal R, Deiling S, et al. Dehydration is the most common indication for readmission after diverting ileostomy creation. Dis Colon Rectum. 2012;55:175–180.

[89] Glynne–Jones R, Harrison M, Hughes R. Challenges in the neoadjuvant treatment of rectal cancer: balancing the risk of recurrence and quality of life. Cancer Radiother. 2013;17:675–685.

[90] Glimelius B, Tiret E, Cervantes A, et al. Rectal cancer: ESMO Clinical Practice Guidelines for diagnosis, treatment and follow–up. Ann Oncol. 2013;24:vi81–88.

[91] Smith N, Brown G. Preoperative staging of rectal cancer. Acta Oncol (Madr). 2008;47:20–31.

[92] Chang GJ, Park IJ, Eng C, et al. Exploratory analysis of adjuvant chemotherapy benefits after preoperative chemoradiotherapy and radical resection for rectal cancer. ASCO Meet Abstr. 2012;30:3556.

[93] Fietkau R, Barten M, Klautke G, et al. Postoperative chemotherapy may not be necessary for patients with ypN0–category after neoadjuvant chemoradiotherapy of rectal cancer. Dis Colon Rectum. 2006;49:1284–1292.

[94] Maas M, Nelemans PJ, Valentini V, et al. Adjuvant chemotherapy in rectal cancer: defining subgroups who may benefit after neoadjuvant chemoradiation and resection: a pooled analysis of 3,313 patients. Int J Cancer. 2014;137:212–220.

[95] Taylor FGM, Quirke P, Heald RJ, et al. Preoperative high–resolution magnetic resonance imaging can identify good prognosis stage I, II, and III rectal cancer best managed by surgery alone: a prospective, multicenter. European Study Ann Surg. 2011;253:711–719.

第十九章 分子标志物和突变分析

Callisia N. Clarke and E. Scott Kopetz

引言

全身系统治疗、外科技术的提高，以及早期诊断、筛查的改进使美国结直肠癌（Colorectal cancer，CRC）的发病率和死亡率逐渐降低。然而，CRC 仍然是导致癌症死亡的主要原因，美国每年大约 49 700 人死亡。美国每年估计有 39 610 例新发 CRC 病例，其中直肠癌占 30%。癌症基因组图谱（The cancer genome atlas，TCGA）项目显示结肠癌和直肠癌之间的差异主要在于解剖位置不同，因为这两种肿瘤的综合分子特征表明二者的基因组改变相似并且在分子特征上难以区分。与结肠癌类似，大多数早期直肠癌通过手术、放疗和化疗等多模式治疗手段可达到治愈。然而，大约 25% 的患者在确诊同时发现转移。另外 30%~50% 局限性病变患者接受根治性手术后仍会出现复发。对于不可切除的患者，全身系统性治疗对其总生存的改善发挥重要作用，虽然新型细胞毒性药物的使用改善了生存预后，但高危组的 5 年生存率仅为 20% 左右。

鉴于此，人们一直致力于发现肿瘤发生的驱动因素。近年研究发现包括 RAS 和 BRAF 在内的分子生物标志物，提供了能指导靶向治疗的预测信息和预后信息。基因组表达分析和蛋白质组学等新的转化研究已经在 CRC 的分子亚型方面取得了进展，每种亚型都具有独特的预后和预测意义。人们所做的这些努力旨在为追求真正个体化的 CRC 治疗策略提供必要的基础。

直肠癌的突变谱不断演变。到目前为止，已确定了总计 138 个基因（74 个抑制癌基因和 64 个致癌基因）为结直肠癌的驱动突变基因。Vogelstein 等报道在散发性结直肠癌中出现中位值为 66 个的非同义突变。然而，直肠癌的发生只需要少数关键性突变，典型的肿瘤发生只包含 3~8 个驱动基因的改变。而其余的伴随突变所导致的随机事件不会直接驱使癌症发生，但会导致整体的肿瘤基因组紊乱。常见的驱动突变包括 *APC*、*TP53* 和 *RAS* 等，但是其他相对不太常见的突变基因在结直肠癌的发展中也同样重

C.N. Clarke
Department of Surgery, Division of Surgical Oncology, Medical College of Wisconsin, Milwaukee, WI, USA

E. Scott Kopetz (✉)
Department of Gastrointestinal Medical Oncology Division of Cancer Medicine, The University of Texas MD Anderson Cancer Center, Houston, TX
e-mail: skopetz@mdanderson.org

© Springer International Publishing AG 2018
G.J. Chang (ed.), *Rectal Cancer*, DOI 10.1007/978-3-319-16384-0_19

要。此外，研究表明，结直肠癌表现出明显的克隆异质性，所以在同一个肿瘤里，不同细胞群会发生不同的突变从而对治疗产生不同的反应和疾病进展。正因为每个肿瘤都具有独特的遗传和表观遗传特征，这使得个体化的直肠癌治疗既是必要的同时也充满挑战性。对 CRC 分子起源进展的理解可以使我们发现新的预测患者预后的生物标志物及更好地预测对特定治疗的反应，从而利于挑选出合适的患者及选择合适的治疗策略。在这里，我们将讨论在遗传性 CRC 和散发性 CRC 中的关键遗传性驱动因子、肿瘤发生的通路和分子亚型，并讨论新型靶向治疗及其对当前疾病治疗的影响。

直肠癌的分子事件

遗传性直肠癌综合征

大约 30% 初始诊断的直肠癌患者有一级或二级亲属肠癌家族史（图 19.1）。然而，这些患者中只有一小部分可以直接归因于明确的遗传综合征，也就是说真正的遗传性结直肠癌在所有肠癌患者中不足 10%。在遗传性结直肠癌中绝大多数为遗传性非息肉病性结直肠癌（Hereditary nonpolyposis colorectal cancer，HNPCC）和家族性腺瘤性息肉病（Familial adenomatous polyposis，FAP），并且在家族中具有高度外显性。表 19.1 中简要概述了其他确定具有结直肠癌易感性的罕见遗传综合征。遗传性结直肠癌综合征，特别是 FAP 和 HNPCC，尽管少见，但在我们对结直肠癌分子遗传学的理解方面做出了重要的贡献，接下来进行简要讨论。

遗传性非息肉病性结直肠癌（HNPCC）

遗传性非息肉病性结直肠癌（HNPCC）或林奇综合征是最常见的遗传性直肠癌综合征，占所有直肠癌的 2%～5%（图 19.1）。与其他 CRC 遗传综合征不同，这类患者通常不会发生腺瘤性息肉。这种

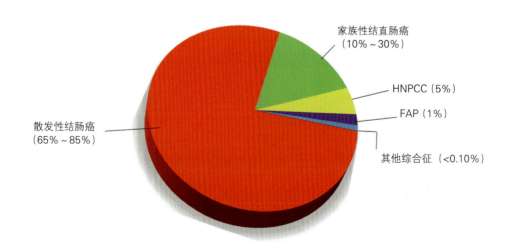

图 19.1 散发性结直肠癌、家族性结直肠癌或遗传性癌症综合征相关结直肠癌的比例。HNPCC：遗传性非息肉病性结直肠癌；FAP：家族性腺瘤性息肉病

常染色体显性遗传综合征是由于 DNA 胚系突变、错配修复（Mismatch repair，MMR）基因和易诱发结直肠癌和子宫内膜癌的微卫星突变累积引起的。*MSH2* 和 *MLH1* 的胚系突变占所有林奇综合征患者的 90%，其余的大部分为 *MSH6*、*PMS2* 和 *EPCAM* 突变。这些患者也有发生其他癌症的风险，包括卵巢癌、胃癌和肝胆系统恶性肿瘤。通常情况下，患者遗传获得一个胚系 MMR 基因突变，并且随之获得剩余等位基因的失活，从而导致频繁突变和发展，并在 40～50 岁时发生高度微卫星不稳定（MSI-H）的肿瘤。由于林奇综合征患者终生患结直肠癌的风险接近 80%，因此通常建议在 20 岁左右时进行预防性手术以降低癌症相关死亡率。大约 18% 的患者在确诊时会发现双重肿瘤，因此已经发生癌症的 HNPCC 患者进行外科手术前必须对全结直肠进行详细评估。

表 19.1　具有结直肠癌遗传易感性的遗传综合征

综合征	基因缺陷	特点	患 CRC 的风险	发生 CRC 的平均年龄
非息肉病综合征 遗传性非息肉病性结直肠癌（HNPCC）/ 林奇综合征	*MLH1*（30%～40%） *MSH2*（50%） *MSH6*（7%～10%） *PMS2*（5%） *EPCAM*（1%～3%）	常染色体显性遗传；双重肿瘤；微卫星不稳定型肿瘤（MSI-H）；其他相关癌症：子宫内膜癌，卵巢癌	50～80%	40～60 岁
腺瘤性息肉病综合征 家族性腺瘤性息肉病（FAP）	*APC*	常染色体显性遗传；100～1000 个腺瘤性息肉，好发于十二指肠和胃窦（胃底）；先天性视网膜色素上皮肥大	≈ 100%	30～40 岁
Gardner 综合征	*APC*	与 FAP 相同——只是一种表型变异；此外还伴有硬纤维瘤（15%），颅骨骨瘤和甲状腺癌	≈ 100%	30～40 岁
Turcot 综合征	*APC*（60%～70%）	与 FAP 相同——结肠息肉，CRC 和中枢神经系统肿瘤，主要为髓母细胞瘤	50%～100%	20～40 岁
	MLH1，*PMS*（30%）	Lynch 型——无息肉，CRC 和中枢神经系统肿瘤，主要为多形性成胶质细胞瘤		
衰减型腺瘤性息肉病	*APC*	常染色体显性遗传；＜100 个息肉；保留直肠的右半结肠肿瘤及息肉	未知	50 岁
MYH 相关性息肉病	*MYH*	常染色体隐性遗传；10～100 个腺瘤性息肉；体细胞 *KRAS G12C* 突变；微卫星稳定型肿瘤（MSS）	80%	50 岁
错构瘤息肉病综合征 幼年性息肉综合征	*SMAD4/DPC4* *BMPR1a*	常染色体显性遗传；结肠和胃的错构瘤，＜10 岁儿童胃肠道出血；伴有唇腭裂和大头畸形等面部异常	60%～70%	60 岁
黑斑息肉病	*LKB1* *STK11*	常染色体显性遗传；消化道错构瘤息肉，唇部和口腔黏膜上的色素沉着斑，乳腺癌	85%	50 岁
Cowden 综合征	*PTEN*	常染色体显性遗传；皮肤，黏膜，甲状腺，乳腺的错构瘤	16%	

家族性腺瘤性息肉病（FAP）

FAP 在所有结直肠癌中不足 1%。它是一种由 *APC* 基因胚系突变引起的常染色体显性遗传病。FAP 的临床表现为从青少年早期开始出现的数百至数千个结直肠腺瘤。尽管约 25% 的患者因为出现新发 *APC* 基因突变而成为先证者，但大多数患者都具有一级和二级亲属早发结直肠癌的明确病史。FAP 患者终生患结直肠癌的概率接近 100%，30～40 岁时腺瘤会发展为癌。

研究者还描述了类似于 *APC* 基因突变的 FAP 亚型，它们同样容易发展为结直肠癌（表 19.1）。

因为 90% 的 FAP 患者会发生上消化道息肉，特别是在十二指肠，故 FAP 患者也需要进行上消化道内镜监测。十二指肠腺癌是 FAP 患者第二大常见死因，5% 的十二指肠息肉发展为浸润性癌。轻型腺瘤性息肉病是一种侵袭性较小的 FAP 亚型，同样由 *APC* 突变引起，临床表现的严重程度与 *APC* 突变特点相关。这类型的患者息肉数量较少，通常局限于近端结肠，很少累及直肠。轻型 FAP 患者确切的癌症发病率未知，但总体患癌风险较低，可在 50 岁后发展为结肠癌。

同 HNPCC 类似，预防性结直肠癌手术对降低 FAP 癌症患者死亡率非常重要，同时必须平衡生存质量指标。建议 FAP 患者在 20 岁时进行预防性手术，并且必须对残存胃肠道进行密切监测从而及时发现其他癌前病变的息肉。

其他遗传性直肠癌综合征

表 19.1 简要描述了易患直肠癌的其他遗传性综合征。MYH 相关性息肉病是一种常染色体隐性遗传病，由 *MYH*（碱基切除修复基因）双等位基因胚系突变引起。基于此，患者不会有代代相传的癌症家族史，但大约 80% 的患者会在 60 岁之前发生 CRC。其他综合征会导致结肠和直肠的错构瘤，具有不同的 CRC 风险。*SMAD4*、*PTEN* 和 *STK11* 是与这些遗传综合征里肿瘤发生相关的一些基因，并且也在散发性直肠癌的发展中起作用。

散发性直肠癌

癌症基因组图谱（TCGA）研究网络在结直肠癌的综合性分子分析中确定了两种不同的 CRC 类型：非超突变型和超突变型（图 19.2a）。TCGA 研究发现，非超突变型（体细胞突变率 $< 8.2/10^6$ 碱基）占结直肠癌的 84%，并且非沉默突变中位数为 58 个。结直肠癌发病机制的早期模式为肿瘤的经典突变，由体细胞拷贝数改变导致的抑癌基因杂合性缺失或癌基因激活引起。该组中有 17 个基因反复突变，*APC*、*TP53*、*KRAS*、*PIK3CA*、*FBXW7*、*SMAD4*、*TCF7L2* 和 *NRAS* 最为频繁（图 19.2b）。超突变型 CRC 发生率较低，占本研究病例的 16%。由于超突变型肿瘤倾向发生在近端结肠，因此在直肠癌人群中，其代表性不足。这类由 DNA 损伤控制缺陷引起的治疗突变率较高（$> 12/10^6$ 碱基），并且由于移码突变的增加，每个肿瘤的总突变中位数为 728。3/4 的超突变型 CRC 表现为高度微卫星不稳定（MSI-H），由 DNA 错配修复通路的突变引起，特别是由于 MLH1 启动子区高甲基化导致表观遗传沉默。这通常发生在大范围内多个基因启动子区高甲基化和基因主体低甲基化的情况下，也就是所说的 CpG 岛甲基化表型（CpG Island methylator phenotype，CIMP）。超突变型中有 15 种常见突变，包括 *ACVR2A*、*APC*、*MSH3*、*MSH6* 和 *BRAF*（图 19.2c）。DNA 聚合酶 ε（POLE）的突变也会导致超突变型 CRC。值得注意的是，CRC 中，POLE 体细胞突变带来的突变率最高，但肿瘤不会表现为 *MSI-H*、*CIMP-H* 或

MLH1 启动子区高甲基化。

这两种类型的 CRC 形成肿瘤似乎是通过异常通路导致的。例如，尽管突变率不同，但这两类都具有的 *APC* 和 *TP53* 突变。与超突变型相比，*APC* 和 *TP53* 这两种常见的驱动基因突变在非超突变型结直肠癌中更常见，分别为 81% vs 51%（P=0.002 3）和 60% vs 20%（P=0.000 1）。另外，*TP53* 缺失和细胞周期检查点激酶 ATM 的突变是互斥的，并且分别好发于非超突变型和超突变型 *CRC* 中。KRAS 突变在这两个亚群中均常见，但是 *BRAF* 突变在超突变型 *CRC* 中更常见。此外，*TGFBR2* 等基因的突变仅在超突变型 CRC 中出现，这说明虽然 CRC 是从已知的一组驱动通路失调发展而来的，但超突变型和非超突变型 CRC 导致肿瘤发生的基因突变事件序列不同。

结直肠癌亚型联盟（CRCSC）通过整合包括肿瘤突变状态、DNA 拷贝数、甲基化水平、microRNA，以及蛋白表达的多组学数据，进一步对结直肠癌的基因和表观遗传学特征进行了分类。他们将结直肠癌分为 4 种共识分子亚型（CMS），其中每一种亚型均具有独特的驱动因子、表型和肿瘤生物学行为（表19.2）。CMS1（MSI 免疫型）主要包含了微卫星高度不稳定结直肠癌。因此，这一类型的结直肠癌具有高突变负荷和高度甲基化、*BRAF* 突变的特征，且肿瘤淋巴细胞浸润程度高。

CMS2 型（经典型）和 CMS3 型（代谢型）是通过染色体不稳定途径驱动的，主要表现为微卫星稳定但拷贝数高度变异。CMS2 结直肠癌的 Wnt 和 MYC 信号明显上调，而 CMS4 结直肠癌的特征为激活

a 散发性 CRC 类型	突变率	分子基础	肿瘤表型
非超突变型（84%）	< 8.24/10^6 碱基 突变中位数为 58	染色体不稳定（CIN） – 杂合性缺失 – 非整倍体 CIMP/ 非 MSI	– 微卫星稳定型（MSS） – 左半结肠肿瘤
超突变型（16%）	> 12/10^6 碱基 突变中位数为 728	DNA 错配修复缺陷（dMMR）77% –*MLH1* 甲基化 63% –*CIMP/MSI* 57% –*BRAF* 突变 46% DNA 错配修复蛋白正常（pMMR）23% – 其他 MMR 基因突变 –*POLE* 突变	– 高度微卫星不稳定型（MSI–H） – 近端结肠 – 黏液腺癌 – 低分化

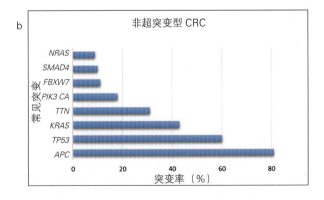

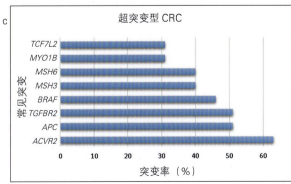

图 19.2（a）非超突变型和超突变型结直肠癌的分子及临床病理特征。（b）非超突变型 CRC 的常见突变基因。（c）超突变型 CRC 的常见突变基因

表 19.2　结直肠癌共识分子亚型（CMS）。每一种亚型代表了独特的分子、基因以及生物学特征

亚型	CRC 发生率	驱动基因 / 通路	表型及预后
CMS1 MSI 免疫型	14%	高突变负荷；微卫星不稳定；高 CpG 岛甲基化表型；BRAF 突变；免疫激活 / 表达	右半结肠癌；发病晚；女性；中等预后；复发后预后差
CMS2 经典型	37%	高度染色体不稳定；微卫星稳定；WNT/MYC 通路激活；TP53 突变、EGFR 扩增 / 过表达	左半结肠癌；预后好
CMS3 代谢型	13%	低度染色体不稳定；代谢紊乱；KRAS 突变；PIK3CA 突变、IGFBP2 过表达	中等预后
CMS4 间质型	23%	高度染色体不稳定 TGF-β 激活 NOTCH3/VEGFR2 过表达	间质浸润；发病早；无复发生存率及总生存率低

与间充质转化及干细胞表型相关的通路（如 TGF-β、整合素高表达）。此外，CMS4 肿瘤具有促进血管生成及间质形成的特征，因此存在肿瘤邻近间质中肿瘤细胞浸润的现象。间质通路激活也使得 CMS4 型结直肠癌易早期复发或远处转移。

最后，CMS3 型结直肠癌的主要驱动因素是代谢重编程，通过活跃的谷氨酰胺分解、脂质合成代谢促进结直肠癌的发生。CMS3 型结直肠癌中也存在一定的一致性，其中大约 1/3 肿瘤表现为微卫星高度不稳定、高突变负荷和中度甲基化。这 1/3 肿瘤始终表现出较少的拷贝数变异，丰富了激活 KRAS 突变的能力，且已证明这些突变有助于结直肠癌及其他恶性肿瘤的代谢适应。

在直肠癌中同样存在这 4 种亚型，但相比于近端结肠癌，CMS2 和 CMS4 型占比更高，而近端结肠癌中 CMS1 和 CMS3 的表达往往过高。

直肠癌的靶向治疗

如前所述，随着细胞毒化疗药物，如氟尿嘧啶、奥沙利铂以及伊立替康的应用，直肠癌的无病生存期及总生存期得到了极大的改善。但是，每个患者个体对这些化疗药物的反应有很大差别，不幸的是，一些患者非但未能从治疗中获益而且还出现了严重的不良反应。更加精确地识别驱动突变和信号通路开启了为患者带来最大获益的个体化治疗时代。结直肠癌的发生主要是通过 3 条途径（图 19.3），而通过不同途径产生的结直肠癌对治疗反应，以及患者的预后都存在异质性，精准治疗的目标就是阻断这些途径中的一条或多条来达到治疗的目的。

经典的从腺瘤到癌通路，也就是染色体不稳定（CIN）通路，最初是由 Fearon 和 Vogelstein 教授提出的。他们描述了正常黏膜到腺瘤形成的多步骤渐进模型，特征为抑癌基因（主要为 APC、TP53、PTEN）的失活突变，以及原癌基因 RAS、PIK3CA 等的突变激活导致染色体不稳定及发展为肿瘤的过程（图 19.4）。70% ～ 85% 的散发性结直肠癌是通过这一通路形成的。经过长时间的累积，染色体重排引起抑癌基因的杂合性丢失及原癌基因的激活，从而导致非整倍体的积累和细胞分化、增殖，以及凋亡的紊乱。腺瘤性结肠息肉病抑癌基因位于染色体 5q21，该基因的突变会产生缺乏

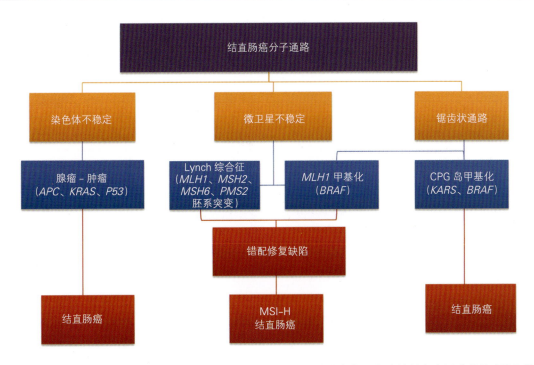

图 19.3　结直肠癌发生发展的分子通路。30% ~ 70% 的结直肠癌通过染色体不稳定途径发生导致从腺瘤发展为癌。错配修复基因的胚系突变引起的 Lynch 综合征大约占所有微卫星不稳定结直肠癌的 1/4。锯齿状通路途径主要是由于高甲基化导致 *MLH1* 基因的表观遗传失活，从而形成散发性微卫星不稳定表型

调节 β 连环蛋白（β–catenin）降解能力的截断蛋白的积累。β–catenin 在细胞内积聚，导致 Wnt 信号通路失调，而后者参与多种实体肿瘤的发生。*APC* 基因突变是腺瘤恶变过程中的关键因子，40% ~ 80% 的结直肠癌有 *APC* 基因的突变或 5 号染色体长臂等位基因的缺失。*APC* 基因突变似乎发生在"腺瘤 – 肿瘤"过程的早期，因为在结直肠腺瘤与浸润性结直肠癌中，*APC* 基因的突变率是类似的。研究发现 Wnt/β–catenin、转化生长因子（TGF–β）、EGFR、下游丝裂原活化蛋白激酶（MAPK）和磷酸肌醇 3 激酶（PI3K）信号通路的异常改变在结直肠癌中是非常普遍的现象。因此，我们认为阻断 Wnt/β–catenin 信号通路是潜在的治疗靶点之一。

　　此外，还有 15% 的结直肠癌是通过错配修复基因 *MLH1*、*MLH3*、*MSH2*、*MSH3*、*MSH6*、*PMS2* 失活的通路发生的。这一部分结直肠癌具有高突变负荷和微卫星不稳定的特点。错配修复蛋白及家族性 MSI-H 的胚系失活引起的 HNPCC 是其一种典型的代表。锯齿状通路是另一个与配错修复功能相关却又不同的通路，其特征为 *BRAF* 基因突变，以及基因组高度甲基化，进而导致 DNA 修复基因如 *MLH1* 等的甲基化沉默，并导致散发性 MSI 肿瘤的发生。尽管典型的管状腺瘤与染色体不稳定的结直肠癌具有类似的分子特征，而无柄锯齿样腺瘤发生在表观遗传的 CIMP 通路和 MSI 的背景下，这也是癌变的主要驱动机制。

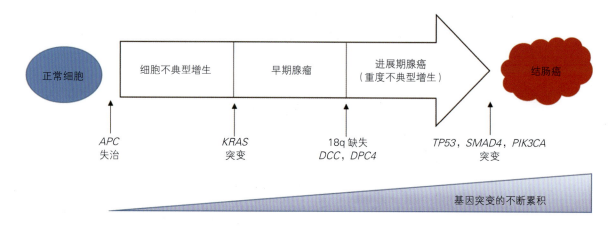

图 19.4　结直肠癌发生过程中基因突变的不断累积，以及 CIN 肿瘤发生的主要驱动基因

预后与疗效预测的生物标志物

血管内皮生长因子（VEGF）

血管生存，即募集现有血管并形成新的毛细血管网对肿瘤的生长和建立至关重要。针对这一现象，研究者提出假设：阻断血管生成过程是抗肿瘤治疗的可行策略之一。VEGF 家族共有 6 名成员，包括从 VEGF-A 到 VEGF-E 以及胎盘生长因子（PIGF）-1 和 PIGF-2。VEGF-A 简称 VEGF，是一种有效的配体，参与正常组织与肿瘤组织的增殖与血管形成。VEGF 通过与其受体 VEGFR2（一种酪氨酸激酶）结合，激活多个细胞内信号通路，促进内皮细胞的增殖、迁移、存活，最终生成新生血管。因此，VEGF 的过表达往往与 CRC 患者的肿瘤进展、总生存率低等不良预后相关。

贝伐单抗是第一个被批准用于 CRC 治疗的抗血管靶向药物。贝伐单抗是针对 VEGF-A 的重组单克隆抗体，在抗肿瘤治疗中被寄予厚望，但是研究发现其单药治疗的临床获益有限。不过，当与化疗联合时，贝伐单抗能够增加转移性结直肠癌的疗效，并延长 PFS 和 OS。贝伐单抗能够与以 5-Fu 为基础的化疗方案发挥协同作用诱导细胞凋亡，并通过促进细胞毒药物进入肿瘤细胞内从而抑制肿瘤生长。因此，贝伐单抗联合 FOLFOX（5-Fu，奥沙利铂，亚叶酸钙）或 FOLFIRI（5-Fu，亚叶酸钙，伊立替康）方案被广泛用于转移性结直肠癌的治疗。由于在新辅助治疗中加用贝伐单抗增加了疗效，相当一部分潜在可切除的转移性结直肠癌患者获得了肝转移灶的根治性切除机会。贝伐单抗的总体治疗耐受性良好，但是也可能发生严重的不良反应。消化道穿孔是其中最严重的不良反应之一，发生率大约为 1.5%。其他不良反应还包括需要药物治疗的高血压、卒中风险增加、心肌梗死，以及伤口愈合困难等，同时已经有研究表明，在手术治疗前 4 周停用贝伐单抗不会增加切口并发症的发生风险。研究还发现，治疗中出现高血压往往提示治疗效果较好。

表皮生长因子受体家族（EGFR）

EGFR 是 HER/ErbB 家族中的一个跨膜酪氨酸激酶受体，在上皮来源的肿瘤尤其是结直肠癌中高表

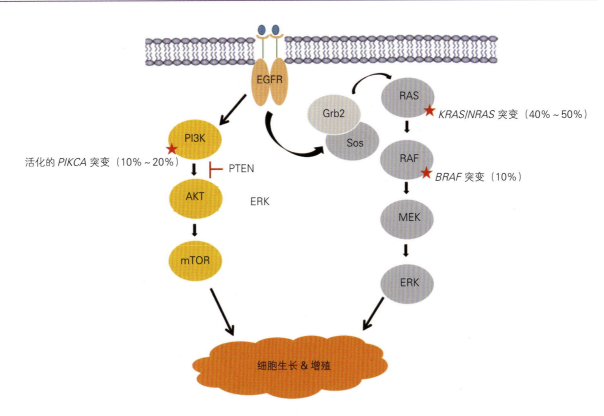

图 19.5　MAPK 信号通路是结直肠癌发生的关键因素。活化的 RAS、RAF 和 PI3K 的突变或 *PTEN* 抑癌基因的突变，导致不受抑制的细胞增殖和肿瘤生长的信号级联性激活

达。与其配体、上皮调节蛋白、双调蛋白、EGF，以及 TNF-α 结合后激活其下游多条信号通路。尤其是 Ras/Raf/MAPK 及磷脂酰肌醇 –3 激酶（PI3K）信号通路的激活能够抑制细胞增殖与侵袭并抑制细胞凋亡（图 19.5）。因此 EGFR 活化不仅参与肿瘤形成，也是结直肠癌转移和进展的重要推动因素。

目前抗 EGFR 的靶向治疗有两类，分别是小分子酪氨酸激酶抑制剂（TKI）和抗 EGFR 的单克隆抗体。小分子 TKI，如吉非替尼和厄洛替尼，在 CRC 中，能够通过抑制三磷酸腺苷（ATP）进而阻断 EGFR 下游 PI3K 信号通路。但在 CRC 中，小分子 TKI 与标准化疗的联合大大增加了消化道毒性反应的风险因此并没有得到推广。

西妥昔单抗是第一个被 FDA 批准用于治疗转移性结直肠癌的 EGFR 单克隆抗体（mAb）。它能够阻断 EGFR 与其配体的结合，抑制配体依赖的自身磷酸化，以及下游的 MAPK 和 PI3K 信号。在 Cunningham 等研究者的原创性论文中，西妥昔单抗联合伊立替康可以提高难治性晚期结直肠癌的疗效，延长疾病进展时间和总生存期。同样，另一种 EGFR 单抗帕尼单抗在难治性晚期结直肠癌中也显示了良好的耐受性，并能改善缓解率，已被 FDA 批准。抗 EGFR 单抗总体耐受性良好。最常见的不良反应为 80% ~ 90% 的患者在治疗中可能会出现痤疮样皮疹。在治疗停止后，皮疹大多能够缓解；有研究发现，出现严重皮疹的患者往往总生存期更长，因此这一不良反应也可能是治疗有效的提示。

自 2004 年被 FDA 批准以来，EGFR 单抗被广泛用于转移性结直肠癌的治疗中。但实际上只有一小部分患者从其治疗中获益，总体的有效率仅有 10%，因此研究人员开始探索能否将 EGFR 的表达作为预后及预测的生物标志物。EGFR 的突变在结直肠癌中十分罕见，但在其他实体瘤却很普遍。虽然，前期的研究并没有发现 EGFR 的基因拷贝数或者表达水平与转移性结直肠癌患者的预后［总生存率（OS）和无进展生存期（PFS）］相关，且不再用于患者选择。然而，对 EGFR 信号传导的下游效应物的研究已经将 RAS 原癌基因家族鉴定为 CRC 的关键生物标志物。

KRAS/NRAS

RAS 基因家族由 3 种原癌基因（KRAS、NRAS 和 HRAS）组成，其编码的蛋白质参与 EGFR 介导的细胞的蛋白质信号和增殖的调节（图 19.5）。30% ~ 40%结直肠癌会发生 KRAS 突变，而 NRAS 突变则少见，发生率约 5%。在结直肠癌中几乎没有看到 HRAS 突变，突变率＜0.1%。RAS 基因的典型突变通常发生在密码子 12，较少发生在密码子 13、59、61、117 和 146，它们改变了 GTP 结合域动力学并导致癌基因的持续激活。像结直肠癌一样，在较大的腺瘤中也可以观察到高频的 RAS 基因突变，但在较小的腺瘤则较少见到，因此提示它们可能对腺体生长和结直肠癌的致癌作用的贡献更大。结直肠癌中 KRAS 和 NRAS 突变具有预测和提示预后的双重作用。对几项抗 EGFR 单克隆抗体相关的临床研究进行回顾性分析显示，KRAS 野生型的结直肠癌患者能从抗 EGFR 抗体治疗中获益。KRAS/NRAS 突变导致表皮生长因子受体（EGFR）下游的 Ras-Raf-MAPK 通路的活化，使这些肿瘤对抗 EGFR 治疗产生耐药性。目前的指南要求在开始抗 EGFR 治疗之前检测 KRAS 和 NRAS 状态，并将 Ras-Raf-MAPK 通路作为治疗结直肠癌的新型分子靶向药物的主要靶点。

虽然 RAS 突变状态明显具有预测相关性，但其预后意义需要进一步研究。虽然 KRAS 突变只能微弱地提示 II 期和 III 期结直肠癌的预后不良，但能明确提示转移性结直肠癌预后不良。有趣的是，密码子 146 突变虽然少见，但却比密码子 12、13、61 突变有更好的预后。

BRAF

BRAF 癌基因是 MAPK 通路的另一种有效调控因子，最近已成为 CRC 的一个预后生物标志物和新的治疗靶点。BRAFV600E 是一种活化突变，约占结直肠癌所有 BRAF 突变的 90%。如上所述，致癌 BRAF 突变通常通过 CpG 岛的甲基化导致关键抑癌基因沉默而沿着锯齿状通路形成肿瘤，占 CRC 的 10% ~ 15%，具有非常特殊的临床特征和肿瘤预后。BRAF 突变在女性和高龄患者中更为常见，一般为＞70 岁。此外，这些肿瘤往往是近端，MSI-H，黏液腺癌，锯齿状，低分化肿瘤。在散发性结直肠癌中，30% ~ 60% 的 MSI-H 肿瘤存在 BRAF 突变，但只有 5% ~ 10% 的微卫星稳定（MSS）肿瘤存在 BRAF 突变。BRAFV600E 突变导致 MLH1 基因启动子甲基化，导致肿瘤抑制功能丧失并阻碍 DNA 错配修复。Tran 等描绘了一个独特的转移模式，他们将 BRAF 突变结直肠癌定义为一个独特的亚型。在他们对 524 例转移性结直肠癌患者的研究中，发现 11% 的患者携带 BRAF 突变。在这些患者中，与 BRAF 野生型肿瘤相比，BRAF 突变患者的腹膜转移（46% vs 24%）或远处淋巴结转移更常见（53% vs 38%），而肺转移的可能性较低（35% vs 49%）。显而易见，BRAF 突变导致总生存时间较短，中位数为 10.4 个月，而野生型为 34.7 个月。这些患者的转移灶通常不适合进行手术切除，故 BRAF 突变患者接受转移灶手术切除的可能性很小。这些数据表明 BRAF 突变是右半结肠癌的一个主要驱动因素，也是右半结肠癌预后差于左半结肠的一个重要因素。有趣的是，同样的预测可能不适用于直肠原发灶 BRAF 突变的罕见患者，这可能是由于在这些肿瘤中观察到的表观遗传改变有限。对此还需要开展进一步的研究。

BRAF 突变的患者将受益于有效的靶向治疗。*BRAF* 癌基因编码一种丝氨酸 / 苏氨酸激酶，该激酶在 MAPK 通路作用于 KRAS 下游（图 19.5）。*BRAF* 通过激活丝裂原激活蛋白激酶（MAPKK 或 MEK）来调节其作用，启动不受 EGFR 调控的细胞增殖。在结直肠癌中，*BRAF* 与 *KRAS/NRAS* 突变是互斥的，这提示 *BRAF* 是 MAPK 通路中 *KRAS/NRAS* 的主要效应因子，对肿瘤的发生具有同等作用。因此，*BRAF* 突变的肿瘤类似于 *RAS* 突变，能够逃脱抗 EGFR 治疗的作用；致使 12% ~ 15% RAS 野生型患者抗 EGFR 治疗无效。

BRAF 突变在黑色素瘤中已得到广泛研究。2011 年，BRAFV600E 蛋白激酶抑制剂维莫非尼被 FDA 批准用于治疗转移性黑色素瘤。这一疗法和其他 *BRAF* 靶向治疗黑色素瘤的成功使 *BRAF* 突变成为 CRC 中一个有吸引力的治疗靶点。不幸的是，在 mCRC 的早期研究中，BRAFV600E 抑制的临床反应并没有预期那么好。CRC 对 BRAFV600E 抑制的耐药性归因于 ERK 介导的反馈导致 EGFR 活化的增加，而在黑色素瘤中未见。此外，*BRAF* 突变的 CRC 与 *BRAF* 突变的黑色素瘤相比，显示出更高水平的 PI3K/AKT 激活。这些发现支持对这部分结直肠癌患者应用联合靶向治疗。

一些正在进行的早期研究探索 *BRAF* 抑制剂、抗 EGFR 治疗和 PIK3CA 抑制剂的协同作用。Corcoran 等报道了他们在 *BRAF* 突变的转移性结直肠癌中使用达拉非尼（D）联合 MEK 抑制剂曲美替尼（T）治疗 I 期和 II 期的经验。43 例患者接受 D+T 联合治疗，其中 1 例患者达长期完全缓解（> 22 个月），5 例患者（12%）部分缓解，22 例患者（51%）病情稳定。其他应用达拉非尼（D）+ 曲美替尼（T）± 帕尼单抗（P）抗 EGFR 抗体三药联合治疗方案的研究也在进行中。Bendell 等证明三药联合治疗耐受性好，疗效显著，6 例患者中 4 例（67%）出现肿瘤部分缓解（PR），其余 2 例患者病情稳定（SD）。这些早期试验表明，可以安全地使用两种或 3 种药物联合治疗，并且有一些较好疗效的早期临床证据。这些工作仍在进行，然而，目前的证据表明，对于结直肠癌中 *BRAF* 突变的患者，与单用 BRAFV600E 抑制剂相比，联合治疗可能会获得更好和更持久的临床效果。

人表皮生长因子受体 2（HER2）基因状态

HER2 基因扩增和表达在乳腺癌和胃癌中的预后和预测意义已得到很好的证实。在这两种疾病中，针对 HER2 受体细胞外结构域的单克隆抗体曲妥珠单抗（Trastuzumab）加入到传统的全身治疗中，改善了 HER2 阳性肿瘤患者亚组的预后。最近，HER2 基因状态及其在结直肠癌中的临床意义已被研究。HER2 基因扩增和蛋白过表达在结直肠癌发生率为 5% ~ 12%，在直肠癌中高达 26%，但后者仍需要进一步验证。然而，其预后和预测相关性仍不清楚。Conradi 等证明，晚期 HER2 阳性的直肠癌患者的癌症相关生存率（Cancer specific survival，CSS）有所改善，且无病生存期（Disease free survival，DSF）也有改善的趋势。然而，其他研究发现 HER2 扩增的结直肠癌预后较差。Martin 等通过 mCRC 中 HER2 扩增程度对患者进行分层。他们将患者分为 3 类：HER2 基因在所有肿瘤细胞中扩增（HER-all-A）的患者，在小的克隆中基因扩增导致 HER2 阳性（HER2-FISH+）的患者，没有或 HER2 弱阳性（HER2-FISH-）的患者。在他们的研究中，这些亚组显著预测了抗 EGFR 治疗的有效率、无进展生存期（PFS）和 OS。HER2-all-A 患者的预后最差，HER2-FISH- 预后居中，HER2-FISH+ 明显改善 PFS 和 OS。

关于 CRC 中 HER2 状态最引人注目的数据来自最近的 HERICLES 研究。研究者在证明曲妥珠单抗和拉帕替尼对人源性小鼠模型双 HER2 阻断活性后，设计了一项概念验证、多中心 II 期研究，以研究双抗 HER2 治疗对 mCRC 的影响。筛选了 914 例难治性 *KRAS* 野生型 mCRC 患者。通过免疫组化（IHC）

和 FISH 评估 HER2 状态，发现 HER2 阳性 CRC 的发生率为 5%。27 例患者接受曲妥珠单抗和拉帕替尼治疗。其中直肠癌 7 例（26%），远端结肠癌 16 例（59%），4 例（15%）为近端结肠癌，再次表明 HER2 阳性肿瘤与左半结肠癌和直肠癌之间存在相关性。中位随访 94 周，8 例（30%）患者对治疗有反应，1 例（4%）患者完全缓解，12 例（44%）患者病情稳定。

这些数据表明 HER2 状态和抗 EGFR 治疗之间存在的复杂关系仍需要进一步的阐明。此外，HER2 状态可能对远端结肠癌尤其是直肠癌具有预后和预测意义。

错配修复与肿瘤免疫

直到最近，肿瘤免疫也没有被认为在 CRC 肿瘤的发生中起重要作用。然而，研究已经证明了 CRC 中免疫标志的相关性。Tosolini 等人证明，在原发结直肠癌中大量淋巴细胞浸润，特别是细胞毒性 T 细胞/T 辅助 1 淋巴细胞（CTL/Th1）与干扰素（IFN）- γ 主导的免疫增殖与结直肠癌的 RFS 和 OS 改善相关。相反，由 T 辅助 17（Th17）浸润和白细胞介素（IL）-17 驱动的免疫信号与预后不良有关。自此，其他学者尝试将这些免疫产物纳入 CRC 的传统分期，以促进肿瘤特异性的干预。"免疫评分"概述了将肿瘤微环境纳入 CRC 患者风险分层的一项工作。该系统纳入了肿瘤内淋巴细胞簇的状态，并利用其预后意义来补充传统的 AJCC TNM 分级。

目前认为 MSI-H 肿瘤的发生是由免疫驱动的。错配修复缺陷的结直肠癌表现为高度淋巴细胞浸润（尤其是 CTL 和 Th1），这已被广泛接受。此外，免疫检查点的上调使这些肿瘤成为检查点抑制剂治疗的主要候选对象。PD-1 和 PD-L1 主要在 MSI 肿瘤中过表达，对 PD-1/PD-L1 的抑制使得免疫检查点成为有吸引力的治疗靶点。

Nivolumab 是一种抗 PD-1 抗体，在转移性结直肠癌的 I 期试验中并没有表现出显著的临床疗效。值得注意的是，被检测的肿瘤大多数 PD-L1 表达呈阴性。然而，转移性 CRC 队列中有 1 例患者 PD-L1 阳性，MSI-H，6 个月后达到完全缓解，3 年后无任何疾病复发迹象。同样，Le 等研究了 Pembrolizumab 单克隆抗体治疗 32 例进展期结直肠癌患者（11 例 dMMR，21 例 pMMR）的疗效。dMMR 患者的治疗有效率和病情稳定者比例（分别为 40% 和 78%）明显高于 pMMR 患者（分别为 0% 和 11%）。基于这些数据，MMR 状态可能是检查点抑制剂临床获益预测的生物标志物。目前正在进行更大规模的研究，以评估检查点抑制剂对无法切除或转移的难治性 dMMR 结直肠癌患者的获益。此外，还需要研究诱导肿瘤免疫的方法，以期望大多数 pMMR 结直肠癌患者能够从这些治疗中获益。

结论

随着结直肠癌发生分子机制的研究，推动了靶向治疗方法的出现，直肠癌的治疗也在不断发展。新型的预测疗效和预后的生物标志物在指导临床决策中越来越重要，并将继续推动靶向治疗在直肠癌治疗中的应用。前瞻性随机对照研究需要进一步确定这些新的生物标志物的准确性和有效性，并将进一步促进肿瘤分子谱指导下的真正个体化直肠癌治疗。

参考文献

[1] Kohler BA, Sherman RL, Howlader N, Jemal A, Ryerson AB, Henry KA, et al. Annual report to the nation on the status of cancer, 1975–2011, featuring incidence of breast cancer subtypes by race/ethnicity, poverty, and state. J Natl Cancer Inst. 2015;107(6):djv048.

[2] Siegel RL, Miller KD, Jemal A. Cancer statistics. CA Cancer J Clin. 2015;65(1):5–29.

[3] Cancer Genome Atlas N. Comprehensive molecular characterization of human colon and rectal cancer. Nature. 2012;487(7407):330–337.

[4] Vogelstein B, Papadopoulos N, Velculescu VE, Zhou S, Diaz LA Jr, Kinzler KW. Cancer genome landscapes. Science. 2013;339(6127):1546–1558.

[5] Tomasetti C, Marchionni L, Nowak MA, Parmigiani G, Vogelstein B. Only three driver gene mutations are required for the development of lung and colorectal cancers. Proc Natl Acad Sci U S A. 2015;112(1):118–123.

[6] Grady WM, Carethers JM. Genomic and epigenetic instability in colorectal cancer pathogenesis. Gastroenterology. 2008;135(4):1079–1099.

[7] Kerber RA, Neklason DW, Samowitz WS, Burt RW. Frequency of familial colon cancer and hereditary nonpolyposis colorectal cancer (Lynch syndrome) in a large population database. Familial Cancer. 2005;4(3):239–244.

[8] Taylor DP, Burt RW, Williams MS, Haug PJ, Cannon-Albright LA. Population-based family history-specific risks for colorectal cancer: a constellation approach. Gastroenterology. 2010;138(3):877–885.

[9] Marra G, Boland CR. Hereditary nonpolyposis colorectal cancer: the syndrome, the genes, and historical perspectives. J Natl Cancer Inst. 1995;87(15):1114–1125.

[10] Thibodeau SN, French AJ, Cunningham JM, Tester D, Burgart LJ, Roche PC, et al. Microsatellite instability in colorectal cancer: different mutator phenotypes and the principal involvement of hMLH1. Cancer res. 1998;58(8):1713–1718.

[11] Thibodeau SN, Bren G, Schaid D. Microsatellite instability in cancer of the proximal colon. Science. 1993;260(5109):816–819.

[12] Tutlewska K, Lubinski J, Kurzawski G. Germline deletions in the EPCAM gene as a cause of Lynch syndrome – literature review. Hered Cancer Clin Pract. 2013;11(1):9.

[13] Hemminki A, Peltomaki P, Mecklin JP, Jarvinen H, Salovaara R, Nystrom-Lahti M, et al. Loss of the wild type MLH1 gene is a feature of hereditary nonpolyposis colorectal cancer. Nat Genet. 1994;8(4):405–410.

[14] Nagasaka T, Rhees J, Kloor M, Gebert J, Naomoto Y, Boland CR, et al. Somatic hypermethylation of MSH2 is a frequent event in Lynch syndrome colorectal cancers. Cancer res. 2010;70(8):3098–3108.

[15] Buttin BM, Powell MA, Mutch DG, Rader JS, Herzog TJ, Gibb RK, et al. Increased risk for hereditary nonpolyposis colorectal cancer-associated synchronous and metachronous malignancies in patients with microsatellite instability-positive endometrial carcinoma lacking MLH1 promoter methylation. Clin Cancer res. 2004;10(2):481–490.

[16] Bisgaard ML, Fenger K, Bulow S, Niebuhr E, Mohr J. Familial adenomatous polyposis (FAP): frequency, penetrance, and mutation rate. Hum Mutat. 1994;3(2):121–125.

[17] Groden J, Thliveris A, Samowitz W, Carlson M, Gelbert L, Albertsen H, et al. Identification and characterization of the familial adenomatous polyposis coli gene. Cell. 1991;66(3):589–600.

[18] Bodmer WF, Bailey CJ, Bodmer J, Bussey HJ, Ellis A, Gorman P, et al. Localization of the gene for familial adenomatous polyposis on chromosome 5. Nature. 1987;328(6131):614–616.

[19] Bulow S, Bjork J, Christensen IJ, Fausa O, Jarvinen H, Moesgaard F, et al. Duodenal adenomatosis in familial adenomatous polyposis. Gut. 2004;53(3):381–386.

[20] Groves CJ, Saunders BP, Spigelman AD, Phillips RK. Duodenal cancer in patients with familial adenomatous polyposis (FAP): results of a 10 year prospective study. Gut. 2002;50(5):636–641.

[21] Knudsen AL, Bisgaard ML, Bulow S. Attenuated familial adenomatous polyposis (AFAP). A review of the literature. Familial Cancer. 2003;2(1):43–55.

[22] Theodoratou E, Campbell H, Tenesa A, Houlston R, Webb E, Lubbe S, et al. A large-scale meta-analysis to refine colorectal cancer risk estimates associated with MUTYH variants. Br J Cancer. 2010;103(12):1875–1884.

[23] The Cancer Genome Atlas Network. Comprehensive molecular characterization of human colon and rectal cancer. Nature. 2012;487(7407):330–337.

[24] Guinney J, Dienstmann R, Wang X, de Reynies A, Schlicker A, Soneson C, et al. The consensus molecular subtypes of colorectal cancer. Nat med. 2015;21(11):1350–1356.

[25] Isella C, Terrasi A, Bellomo SE, Petti C, Galatola G, Muratore A, et al. Stromal contribution to the colorectal cancer transcriptome. Nat Genet. 2015;47(4):312–319.

[26] Son J, Lyssiotis CA, Ying H, Wang X, Hua S, Ligorio M, et al. Glutamine supports pancreatic cancer growth through a KRAS–regulated metabolic pathway. Nature. 2013;496(7443):101–105. doi:10.1038/nature12040. Epub 2013 Mar 27.

[27] Ying H, Kimmelman AC, Lyssiotis CA, Hua S, Chu GC, Fletcher–Sananikone E, et al. Oncogenic Kras maintains pancreatic tumors through regulation of anabolic glucose metabolism. Cell. 2012;149(3):656–670. doi:10.1016/j.cell.2012.01.058.

[28] Brunelli L, Caiola E, Marabese M, Broggini M, Pastorelli R. Capturing the metabolomic diversity of KRAS mutants in non–small–cell lung cancer cells. Oncotarget. 2014;5(13):4722–4731.

[29] Kamphorst JJ, Cross JR, Fan J, de Stanchina E, Mathew R, White EP, et al. Hypoxic and Ras–transformed cells support growth by scavenging unsaturated fatty acids from lysophospholipids. Proc Natl Acad Sci U S a. 2013;110(22):8882–8887.

[30] Kerr EM, Gaude E, Turrell FK, Frezza C, Martins CP. Mutant Kras copy number defines metabolic reprogramming and therapeutic susceptibilities. Nature. 2016;531:110–113.

[31] Yun HR, Lee LJ, Park JH, Cho YK, Cho YB, Lee WY, et al. Local recurrence after curative resection in patients with colon and rectal cancers. Int J Color dis. 2008;23(11):1081–1087.

[32] Fearon ER, Vogelstein B. A genetic model for colorectal tumorigenesis. Cell. 1990;61(5):759–767.

[33] Vogelstein B, Fearon ER, Hamilton SR, Kern SE, Preisinger AC, Leppert M, et al. Genetic alterations during colorectal–tumor development. N Engl J med. 1988;319(9):525–532.

[34] Munemitsu S, Albert I, Souza B, Rubinfeld B, Polakis P. Regulation of intracellular beta–catenin levels by the adenomatous polyposis coli (APC) tumor–suppressor protein. Proc Natl Acad Sci U S a. 1995;92(7):3046–3050.

[35] Morin PJ. Beta–catenin signaling and cancer. BioEssays. 1999;21(12):1021–1030.

[36] Mosimann C, Hausmann G, Basler K. Beta–catenin hits chromatin: regulation of Wnt target gene activation. Nat Rev Mol Cell Biol. 2009;10(4):276–286.

[37] Powell SM, Zilz N, Beazer–Barclay Y, Bryan TM, Hamilton SR, Thibodeau SN, et al. APC mutations occur early during colorectal tumorigenesis. Nature. 1992;359(6392):235–237.

[38] Polakis P. The many ways of Wnt in cancer. Curr Opin Genet Dev. 2007;17(1):45–51.

[39] Stryker SJ, Wolff BG, Culp CE, Libbe SD, Ilstrup DM, MacCarty RL. Natural history of untreated colonic polyps. Gastroenterology. 1987;93(5):1009–1013.

[40] Seshagiri S, Stawiski EW, Durinck S, Modrusan Z, Storm EE, Conboy CB, et al. Recurrent R–spondin fusions in colon cancer. Nature. 2012;488(7413):660–664.

[41] Sjoblom T, Jones S, Wood LD, Parsons DW, Lin J, Barber TD, et al. The consensus coding sequences of human breast and colorectal cancers. Science. 2006;314(5797):268–274.

[42] Rex DK, Ahnen DJ, Baron JA, Batts KP, Burke CA, Burt RW, et al. Serrated lesions of the colorectum: review and recommendations from an expert panel. Am J Gastroenterol. 2012;107(9):1315–1329. quiz 4, 30.

[43] Folkman J, Merler E, Abernathy C, Williams G. Isolation of a tumor factor responsible for angiogenesis. J Exp Med. 1971;133(2):275–288.

[44] Hicklin DJ, Ellis LM. Role of the vascular endothelial growth factor pathway in tumor growth and angiogenesis. J Clin Oncol. 2005;23(5):1011–1027.

[45] Cascinu S, Staccioli MP, Gasparini G, Giordani P, Catalano V, Ghiselli R, et al. Expression of vascular endothelial growth factor can predict event–free survival in stage II colon cancer. Clin Cancer Res. 2000;6(7):2803–2807.

[46] Lee JC, Chow NH, Wang ST, Huang SM. Prognostic value of vascular endothelial growth factor expression in colorectal cancer patients. Eur J Cancer. 2000;36(6):748–753.

[47] Gordon MS, Margolin K, Talpaz M, Sledge GW Jr, Holmgren E, Benjamin R, et al. Phase I safety and pharmacokinetic study of recombinant human anti–vascular endothelial growth factor in patients with advanced cancer. J Clin Oncol. 2001;19(3):843–850.

[48] Hurwitz H, Fehrenbacher L, Novotny W, Cartwright T, Hainsworth J, Heim W, et al. Bevacizumab plus irinotecan, fluorouracil, and leucovorin for metastatic colorectal cancer. N Engl J med. 2004;350(23):2335–2342.

[49] Ellis LM. Mechanisms of action of bevacizumab as a component of therapy for metastatic colorectal cancer. Semin Oncol. 2006;33(5 Suppl 10):S1–7.

[50] Prat A, Casado E, Cortes J. New approaches in angiogenic targeting for colorectal cancer. World J Gastroenterol. 2007;13(44):5857–5866.

[51] Kesmodel SB, Ellis LM, Lin E, Chang GJ, Abdalla EK, Kopetz S, et al. Preoperative bevacizumab does not significantly increase postoperative complication rates in patients undergoing hepatic surgery for colorectal cancer liver metastases. J Clin Oncol. 2008;26(32):5254–5260.

[52] Gotlib V, Khaled S, Lapko I, Mar N, Saif MW. Skin rash secondary to bevacizumab in a patient with advanced colorectal cancer and relation to response. Anti–Cancer Drugs. 2006;17(10):1227–1229.

[53] Syrigos KN, Karapanagiotou E, Boura P, Manegold C, Harrington K. Bevacizumab–induced hypertension: pathogenesis and management. BioDrugs. 2011;25(3):159–169.

[54] Marshall J. Clinical implications of the mechanism of epidermal growth factor receptor inhibitors. Cancer. 2006;107(6):1207–

1218.

[55] Fakih M. Targeting mechanisms of resistance to anti-EGF receptor therapy in KRAS wild-type colorectal cancer: the path to more personalized medicine. Future Oncol. 2013;9(4):551–560.

[56] Ebi H, Corcoran RB, Singh A, Chen Z, Song Y, Lifshits E, et al. Receptor tyrosine kinases exert dominant control over PI3K signaling in human KRAS mutant colorectal cancers. J Clin Invest. 2011;121(11):4311–4321.

[57] Cunningham D, Humblet Y, Siena S, Khayat D, Bleiberg H, Santoro A, et al. Cetuximab monotherapy and cetuximab plus irinotecan in irinotecan-refractory metastatic colorectal cancer. N Engl J Med. 2004;351(4):337–345.

[58] Gibson TB, Ranganathan A, Grothey A. Randomized phase III trial results of panitumumab, a fully human anti-epidermal growth factor receptor monoclonal antibody, in metastatic colorectal cancer. Clin Colorectal Cancer. 2006;6(1):29–31.

[59] Li T, Perez-Soler R. Skin toxicities associated with epidermal growth factor receptor inhibitors. Target Oncol. 2009;4(2):107–119.

[60] Saltz LB, Meropol NJ, Loehrer PJ Sr, Needle MN, Kopit J, Mayer RJ. Phase II trial of cetuximab in patients with refractory colorectal cancer that expresses the epidermal growth factor receptor. J Clin Oncol. 2004;22(7):1201–1208.

[61] Pander J, Gelderblom H, Antonini NF, Tol J, van Krieken JH, van der Straaten T, et al. Correlation of FCGR3A and EGFR germline polymorphisms with the efficacy of cetuximab in KRAS wild-type metastatic colorectal cancer. Eur J Cancer. 2010;46(10):1829–1834.

[62] Dahan L, Norguet E, Etienne-Grimaldi MC, Formento JL, Gasmi M, Nanni I, et al. Pharmacogenetic profiling and cetuximab outcome in patients with advanced colorectal cancer. BMC Cancer. 2011;11:496.

[63] Kang MJ, Hong YS, Kim KP, Kim SY, Baek JY, Ryu MH, et al. Biweekly cetuximab plus irinotecan as second-line chemotherapy for patients with irinotecan-refractory and KRAS wild-type metastatic colorectal cancer according to epidermal growth factor receptor expression status. Investig new Drugs. 2012;30(4):1607–1613.

[64] Chung KY, Shia J, Kemeny NE, Shah M, Schwartz GK, Tse A, et al. Cetuximab shows activity in colorectal cancer patients with tumors that do not express the epidermal growth factor receptor by immunohistochemistry. J Clin Oncol. 2005;23(9):1803–1810.

[65] Algars A, Lintunen M, Carpen O, Ristamaki R, Sundstrom J. EGFR gene copy number assessment from areas with highest EGFR expression predicts response to anti-EGFR therapy in colorectal cancer. Br J Cancer. 2011;105(2):255–262.

[66] Bos JL. Ras oncogenes in human cancer: a review. Cancer Res. 1989;49(17):4682–4689.

[67] Bos JL, Fearon ER, Hamilton SR, Verlaan-de Vries M, van Boom JH, van der Eb AJ, et al. Prevalence of ras gene mutations in human colorectal cancers. Nature. 1987;327(6120):293–297.

[68] Forrester K, Almoguera C, Han K, Grizzle WE, Perucho M. Detection of high incidence of K-ras oncogenes during human colon tumorigenesis. Nature. 1987;327(6120):298–303.

[69] Scott N, Bell SM, Sagar P, Blair GE, Dixon MF, Quirke P. p53 expression and K-ras mutation in colorectal adenomas. Gut. 1993;34(5):621–624.

[70] Rashid A, Zahurak M, Goodman SN, Hamilton SR. Genetic epidemiology of mutated K-ras proto-oncogene, altered suppressor genes, and microsatellite instability in colorectal adenomas. Gut. 1999;44(6):826–833.

[71] Amado RG, Wolf M, Peeters M, Van Cutsem E, Siena S, Freeman DJ, et al. Wild-type KRAS is required for panitumumab efficacy in patients with metastatic colorectal cancer. J Clin Oncol. 2008;26(10):1626–1634.

[72] Lievre A, Bachet JB, Boige V, Cayre A, Le Corre D, Buc E, et al. KRAS mutations as an independent prognostic factor in patients with advanced colorectal cancer treated with cetuximab. J Clin Oncol. 2008;26(3):374–379.

[73] Lievre A, Bachet JB, Le Corre D, Boige V, Landi B, Emile JF, et al. KRAS mutation status is predictive of response to cetuximab therapy in colorectal cancer. Cancer Res. 2006;66(8):3992–3995.

[74] de Reynies A, Boige V, Milano G, Faivre J, Laurent-Puig P. KRAS mutation signature in colorectal tumors significantly overlaps with the cetuximab response signature. J Clin Oncol. 2008;26(13):2228–2230. author reply 30–31.

[75] Di Fiore F, Blanchard F, Charbonnier F, Le Pessot F, Lamy A, Galais MP, et al. Clinical relevance of KRAS mutation detection in metastatic colorectal cancer treated by Cetuximab plus chemotherapy. Br J Cancer. 2007;96(8):1166–1169.

[76] Chang DZ, Kumar V, Ma Y, Li K, Kopetz S. Individualized therapies in colorectal cancer: KRAS as a marker for response to EGFR-targeted therapy. J Hematol Oncol. 2009;2:18.

[77] Soulieres D, Greer W, Magliocco AM, Huntsman D, Young S, Tsao MS, et al. KRAS mutation testing in the treatment of metastatic colorectal cancer with anti-EGFR therapies. Curr Oncol. 2010;17(Suppl 1):S31–40.

[78] Karapetis CS, Khambata-Ford S, Jonker DJ, O'Callaghan CJ, Tu D, Tebbutt NC, et al. K-ras mutations and benefit from cetuximab in advanced colorectal cancer. N Engl J med. 2008;359(17):1757–1765.

[79] Rajagopalan H, Bardelli A, Lengauer C, Kinzler KW, Vogelstein B, Velculescu VE. Tumorigenesis: RAF/RAS oncogenes and mismatch-repair status. Nature. 2002;418(6901):934.

[80] Fang JY, Richardson BC. The MAPK signalling pathways and colorectal cancer. Lancet Oncol. 2005;6(5):322–327.

[81] Cohen SJ, Cohen RB, Meropol NJ. Targeting signal transduction pathways in colorectal cancer--more than skin deep. J Clin Oncol. 2005;23(23):5374–5385.

[82] Atreya CE, Corcoran RB, Kopetz S. Expanded RAS: refining the patient population. J Clin Oncol. 2015;33(7):682–685.

[83] Roth AD, Tejpar S, Delorenzi M, Yan P, Fiocca R, Klingbiel D, et al. Prognostic role of KRAS and BRAF in stage II and III resected colon cancer: results of the translational study on the PETACC-3, EORTC 40993, SAKK 60-00 trial. J Clin Oncol. 2010;28(3):466-474.

[84] Richman SD, Seymour MT, Chambers P, Elliott F, Daly CL, Meade AM, et al. KRAS and BRAF mutations in advanced colorectal cancer are associated with poor prognosis but do not preclude benefit from oxaliplatin or irinotecan: results from the MRC FOCUS trial. J Clin Oncol. 2009;27(35):5931-5937.

[85] Janakiraman M, Vakiani E, Zeng Z, Pratilas CA, Taylor BS, Chitale D, et al. Genomic and biological characterization of exon 4 KRAS mutations in human cancer. Cancer Res. 2010;70(14):5901-5911.

[86] Beeram M, Patnaik A, Rowinsky EK. Raf: a strategic target for therapeutic development against cancer. J Clin Oncol. 2005;23(27):6771-6790.

[87] Issa JP. CpG island methylator phenotype in cancer. Nat Rev Cancer. 2004;4(12):988-993.

[88] Toyota M, Ahuja N, Ohe-Toyota M, Herman JG, Baylin SB, Issa JP. CpG island methylator phenotype in colorectal cancer. Proc Natl Acad Sci U S A. 1999;96(15):8681-8686.

[89] Weisenberger DJ, Siegmund KD, Campan M, Young J, Long TI, Faasse MA, et al. CpG island methylator phenotype underlies sporadic microsatellite instability and is tightly associated with BRAF mutation in colorectal cancer. Nat Genet. 2006;38(7):787-793.

[90] Davies H, Bignell GR, Cox C, Stephens P, Edkins S, Clegg S, et al. Mutations of the BRAF gene in human cancer. Nature. 2002;417(6892):949-954.

[91] Michaloglou C, Vredeveld LC, Mooi WJ, Peeper DS. BRAF(E600) in benign and malignant human tumours. Oncogene. 2008;27(7):877-895.

[92] Joneson T, Bar-Sagi D. Ras effectors and their role in mitogenesis and oncogenesis. J Mol med. 1997;75(8):587-593.

[93] Kalady MF, Dejulius KL, Sanchez JA, Jarrar A, Liu X, Manilich E, et al. BRAF mutations in colorectal cancer are associated with distinct clinical characteristics and worse prognosis. Dis Colon Rectum. 2012;55(2):128-133.

[94] Tie J, Gibbs P, Lipton L, Christie M, Jorissen RN, Burgess AW, et al. Optimizing targeted therapeutic development: analysis of a colorectal cancer patient population with the BRAF(V600E) mutation. Int J Cancer. 2011;128(9):2075-2084.

[95] Li WQ, Kawakami K, Ruszkiewicz A, Bennett G, Moore J, Iacopetta B. BRAF mutations are associated with distinctive clinical, pathological and molecular features of colorectal cancer independently of microsatellite instability status. Mol Cancer. 2006;5:2.

[96] Gonsalves WI, Mahoney MR, Sargent DJ, Nelson GD, Alberts SR, Sinicrope FA, et al. Patient and tumor characteristics and BRAF and KRAS mutations in colon cancer, NCCTG/alliance N0147. J Natl Cancer Inst. 2014;106(7):dju106.

[97] Samowitz WS, Sweeney C, Herrick J, Albertsen H, Levin TR, Murtaugh MA, et al. Poor survival associated with the BRAF V600E mutation in microsatellite-stable colon cancers. Cancer Res. 2005;65(14):6063-6069.

[98] Kambara T, Simms LA, Whitehall VL, Spring KJ, Wynter CV, Walsh MD, et al. BRAF mutation is associated with DNA methylation in serrated polyps and cancers of the colorectum. Gut. 2004;53(8):1137-1144.

[99] Ogino S, Brahmandam M, Cantor M, Namgyal C, Kawasaki T, Kirkner G, et al. Distinct molecular features of colorectal carcinoma with signet ring cell component and colorectal carcinoma with mucinous component. Mod Pathol. 2006;19(1):59-68.

[100] Naguib A, Mitrou PN, Gay LJ, Cooke JC, Luben RN, Ball RY, et al. Dietary, lifestyle and clinicopathological factors associated with BRAF and K-ras mutations arising in distinct subsets of colorectal cancers in the EPIC Norfolk study. BMC Cancer. 2010;10:99.

[101] Fransen K, Klintenas M, Osterstrom A, Dimberg J, Monstein HJ, Soderkvist P. Mutation analysis of the BRAF, ARAF and RAF-1 genes in human colorectal adenocarcinomas. Carcinogenesis. 2004;25(4):527-533.

[102] Wang L, Cunningham JM, Winters JL, Guenther JC, French AJ, Boardman LA, et al. BRAF mutations in colon cancer are not likely attributable to defective DNA mismatch repair. Cancer Res. 2003;63(17):5209-5212.

[103] Oliveira C, Pinto M, Duval A, Brennetot C, Domingo E, Espin E, et al. BRAF mutations characterize colon but not gastric cancer with mismatch repair deficiency. Oncogene. 2003;22(57):9192-9196.

[104] French AJ, Sargent DJ, Burgart LJ, Foster NR, Kabat BF, Goldberg R, et al. Prognostic significance of defective mismatch repair and BRAF V600E in patients with colon cancer. Clin Cancer Res. 2008;14(11):3408-3415.

[105] Veigl ML, Kasturi L, Olechnowicz J, Ma AH, Lutterbaugh JD, Periyasamy S, et al. Biallelic inactivation of hMLH1 by epigenetic gene silencing, a novel mechanism causing human MSI cancers. Proc Natl Acad Sci U S A. 1998;95(15):8698-8702.

[106] Tran B, Kopetz S, Tie J, Gibbs P, Jiang ZQ, Lieu CH, et al. Impact of BRAF mutation and microsatellite instability on the pattern of metastatic spread and prognosis in metastatic colorectal cancer. Cancer. 2011;117(20):4623-4632.

[107] Roberts PJ, Der CJ. Targeting the Raf-MEK-ERK mitogen-activated protein kinase cascade for the treatment of cancer. Oncogene. 2007;26(22):3291-3310.

[108] Yang H, Higgins B, Kolinsky K, Packman K, Bradley WD, Lee RJ, et al. Antitumor activity of BRAF inhibitor vemurafenib in preclinical models of BRAF-mutant colorectal cancer. Cancer Res. 2012;72(3):779-789.

[109] Kopetz S, Desai J, Hecht JR, O'Dwyer PJ, Lee RJ, Nolop K, et al. PLX4032 in metastatic colorectal cancer patients with mutant

BRAF tumors. J Clin Oncol. 2010;28(15s):3534.

[110] Kopetz S, Desai J, Chan E, Hecht JR, O'Dwyer PJ, Maru D, et al. Phase II pilot study of Vemurafenib in patients with metastatic BRAF-mutated colorectal cancer. J Clin Oncol. 2015;33(34):4032-4038.

[111] Corcoran RB, Atreya CE, Falchook GS, Kwak EL, Ryan DP, Bendell JC, et al. Combined BRAF and MEK inhibition with Dabrafenib and Trametinib in BRAF V600-mutant colorectal cancer. J Clin Oncol. 2015;33(34):4023-4031.

[112] Prahallad A, Sun C, Huang S, Di Nicolantonio F, Salazar R, Zecchin D, et al. Unresponsiveness of colon cancer to BRAF(V600E) inhibition through feedback activation of EGFR. Nature. 2012;483(7387):100-103.

[113] Corcoran RB, Ebi H, Turke AB, Coffee EM, Nishino M, Cogdill AP, et al. EGFR-mediated re-activation of MAPK signaling contributes to insensitivity of BRAF mutant colorectal cancers to RAF inhibition with vemurafenib. Cancer Discov. 2012;2(3):227-235.

[114] Mao M, Tian F, Mariadason JM, Tsao CC, Lemos R Jr, Dayyani F, et al. Resistance to BRAF inhibition in BRAF-mutant colon cancer can be overcome with PI3K inhibition or demethylating agents. Clin Cancer res. 2013;19(3):657-667.

[115] Bendell JC, Atreya CE, Andre T, Tabernero J, Gordon MS, Bernards R, et al. Efficacy and tolerability in an open-label phase I/II study of MEK inhibitor trametinib (T), BRAF inhibitor dabrafenib (D), and anti-EGFR antibody panitumumab (P) in combination in patients (pts) with BRAF V600E mutated colorectal cancer (CRC). J Clin Oncol. 2014;32(15s):3515.

[116] Bang YJ, Van Cutsem E, Feyereislova A, Chung HC, Shen L, Sawaki A, et al. Trastuzumab in combination with chemotherapy versus chemotherapy alone for treatment of HER2-positive advanced gastric or gastro-oesophageal junction cancer (ToGA): a phase 3, open-label, randomised controlled trial. Lancet. 2010;376(9742):687-697.

[117] Romond EH, Perez EA, Bryant J, Suman VJ, Geyer CE Jr, Davidson NE, et al. Trastuzumab plus adjuvant chemotherapy for operable HER2-positive breast cancer. N Engl J Med. 2005;353(16):1673-1684.

[118] Slamon DJ, Leyland-Jones B, Shak S, Fuchs H, Paton V, Bajamonde A, et al. Use of chemotherapy plus a monoclonal antibody against HER2 for metastatic breast cancer that overexpresses HER2. N Engl J Med. 2001;344(11):783-792.

[119] Conradi LC, Styczen H, Sprenger T, Wolff HA, Rodel C, Nietert M, et al. Frequency of HER-2 positivity in rectal cancer and prognosis. Am J Surg Pathol. 2013;37(4):522-531.

[120] Seo AN, Kwak Y, Kim DW, Kang SB, Choe G, Kim WH, et al. HER2 status in colorectal cancer: its clinical significance and the relationship between HER2 gene amplification and expression. PLoS One. 2014;9(5):e98528.

[121] Martin V, Landi L, Molinari F, Fountzilas G, Geva R, Riva A, et al. HER2 gene copy number status may influence clinical efficacy to anti-EGFR monoclonal antibodies in metastatic colorectal cancer patients. Br J Cancer. 2013;108(3):668-675.

[122] Sartore-Bianchi A, Trusolino L, Martino C, Bencardino K, Lonardi S, Bergamo F, et al. Dual-targeted therapy with trastuzumab and lapatinib in treatment-refractory, KRAS codon 12/13 wild-type, HER2-positive metastatic colorectal cancer (HERACLES): a proof-of-concept, multicentre, open-label, phase 2 trial. Lancet Oncol. 2016;17(6):738-746.

[123] Tosolini M, Kirilovsky A, Mlecnik B, Fredriksen T, Mauger S, Bindea G, et al. Clinical impact of different classes of infiltrating T cytotoxic and helper cells (Th1, th2, treg, th17) in patients with colorectal cancer. Cancer Res. 2011;71(4):1263-1271.

[124] Galon J, Costes A, Sanchez-Cabo F, Kirilovsky A, Mlecnik B, Lagorce-Pages C, et al. Type, density, and location of immune cells within human colorectal tumors predict clinical outcome. Science. 2006;313(5795):1960-1964.

[125] Bindea G, Mlecnik B, Tosolini M, Kirilovsky A, Waldner M, Obenauf AC, et al. Spatiotemporal dynamics of intratumoral immune cells reveal the immune landscape in human cancer. Immunity. 2013;39(4):782-795.

[126] Galon J, Pages F, Marincola FM, Angell HK, Thurin M, Lugli A, et al. Cancer classification using the Immunoscore: a worldwide task force. J Transl Med. 2012;10:205.

[127] Llosa NJ, Cruise M, Tam A, Wicks EC, Hechenbleikner EM, Taube JM, et al. The vigorous immune microenvironment of microsatellite instable colon cancer is balanced by multiple counter-inhibitory checkpoints. Cancer Discov. 2015;5(1):43-51.

[128] Angelova M, Charoentong P, Hackl H, Fischer ML, Snajder R, Krogsdam AM, et al. Characterization of the immunophenotypes and antigenomes of colorectal cancers reveals distinct tumor escape mechanisms and novel targets for immunotherapy. Genome Biol. 2015;16:64.

[129] Gatalica Z, Snyder C, Maney T, Ghazalpour A, Holterman DA, Xiao N, et al. Programmed cell death 1 (PD-1) and its ligand (PD-L1) in common cancers and their correlation with molecular cancer type. Cancer Epidemiol Biomark Prev. 2014;23(12):2965-2970.

[130] Topalian SL, Hodi FS, Brahmer JR, Gettinger SN, Smith DC, McDermott DF, et al. Safety, activity, and immune correlates of anti-PD-1 antibody in cancer. N Engl J Med. 2012;366(26):2443-2454.

[131] Lipson EJ, Sharfman WH, Drake CG, Wollner I, Taube JM, Anders RA, et al. Durable cancer regression off-treatment and effective reinduction therapy with an anti-PD-1 antibody. Clin Cancer Res. 2013;19(2):462-468.

[132] Le DT, Uram JN, Wang H, Bartlett BR, Kemberling H, Eyring AD, et al. PD-1 blockade in tumors with mismatch-repair deficiency. N Engl J Med. 2015;372(26):2509-2520.

第二十章　直肠癌多学科治疗后的生活质量

Imran Hassan and Y. Nancy You

引言

直肠癌治疗的目标包括最佳局部控制，最大总体生存率，以及最好的保留患者治疗前的功能和健康状况。正如本章的其余部分所述，为实现这些目标，我们一直致力于改进外科手术和多学科治疗方案。基于分期的治疗包括早期直肠癌（AJCC Ⅱ期）的单纯手术治疗（局部切除或根治性切除），局部晚期（AJCC Ⅱ期和Ⅲ期）和转移性（AJCC Ⅳ期）直肠癌的根治性手术、化疗和 / 或盆腔放疗的多学科治疗。通过目前多学科治疗的策略，局部晚期直肠癌总的 5 年生存率为 65% ~ 75%，局部复发率为 5% ~ 10%。

长期以来，患者和临床医生意识到，以患者为中心的诊疗结局中根治性盆腔手术、多学科治疗，以及它们的相互结合产生的深远影响，包括短期围术期并发症、长期并发症、不良功能后果，以及整体健康状况和生活质量（QOL）受损。标准直肠癌手术可能涉及括约肌的保留和肠道连续性的维持问题，可能导致括约肌功能丧失和永久性结肠造口。无肠道造口的患者可能存在严重胃肠道功能障碍，伴有一系列被称为"低位前切除综合征"（LARS）的症状，而永久性结肠造口的患者可能要纠结于功能问题和身体形象问题。盆腔手术和 / 或盆腔放疗的过程中对盆腔神经的暂时或永久性损伤包括导致性功能障碍和泌尿系统功能障碍。除了这些功能性问题，患者还可能出现全身症状，包括精力减退、疲劳和心理困扰。所有这些不良功能结果都会显著影响患者的身心健康和总体生活质量。在以患者为中心的研究中，越来越多的临床研究和比较不同治疗策略有效性的研究中以生活质量（QOL）和患者报告结局（PRO）作为研究对象。现在认为这些数据是有价值和必要的，有助于帮助患者做出明智的治疗决定，同时结合他们个人的价值观和偏好来考虑。

在本章中，我们将总结关于多学科治疗对 QOL 影响的现有数据，并且讨论多学科治疗后的方法学挑战和为优化 QOL 的未来研究领域。

I. Hassan
Department of Surgery, University of Iowa Healthcare, Iowa City, IA, USA

Y. Nancy You (⊠)
Department of Surgical Oncology, University of Texas MD Anderson Cancer Center, Houston, TX, USA
e-mail: ynyou@mdanderson.org

© Springer International Publishing AG 2018
G.J. Chang (ed.), *Rectal Cancer*, DOI 10.1007/978–3–319–16384–0_20

定义：生活质量（QOL）、健康相关生活质量和患者报告结局（PRO）

1948 年，世界卫生组织将健康定义为"一种身体上，心理上和社会适应方面的良好状态，而不仅仅是没有疾病"。这个定义"包括心理、身体、社会功能和整合良好状态，以及没有疾病或虚弱"。生活质量也被定义为"对整体生活的主观评价"，或者是"患者与他们认为可能或理想的功能水平对比，对其当前功能水平的评价和满意度"。

尽管定义众多，但人们普遍认为生活质量是一个多维度结构，反映了患者对治疗及对其自身健康影响的自我感知。它包括几个关键维度，包括一般健康、身体症状、功能、治疗相关毒性、情感、认知问题、角色功能、社会幸福感、性功能以及精神问题。虽然 QOL 包括健康的各个方面，甚至可以包括生活水平、环境因素和其他非健康相关因素的影响，但"健康相关生活质量"（HRQOL）这一术语更为集中，特别是衡量医疗干预（如手术和其他治疗方式）对生活质量的影响。从广义上说，"患者报告结局"（PRO）包括对患者对其健康状况的主观评估的标准化测量，以及对治疗的看法和对护理的满意度。美国食品药品监督管理局（FDA）将 PRO 定义为"直接来自患者的有关健康状况的任何报告，无须临床医生或其他任何人对患者反应进行解释"。PRO 可以评估许多方面，包括症状经历（例如疼痛、疲劳和恶心），功能状态（例如肠、性功能或泌尿系功能），幸福感（例如身体、精神、社会），QOL，以及对护理或治疗的满意度。

在过去的 30 年，以患者结局为中心的各领域研究得到发展，不断涌现的相关专业术语对所检验的项目越来越具有代表性。本文中，QOL、HRQOL 和 PRO 将可互换使用并且同步使用。然而，以患者为中心的结局研究在方法学和复杂性方面进一步发展，因此牢记这些术语之间的区别非常重要。

为什么 QOL 必须是直肠癌治疗中需考量的关键终点

国家癌症研究所（NCI）在定义Ⅲ期临床试验的相关终点时指出，"最重要的医学终点是相对生存率和生活质量"。尽管疾病控制和生存率已成为肿瘤治疗的标准，但近年来，保护癌症患者、幸存者及其家属的生活质量已逐渐成为一个明确的战略目标。事实上，直肠癌的最佳治疗应该使患者比没有接受治疗的患者享受更长、更好的生活。因此，具有统计学意义和临床意义的生活质量改善是评估衡量疗效的重要指标。

因此，当 QOL 应用于局部晚期直肠癌患者时，确定最佳多学科治疗方案时不仅应评估传统的肿瘤结局，如无复发生存（局部和远处）和总体生存率，而且还应包括最终存活及伴有治疗后遗症患者的感受。盆腔手术、放疗和全身化疗已证实在改善肿瘤预后方面是有效的。然而，它们也会导致严重的短期并发症和不良的长期预后，包括全身症状、胃肠道、性功能和泌尿系统功能障碍。虽然省略或减少任何这些治疗方式可能对生活质量和患者报告结局产生积极影响，但可能损害肿瘤预后。

因此，对于局部晚期直肠癌的"最佳"预后的定义在很大程度上取决于是从临床医生还是患者的角度进行评估。大多数临床医生倾向于将减少局部和远处疾病复发，以及更高的总生存率作为最佳治疗的最终标准。另一方面，根据患者的价值和信念观，患者可能会接受更低的生存率，以换取更好的生活质量。一些研究显示直肠癌患者非常重视功能保留，并愿意接受为保持良好的器官功能而承担较高的局部复发风险。同样，保留肛门括约肌被认为是直肠癌患者的优质治疗指标，尽管大部分接受括约肌保留的患者将受到胃肠功能障碍的困扰。在这种情况下，一些患者可能不会选择保留括约肌从而避免肠道功能障碍对 QOL 的影响。相反，其他患者可能在心理上非常不愿意接受永久性结肠造口术，他们能够接受保留括约肌带来的严重的肠道功能障碍和可感知的生活质量下降。患者对治疗方式如何影响其健康的感知受到内部标准、内在价值观、期望，以及以往经验的影响。虽然这是一个主观概念，但它可以用心理测量学上有效的工具进行客观测量。

　　QOL 的评估包括功能性预后，因此 PRO 对于确定直肠癌治疗策略的有效性很重要。必须知道每种方式如何影响患者的功能预后和生活质量。可以将不同方式和策略对肿瘤终点的增益放在患者的背景中，以确定最合适的治疗策略。因此，在临床研究和试验中，应使用 PRO 来衡量干预措施对患者健康状况的一个或多个方面的影响，从单纯的症状到复合概念，例如，开展日常生活活动的能力，以及生活质量等极其复杂的方面。如前所述，这是一个包含身体、心理和社会成分的多维概念。

多学科治疗影响 QOL 的机制

　　局部晚期直肠癌患者通常接受盆腔放疗、手术和全身化疗的联合治疗。这些不同的治疗形式单独或联合使用会对功能产生损害，从而影响患者的 QOL 和 PRO。

手术

　　直肠癌的根治性手术包括切除部分或整个直肠，以充分去除原发肿瘤和周围淋巴结。根据肿瘤与括约肌复合体的关系，患者可能经历重建肠道连续性的手术（通常需要临时造瘘口）或需要永久性结肠造口。这对胃肠道、性功能和泌尿系统功能有多种影响，可能对患者的生理、心理、社会和情感功能，以及患者的整体健康产生负面影响。

　　保留肛门括约肌的患者可能会出现一系列胃肠道症状，称为低位前切除综合征（LARS）。LARS 的症状非常多样，从便秘和排便受阻到排便习惯的改变，特征为大便干结、便急、大便黏稠度和频率变化，以及不同程度的大便失禁。临床上患者分为两大类：①便急或大便失禁；②排空功能障碍患者（尽管症状经常重叠）。直肠切除术后肠功能紊乱对 QOL 造成负面影响，被认为是 LARS 的实际定义。目前还不清楚 LARS 的确切发病率，因为直到现在还没有有效的衡量标准，但高达 90% 的患者报道术后肠道功能改变。

　　直肠、肛门括约肌和盆底肌对维持排便节律至关重要。这三者都可能受到手术的影响，导致患者出现暂时性或永久性大便失禁。直肠为生理性大便储存库，在适当的时机排出粪便。储存功能丧失的结果是术后的直肠最大容受粪便体积减小。先进的保留括约肌技术包括手工缝合吻合术，伴或不伴黏膜切除术或内括约肌部分切除术。尽管这些技术可以保留括约肌，但由于肛门移行区和括约肌复合体的完整性受损，可能会导致不理想的排便节制。在盆腔手术过程中，盆底肌肉和 / 或其支配神经可能受到伤害。术后，如果盆腔脓毒症、吻合口并发症或盆腔脓肿形成，由此产生的炎症可进展为纤维化并进一步影响盆底肌功能。

大多数接受括约肌保留的患者需要暂时的粪便转流，通常需要回肠造口术，这会增加脱水和电解质紊乱的风险，可能需要再次住院。另一方面，具有永久性造口的患者会面临造口相关的长期并发症，如脱垂、狭窄、疝和造口周围皮肤刺激。据报道，这些并发症的发生率为21%~70%，这取决于随访时间和个体并发症的定义。患者对生活质量的其他担忧包括身体形象和亲密关系、抑郁，以及个人卫生。

直肠手术可能损伤性器官和膀胱的神经，导致性功能障碍和泌尿系统功能障碍。上腹下腹神经丛由来自T12、L1和L2神经根的交感神经束组成，位于腹主动脉分叉前，与肠系膜下动脉（IMA）相邻。上腹下神经丛发出左腹下神经和右腹下神经，平行于输尿管并于输尿管内侧沿直肠系膜上、后段走行。腹下神经，连同盆腔内脏副交感神经、由S2~S4骶神经发出的勃起神经，形成盆腔丛或双侧位于直肠远端1/3水平外侧的下腹下神经丛。这些神经丛支配直肠、子宫、阴道、阴蒂、尿道、阴茎和前列腺。

交感神经和副交感神经可在肠系膜下动脉的高位结扎、骶骨岬水平的骶前游离和下腹下神经丛水平的游离中损伤或破坏，还容易损伤男性前列腺周围神经丛。男性性功能障碍可表现为勃起功能障碍和射精障碍。勃起功能障碍可以是部分性的或完全性的副交感神经损伤所致，副交感神经负责阴茎血管的舒张。无射精、逆向射精或射精疼痛可能是由于交感神经纤维断裂所致。最常见的发生部位是骶骨角。上腹下神经丛和腹下神经的损伤导致逆向射精，而下腹下神经丛和勃起神经的损伤导致不完全/无射精。在女性中，交感神经和副交感神经系统在性功能中的作用尚不清楚。众所周知，自主神经系统负责血管扩张，这与前庭大腺分泌增多有关，润滑阴道和外阴。手术中这些神经的损伤可导致润滑减少、阴道干燥和性交困难。阴道的去神经支配也会导致阴道壁顺应性降低及达到性高潮的能力受损。

术后的泌尿系统功能障碍包括尿潴留、膀胱排空障碍，以及急迫性、充溢性和/或压力性尿失禁。急迫性尿失禁是由于交感神经（腹下神经和盆腔神经丛）损伤导致膀胱容量降低所致。副交感神经（盆腔内脏神经）的损伤导致膀胱排空障碍，包括充溢性尿失禁和尿潴留。压力性尿失禁是由于尿道和膀胱颈的支撑结构缺陷而引起的。这种支撑结构通常来自周围的组织，特别是耻骨膀胱韧带和盆底肌肉。这些结构在手术过程中有受损的风险，导致术后压力性尿失禁。

手术后围术期的经历会对患者的健康产生重大影响。术后疼痛、恶心、呕吐和排便习惯改变是常见的。这些都会降低患者的身体机能和工作能力，降低患者的社会活动能力。此外，围术期并发症，如吻合口漏、盆腔脓毒症和切口并发症会延长住院时间，导致围术期恢复延迟、身体功能下降、心理和情感障碍。

盆腔放疗

盆腔放疗在降低局部复发风险和增加肛门括约肌保留可能性方面是不可或缺的。它也有一些短期和长期的副作用，可能对患者的生活质量有害。盆腔放疗的影响可能因治疗时间（即短程与长程）、治疗剂量（即分次和总剂量），以及治疗时机（即术前与术后）的不同而不同。

盆腔放疗的短期毒性包括恶心、呕吐、腹泻、疲劳和肛周皮肤刺激。与术前放疗相比，术后放疗更常见、更严重。在德国CAO/ARO/AIO-94研究中，823例Ⅱ期和Ⅲ期直肠癌患者被随机分为术前和术后放疗组，术前组的急性毒性和长期发病率低于术后组，此原因尤其是与急性和慢性腹泻及吻合口狭窄的形成有关，因此，如有指征，盆腔放疗通常在术前进行。

盆腔放疗对男女性器官的功能，膀胱、尿道和肛门括约肌复合体，以及盆腔肌肉组织的功能有不利影响。放疗导致性功能障碍和泌尿系统功能障碍是多因素的。损伤的一个关键机制是缺氧组织中的进行性动脉内膜炎，最终导致组织纤维化，以及血管内皮损伤（动脉硬化闭塞）导致的慢性缺血。其次，盆腔放疗还直接损伤盆腔神经，使其在手术中更易受伤。此外，由于直肠组织纤维化降低了直肠的顺应性（尤其术后放疗），从而降低了储存功能和容受性。放疗诱导的内括约肌丛髓鞘纤维化可导致静息时直肠张力减弱，导致大便失禁。盆底肌和肛门括约肌复合体纤维变性干扰盆底肌肉的协调运动，影响正常的排便和大便节制。膀胱和精囊周围不同程度的纤维和小血管损伤导致膀胱容量降低，男性勃起和射精功能障碍。而放疗所致的阳痿主要被认为是动脉性的，可能与直接损伤，以及与性功能相关的神经缺血性损伤有关。

女性阴道和外阴上皮细胞的快速更新使其易受辐射损伤。放疗的影响可能延迟一段时间后出现，可从急性水肿、炎症、溃疡进展为坏死和纤维化，盆腔放疗的急性反应包括阴道红斑、脱皮和黏膜炎，在大多数患者中是自限性的，2~3个月之内能够缓解。而一定比例的患者会进展为上皮脱落、溃疡，甚至坏死。出现的中位时间为1~2年，当黏膜下层经历不同程度的纤维化，以及放疗诱导的血管内膜炎引起的局部缺血时，可能会产生后期效应。众所周知，这些变化会导致阴道变薄、萎缩、缩短、纤维化、狭窄和干燥，从而对女性性功能产生不利影响。

化疗

在目前的多学科治疗方法中，化疗在术前作为一种放疗增敏剂，术后作为一种辅助治疗。

5-氟尿嘧啶（5-Fu）和卡培他滨（通过细胞内胸苷磷酸化酶转化为5-Fu）是常用的放疗增敏剂，而在辅助化疗中大多数化疗方案都是以奥沙利铂或伊立替康为基础的。尽管NCCN指南推荐了辅助化疗，但多达1/4的患者术后没有接受过化疗，不到50%的患者因术后并发症和术后恢复延迟而中断或延迟接受全剂量化疗。此外，虽然目前的多学科治疗包括TME手术和盆腔放疗显著降低局部复发率，但主要由于远处转移性复发，而没有更好地改善总生存率。目前，无论是放疗增敏还是全身诱导疗法，人们探索不同的化疗和/或靶向治疗作为新辅助治疗方案的兴趣与日俱增。这种方法的理论优势包括早期预防和/或早期根除微转移性疾病，提高病理完全缓解率，提高患者全身化疗的依从性。

一些研究检验了奥沙利铂和5-Fu联用的放射增敏作用，以及对治疗结局的改善。迄今为止，大多数临床研究并没有改善长期生存预后，但短期毒性更大，有效率更差。然而，CAO/ARA/AIO-04研究显示奥沙利铂联合5-Fu新辅助放化疗和辅助化疗的毒性与单用5-Fu的毒性相当，但病理完全缓解比例增加。为了取得局部晚期肿瘤的退缩，另一个策略是在放化疗之前增加全身性的化疗。一些Ⅱ期试验的结果已经证明，放化疗前给予全身新辅助或诱导化疗，对威胁到直肠系膜筋膜的较大肿瘤有效。因此，作为局部晚期直肠癌治疗的可选方案，放化疗前进行诱导化疗的策略现已加入NCCN临床实践指南中。除了化疗药物，在此背景下，研究者还对几种靶向治疗进行了研究。AVACROSS研究在诱导化疗中（卡培他滨联合奥沙利铂）加入贝伐单抗，随后进行以贝伐单抗为基础的放化疗，并评价其疗效和毒性。结果显示病理完全缓解率36%，毒性可接受，24%的患者出现需要手术的并发症。EXPERT-C是一项多中心随机Ⅱ期临床研究，将西妥昔单抗添加到卡培他滨联合奥沙利铂（CAPOX）新辅助化疗中，随后进行放化疗、手术和CAPOX辅助化疗。使用EORTC QLQ-C30和QLQ-C29评估治疗前基线、化疗第 6 周和 12 周、放化疗结束后 4~6 周、辅助化疗后 1 周和辅助化疗结束时的生活质量。观察到这种方法可以改善治疗相关症状，短期和长期随访发现其对生活质量和肠道功能没有明显的不利影响。

使用全身化疗也可以对原发性肿瘤有影响，如果有明显的反应，可以避免盆腔放疗及其对短期和长期功能预后的不利影响。这一策略正在 PROSPECT 研究中进行评估（术前放疗或选择性术前放疗、化疗前评估及 TME），这是一项 Ⅱ / Ⅲ 期多中心研究。选择性使用放化疗的 FOLFOX 新辅助化疗方案（选择组）与目前标准的术前放化疗方案（标准组）进行对比。在选择组中，接受 FOLFOX6 新辅助化疗的患者化疗结束后，对化疗反应超过 20% 的患者将接受手术，而无反应的患者将接受放化疗，Ⅱ 期研究部分的主要终点是选择组和标准组之间相同的 R0 切除率。如果相同，研究将进行 Ⅲ 期试验，评估局部复发时间和无病生存期。

目前正在评估的另一种方法是巩固化疗，在放疗和手术之间进行全身化疗。在一项前瞻性 Ⅱ 期研究中，先进行短程盆腔放疗，随后在手术前进行 4 个周期 mFOLFOX6 化疗，分别在放疗前，手术前和手术后 1 年内使用癌症治疗结肠功能评估（FACT-C）对 80 例患者进行患者报告的 QOL 测量。虽然治疗后 1 年造口术患者的 QOL 与没有造口术的患者相比存在显著差异，但治疗前后的平均 FACT-C 评分没有统计学差异或差异极小。RAPIDO 研究是一项目前正在招募的 Ⅲ 期随机研究，将术前短疗程放疗，随后 6 个周期的卡培他滨联合奥沙利铂化疗联合手术治疗与长程术前盆腔放化疗联合手术治疗患者的 3 年无病生存率进行对比。在一项多中心 Ⅱ 期研究中，放化疗和手术治疗之间加入数个周期 5-Fu、奥沙利铂及亚叶酸钙（FOLFOX6）方案化疗，患者达到完全病理缓解的比例增加，且不会增加毒性和围术期并发症。使用这种策略来增加完全病理缓解率的优势在于，患者可以通过局部切除或"观察等待"的方法获得具有器官保留的微创策略，因此避免切除直肠相关并发症的发生及随后对功能性结局和 QOL 的影响。

以上所讨论的所有化疗和靶向治疗都有明显的毒性和不良反应。与 5-Fu 和亚叶酸钙相关的不良反应包括胃肠毒性（腹泻、恶心和口炎）和骨髓抑制。除了手足综合征外，卡培他滨也有类似的症状，可能与剂量相关。研究者还观察到，当卡培他滨与伊立替康联合使用时，严重腹泻的风险几乎增加了 1 倍。奥沙利铂与肢体远端或口周感觉异常为主的急性神经病变有关。此外，患者可能出现慢性感觉神经毒性，这种毒性是不可逆的，并对生活质量产生不利影响。这两种治疗方案也与剂量依赖的症候群有关，包括疲劳、厌食、体重减轻、疼痛、发热和脱水，均影响功能和生活质量。因此，尽管不同的化疗序列和方案可以改善肿瘤预后，但需要权衡不良后果与获益。

评估 QOL 结局的挑战

有大量关于多学科治疗后生活质量结局的文献，但从这些数据中得出有意义的结论并将这些信息用于决策也存在一些挑战。以下是解释 QOL 结局时需要考虑的一些问题。

测量 QOL 的方法

现在当评估治疗策略的效果时，采用了一些具有异质性测量方法的研究，包括通用和疾病特异性测量，评估了不同治疗策略对生活质量的影响。测量方法和结果在跨研究中评估的异质性减弱了一致性和等效性，并阻碍了治疗策略的有效性对比。在进行荟萃分析或汇总数据分析时，很难结合和对比不同研究的结果。为了得出有效的 PRO 的结论，必须使用标准化方法和有效的测量手段显示心理测量学特性。

描述单个治疗的影响

直肠癌的多学科治疗包括手术、盆腔放疗和全身化疗，每一项治疗都与不良反应有关，这些不良反应可能对生活质量产生不利影响。由于这些治疗通常一起使用或紧密地相互串联使用，因此对追溯到治疗的某个时间点观察到的不良反应很难区分与哪一种治疗直接相关，尤其难以区分两种局部治疗的影响，如盆腔放疗和外科手术，两者都与胃肠道、性功能和泌尿系统功能障碍有关。目前尚不清楚它们的影响是累积的还是协同的。必须要考虑到，预期的盆腔放疗局部控制的额外获益与潜在的功能结局的附加或协同损害很有可能不成比例，对于那些重视 QOL 超过长期生存的患者，这将影响患者的决策和选择。

时间的影响：随访时间和研究设计

功能和生活质量结局与时间有关。以前的研究表明，手术后病情迅速恶化，随着时间的推移逐渐改善，术后 12～24 个月趋于平稳。扰乱这一自然时间过程的现象被称为"时间 - 转换反应"或"认知的不一致削减"。这些术语描述了患者学习接受和／或适应不良功能结局生活的能力，因此不一定认为不良功能结局会对他们的生活质量和健康产生不利影响。例如，许多患者的大便频率增加或排便集簇，在短时间内出现多次大便。最初，这些症状可能会影响患者的功能，但随着时间的推移，患者进行饮食调整和改变日常生活以适应这种功能障碍。他们可能不会像之前报道的那样对生活质量有负面影响。因此，时间必须被视为对结果有影响的独立变量，在分析 QOL 时应进行调整。

在汇总各种功能结局和 QOL 研究数据时，重要的是要考虑研究设计。两种最常见的设计是横断面或纵向设计。因此，在比较不同的横断面研究时，各种评估时间点和随访持续时间的差异可能使得有意义的比较变得困难。相比之下，纵向研究往往具有相对较短的随访时间和／或后期时间点数据的消损或丢失。随着肿瘤预后的改善，需要可靠地评估这些治疗方式对晚期幸存者的长期影响。这特别适用于已知初始治疗后有长期不良后果的治疗方式——盆腔放疗。

影响 QOL 的患者和疾病相关因素

虽然不同方式治疗局部晚期直肠癌会影响 QOL 结果，但有一些患者和疾病相关因素会独立影响患者的生活质量。在制定治疗决策时考虑这些因素非常重要，因为这些因素可以相互作用并且可能协同地增加各种治疗方式对 QOL 的不利影响。

患者相关因素

患者相关因素可以独立影响 QOL，包括年龄、性别、并发疾病和术前功能状态。

年龄

随着年龄的增长，肛门括约肌张力降低，骨盆肌肉组织趋于放松。大便失禁的发生率随着年龄而增加。这种基线趋势可能会加剧老年直肠癌患者多学科治疗后的胃肠功能障碍。在年轻患者中，这种功能障碍可能不是那么严重，但由于其对身体和社会功能的影响更为明显，因此可导致更差的生活质量。

大约 2/3 的直肠癌患者年龄超过 65 岁。与此同时，还有一小部分患者患有早发性癌症，并且患有遗传性综合征，例如家族性息肉病和 Lynch 综合征，多出现于 30 ~ 40 岁。这些患者正值壮年，有家庭、职业生涯和个人责任。他们的期望和生活前景可能与老年患者不同，因此这两个年龄组不适合用相同的治疗策略。需要考虑生活或生存"数量"与生活"质量"的平衡，并且可以根据年龄组及其优先顺序采用不同的治疗决策。证据表明，健康的老年患者在多学科治疗后具有相似的癌症特异性结局，并且年龄相关的不良反应增加最小。然而，与 QOL 相关的短期和长期费用与生活质量的关系的数据很少。可靠和有效的 QOL 评估对于这些患者至关重要，因为他们可能不太愿意为了将来延长生存的可能性而牺牲其短期生活质量。因此，那些社交和身体活跃的年轻患者更可能受到多学科治疗对胃肠和性功能的不利影响；但考虑到他们的优先顺序，如果总生存率显著增加，这可能是一个可接受的权衡。

在一项横断面研究中，282 例 50 岁以前确诊为结直肠癌（CRC）治疗后长期幸存的患者（> 5 年），与 50 岁以后确诊的 548 例长期幸存者相比，EORTC QLQ-CR29 评估的功能性结局存在显著差异。与年长的幸存者相比，年轻的成年幸存者更容易受到焦虑和不良身体形象的困扰。在 CRC 长期幸存者多变量分析中，较小的发病年龄与焦虑、身体形象感觉差、皮肤酸痛，以及排便的尴尬独立相关。另一方面，较大的发病年龄与男性 / 女性性功能障碍、排尿问题和阳痿独立相关。

性别

阴道分娩的女性可能会出现隐匿性括约肌损伤，手术和盆腔放疗引起括约肌功能进一步受损，术后可能会出现临床症状。解剖学上女性的骨盆比男性更宽，因此，与男性相比，理论上认为女性盆腔神经损伤的可能性较小是合理的，但客观验证这一假设的数据有限。糖尿病、高血压、冠心病和慢性阻塞性肺病等并发症都被认为是围术期并发症的危险因素，这可能会影响术后的恢复和功能，肥胖本身可能不会直接影响功能性结局，但可以增加术前疾病发作的风险。

术前功能

如上所述，术前功能可能受年龄和性别的影响。此外，随着年龄的增长，尿频、尿急，以及性功能下降等症状也很常见，尤其是男性。因此，患者的术前状态和基线功能可能影响治疗后泌尿系统功能和性功能障碍的损害程度。如果患者性生活不活跃或已经有性功能障碍，那么与性生活活跃且术前功能可接受的患者相比，治疗相关功能障碍不太可能影响他们的生活质量。

肿瘤相关因素

　　肿瘤在直肠内的位置（前部与后部），与肛缘的距离，与括约肌/肛提肌复合体的关系（受累与未受累）均影响手术方法的选择，并可能对功能性结局产生显著影响。低位直肠癌距离肛缘不到5cm，但没有括约肌/肛提肌复合体直接受累，可以进行括约肌保留，但通常需要器械或手工结肠肛门吻合。更多高位直肠肿瘤可以进行结直肠吻合及肿瘤特异性直肠系膜切除。吻合口距肛缘的距离是与吻合口漏和术后功能相关的独立危险因素。吻合口越接近肛缘，术后吻合口漏及继发于盆腔脓毒症的肠功能不全的风险越高。吻合口距肛缘的高度对包括LARS在内的肠功能障碍的发生率也有显著的影响。低位肿瘤，特别是那些位于前方或周围的肿瘤，与性功能和泌尿系统功能障碍的风险增加有关，因为前部神经复合体和勃起神经在直肠切除的盆腔剥离过程中有被损伤的风险。累及括约肌复合体的肿瘤通常不进行括约肌保留而需要APR。目前，比较标准腹部会阴入路和肛提肌外入路的患者报告结局数据有限。

直肠癌的多学科治疗及其对 QOL 的影响

胃肠功能障碍

　　低前切除综合征（LARS），以排便习惯不规律、频率和黏稠度改变以及大便失禁为特征，可影响近2/3的接受括约肌保留手术的患者。以上讨论的许多因素都与患者的术后胃肠功能障碍有关。

　　一项对1978—2004年间发表的48项研究进行的系统评价汇总并评估了3349例接受直肠癌根治性切除术的患者的功能结局。该组的中位随访时间为24个月（IQR 12，57）。报道的大便失禁患者比例为3%~79%，总发病率为35%。其他症状包括35%的患者出现便急，33%的患者常规使用护理垫，18%的患者排便频率增加。通过荟萃回归分析确定的大便失禁的危险因素包括术前盆腔放疗，特别是短程放射。然而，报道的风险因素和结果存在差异性，缺乏一致性，65%的研究未使用经过验证的测量手段。

　　Loos等的荟萃分析和系统评价分析了1980—2012年间发表的25项研究，包括两项随机多中心试验，观察到类似的发现。研究者指出了他们分析的几个缺点，包括25项研究中有10项患者数量不到50例，7项研究中接受盆腔放疗的患者数量只有20例甚至更少，并且仅在4项研究中进行了胃肠功能的术前评估。其中一项荟萃分析旨在比较低前切除术的手术重建技术，但发现放疗的患者排便频率更高，更容易出现便急，使用止泻药物更多。荟萃分析中的第二项随机试验是荷兰TME试验。该试验在1996—1999年期间进行，将1530例直肠癌患者随机分配为术前短程盆腔放疗后行TME手术对比单独TME手术。5年随访后，与单独手术治疗的患者相比，接受盆腔放疗的患者大便失禁率较高（62% vs 38%），白天排便更频繁（3.7 vs 3.0），护理垫使用率明显升高（56% vs 33%）。经过长期随访，采用2012年EORTC QLQ-C30和QLQ CR-29对存活患者（$n=606$）进行了QOL评估。82%（$n=478$）患者的中位随访时间为14年。与单独接受手术的患者相比，接受盆腔放疗的患者报告更多的大便失禁和更高的排便频率。

　　医学研究委员会CR07/加拿大国家癌症研究所试验组C016（MRC CR07/CO16）随机试验比较了两种旨在降低局部复发率的治疗策略：短程盆腔放疗后手术治疗对比单纯手术治疗，仅当病理检查显示环周切缘阳性时行放化疗。在 1350 例患者中，接受术前短程放疗的患者局部复发率为 4.4%，明显低于选择性术后放化疗患者的局部复发率 10.6%。使用 SF-36 和 EORTC QLQ-CR38 问卷收集患者报告的 QOL，第 1 年每 3 个月收集 1 次，随后 3 年每 6 个月收集 1 次。两个治疗组报道的 3 个月时身体功能下降的程度相似，随后恢复到基线水平。虽然各组在一般健康状况和肠道功能方面没有差异，但探索性分析观察到，第 2 年时与术前短程盆腔放疗相关的大便失禁明显增加。

一项来自 Trans-Tasman 肿瘤放疗组 01.04 的随机研究，比较术前短程与长程盆腔放化疗。在 326 例随机纳入的患者中（每组 163 例），3 年局部复发率，总生存率和晚期毒性率无统计学差异。术前和术后 1 个月、2 个月、3 个月、6 个月、9 和 12 个月使用 EORTC QLQ-CR38 评估 QOL。两组的总体健康相关 QOL 相似，手术对生活质量的影响最大。这些发现与波兰随机试验一致，该试验比较了 312 例患者的术前短程与长程盆腔放化疗。放化疗组的早期毒性较高，但两组的总生存率、局部复发率和晚期毒性率无差异。使用 EORTC QLQ-C30 评估生活质量，并在中位随访 12 个月和 13 个月后，使用特定的问卷评估手术组肛门直肠和性功能，两组的 QOL、肛门直肠和性功能无差异。

Battersby 等对 2001—2012 年来自英国 12 个中心的 578 例接受根治性前切除术的直肠癌患者进行了多中心横断面研究，使用经过验证的手段评估肠功能（LARS，低前切除综合征评分和 Wexner 大便失禁评分）和生活质量［(EORTC) -30)］。该组的平均随访时间为 5 年。患者还被问到一个锚定问题："总的来说，你的肠道功能对你的生活质量有多大影响？"。研究人员将患者分为 3 类肠功能相关 QOL（BQOL）："完全没有"代表无损伤；"很少"代表轻微损害；"有些"和"很多"结合起来代表严重损害。85% 的患者报道一些 BQOL 损害，超过 40% 术后中位时间 5 年的患者认为肠道功能障碍对 QOL 有显著影响。BQOL 受影响的两个独立因素是术前放疗和肿瘤位置高低。当这两种风险因素均存在时，93% 的患者可能会有 BQOL 损害，近 2/3 报道严重损害。然而，50% 的研究受试者没有任何风险因素，但仍然有 81% 的可能性使 BQOL 受损，这表明手术后仍有未解释的因素导致胃肠功能障碍。

在 QOL 和肠功能的前瞻性分析中，对 260 例直肠癌患者在诊断时以及手术后 3 个月和 12 个月使用 EORTC QLQ-C30 进行评估，这是一项研究特异性肠功能问卷，并最近开发了 LARS 得分。该队列中的所有患者均重建了胃肠道连续性，约 17% 的患者接受新辅助放化疗。很大一部分患者出现 LARS 症状，而 QOL 也很差。新辅助治疗和 TME 后 LARS 的风险也显著增加。

综上所述，来自随机试验和队列研究的这些数据表明，无论方案和时间如何，必须在告知患者存在胃肠功能和生活质量的负面影响的前提下做出关于盆腔放疗和手术切除的决定。

性功能障碍

性行为仍然是大多数患者健康的重要方面。多学科治疗与男性和女性性功能障碍的发生率增加有关。直肠癌治疗后的性功能障碍是一个多方面问题，可能由于多种原因引起，包括身体、心理、情感和社会因素。可能存在与治疗无关的原因，例如伴侣健康状况不佳或失去伴侣，以及治疗的副作用，如身体形象变差，特别是结肠造口，神经损伤导致的器质功能障碍，治疗或疾病相关的疲劳，以及抑郁症。根据研究报道的数据，男性性功能障碍的发生率为 23%～69%，女性为 19%～62%。范围区间广泛是由于病例入组的差异、性功能障碍的定义和衡量、手术的指征和技术，以及研究样本量的变化，未经验证的问卷的使用，以及与不同治疗方式相关的评估时间。

性功能障碍常见于男性直肠癌治疗后。APR 后勃起功能障碍发生率为 17%～100%，前切除后为 50%。使用非标准化测量方法与使用经过验证的方法相比，性功能障碍的发生率较低，在 23%～35% 之间。大多数评估男性性功能的研究都使用 EORTC CR38 问卷来评估性功能障碍的程度（而不是发病率）。这些研究发现，性生活活跃男性接受直肠癌治疗后性行为减少了 30%～40%。

手术和盆腔放疗对男性性功能有不利影响。在荷兰 TME 试验中，经过 24 个月的随访，手术后性功能恶化患者接受盆腔放疗后性功能进一步恶化。在功能量表中，接受盆腔放疗的患者的勃起和射精问题更为严重。这种影响持续很长时间，中位随访 14 年后，放疗的患者报道的勃起问题更多。与正常的荷兰人群相比，两组男性报道的性活动、兴趣和享受都较少，勃起困难较多。

微创技术对性功能的影响一直存在争议。虽然队列研究显示其对比常规术式有更好的预后，但大多数对照研究尚未发现显著差异。在常规与腹腔镜辅助结直肠癌手术（CLASICC）对比试验中，腹腔镜手术后男性的性功能评分和勃起功能比开放手术的男性更差，但没有统计学意义。COLOR Ⅱ（结直肠癌腹腔镜或开腹切除术）试验是一项 2004—2010 年间多中心国际随机试验，将距肛缘 15cm 范围内的直肠癌随机分为开腹或腹腔镜手术，在 617 例随机纳入的患者中，365 例完成了术前和术后 1 个月、6 个月、12 个月和 24 个月 EORTC QLQ-CR38 问卷。平均年龄为 67 岁，146 例女性患者。56% 的患者接受了术前盆腔放疗，36% 的患者接受了腹部会阴切除术。在任何时间点，两组之间的性功能障碍均没有差异。在调整包括盆腔放疗在内的混杂因素后，未发现差异。接受腹腔镜手术的男性患者和接受开腹手术的患者分别有 65%、56% 在术前报告有一定程度的勃起功能障碍，在术后 12 个月分别增加至 76% 和 75%。

大多数评估性功能的研究不包括年龄和性别匹配的规范对照；因此，目前尚不清楚观察到的性功能障碍是否仅与治疗有关，还是与年龄和并发症等潜在因素有关。在基于人群的横断面分析中，将 1998—2007 年期间来自 Eindhoven 癌症登记处的 1359 例结直肠癌生存者与 400 例规范性对照参与者进行了比较。男性直肠癌生存者（51%）性生活能力较差，勃起功能问题（54%）多于标准人群（分别为 64% 和 27%）。在 EORTC 性功能量表中，直肠癌生存者（26±25）的得分（表明功能较差）低于标准人群（38±24），但两组的性享受得分相似。

两项纵向研究评估了对性行为的不利影响持续时间，在 Trans-Tasman 试验中，治疗前男性报告的性功能得分低（表明兴趣和活动减少）。治疗后，男性性功能和性享受进一步恶化，这些分数即使在 12 个月后也未恢复到治疗前的水平。在 CR-07 试验的生活质量和功能结局分析中，男性性功能障碍是主要的不良影响，手术是造成不良影响的主要原因，但短程盆腔、放疗还会加重这种功能障碍。这些损害持续至手术后至少 3 年，表明其影响持久且不可逆转。

女性功能障碍的器质性因素包括手术期间与性功能有关的盆腔自主神经损伤，放射线引起的阴道损伤和绝经前妇女的卵巢衰竭。患者可能出现阴道尺寸变化，阴道干燥，性交困难和难以达到性高潮，所有这些因素都会导致性功能下降，进而对生活质量产生不利影响。与男性相似，直肠癌多学科治疗后女性性功能障碍的发生率因许多相同的原因在不同文献中差异很大。此外，EORTC 等大多数工具在有性交的前提下评估性功能，并排除性生活不活跃的患者。

荷兰 TME 试验中的女性患者接受术前短程放疗后，与治疗前相比，多学科治疗后性活动明显减少，与单独接受手术治疗后 24 个月的患者相比，性功能更差。在该队列的长期随访中，对 197 例幸存的女性进行了 QOL 评估，这些女性在中位随访 14 年时仍然生存。与单独接受手术的患者以及标准荷兰人群相比，接受术前盆腔放疗的女性患者报告显著的阴道干燥、性享受减少和性交困难。在一项基于人群的横断面研究中，研究对象为 2001—2007 年期间在丹麦接受过直肠癌手术的女性患者，使用经过验证的方法评估性功能和泌尿系统功能。该研究采用性功能－阴道变化量表（SVQ）评估 607 例符合条件的患者的性功能，其中 505 例（83%）同意参加。患者接受低位前切除术或 APR，并在有指征的情况下接受过术前短程或长程盆腔放疗。该队列的中位年龄为 64 岁（范围 26 ~ 87 岁），术后中位随访持续时间为 55 个月（范围 26 ~ 98 个月）。大约 40% 的女性在治疗后性生活不活跃。报道的主要原因是缺乏欲望、阴道干燥和性交困难、健康状况不佳或缺乏伴侣。在性活跃的患者中，阴道干燥、性功能障碍和阴道缩小分别为 72%，53% 和 29%。术前盆腔放疗和永久性结肠造口术是性功能障碍的独立危险因素。这些观察结果与来自 Eindhoven 癌症登记处基于人群研究的女性直肠癌幸存者的结果类似。在女性幸存者中，阴道干燥（35%）和性交困难（30%）的患病率显著高于标准人群（分别为 5% 和 0%）。与标准人群相比，女性患者的性功能评分（15 vs 22）和性享受评分均较低（51 vs 66）。

在一项 1980—2003 年直肠癌手术患者的横断面研究中使用女性性功能指数（FSFI）和 EORTC QLQ-C30/CR38 测量女性的性功能。在 100 例邮寄问卷的患者中，81 例（81%）女性做出了回应。尽管全球生活质量评分很高，但 29% 的女性报告说，手术使她们的性生活更加糟糕。接受 APR 并接受术前盆腔放疗与此结果独立相关。在另一项机构研究中使用研究特定问卷前瞻性评估了直肠癌手术中女性的性功能，接受 APR 的患者性活动较少（25% vs 50%），术后 1 年内性交频率较低。

Trans-Tasman 试验中大约 1/3 的参与者是女性，但只有一小部分人完成了有关性活动的问题。部分原因是 EORTC 问题仅适用于性活跃的女性。无应答的情况也出现在 CLASSIC、CR-07 和 COLOR Ⅱ 期临床试验中。因此，我们对多学科治疗后女性性功能障碍的程度和性质及其对生活质量的影响的了解基本上是不足的，并且是未来研究的重要领域。

泌尿系统功能障碍

直肠癌手术后泌尿系功能障碍的发生率为 30% ~ 70%。与性功能障碍一样，这种巨大的差异与如何定义和客观测量有关。混杂的问题是术前功能的影响、患者并发症以及随年龄自然下降的泌尿系统功能。据报道，1/3 的患者在多学科治疗后出现长期尿失禁，14% 术前功能正常的患者术后合并二便失禁。

尽管常见，但不同的治疗方式（手术和放疗）对泌尿系统功能障碍发展的作用是不确切的。在荷兰 TME 试验对患者的泌尿系统功能障碍分析中，38% 的患者报告了长期尿失禁，其中 72% 的患者术前功能正常，而 31% 的患者长期膀胱排空困难，其中 65% 的患者术前功能正常。在调整了各种患者、疾病、治疗相关因素后，发现盆腔放疗与泌尿系统功能障碍无关，因此作者得出结论，虽然直肠癌治疗后泌尿系统功能障碍是一个重要问题，但并非由于盆腔放疗而是源自手术。在使用 EORTC QLQ-CR38 测量泌尿系统功能障碍的 COLOR Ⅱ 试验中，在任何时间点，腹腔镜和开腹组之间的泌尿系统问题没有差异。在调整包括盆腔放疗在内的混杂因素后，没有看到任何差异。在 Bregendahl 等的基于人群的横断面研究中使用女性下尿路症状国际尿失禁标准问卷调查（ICIQ-FLUTS），60% ~ 80% 的女性患者出现尿急和急迫性或压力性尿失禁，其中 1/4 ~ 1/3 的患者感到抑郁。排尿困难的发生率较低，为 20% ~ 35%，但与术前放疗有关。

身体形象和永久性造口

人们普遍认为，肠道连续性患者的 QOL 优于永久性结肠造口患者的 QOL，因为后者被认为是对患者 QOL 产生不利影响的主要心理负担。这种情况的基础源于历史经验，即造口护理可能不是最理想的，并且不被视为患者的实际需要。目前，造口护理是一项有组织的专业和重要的服务，可满足广泛的患者需求。此外，这些历史数据的收集没有严格的方法，也没有经过验证的心理测量学手段。

国家外科乳腺和肠道辅助项目（NSABP）中 R–04 Ⅱ期和Ⅲ期直肠癌患者接受了 4 种不同的新辅助放化疗方案，这些患者接受了根治性手术。NABP R–04 的第二个目标是评估直肠癌手术治疗类型对术后 1 年 QOL 的影响。本研究中测量的 QOL 包括针对结直肠癌患者（FACT–C）和 EORTC QLQ–CR38 的癌症治疗功能评估。在 1608 例随机患者中，有 1502 例患者可评估。采集了 615 例保留括约肌患者和 372 例接受 APR 患者 1 年的 QOL 数据，两组之间在性别，TNM 分期，接受辅助化疗或肿瘤大小方面无统计学差异。FACT–C 评分在不同手术类型之间或手术后 1 年的任何子量表之间没有统计学显著差异。在 EORTC QLQ–CR38 中，与括约肌保留的患者相比，接受 APR 的患者身体形象、男性性享受和排尿症状评分较差。括约肌保留的患者报告胃肠道症状较差，体重减轻程度与接受 APR 的患者相当。

在一项基于丹麦人口的横断面研究中，使用研究特定的问卷对 2001—2007 年间直肠癌治疗后永久性造口患者的 QOL 进行评估。在 732 例符合条件的患者中，644 例有应答（应答率为 88%），中位随访时间为 4.5 年（范围 2 ~ 8 年）。虽然 68% 的患者报告说造口影响了他们的 QOL，但影响的程度在 50%，被评为轻微。造口袋漏（59%）、异味（58%）、造口旁疝（57%）和造口部位疼痛（30%）是最常见的报道问题。QOL 与性别、盆腔放疗的使用及随访时间之间没有关联。这些发现与瑞典患者收集的 QOL 数据类似，这些患者在 2007—2009 年接受 APR，并且在手术后 3 年内存活（n=852）。应答率为 58%（495 例患者），几乎 90% 的患者不受结肠造口术的限制。

2005 年，Pachler 和 Wille–Jorgensen 对 11 项非随机研究进行了分析，其中使用经过验证的 QOL 工具在 APR 后或低前切除术后测量 QOL。作者总结说，经过对 1412 例患者的分析，"纳入的研究挑战了前切除患者预后更好的假设"。同一研究者在 2012 年更新了他们的分析，当时他们分析了 5127 例患者及 35 例非随机患者。然而，他们的结论完全同前一致，他们并不认为这些证据可以肯定地证明保留括约肌后患者的 QOL 优于永久性结肠造口患者的 QOL。另一方面，最近对 14 项描述性横断面研究的系统评价证实，结肠造口术对整体生活质量产生了负面影响。重要的是，该分析中只有 3 项研究有超过 100 例结肠造口术患者，研究之间的随访时间在 1 ~ 12 年之间变化。

总的来说，永久性造口术患者面临与造口术日常护理相关的实际困难，以及与身体形象、性功能、社交活动和抑郁症相关的其他问题。然而，对于造口术是否会对 QOL 产生负面影响，可能不会是一个简单的正面或负面答案，需要多方面的考虑。

干预领域和未来方向

优化多学科干预的获益与风险比

直肠癌多学科治疗相关的功能性后遗症和对 QOL 不利影响认识的增加推动更加量身定制和明智的方法来制定治疗策略。通过更好的识别不同治疗方式对患者预期利弊，选择获益最多的方式，并使其尽最大可能免受毒性。最近致力于提高直肠癌多学科治疗的获益与毒性比的方式包括：①考虑直肠保留方法，包括"观察等待"方法或局部切除手术；②更有选择性地使用盆腔放疗；③究竟哪些直肠癌患者真正受益于辅助化疗。随着对直肠癌患者亚群进行风险分层的持续努力，更有针对性和精确地使用治疗方式可以避免对某些患者的潜在不利影响。

针对生活质量差的高风险患者进行主动干预

直接改善功能结局和 QOL 的循证干预措施受到现实条件限制。然而，临床医生仍然有广泛的干预措施，可以改善许多症状。最常见的是，饮食调整、大便软化剂、泻药、药用纤维和增容剂可以控制大便稠度和肠道菌群，以帮助控制大便频率和与 LARS 相关的综合征。肛门测压研究，生物反馈和盆底物理治疗有助于解决任何潜在的盆底功能障碍，帮助术后肠功能恢复，包括 LARS。对保守治疗无反应的患者，骶神经刺激（SNS）已显示能使 80% 对保守治疗无效的大便失禁患者的症状改善 > 50%。最近一项 34 例 LARS 的患者经历 SNS 的综述中，94%（32 例患者）在随访的 15 个月时间改善了症状。鉴于 LARS 的发生率及其对 QOL 的不利影响，这是未来研究的一个有希望的方向。此外，转诊至胃肠专家可有利于扩大鉴别诊断和考虑其他药物进行对症治疗。目前有许多性功能障碍治疗方法，包括认知疗法、药物治疗、植入装置和社会心理支持。因此，积极调查性症状，然后转诊给性医学专家是有益的。在一项针对 70 例女性结直肠癌和肛门癌患者的前瞻性试验中，以电话沟通为基础的、4 个阶段癌症幸存者干预 – 性健康（CSI-SH）的积极干预比单独的性功能评估更有效地改善 PRO。此外，将患者主动转诊给其他健康专业人员，包括泌尿科医生、营养师、社会工作者和心理学家，为社会和心理健康提供支持，可能有助于改善功能结果和 QOL。

将患者的偏好事项纳入治疗决策

直肠癌的治疗决策是复杂的，涉及利益和风险的平衡。共享决策（SDM）是一种经过验证的过程，可将患者的偏好和期望纳入医疗保健决策中，因此已被证明能够有效地为患者在最重要的事项上做出健康决策。通过协调，它考虑了可用的最佳临床证据，以及患者的价值观和偏好。共享决策模型在日常实践中的实际实施受到 3 个主要障碍的影响：①时间限制；②缺乏患者特征适用性；③缺乏临床情况适用性。由于医生可能会误判患者积极参与决策的愿望，因此积极邀请所有患者表达自己的期望非常重要。现今存在几种将共享决策方法与癌症患者的 QOL 结果改善联系起来的模型。赋予选择权力的患者利用自己的知识选择能够最大限度地发挥其健康的治疗方案。在生物心理学模型中，认为自己在决策中发挥积极作用的患者可能有更好的 QOL 结果。最后，在行为模型中，患者参与 SDM 可以提高整体治疗过程的参与度，从而改善 QOL 结果。对 17 项研究进行的系统评价发现，虽然证据不足，但 SDM 与 QOL 结果有正相关关系，没有证据表明存在负相关。建议进行更多研究，全面研究 SDM 的不同方面。

结论

实现直肠癌患者主观测量（如 QOL 和功能结局）和客观结果（如生存期和局部复发）之间理想的平衡是临床医生面临的巨大挑战。目前的多学科治疗策略包括手术、盆腔放疗和辅助化疗，这些都与胃肠道、性功能障碍和泌尿系统功能障碍有关，并且会对患者的 QOL 产生不利影响。由于精准医疗有助于发展更多风险耐受的治疗策略，因此对于结局和 QOL 至关重要。理想的治疗策略不仅应考虑肿瘤生物学行为和患者生物学行为，还应考虑每位患者的需求和期望。为开展有意义的比较和结论，进一步完善和改进用于测量患者报告结局的工具是必不可少的。在有不良功能后果的患者中，应立即开始适当的治疗，以弥补其对患者 QOL 的不利影响。

参考文献

[1] Folkesson J, Birgisson H, Pahlman L, Cedermark B, Glimelius B, Gunnarsson U. Swedish rectal cancer trial: long lasting benefits from radiotherapy on survival and local recurrence rate. J Clin Oncol. 2005;23(24):5644–5650.

[2] Kapiteijn E, Marijnen CA, Nagtegaal ID, et al. Preoperative radiotherapy combined with total mesorectal excision for resectable rectal cancer. N Engl J Med. 2001;345(9):638–646.

[3] van Gijn W, Marijnen CA, Nagtegaal ID, et al. Preoperative radiotherapy combined with total mesorectal excision for resectable rectal cancer: 12–year follow–up of the multicentre, randomised controlled TME trial. Lancet Oncol. 2011;12(6):575–582.

[4] Sebag–Montefiore D, Stephens RJ, Steele R, et al. Preoperative radiotherapy versus selective postoperative chemoradiotherapy in patients with rectal cancer (MRC CR07 and NCIC–CTG C016): a multicentre, randomised trial. Lancet. 2009;373(9666):811–820.

[5] Sauer R, Becker H, Hohenberger W, et al. Preoperative versus postoperative chemoradiotherapy for rectal cancer. N Engl J Med. 2004;351(17):1731–1740.

[6] Sauer R, Liersch T, Merkel S, et al. Preoperative versus postoperative chemoradiotherapy for locally advanced rectal cancer: results of the German CAO/ARO/AIO–94 randomized phase III trial after a median follow–up of 11 years. J Clin Oncol. 2012;30(16):1926–1933.

[7] Bryant CL, Lunniss PJ, Knowles CH, Thaha MA, Chan CL. Anterior resection syndrome. Lancet Oncol. 2012;13(9):e403–408.

[8] Sanoff HK, Goldberg RM, Pignone MP. A systematic review of the use of quality of life measures in colorectal cancer research with attention to outcomes in elderly patients. Clin Colorectal Cancer. 2007;6(10):700–709.

[9] Movsas B. Quality of life in oncology trials: a clinical guide. Semin Radiat Oncol. 2003;13(3):235–247.

[10] Velikova G, Stark D, Selby P. Quality of life instruments in oncology. Eur J Cancer. 1999;35(11):1571–1580.

[11] Van Der Wees PJ, Nijhuis–Van Der Sanden MW, Ayanian JZ, Black N, Westert GP, Schneider EC. Integrating the use of patient–reported outcomes for both clinical practice and performance measurement: views of experts from 3 countries. Milbank Q. 2014;92(4):754–775.

[12] Rothman ML, Beltran P, Cappelleri JC, Lipscomb J, Teschendorf B, Mayo FDAP–ROCMG. Patient–reported outcomes: conceptual issues. Value Health. 2007;10(Suppl 2):S66–75.

[13] Reeve BB, Wyrwich KW, Wu AW, et al. ISOQOL recommends minimum standards for patient–reported outcome measures used in patient–centered outcomes and comparative effectiveness research. Qual Life Res. 2013;22(8):1889–1905.

[14] Lipscomb J, Reeve BB, Clauser SB, et al. Patient–reported outcomes assessment in cancer trials: taking stock, moving forward. J Clin Oncol. 2007;25(32):5133–5140.

[15] Kennedy ED, Schmocker S, Victor C, et al. Do patients consider preoperative chemoradiation for primary rectal cancer

worthwhile? Cancer. 2011;117(13):2853–2862.

[16] Harrison JD, Solomon MJ, Young JM, et al. Patient and physician preferences for surgical and adjuvant treatment options for rectal cancer. Arch Surg. 2008;143(4):389–394.

[17] Couture J, Chan R, Bouharaoui F. Patient's preferences for adjuvant postoperative chemoradiation therapy in rectal cancer. Dis Colon Rectum. 2005;48(11):2055–2060.

[18] Sloan JA, Halyard MY, Frost MH, et al. The Mayo Clinic manuscript series relative to the discussion, dissemination, and operationalization of the Food and Drug Administration guidance on patient–reported outcomes. Value Health. 2007;10(Suppl 2):S59–63.

[19] Juul T, Ahlberg M, Biondo S, et al. International validation of the low anterior resection syndrome score. Ann Surg. 2014;259(4):728–734.

[20] Juul T, Ahlberg M, Biondo S, et al. Low anterior resection syndrome and quality of life: an international multicenter study. Dis Colon Rectum. 2014;57(5):585–591.

[21] Emmertsen KJ, Laurberg S. Low anterior resection syndrome score: development and validation of a symptom–based scoring system for bowel dysfunction after low anterior resection for rectal cancer. Ann Surg. 2012;255(5):922–928.

[22] Lange MM, Maas CP, Marijnen CA, et al. Urinary dysfunction after rectal cancer treatment is mainly caused by surgery. Br J Surg. 2008;95(8):1020–1028.

[23] Paquette IM, Solan P, Rafferty JF, Ferguson MA, Davis BR. Readmission for dehydration or renal failure after ileostomy creation. Dis Colon Rectum. 2013;56(8):974–979.

[24] Hayden DM, Pinzon MC, Francescatti AB, et al. Hospital readmission for fluid and electrolyte abnormalities following ileostomy construction: preventable or unpredictable? J Gastrointest Surg. 2013;17(2):298–303.

[25] Salvadalena G. Incidence of complications of the stoma and peristomal skin among individuals with colostomy, ileostomy, and urostomy: a systematic review. J Wound Ostomy Continence Nurs. 2008;35(6):596–607. quiz 608–599.

[26] Shabbir J, Britton DC. Stoma complications: a literature overview. Color Dis. 2010;12(10):958–964.

[27] Vonk–Klaassen SM, de Vocht HM, den Ouden ME, Eddes EH, Schuurmans MJ. Ostomy–related problems and their impact on quality of life of colorectal cancer ostomates: a systematic review. Qual Life Res. 2016;25(1):125–133.

[28] Nagpal K, Bennett N. Colorectal surgery and its impact on male sexual function. Curr Urol Rep. 2013;14(4):279–284.

[29] Eveno C, Lamblin A, Mariette C, Pocard M. Sexual and urinary dysfunction after proctectomy for rectal cancer. J Visc Surg. 2010;147(1):e21–30.

[30] Panjari M, Bell RJ, Burney S, Bell S, McMurrick PJ, Davis SR. Sexual function, incontinence, and wellbeing in women after rectal cancer—a review of the evidence. J Sex Med. 2012;9(11):2749–2758.

[31] Blazeby JM, Avery K, Sprangers M, Pikhart H, Fayers P, Donovan J. Health–related quality of life measurement in randomized clinical trials in surgical oncology. J Clin Oncol. 2006;24(19):3178–3186.

[32] Avery K, Blazeby JM. Quality of life assessment in surgical oncology trials. World J Surg. 2006;30(7):1163–1172.

[33] Paun BC, Cassie S, MacLean AR, Dixon E, Buie WD. Postoperative complications following surgery for rectal cancer. Ann Surg. 2010;251(5):807–818.

[34] Joye I, Haustermans K. Early and late toxicity of radiotherapy for rectal cancer. Recent Results Cancer Res. 2014;203:189–201.

[35] Jensen PT, Froeding LP. Pelvic radiotherapy and sexual function in women. Transl Androl Urol. 2015;4(2):186–205.

[36] Fish D, Temple LK. Functional consequences of colorectal cancer management. Surg Oncol Clin N am. 2014;23(1):127–149.

[37] Zhao L, Liu R, Zhang Z, et al. Oxaliplatin/fluorouracil–based adjuvant chemotherapy for locally advanced rectal cancer after neoadjuvant chemoradiotherapy and surgery: a systematic review and meta–analysis of randomized controlled trials. Color Dis. 2016;18(8):763–772.

[38] Douillard JY. Irinotecan–based regimens in the adjuvant therapy of colorectal cancer. Clin Colorectal Cancer. 2005;5(Suppl 1):S34–37.

[39] Kalofonos HP, Bamias A, Koutras A, et al. A randomised phase III trial of adjuvant radio–chemotherapy comparing Irinotecan, 5Fu and Leucovorin to 5Fu and Leucovorin in patients with rectal cancer: a Hellenic Cooperative Oncology Group Study. Eur J Cancer. 2008;44(12):1693–1700.

[40] Bosset JF, Calais G, Mineur L, et al. Fluorouracil–based adjuvant chemotherapy after preoperative chemoradiotherapy in rectal cancer: long–term results of the EORTC 22921 randomised study. Lancet Oncol. 2014;15(2):184–190.

[41] Maas M, Nelemans PJ, Valentini V, et al. Long–term outcome in patients with a pathological complete response after chemoradiation for rectal cancer: a pooled analysis of individual patient data. Lancet Oncol. 2010;11(9):835–844.

[42] de Campos–Lobato LF, Stocchi L, da Luz MA, et al. Pathologic complete response after neoadjuvant treatment for rectal cancer decreases distant recurrence and could eradicate local recurrence. Ann Surg Oncol. 2011;18(6):1590–1598.

[43] Shimodaira Y, Harada K, Lin Q, Ajani JA. The best timing for administering systemic chemotherapy in patients with locally advanced rectal cancer. Ann Transl Med. 2016;4(2):38.

[44] Aschele C, Cionini L, Lonardi S, et al. Primary tumor response to preoperative chemoradiation with or without oxaliplatin in

locally advanced rectal cancer: pathologic results of the STAR–01 randomized phase III trial. J Clin Oncol. 2011;29(20):2773–2780.

[45] Gerard JP, Azria D, Gourgou–Bourgade S, et al. Clinical outcome of the ACCORD 12/0405 PRODIGE 2 randomized trial in rectal cancer. J Clin Oncol. 2012;30(36):4558–4565.

[46] O'Connell MJ, Colangelo LH, Beart RW, et al. Capecitabine and oxaliplatin in the preoperative multimodality treatment of rectal cancer: surgical end points from National Surgical Adjuvant Breast and Bowel Project trial R–04. J Clin Oncol. 2014;32(18):1927–1934.

[47] Rodel C, Liersch T, Becker H, et al. Preoperative chemoradiotherapy and postoperative chemotherapy with fluorouracil and oxaliplatin versus fluorouracil alone in locally advanced rectal cancer: initial results of the German CAO/ARO/AIO–04 randomised phase 3 trial. Lancet Oncol. 2012;13(7):679–687.

[48] Calvo FA, Serrano FJ, Diaz–Gonzalez JA, et al. Improved incidence of pT0 downstaged surgical specimens in locally advanced rectal cancer (LARC) treated with induction oxaliplatin plus 5–fluorouracil and preoperative chemoradiation. Ann Oncol. 2006;17(7):1103–1110.

[49] Chua YJ, Barbachano Y, Cunningham D, et al. Neoadjuvant capecitabine and oxaliplatin before chemoradiotherapy and total mesorectal excision in MRI–defined poor–risk rectal cancer: a phase 2 trial. Lancet Oncol. 2010;11(3):241–248.

[50] Schou JV, Larsen FO, Rasch L, et al. Induction chemotherapy with capecitabine and oxaliplatin fol–lowed by chemoradiotherapy before total mesorectal excision in patients with locally advanced rectal cancer. Ann Oncol. 2012;23(10):2627–2633.

[51] Marechal R, Vos B, Polus M, et al. Short course chemotherapy followed by concomitant chemoradiotherapy and surgery in locally advanced rectal cancer: a randomized multicentric phase II study. Ann Oncol. 2012;23(6):1525–1530.

[52] Nogue M, Salud A, Vicente P, et al. Addition of bevacizumab to XELOX induction therapy plus concomitant capecitabine–based chemoradiotherapy in magnetic resonance imaging–defined poor–prognosis locally advanced rectal cancer: the AVACROSS study. Oncologist. 2011;16(5):614–620.

[53] Sclafani F, Peckitt C, Cunningham D, et al. Shortand long–term quality of life and bowel function in patients with MRI–defined, high–risk, locally advanced rectal cancer treated with an intensified Neoadjuvant strategy in the randomized phase 2 EXPERT–C trial. Int J Radiat Oncol Biol Phys. 2015;93(2):303–312.

[54] Weiser MR, Fichera A, Schrag D, Boughey JC, You YN. Progress in the PROSPECT trial: precision treatment for rectal cancer? Bull am Coll Surg. 2015;100(4):51–52.

[55] Khwaja SS, Roy A, Markovina S, et al. Quality of life outcomes from a phase 2 trial of short–course radiation therapy followed by FOLFOX chemotherapy as preoperative treatment for rectal cancer. Int J Radiat Oncol Biol Phys. 2016;95(5):1429–1438.

[56] Nilsson PJ, van Etten B, Hospers GA, et al. Short–course radiotherapy followed by neo–adjuvant chemotherapy in locally advanced rectal cancer—the RAPIDO trial. BMC Cancer. 2013;13:279.

[57] Garcia–Aguilar J, Chow OS, Smith DD, et al. Effect of adding mFOLFOX6 after neoadjuvant chemoradiation in locally advanced rectal cancer: a multicentre, phase 2 trial. Lancet Oncol. 2015;16(8):957–966.

[58] Garcia–Aguilar J, Renfro LA, Chow OS, et al. Organ preservation for clinical T2N0 distal rectal cancer using neoadjuvant chemoradiotherapy and local excision (ACOSOG Z6041): results of an open–label, single–arm, multi–institutional, phase 2 trial. Lancet Oncol. 2015;16(15):1537–1546.

[59] Smith JJ, Chow OS, Gollub MJ, et al. Organ preservation in rectal adenocarcinoma: a phase II randomized controlled trial evaluating 3–year disease–free survival in patients with locally advanced rectal cancer treated with chemoradiation plus induction or consolidation chemotherapy, and total mesorectal excision or nonoperative management. BMC Cancer. 2015;15:767.

[60] Iacovelli R, Pietrantonio F, Palazzo A, et al. Incidence and relative risk of grade 3 and 4 diarrhoea in patients treated with capecitabine or 5–fluorouracil: a meta–analysis of published trials. Br J Clin Pharmacol. 2014;78(6):1228–1237.

[61] Tofthagen C, Donovan KA, Morgan MA, Shibata D, Yeh Y. Oxaliplatin–induced peripheral neuropathy's effects on health–related quality of life of colorectal cancer survivors. Support Care Cancer. 2013;21(12):3307–3313.

[62] Berger AM, Grem JL, Visovsky C, Marunda HA, Yurkovich JM. Fatigue and other variables during adjuvant chemotherapy for colon and rectal cancer. Oncol Nurs Forum. 2010;37(6):E359–369.

[63] Hassan I, Cima RR. Quality of life after rectal resection and multimodality therapy. J Surg Oncol. 2007;96(8):684–692.

[64] Gorst SL, Gargon E, Clarke M, Blazeby JM, Altman DG, Williamson PR. Choosing important health outcomes for comparative effectiveness research: an updated review and user survey. PLoS One. 2016;11(1):e0146444.

[65] van Duijvendijk P, Slors JF, Taat CW, et al. Prospective evaluation of anorectal function after total mesorectal excision for rectal carcinoma with or without preoperative radiotherapy. Am J Gastroenterol. 2002;97(9):2282–2289.

[66] Lange MM, van de Velde CJ. Faecal and urinary incontinence after multimodality treatment of rectal cancer. PLoS Med. 2008;5(10):e202.

[67] Emmertsen KJ, Laurberg S. Rectal cancer function study G. Impact of bowel dysfunction on quality of life after sphincter–preserving resection for rectal cancer. Br J Surg. 2013;100(10):1377–1387.

[68] Engel J, Kerr J, Schlesinger–Raab A, Eckel R, Sauer H, Holzel D. Quality of life in rectal cancer patients: a four–year prospective

study. Ann Surg. 2003;238(2):203–213.

[69] Sprangers MA. Response–shift bias: a challenge to the assessment of patients' quality of life in cancer clinical trials. Cancer Treat rev. 1996;22(Suppl A):55–62.

[70] Nord E. The significance of contextual factors in valuing health states. Health Policy. 1989;13(3):189–198.

[71] Salkeld G, Solomon M, Butow P, Short L. Discrete–choice experiment to measure patient preferences for the surgical management of colorectal cancer. Br J Surg. 2005;92(6):742–747.

[72] Bailey CE, Tran Cao HS, Hu CY, et al. Functional deficits and symptoms of long–term survivors of colorectal cancer treated by multimodality therapy differ by age at diagnosis. J Gastrointest Surg. 2015;19(1):180–188. discussion 188.

[73] Park IJ, You YN, Skibber JM, et al. Oncologic and functional hazards of obesity among patients with locally advanced rectal cancer following Neoadjuvant Chemoradiation Therapy. Am J Clin Oncol. 2016;40:277–282.

[74] Midura EF, Hanseman D, Davis BR, et al. Risk factors and consequences of anastomotic leak after colectomy: a national analysis. Dis Colon Rectum. 2015;58(3):333–338.

[75] Frasson M, Flor–Lorente B, Rodriguez JL, et al. Risk factors for anastomotic leak after Colon resection for cancer: multivariate analysis and nomogram from a multicentric, prospective, national study with 3193 patients. Ann Surg. 2015;262(2):321–330.

[76] Zhou X, Sun T, Xie H, Zhang Y, Zeng H, Fu W. Extralevator abdominoperineal excision for low rectal cancer: a systematic review and meta–analysis of the short–term outcome. Color dis. 2015;17(6):474–481.

[77] Negoi I, Hostiuc S, Paun S, Negoi RI, Beuran M. Extralevator vs conventional abdominoperineal resection for rectal cancer—a systematic review and meta–analysis. Am J Surg. 2016;212:511–526.

[78] Scheer AS, Boushey RP, Liang S, Doucette S, O'Connor AM, Moher D. The long–term gastrointestinal functional outcomes following curative anterior resection in adults with rectal cancer: a systematic review and meta–analysis. Dis Colon Rectum. 2011;54(12):1589–1597.

[79] Loos M, Quentmeier P, Schuster T, et al. Effect of preoperative radio(chemo)therapy on long–term functional outcome in rectal cancer patients: a systematic eview and meta–analysis. Ann Surg Oncol. 2013;20(6):1816–1828.

[80] Parc Y, Zutshi M, Zalinski S, Ruppert R, Furst A, Fazio VW. Preoperative radiotherapy is associated with worse functional results after coloanal anastomosis for rectal cancer. Dis Colon Rectum. 2009;52(12):2004–2014.

[81] Stephens RJ, Thompson LC, Quirke P, et al. Impact of short–course preoperative radiotherapy for rectal cancer on patients' quality of life: data from the Medical Research Council CR07/National Cancer Institute of Canada clinical trials group C016 randomized clinical trial. J Clin Oncol. 2010;28(27):4233–4239.

[82] Ngan SY, Burmeister B, Fisher RJ, et al. Randomized trial of short–course radiotherapy versus long–course chemoradiation comparing rates of local recurrence in patients with T3 rectal cancer: Trans–Tasman Radiation Oncology Group trial 01.04. J Clin Oncol. 2012;30(31):3827–3833.

[83] McLachlan SA, Fisher RJ, Zalcberg J, et al. The impact on health–related quality of life in the first 12 months: a randomised comparison of preoperative short–course radiation versus long–course chemoradiation for T3 rectal cancer (Trans–Tasman Radiation Oncology Group trial 01.04). Eur J Cancer. 2016;55:15–26.

[84] Bujko K, Nowacki MP, Nasierowska–Guttmejer A, Michalski W, Bebenek M, Kryj M. Long–term results of a randomized trial comparing preoperative short–course radiotherapy with preoperative conventionally fractionated chemoradiation for rectal cancer. Br J Surg. 2006;93(10):1215–1223.

[85] Pietrzak L, Bujko K, Nowacki MP, et al. Quality of life, anorectal and sexual functions after preoperative radiotherapy for rectal cancer: report of a randomised trial. Radiother Oncol. 2007;84(3):217–225.

[86] Battersby NJ, Juul T, Christensen P, et al. Predicting the risk of bowel–related quality–of–life impairment after restorative resection for rectal cancer: a multicenter cross–sectional study. Dis Colon Rectum. 2016;59(4):270–280.

[87] Ho VP, Lee Y, Stein SL, Temple LK. Sexual function after treatment for rectal cancer: a review. Dis Colon Rectum. 2011;54(1):113–125.

[88] Lange MM, Marijnen CA, Maas CP, et al. Risk factors for sexual dysfunction after rectal cancer treatment. Eur J Cancer. 2009;45(9):1578–1588.

[89] Marijnen CA, van de Velde CJ, Putter H, et al. Impact of short–term preoperative radiotherapy on health–related quality of life and sexual functioning in primary rectal cancer: report of a multicenter randomized trial. J Clin Oncol. 2005;23(9):1847–1858.

[90] Wiltink LM, Chen TY, Nout RA, et al. Health–related quality of life 14 years after preoperative short–term radiotherapy and total mesorectal excision for rectal cancer: report of a multicenter randomised trial. Eur J Cancer. 2014;50(14):2390–2398.

[91] Jayne DG, Brown JM, Thorpe H, Walker J, Quirke P, Guillou PJ. Bladder and sexual function following resection for rectal cancer in a randomized clinical trial of laparoscopic versus open technique. Br J Surg. 2005;92(1):1124–1132.

[92] Andersson J, Abis G, Gellerstedt M, et al. Patient–reported genitourinary dysfunction after laparoscopic and open rectal cancer surgery in a randomized trial (COLOR II). Br J Surg. 2014;101(10):1272–1279.

[93] Den Oudsten BL, Traa MJ, Thong MS, et al. Higher prevalence of sexual dysfunction in colon and rectal cancer survivors compared with the normative population: a population–based study. Eur J Cancer. 2012;48(17):3161–3170.

[94] Peeters KC, van de Velde CJ, Leer JW, et al. Late side effects of short-course preoperative radiotherapy combined with total mesorectal excision for rectal cancer: increased bowel dysfunction in irradiated patients——a Dutch colorectal cancer group study. J Clin Oncol. 2005;23(25):6199-6206.

[95] Bregendahl S, Emmertsen KJ, Lindegaard JC, Laurberg S. Urinary and sexual dysfunction in women after resection with and without preoperative radiotherapy for rectal cancer: a population-based cross-sectional study. Color Dis. 2015;17(1):26-37.

[96] Hendren SK, O'Connor BI, Liu M, et al. Prevalence of male and female sexual dysfunction is high following surgery for rectal cancer. Ann Surg. 2005;242(2):212-223.

[97] Tekkis PP, Cornish JA, Remzi FH, et al. Measuring sexual and urinary outcomes in women after rectal cancer excision. Dis Colon Rectum. 2009;52(1):46-54.

[98] Ford JS, Kawashima T, Whitton J, et al. Psychosexual functioning among adult female survivors of childhood cancer: a report from the childhood cancer survivor study. J Clin Oncol. 2014;32(28):3126-3136.

[99] Leon-Carlyle M, Schmocker S, Victor JC, et al. Prevalence of physiologic sexual dysfunction is high following treatment for rectal cancer: but is it the only thing that matters? Dis Colon Rectum. 2015;58(8):736-742.

[100] Russell MM, Ganz PA, Lopa S, et al. Comparative effectiveness of sphincter-sparing surgery versus abdominoperineal resection in rectal cancer: patient-reported outcomes in National Surgical Adjuvant Breast and Bowel Project randomized trial R-04. Ann Surg. 2015;261(1):144-148.

[101] Feddern ML, Emmertsen KJ, Laurberg S. Life with a stoma after curative resection for rectal cancer: a population-based cross-sectional study. Color Dis. 2015;17(11):1011-1017.

[102] Marinez AC, Gonzalez E, Holm K, et al. Stoma-related symptoms in patients operated for rectal cancer with abdominoperineal excision. Int J Color Dis. 2016;31(3):635-641.

[103] Ramage L, Qiu S, Kontovounisios C, Tekkis P, Rasheed S, Tan E. A systematic review of sacral nerve stimulation for low anterior resection syndrome. Color Dis. 2015;17(9):762-771.

[104] DuHamel K, Schuler T, Nelson C, et al. The sexual health of female rectal and anal cancer survivors: results of a pilot randomized psycho-educational intervention trial. J Cancer Surviv. 2016;10(3):553-563.

[105] Gravel K, Legare F, Graham ID. Barriers and facilitators to implementing shared decision-making in clinical practice: a systematic review of health professionals' perceptions. Implement Sci. 2006;1:16.

[106] Kashaf MS, McGill E. Does shared decision making in cancer treatment improve quality of life? A systematic literature review. Med Decis Mak. 2015;35(8):1037-1048.

第二十一章　直肠癌术后并发症

Cindy Kin, Amy Lightner, and Mark Welton

介绍

直肠癌的治疗对外科医生而言是一个独特而复杂的挑战。直肠与泌尿生殖系统和神经血管结构在解剖上的关系紧密，加之直肠位于狭窄的骨盆内，使得直肠手术的操作变得特别困难。癌症相关因素，如肿瘤局部晚期和术前盆腔放疗明显增加了并发症的发生风险；患者因素，如狭窄的男性骨盆和肥胖症也进一步加剧了上述的风险。因此，直肠癌的手术治疗可能预示着并发症的发生。

标准化的质量控制、麻醉管理、外科手术的进步和术后护理方面的优化，使直肠癌手术的安全性有了很大提高，但仍存在诸如感染、出血、泌尿生殖系统并发症、梗阻或功能性的并发症的发生风险。本章为开展直肠癌手术的外科医生提供了术中和术后并发症的诊断、评估、管理和后期结果的实用指南。

感染性并发症

由于盆腔低位吻合的高风险性，大肠中的高浓度细菌，以及化放疗引起的免疫抑制，使直肠癌术后的患者特别容易发生感染性并发症。手术部位感染（SSI）是最常见的术后并发症，包括浅表切口、深部切口和器官间隙感染。SSI可导致患者生活质量下降、住院时间延长、死亡率增加和住院成本增加。

C. Kin (✉)
Department of Surgery, Stanford University School of Medicine, 300 Pasteur Drive, H3680K, Stanford, CA 94305, USA
e-mail: cindykin@stanford.edu

A. Lightner
Colon and Rectal Surgery, Mayo Clinic College of Medicine, 200 First St SW, Rochester, MN 55905, USA
e-mail: Lightner.Amy@mayo.edu

M. Welton
Fairview Health Services, 1st Floor Corporate Office Building, 2450 Riverside Ave South, Ste 104, Minneapolis, MN 55454, USA
e-mail: mweilton1@fairview.org

© Springer International Publishing AG 2018
G.J. Chang (ed.), *Rectal Cancer*, DOI 10.1007/978-3-319-16384-0_21

直肠癌本身就是发生感染性并发症的危险因素，与其他具有手术指征的结直肠疾病患者相比，接受直肠癌手术的患者发生 SSI 的可能性最大，发生浅表切口 SSI 的比值比（OR）最高，并且发生深部切口和器官间隙 SSI 的概率是良性结直肠疾病患者的 2 倍。直肠癌手术患者发生 SSI 的危险因素包括男性、高龄、贫血、高体质指数（BMI）、高 ASA 评分、酗酒、吸烟、新辅助放疗、术中低血压、造口和采用开腹手术等。外科护理改善项目提出了一系列旨在减少 SSI 的预防措施，包括：术前 1h 内给予预防性抗生素，术后选择适当抗生素使用，适当备皮和预防围术期低温。实施这些干预措施后，多个医疗中心成功降低了结直肠手术患者的 SSI 发生率，同时显著降低了医疗成本。预防性抗生素的选择似乎对预防 SSI 特别重要，结直肠手术患者在术前接受头孢唑啉/甲硝唑、喹诺酮/甲硝唑或厄他培南治疗后发生 SSI 的可能性下降，口服抗生素治疗也能降低患者 SSI 的发生率。

切口感染（浅表和深部切口 SSI）

与结肠手术相比，直肠手术发生浅表和深部切口感染更常见（图 21.1）。在结直肠手术中采用预防 SSI 的系列质量改进措施可有效降低浅表切口 SSI 发生率，同时也显著降低成本和住院时间。最近有学者采用切口负压治疗作为预防伤口感染的干预措施，使切口并发症发生率下降至 12.5%，而使用普通敷料进行切口换药的患者切口并发症发生率为 29%。另一项干预措施是围术期吸入氧浓度（FiO_2），与 30% FiO_2 相比，80% FiO_2 也可使切口感染发生率显著降低。

腹会阴联合切除术（APR）后的会阴切口愈合面临着特殊的挑战，因为很大一部分患者术后发生切口并发症。接受肛提肌外腹会阴切除术（ELAPE）患者术后出现切口并发症风险特别高，其中出现切口并发症风险为 44%，会阴疝发生风险为 26%。接受新辅助放疗的患者发生会阴部切口并发症的风险也较高，特别是会阴部切口是闭合状态的患者。除了会阴切口导致术后并发症之外，最近的一项研究发现，会阴切口裂开也会导致 APR 术后患者生存时间的下降，平均下降 10 个月左右。

由于切口并发症的高发生率，尤其是 ELAPE 术后的较大组织缺损，会阴切口的一期闭合备受质疑。一项前瞻性随机对照试验显示与会阴切口直接闭合相比，带蒂垂直腹直肌（VRAM）肌皮瓣闭合切口的并发症发生率较低，其他回顾性研究也支持这一观点。臀大肌和股薄肌是重建会阴切口的另一种选择（图 21.2）。最近，初步研究表明应用生物补片进行盆底重建作为皮瓣重建的替代方案具有相同的结果。另外，用网膜瓣填充骨盆可以促进闭合性会阴切口的一期愈合。

盆腔脓肿

目前，虽然术后切口感染率有所改善，但器官间隙感染发生率仍较高，通常表现为盆腔脓肿。直肠癌术后盆腔脓肿发生率为 10%～30%，比溃疡性结肠炎或憩室术后更常见。盆腔脓肿可能继发于吻合口漏，或在没有吻合口漏的情况下继发于盆腔血肿感染。在接受新辅助放疗的患者中，发生无吻合口漏的盆腔脓肿的风险较高（图 21.3）。

术后盆腔脓肿的临床症状和体征包括：发热、白细胞计数升高、肠梗阻、尿潴留、腹泻和疼痛。会阴切口感染未能通过局部护理愈合的患者可能合并有更深层的盆腔脓肿，这种盆腔脓肿往往继发于会阴切口感染。计算机断层扫描（CT）可以通过积液的边缘强化征来确认诊断。小于 3cm 的脓肿可通过

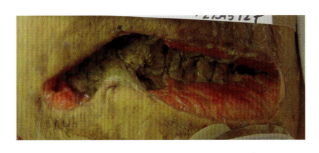

图21.1　1例有长期吸烟史，术前接受盆腔放疗，行开腹低前切除、回肠造口术的直肠癌患者，术后的感染切口。3周后切口二期愈合

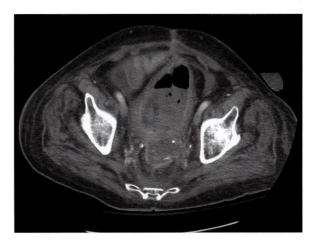

图21.3　1例术前新辅助盆腔放疗后，接受低前切除、结肠造口术的直肠癌患者出现盆腔脓肿。他的病情复杂，第一次手术几周后，出现直肠大出血，于是转运到我们机构。血管造影术显示髂内动脉的分支有渗出；栓塞成功止血。由于盆腔血肿和直肠残端钉线裂开，该患者出现盆腔脓肿。最终，他接受了全直肠切除术

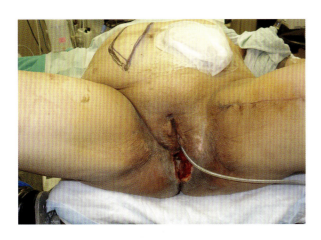

图21.2　1例接受腹腔镜 APR、阴道后壁切除、股薄肌瓣重建会阴部缺损的患者，病理局部晚期肛门鳞状细胞癌，后续持续放化疗，会阴部切口裂开

广谱生素治疗，较大的脓肿通常可以在影像引导下经皮穿刺抽液治疗，伴有会阴伤口患者可以通过会阴切口在影像引导下或手术引流。无法通过上述方法引流的患者可能需要通过手术进行有效的冲洗和引流。除非在有迫切的临床需要且没有其他选择的情况下，否则不推荐在初次手术后1周左右进行再次手术。

吻合口漏

　　吻合口漏是结直肠手术中最可怕的并发症之一。结直肠吻合后有明显临床表现的吻合口漏的发生率为3%～21%，死亡率为6%～30%。吻合口漏的危险因素包括：超低位吻合、新辅助放疗、男性、手术时间过长、术中肠液漏出、肿瘤分期较晚、围术期输血以及线性切割闭合器的闭合次数过多等。

　　盆腔置管引流是直肠切除以及低位结直肠吻合术中的常见做法，但这既不能防止盆腔脓肿的形成，也不能防止吻合口漏的发生。尚不确定保护性造口是否会降低吻合口漏的风险，一些研究表明保护性造

口会降低吻合口漏的发生，而有的研究则持反对意见，认为保护性造口只能减轻吻合口漏后的感染性并发症。因此，保护性造口可能减少了再次手术的可能性和吻合口漏的死亡率。一个广为接受的经验性做法是距肛缘 6cm 或以下的结直肠吻合应用袢式回肠造口进行近端转流。袢式回肠造口优于袢式结肠造口，因为回肠造口更易于护理并且在还纳时操作更简单。虽然机械性肠道准备对结直肠手术后 SSI 的影响仍存在争议，但对于在全直肠系膜切除术（TME）中进行低位吻合和袢式回肠造口的患者仍应考虑机械性肠道准备。最后，有随机对照试验证明，与 30% FiO_2 相比，围术期给予 80% FiO_2 似乎可以降低低位结直肠吻合口漏的发生风险。

吻合口漏的诊断

虽然典型的吻合口漏发生于术后 5~7 天内，但一半以上的吻合漏发生于出院后，甚至有 12% 以上的患者在术后 1 个月后发生吻合口漏。早期吻合口漏因病情的严重程度不同而有不同的临床表现，可以表现为肠梗阻、发热或者腹膜炎和败血症，但晚期吻合口漏可表现为盆腔疼痛、恢复延迟，以及其他术后并发症无法解释的非特异性症状。

当临床怀疑有吻合口漏时，影像学检查可以帮助确诊。无论是否联合肠道造影剂，CT 扫描均是一种有价值的工具，可用于评估是否存在游离气体、腹腔积液和含气腔隙等一些吻合口漏的征象。腹腔积液的大小和位置将有助于指导后续治疗。另一种选择是用水溶性造影剂进行对比灌肠，以确定是否存在肠腔内容物的外渗。

吻合口漏的管理

吻合口漏的处理取决于漏出物是否局限。未包裹的肠液或脓性液体泄漏并扩散到整个腹腔可能导致腹膜炎和脓毒性休克，这是急诊行剖腹探查的明确指征，术中可以进行腹腔冲洗，结肠造口或盆腔引流及近端粪便转流手术。手术方式取决于许多因素，包括患者的状态、吻合的可行性，以及吻合口漏的位置和大小。在能进行手术干预冲洗引流吻合口的情况下，不建议采取切除吻合口重新吻合的方式。如果决定切除吻合口、进行结肠造口，必须特别注意直肠残端的处理，以减少直肠残端裂开的风险，因直肠残端裂开可能导致慢性盆腔炎。直肠残端使用闭合器闭合、放置引流管和肛管都可能降低直肠残端裂开的风险。

吻合口漏局部包裹后肠内容物在腹盆腔内的播散有限。形成的小脓肿（< 3cm）可以使用广谱抗生素进行治疗，较大的脓肿（> 3cm）可能需要联合应用经皮穿刺引流。以上述方式治疗的包裹性吻合口漏通常可以在非外科手术干预情况下治愈（图 21.4）。无法愈合的结肠直肠吻合口漏可能形成皮肤瘘管或窦道，在此期间盆腔脓肿可能反复发作（图 21.5）。在可能的情况下，应该至少延迟 6 个月再行手术治疗慢性吻合口漏，在此期间瘘口和瘘管可能自行愈合，盆腔炎性粘连也会减轻。虽然全直肠切除、永久性末端结肠造口是必要的或更为可取的方法，但切除吻合口漏的肠管并重新行结肠直肠或结肠结肠吻合术有时也是一种可行的办法。

吻合口漏的结果

直肠切除术后的吻合口漏与较差的生活质量和功能性结果相关。结肠直肠吻合术后出现吻合口漏的患者，昼夜排便次数较多，固体粪便控制较差，护垫使用增加。造成吻合口漏后肠功能不良的原因

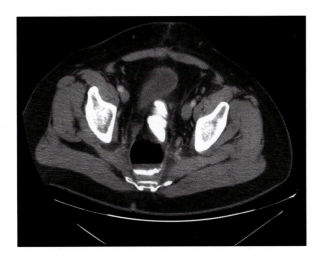

图 21.4　1 例术前新辅助盆腔放疗后，接受低前切除术的中段直肠癌患者，骶前混合物包括气体、液体、直肠造影剂。该患者采取经皮骶前脓肿引流术，最终未二次手术并治愈吻合口漏

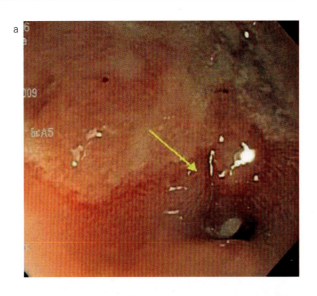

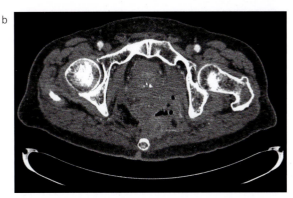

之一是慢性炎症导致盆腔纤维化，从而使直肠和结肠的顺应性下降。与未发生吻合口漏的患者相比，发生吻合口漏的患者 5 年总生存率下降（44%～53% vs 64%），癌症相关 5 年生存率下降（42% vs 67%），局部复发和全身复发率增加。

图 21.5　(a) 1 例低前切除术后的直肠癌患者，术后出现慢性吻合口漏，结直肠吻合口出现瘘。(b) 慢性吻合口漏导致反复发作的盆腔脓肿，需经皮引流。该患者最终行全直肠切除、结肠造口术

出血性并发症

吻合口出血

　　轻微吻合口出血通常不需要进行输血或介入治疗，大部分是自限性的，可以在 24～48h 内自行止血。需要输血和介入治疗的严重的吻合口出血相对少见，文献报道发生率低于 1%。由于报道病例数量较少，尚未发现吻合口出血的危险因素。降低吻合口出血风险的常用技术包括在吻合之前检查闭合线、缝合结扎闭合线出血点、缝合加固吻合口。术中肠镜检查除了可以检查吻合口是否完整外，还可以检查吻合口是否出血。如果吻合口存在明显腔内出血，则加固缝合吻合口通常能成功止血。

　　术后吻合口大出血需要首先纠正凝血功能障碍，建立血流动力学的稳定性。对于持续出血，内镜治

疗和血管造影栓塞是手术干预前可以考虑的一种选择。大多数患者可以通过内镜下电凝、肾上腺素注射或放置止血夹成功止血。如果通过内镜治疗无法控制出血，可以考虑应用血管造影栓塞治疗或外科手术，但是血管造影栓塞治疗增加了吻合口缺血的风险，进而使吻合口漏或狭窄的风险增加。

术中骶前静脉出血

术中骶前静脉出血是直肠手术中的一种危险的并发症。直肠手术的游离应保持在直肠固有筋膜和骶前筋膜之间的无血管平面，在此平面浅层游离可能导致直肠系膜的出血，以及肿瘤切除的不完整，而在此平面深层游离可导致骶前静脉丛或骶椎基底静脉撕裂，导致难以控制的静脉大出血。因此，必须保持在直肠固有筋膜外 1~2mm 处的层面进行解剖。要做到这一点，我们必须了解到直肠是首先沿骶尾骨走行，然后穿过盆底肌出盆腔的。适当地牵拉和直视下操作可以减少进入错误平面的机会。治疗骶前静脉出血的第一步应该是直接压迫，并考虑寻求有经验医生的帮助。压迫止血应持续 30min，同时手术室应准备好输血。压迫止血不仅使麻醉医生有时间对患者进行复苏，而且可能使静脉出血停止，或者至少显著降低出血量，以便进行确切的手术止血。充分的压迫是至关重要的，这突出了有经验助手的重要性。传统的止血技术，如缝合结扎，往往是无效的，甚至可能加重出血，因为静脉壁薄，可能会回缩。直接电灼法最适用于轻微的头侧出血点。如果无效，那么使用肌肉瓣间接高能电凝可以非常有效地控制骶前静脉出血。取一块 1~2cm 长的腹直肌，放置在骨盆出血区域，高能量电凝烧灼肌肉瓣，通过将肌肉组织焊接到骶骨，使出血的静脉收缩凝固。另一种有效控制骶前静脉出血的技术是使用无菌的图钉或封堵器直接插入骶前静脉丛压迫出血。这些技术尤其对静脉收缩到骶骨内的静脉出血有效。

止血药物也可用于控制盆腔静脉出血。局部止血产品，如 FloSeal（巴思特，美国）和 Surgicel（强生，美国）填塞盆腔被证明是有效的，如同医用胶与止血纱布的联合使用。另外，使用腹腔镜螺旋钉将止血海绵固定在骶前筋膜的方法也是有效的。

最后，在最极端的情况下，难治性出血可能需要用"损伤控制性原则"采用盆腔纱布填塞和暂时性关闭腹腔的策略，随后进行凝血障碍的复苏、稳定和纠正，然后在 24~48h 内回到手术室取出填塞的纱布，此时绝大多数患者会停止出血。也可以使用盐水袋或组织扩张器来达到同样的效果。

术后盆腔出血

直肠切除术后可发生盆腔出血，但很少需要再次手术或其他干预。其中，多数患者可出现盆腔血肿，最终可能发展成为需要经皮引流盆腔脓肿的风险很高。持续活动性出血的患者则需要纠正凝血功能和输血，并且可能需要进行血管造影栓塞或再次手术控制出血。

髂内动脉或其分支的假性动脉瘤是局部晚期直肠癌切除术后罕见的出血原因。盆腔放疗可能会增加假性动脉瘤形成的风险。慢性吻合口漏或盆腔肿瘤复发也可能侵蚀到血管并导致盆腔出血。上述病例大多可以通过血管造影栓塞治疗，如果栓塞治疗失败则需要手术干预进行结扎止血。

泌尿生殖系统并发症

输尿管损伤

泌尿外科和妇科手术是医源性输尿管损伤的最常见原因，其次是结肠直肠手术，发生输尿管损伤的概率约为 0.2%。输尿管损伤与较高的并发症发病率和死亡率，以及较长的住院时间和较高的住院费用独立相关。输尿管损伤的危险因素包括诊断为直肠癌或转移性癌症、粘连、体重减轻或营养不良，以及在教学医院进行手术。

直肠癌手术过程中有几个部位容易发生输尿管损伤（图 21.6a）。在肠系膜下动脉结扎期间可能发生左侧输尿管中 1/3 区段的损伤，可以通过在血管结扎前识别输尿管并确保其解剖平面位于腹膜后和结肠系膜之间来避免损伤。输尿管损伤的另一个潜在部位是在骶骨水平面的上部直肠系膜附近，通过确保在适当的平面内进行解剖并确定输尿管的路径，可以将这种风险降到最低。由于肥胖、放疗或其他相关病症如憩室炎，可能难以在该位置识别输尿管。在这种情况下，在降结肠背侧面辨识近端输尿管并向远端追踪其进入骨盆的位置有助于避免损伤输尿管。输尿管进入膀胱处的损伤多发生在直肠切除以及腹会阴切除术中的骨盆深处操作时。局部晚期肿瘤或有盆腔放疗史和手术史的患者由于正常手术层面的粘连而具有较高的输尿管损伤的风险，因为在手术过程中，输尿管和其他腹膜后结构会随着结直肠的牵拉而被提起。再次强调，识别正常组织中近端的输尿管并将其追溯至膀胱入口有助于减少损伤。

虽然输尿管支架的使用没有降低输尿管损伤的发生风险，但可能有助于立即识别输尿管损伤，从而防止输尿管损伤的不良后果。术中发现输尿管损伤可以立即重建，从而避免潜在的风险，如输尿管梗阻引起的肾衰竭、尿囊肿，以及需要额外的干预和手术来控制损伤。由于这些原因，特别广泛或复杂的盆腔手术（如局部晚期或复发性直肠癌），应考虑术前放置输尿管支架。但是，由于输尿管支架也可能导致医源性输尿管损伤，虽然概率很低，因此只有在复杂病例的情况下才推荐放置支架。

输尿管修复的一般原则包括使用可吸收缝线来防止结石形成，预防吻合口狭窄，放置支架后修复，充分游离以确保无张力吻合，以及在修复区域放置封闭的引流管。修复的手术类型取决于输尿管损伤的解剖位置。只有 2% 的医源性输尿管损伤发生在输尿管的近端 1/3 处，经典的修复方法是输尿管端端吻合加双 J 管置入术，具有良好的效果（图 21.6b）。输尿管中段 1/3 的损伤也很少发生，仅占输尿管损伤的 7%，短节段损伤可以通过输尿管端端吻合进行修复，而涉及较长节段的损伤可能需要输尿管膀胱吻合术，通常借助腰大肌悬吊或 Boari 皮瓣来减少吻合时的张力（图 21.6d）。输尿管远端 1/3 的损伤是最常见的，占输尿管损伤的 91%，可以通过输尿管端端吻合治疗短节段损伤，是否需要借助腰大肌或 Boari 皮瓣来减少吻合张力取决于输尿管和膀胱的活动度（图 21.6d）。如果中段或远端输尿管的损伤无法通过输尿管端端吻合或者输尿管膀胱吻合进行修复，可采用经腹腔输尿管与对侧输尿管吻合术（图 21.6c），该手术的可靠性低于其他重建方法，因为有引起对侧输尿管狭窄的可能性。

上述重建术后应留置导尿管，使膀胱减压至少 2 周。术后引流液的增加可能是持续尿漏的一个指标，可通过检查引流液中的肌酐水平来进一步确认。输尿管修补术后的尿漏很少需要再手术，通常通过持续引流和支架植入就可以治愈。输尿管修补术后 1 周，在拔除尿管之前，应进行造影检查排除尿漏。双 J 形输尿管支架通常要放置几周时间，当支架没有发生异位时，就不需要预防性应用抗生素。

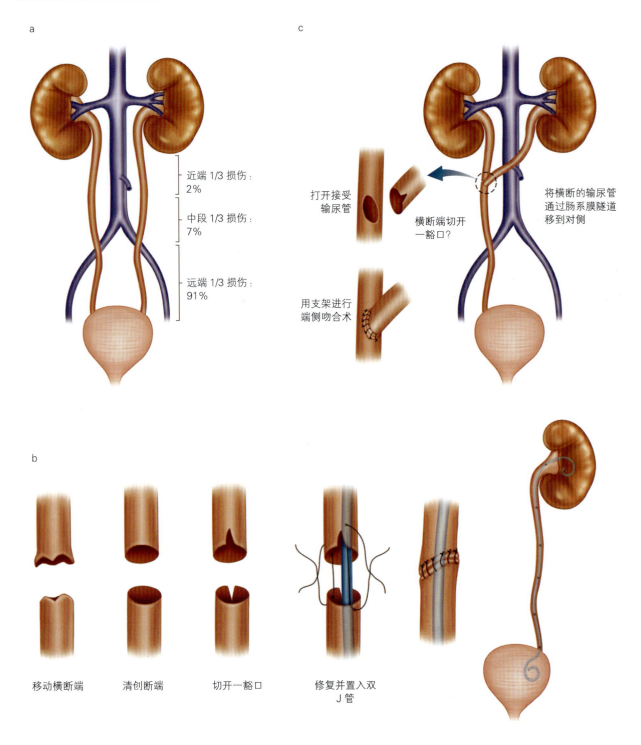

a

近端 1/3 损伤：
2%

中段 1/3 损伤：
7%

远端 1/3 损伤：
91%

c

打开接受
输尿管

横断端切开
一豁口？

将横断的输尿管
通过肠系膜隧道
移到对侧

用支架进行
端侧吻合术

b

移动横断端　　清创断端　　切开一豁口　　修复并置入双
　　　　　　　　　　　　　　　　　　　　　　J管

图 21.6 （a）输尿管损伤主要发生在远端 1/3。（b）输尿管近端和中段 1/3 损伤的治疗通常采用输尿管输尿管吻合术。（c）输尿管中段或远端 1/3 损伤，如果无法通过输尿管输尿管吻合或输尿管膀胱吻合进行修复，可采用经腹腔输尿管与对侧输尿管吻合术。首选还是输尿管输尿管吻合和输尿管膀胱吻合。（d）输尿管中段或远端 1/3 损伤，可能最好的治疗方式是输尿管膀胱吻合，通常借助腰大肌悬吊或 Boari 皮瓣来减少吻合口的张力

d

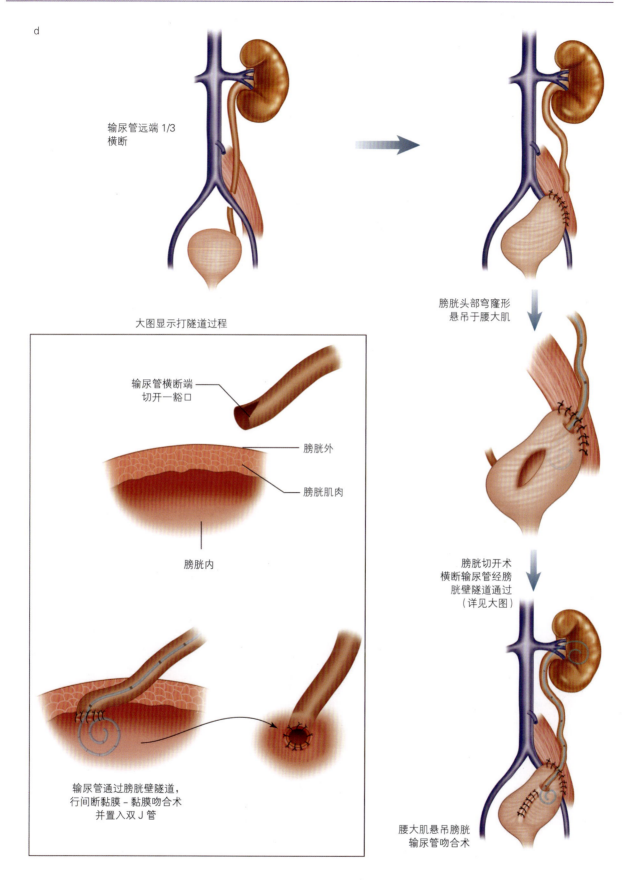

输尿管远端 1/3
横断

膀胱头部穹窿形
悬吊于腰大肌

大图显示打隧道过程

输尿管横断端
切开一豁口

膀胱外

膀胱肌肉

膀胱内

膀胱切开术
横断输尿管经膀
胱壁隧道通过
（详见大图）

输尿管通过膀胱壁隧道，
行间断黏膜－黏膜吻合术
并置入双 J 管

腰大肌悬吊膀胱
输尿管吻合术

图 21.6（续）

如术中没有即刻发现输尿管损伤，患者术后可能会出现盆腔引流量增加。临床检查会发现肾积水及血肌酐升高，可能为输尿管结扎引起尿路梗阻及尿囊肿全身吸收所致。延迟发现的输尿管损伤通常需要经皮肾穿刺造口和经皮穿刺引流尿囊肿。输尿管损伤后逆向支架术成功较低，也可以通过肾造口尝试顺向支架植入。这种情况通常需要二次手术进行确定性修复手术。延迟的输尿管狭窄可能继发于热损伤，可以根据狭窄程度采用支架植入术和／或肾造口术来治疗。

如果在初次手术时发现并修复输尿管损伤，总的长期效果会明显提高。手术并发症的发生率与手术方式有关；输尿管端端吻合术后输尿管狭窄发生率为 10%，可以通过内镜球囊扩张来治疗；输尿管膀胱吻合出现反流或狭窄的比例为 5%，可分别通过引流和扩张来治疗；有 1% 的患者会形成瘘管，可能需要引流和手术修复。

尿道受伤

尿道损伤可发生于腹会阴手术，最常见的损伤部位为尿道膜部和前列腺部。如果术中发现尿道损伤，可以直接分层缝合缺损，并放置尿管至少 2 周。大多数医源性尿道损伤由于尿管的显露而立即被发现，但延迟性损伤可能表现为尿漏，尿液进入骨盆或从会阴伤口渗出。治疗的第一步应该是更换导尿管，最好是在直视下进行膀胱镜检查。尿道损伤一般在留置尿管后几周内愈合，如不能愈合，则有必要使用肌瓣再次修复。

膀胱损伤

直肠癌手术中医源性膀胱损伤的风险因素包括盆腔放疗史、局部晚期肿瘤和盆腔手术史。直接侵及膀胱的直肠癌应该整块切除膀胱受累部分。如果在手术过程中怀疑膀胱损伤，可以用盐水或稀释的二甲苯蓝溶液通过尿管注入膀胱，检查是否有泄漏。手术时发现的膀胱损伤应即刻给予修复，小的腹膜外损伤可以通过留置尿管引流 1~2 周，然后进行膀胱造影以排除仍然存在的尿漏。膀胱底的损伤可以用可吸收线进行两层缝合。膀胱三角区或输尿管口附近的损伤修复较复杂，需要在膀胱前壁切开，从膀胱内部修复损伤。如果可能的话，应在膀胱和结肠直肠吻合口之间放置大网膜瓣，以降低直肠膀胱瘘的风险。

延迟发现的膀胱损伤可伴有尿漏，或表现为盆腔引流量的增加，引流液可以送检检测肌酐水平。膀胱造影可以确认诊断，并有助于评判损伤的大小。小的损伤需要至少 2 周的尿路引流，在此期间可以愈合。既往有盆腔放疗史的患者或损伤较大，可能需要更长的膀胱减压时间，甚至需要手术修复。

泌尿功能障碍

直肠癌术后泌尿功能障碍的发生率为 30%~70%。大多数直肠癌患者术前排尿功能正常，但术后 5 年内出现尿失禁的概率为 33%，出现膀胱排空困难的概率为 31%。术后发生排尿功能障碍的危险因素包括术前排尿功能障碍、T 分期较晚、术中无法识别盆腔自主神经，以及术前新辅助放疗。上腹下神经丛和腹下神经的损伤导致膀胱容量减少并可能导致急迫性尿失禁。骶内脏神经损伤可能导致膀胱排空困难，尿潴留和充溢性尿失禁。

术中识别和保存盆腔自主神经可降低排尿功能障碍的风险。解剖学研究发现腹下神经前筋膜位于直肠固有筋膜和骶前筋膜之间，在腹下神经前筋膜前方进行锐性分离，可使盆腔自主神经得到保留，排尿功能得到改善。由于术中神经识别难度较大，使用神经探测仪可能降低识别难度，防止损伤，并降低排尿功能障碍的发生率。

性功能障碍

由于盆腔神经毗邻直肠的解剖学特点，直肠癌切除术后性功能障碍很常见。针对男性患者术后性功能障碍的研究比较深入，其发生率为 15%～60%，女性患者的数据很少，但性功能障碍的发生率似乎在同一范围内。IMA 高位结扎或在骶骨岬处解剖可能损伤交感神经导致逆向射精，这是男性患者中最常见的性功能障碍，但有可能随时间的延长而好转。直肠前壁解剖损伤副交感神经丛（勃起神经和海绵体神经）或侧壁解剖时损伤盆神经丛可能导致勃起功能障碍。最大的损伤风险可能发生在游离直肠前壁，分离前列腺和精囊腺的过程中。因此，如果在肿瘤学上可行，保留 Denonvilliers 筋膜可以降低神经损伤的风险，保留勃起功能。

除手术外，晚期患者、高龄、腹会阴切除术、术前性欲减退和新辅助放疗均加重了直肠切除术后性功能障碍的风险。手术方法也可能是一个风险因素，因为一些研究发现，与开腹手术相比，腹腔镜全直肠系膜切除术后性功能障碍的发生率增加。也有研究表明，全直肠系膜切除术中副交感神经损伤可能与长期的性功能障碍相关。

不孕不育

许多关于直肠切除术后不孕的研究来自因溃疡性结肠炎或家族性腺瘤性息肉而进行直肠切除的女性患者，因为上述疾病往往导致患者在其生育年龄进行直肠手术。术前患者不孕率约为 20%，全直结肠切除术后不孕率上升至 63%。育龄妇女在手术前或手术后接受盆腔放疗或全身化疗可能会出现卵巢早衰，应讨论保存生育力的方法，如卵母细胞冷冻保存等。

卵巢粘连综合征

年轻女性不论接受过任何类型的盆腔手术，都可能发生卵巢粘连综合征，这是由于盆腔粘连造成了分隔，并且由于粘连会在骨盆中产生分泌物。患者排卵时，释放到盆腔中的液体会聚集在这些空间中，当积液增多产生压迫时，患者可能会出现盆腔疼痛。可通过超声或 CT 检查发现囊性病变，无气体或周围炎症时确诊。严重的情况下可以采取手术干预，分离粘连，引流液体，并悬吊卵巢到骨盆边缘，以防止再次出现粘连。也可以考虑在年轻女性患者进行直肠切除术时悬吊卵巢以防止该并发症的发生。在骨盆中放置防粘连膜也可有助于减少粘连的发生。

梗阻并发症

小肠梗阻

小肠梗阻（SBO）是术后常见的并发症，在最初 30 天内的发生率高达 9.5%，通常的原因是炎性粘连。患者出现 SBO 后，应尽可能避免术后早期再次手术，因为术后 6 周内再次手术肠瘘的风险较高，给予鼻胃管减压和支持治疗大部分患者可治愈。SBO 的手术适应证为肠减压治疗失败或出现小肠缺血症状。如果在 SBO 手术中发现绞窄性肠梗阻，则死亡风险增加 4 倍，因此需强调评估术后肠梗阻时排除缺血的重要性。为了评估治疗预后和潜在的治疗目的，应考虑对轻症患者用水溶性造影剂进行小肠造影。

吻合口狭窄

目前报道的结直肠吻合口狭窄发生率数值波动范围很大，部分原因是狭窄的定义不一致。一些学者将吻合口狭窄定义为无法通过特定直径的直肠镜，而有些则将其定义为出现梗阻症状。吻合口狭窄的原因包括组织缺血、炎症、放射治疗、吻合口漏或复发性疾病。吻合口狭窄的处理取决于病因和解剖位置。由于肿瘤复发约占吻合口狭窄的 10%，因此在确定合适的处理方法前，内镜活检排除恶性肿瘤是十分必要的。如果是恶性狭窄，需要胸部、腹部和盆腔的 CT 全面检查来确定有无远处转移，可能需要通过 MRI 来确定疾病的局部范围。如果恶性狭窄是可切除的，其治疗手段主要是外科手术。存在远处转移或不可切除的局部病灶的情况下，应考虑近端造口或支架植入进行姑息性治疗。

通过指诊或扩张器的重复扩张可以有效地治疗良性结直肠吻合口或肛门狭窄。可以通过肠镜下球囊扩张和支架植入治疗近端的结直肠吻合口狭窄（图 21.7）。内镜下扩张的并发症包括良性再狭窄

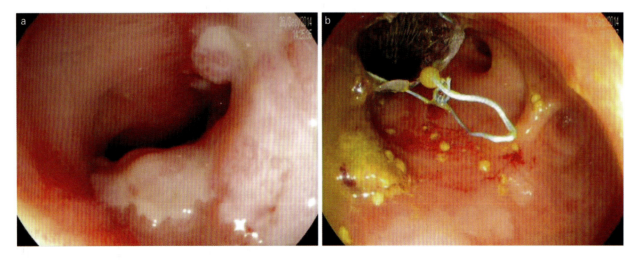

图 21.7 （a）低前切除术后，出现有临床症状的结直肠吻合口良性狭窄。（b）植入自膨胀金属支架，跨越狭窄部两端，明显缓解临床症状

（11%）、穿孔（5%）和脓肿形成（2%）。

内镜难以处理的狭窄可能需要手术介入，可以选择结肠切除再吻合或结肠肛管吻合，或者选择结肠造口术。

功能性肠道并发症

低前切除综合征（LARS）

LARS 是直肠部分切除或完全切除结肠直肠吻合或者结肠肛管吻合术后出现的一系列症状的总称，包括大便频率改变、排便急迫感、肠蠕动异常、大便失禁和胀气加重。50%～90% 的前切除术后患者出现一种或多种症状，对生活质量产生不利影响。虽然症状会在 1 年内逐渐改善，但部分患者的肠功能会发生长期或永久性的改变。

LARS 由多种因素产生，包括直肠长度减少、顺应性降低、结肠运动的不规则和结肠蠕动增加、直肠肛门协调丧失、肛门静息压和收缩压力降低。

改变饮食是治疗 LARS 的一线疗法，包括少食多餐、增加液体摄入量、增加纤维摄入量以改善粪便体积和改善排空。避免咖啡、酒精和乳制品可能是有益的。如果这些策略不能改善症状，可能需要更进一步的干预措施，如定期进行括约肌收缩运动或生物反馈疗法，定期灌肠改善排空和骶神经刺激。

大便失禁

术后严重排便失禁发生在至少 20% 的患者中，并且可能高达 80%，这取决于定义它的参数。其危险因素包括高龄、低位肿瘤、吻合口位置低、括约肌切除、吻合口漏、新辅助盆腔放疗和术前大便失禁。结肠 J 形贮袋与直接结肠肛管吻合术相比，在术后第 1 年由于其储备功能较好，可减少失禁，但无长期优势。

低位直肠癌的括约肌间切除术导致包括大便失禁在内的肠功能不良的发生率特别高。一项荟萃分析显示，51% 的患者括约肌功能良好，29% 的患者有一定程度的大便失禁，24% 的患者有排便急迫和频率增加。与没有接受康复治疗的患者相比，肛门括约肌康复治疗已被证明可以减少大便次数和排便困难。而且，生活质量也得到了改善，包括在抑郁、自我认知、活动力和心理功能方面的提高。

造口并发症

与造口相关的并发症可能导致挫折感和生活质量下降，因此可能需要再次手术。特别是在需要进行永久性结肠造口的情况下，必须非常细心地制作功能最佳的造口，因为功能良好且易于护理的造口可以为患者提供更高质量的生活。

造口脱垂和造口旁疝

造口脱垂是指通过造口的肠道全层的脱出，发生率为7%～26%，袢式造口的脱垂率高于端式造口。一半的结肠造口脱垂患者并发有造口旁疝。这两种并发症的危险因素包括肥胖、使用横结肠或乙状结肠而非降结肠造口、慢性阻塞性肺病、肠管冗长、筋膜薄弱、造口位于腹直肌外侧、过大的腹壁开口以及急诊手术中造口。造口脱垂的手术主要是切除脱垂的多余肠段。治疗造口旁疝的手术即造口旁疝修补术，包括对造口进行直接修补或补片修补以减小造口缺损的大小。但是，上述修补术的复发率都很高。

造口回缩

造口回缩是指在术后6周内造口低于皮肤平面0.5cm及以上，是再次手术的最常见原因。造口回缩的原因是肠管张力过大，腹壁较厚，造口位置不良或造口肠管缺血。局部造口修复是首选的手术方法，但如果肠管不能充分游离或者需要重新制作造口，则需要进行开腹手术。

造口袋佩戴困难

在低位直肠癌手术中，制作临时性回肠造口是一种常见的手术方式，与末端结肠造口相比，回肠造口的并发症发生率较高。指导患者正确地佩戴造口袋对于预防局部皮肤并发症至关重要。位置不良的造口袋佩戴造口也比较困难，因此术前肠造口治疗医生应与患者沟通选择造口的位置，并进行初步的宣教，帮助患者为适应造口做好准备。

脱水

回肠造口术后再入院最常见的原因是脱水。维持适当的饮食和补充水分的方案与正确的造口创建同样重要，因为回肠造口的平均每日流量为500～1300mL。饮食、补水、使用纤维补充剂和造口的围术期宣教对预防此类并发症至关重要。

制作造口的特殊考虑因素

在肠系膜和腹壁较厚的肥胖患者中，构建血运良好、突出皮肤表面且无张力的造口尤其具有挑战性。制作一个活动度和高度合适的末端结肠造口需要如下手术操作：游离左结肠的外侧腹膜，离断肠系膜底部的内侧腹膜，游离脾曲，以及在左结肠动脉近端结扎IMA。使肥厚结肠顺利穿过腹壁的技巧如下：修剪肠系膜以使其更容易通过造口缺损处，选择脐上方腹壁较薄的部位造口，确保造口缺损符合结肠和肠系膜的大小。由于肥胖患者造口难度较大，术后发生造口并发症的风险显著增加。

结论

直肠癌手术存在许多挑战和潜在的并发症。其术后并发症的短期后果包括住院时间延长，需要额外手术或操作，以及费用增加。上述并发症也会产生严重的长期后果，从肠功能、膀胱功能和性功能的障碍到慢性疼痛，再到复发和死亡的风险增加。为了最大限度地提高肿瘤学和功能学结果，我们提倡直肠癌手术应在多学科诊疗的模式下，由有盆腔手术经验的外科医生完成。

参考文献

[1] Dimick JB, Chen SL, Taheri PA, Henderson WG, Khuri SF, Campbell DA. Hospital costs associated with surgical complications: a report from the private-sector National Surgical Quality Improvement Program. J Am Coll Surg. 2004;199(4):531–537.

[2] Pendlimari R, Cima RR, Wolff BG, Pemberton JH, Huebner M. Diagnoses influence surgical site infections (SSI) in colorectal surgery: a must consideration for SSI reporting programs? J Am Coll Surg. 2012;214(4):574–580. discussion 80–81.

[3] Ricciardi R, Roberts PL, Hall JF, Read TE, Francone TD, Pinchot SN, et al. What is the effect of stoma construction on surgical site infection after colorectal surgery? J Gastrointest Surg. 2014;18(4):789–795.

[4] Hedrick TL, Sawyer RG, Friel CM, Stukenborg GJ. A method for estimating the risk of surgical site infection in patients with abdominal colorectal procedures. Dis Colon Rectum. 2013;56(5):627–637.

[5] Smith RL, Bohl JK, McElearney ST, Friel CM, Barclay MM, Sawyer RG, et al. Wound infection after elective colorectal resection. Ann Surg. 2004;239(5):599–605. discussion –7.

[6] Wick EC, Hobson DB, Bennett JL, Demski R, Maragakis L, Gearhart SL, et al. Implementation of a surgical comprehensive unit-based safety program to reduce surgical site infections. J Am Coll Surg. 2012;215(2):193–200.

[7] Cima R, Dankbar E, Lovely J, Pendlimari R, Aronhalt K, Nehring S, et al. Colorectal surgery surgical site infection reduction program: a national surgical quality improvement program-driven multidisciplinary single-institution experience. J Am Coll Surg. 2013;216(1):23–33.

[8] Hendren S, Fritze D, Banerjee M, Kubus J, Cleary RK, Englesbe MJ, et al. Antibiotic choice is independently associated with risk of surgical site infection after colectomy: a population-based cohort study. Ann Surg. 2013;257(3):469–475.

[9] Deierhoi RJ, Dawes LG, Vick C, Itani KM, Hawn MT. Choice of intravenous antibiotic prophylaxis for colorectal surgery does matter. J Am Coll Surg. 2013;217(5):763–769.

[10] Cannon JA, Altom LK, Deierhoi RJ, Morris M, Richman JS, Vick CC, et al. Preoperative oral antibiotics reduce surgical site infection following elective colorectal resections. Dis Colon Rectum. 2012;55(11):1160–1166.

[11] Konishi T, Watanabe T, Kishimoto J, Nagawa H. Elective colon and rectal surgery differ in risk factors for wound infection: results of prospective surveillance. Ann Surg. 2006;244(5):758–763.

[12] Keenan JE, Speicher PJ, Thacker JK, Walter M, Kuchibhatla M, Mantyh CR. The preventive surgical site infection bundle in colorectal surgery: an effective approach to surgical site infection reduction and health care cost savings. JAMA Surg. 2014;149(10):1045–1052.

[13] Bonds AM, Novick TK, Dietert JB, Araghizadeh FY, Olson CH. Incisional negative pressure wound therapy significantly reduces surgical site infection in open colorectal surgery. Dis Colon Rectum. 2013;56(12):1403–1408.

[14] Belda FJ, Aguilera L, García de la Asunción J, Alberti J, Vicente R, Ferrándiz L, et al. Supplemental perioperative oxygen and the risk of surgical wound infection: a randomized controlled trial. JAMA. 2005;294(16):2035–2042.

[15] Schietroma M, Cecilia EM, Sista F, Carlei F, Pessia B, Amicucci G. High-concentration supplemental perioperative oxygen and surgical site infection following elective colorectal surgery for rectal cancer: a prospective, randomized, double-blind, controlled, single-site trial. Am J Surg. 2014;208:719–726.

[16] Bertucci Zoccali M, Biondi A, Krane M, Kueberuwa E, Rizzo G, Persiani R, et al. Risk factors for wound complications in patients undergoing primary closure of the perineal defect after total proctectomy. Int J Color Dis. 2014;30:87–95.

[17] Sayers AE, Patel RK, Hunter IA. Perineal hernia formation following extralevator abdominoperineal excision. Colorectal Dis. 2014;17:351–355.

[18] Bullard KM, Trudel JL, Baxter NN, Rothenberger DA. Primary perineal wound closure after preoperative radiotherapy and abdominoperineal resection has a high incidence of wound failure. Dis Colon Rectum. 2005;48(3):438–443.

[19] Nissan A, Guillem JG, Paty PB, Douglas Wong W, Minsky B, Saltz L, et al. Abdominoperineal resection for rectal cancer at a specialty center. Dis Colon Rectum. 2001;44(1):27–35. discussion –6.

[20] Musters GD, Buskens CJ, Bemelman WA, Tanis PJ. Perineal wound healing after abdominoperineal resection for rectal cancer: a systematic review and meta-analysis. Dis Colon Rectum. 2014;57(9):1129–1139.

[21] El-Gazzaz G, Kiran RP, Lavery I. Wound complications in rectal cancer patients undergoing primary closure of the perineal wound after abdominoperineal resection. Dis Colon Rectum. 2009;52(12):1962–1966.

[22] Hawkins AT, Berger DL, Shellito PC, Sylla P, Bordeianou L. Wound dehiscence after abdominoperineal resection for low rectal cancer is associated with decreased survival. Dis Colon Rectum. 2014;57(2):143–150.

[23] Touny A, Othman H, Maamoon S, Ramzy S, Elmarakby H. Perineal reconstruction using pedicled vertical rectus abdominis myocutaneous flap (VRAM). J Surg Oncol. 2014;110(6):752–757.

[24] Butler CE, Gündeslioglu AO, Rodriguez-Bigas MA. Outcomes of immediate vertical rectus abdominis myocutaneous flap

reconstruction for irradiated abdominoperineal resection defects. J Am Coll Surg. 2008;206(4):694–703.

[25] Chessin DB, Hartley J, Cohen AM, Mazumdar M, Cordeiro P, Disa J, et al. Rectus flap reconstruction decreases perineal wound complications after pelvic chemoradiation and surgery: a cohort study. Ann Surg Oncol. 2005;12(2):104–110.

[26] Foster JD, Pathak S, Smart NJ, Branagan G, Longman RJ, Thomas MG, et al. Reconstruction of the perineum following extralevator abdominoperineal excision for carcinoma of the lower rectum: a systematic review. Color Dis. 2012;14(9):1052–1059.

[27] Oida T, Kawasaki A, Mimatsu K, Kano H, Kuboi Y, Fukino N, et al. Omental packing with continuous suction drainage following abdominoperineal resection. Hepato-Gastroenterology. 2012;59(114):380–383.

[28] De Broux E, Parc Y, Rondelli F, Dehni N, Tiret E, Parc R. Sutured perineal omentoplasty after abdominoperineal resection for adenocarcinoma of the lower rectum. Dis Colon Rectum. 2005;48(3):476–481. discussion 81–82.

[29] Hay JM, Fingerhut A, Paquet JC, Flamant Y. Management of the pelvic space with or without omentoplasty after abdominoperineal resection for carcinoma of the rectum: a prospective multicenter study. The French Association for Surgical Research. Eur J Surg. 1997;163(3):199–206.

[30] Longo WE, Milsom JW, Lavery IC, Church JC, Oakley JR, Fazio VW. Pelvic abscess after colon and rectal surgery--what is optimal management? Dis Colon Rectum. 1993;36(10):936–941.

[31] Paun BC, Cassie S, MacLean AR, Dixon E, Buie WD. Postoperative complications following surgery for rectal cancer. Ann Surg. 2010;251(5):807–818.

[32] Enker WE, Merchant N, Cohen AM, Lanouette NM, Swallow C, Guillem J, et al. Safety and efficacy of low anterior resection for rectal cancer: 681 consecutive cases from a specialty service. Ann Surg. 1999;230(4):544–552. discussion 52–54.

[33] Law WL, Chu KW. Anterior resection for rectal cancer with mesorectal excision: a prospective evaluation of 622 patients. Ann Surg. 2004;240(2):260–268.

[34] Platell C, Barwood N, Dorfmann G, Makin G. The incidence of anastomotic leaks in patients undergoing colorectal surgery. Color Dis. 2007;9(1):71–79.

[35] Vignali A, Fazio VW, Lavery IC, Milsom JW, Church JM, Hull TL, et al. Factors associated with the occurrence of leaks in stapled rectal anastomoses: a review of 1,014 patients. J Am Coll Surg. 1997;185(2):105–113.

[36] Law WI, Chu KW, Ho JW, Chan CW. Risk factors for anastomotic leakage after low anterior resec-tion with total mesorectal excision. Am J Surg. 2000;179(2):92–96.

[37] Matthiessen P, Hallböök O, Andersson M, Rutegård J, Sjödahl R. Risk factors for anastomotic leakage after anterior resection of the rectum. Color Dis. 2004;6(6):462–469.

[38] Konishi T, Watanabe T, Kishimoto J, Nagawa H. Risk factors for anastomotic leakage after surgery for colorectal cancer: results of prospective surveillance. J Am Coll Surg. 2006;202(3):439–444.

[39] Park JS, Choi GS, Kim SH, Kim HR, Kim NK, Lee KY, et al. Multicenter analysis of risk factors for anastomotic leakage after laparoscopic rectal cancer excision: the Korean laparoscopic colorectal surgery study group. Ann Surg. 2013;257(4):665–671.

[40] Yeh CY, Changchien CR, Wang JY, Chen JS, Chen HH, Chiang JM, et al. Pelvic drainage and other risk factors for leakage after elective anterior resection in rectal cancer patients: a prospective study of 978 patients. Ann Surg. 2005;241(1):9–13.

[41] Hüser N, Michalski CW, Erkan M, Schuster T, Rosenberg R, Kleeff J, et al. Systematic review and meta-analysis of the role of defunctioning stoma in low rectal cancer surgery. Ann Surg. 2008;248(1):52–60.

[42] Montedori A, Cirocchi R, Farinella E, Sciannameo F, Abraha I. Covering ileo-or colostomy in anterior resection for rectal carcinoma. Cochrane Database Syst Rev. 2010;5:CD006878.

[43] Peeters KC, Tollenaar RA, Marijnen CA, Klein Kranenbarg E, Steup WH, Wiggers T, et al. Risk factors for anastomotic failure after total mesorectal excision of rectal cancer. Br J Surg. 2005;92(2):211–216.

[44] Gastinger I, Marusch F, Steinert R, Wolff S, Koeckerling F, Lippert H, et al. Protective defunctioning stoma in low anterior resection for rectal carcinoma. Br J Surg. 2005;92(9):1137–1142.

[45] Schietroma M, Carlei F, Cecilia EM, Piccione F, Bianchi Z, Amicucci G. Colorectal infraperitoneal anastomosis: the effects of perioperative supplemental oxygen administration on the anastomotic dehiscence. J Gastrointest Surg. 2012;16(2):427–434.

[46] Hyman N, Manchester TL, Osler T, Burns B, Cataldo PA. Anastomotic leaks after intestinal anastomosis: it's later than you think. Ann Surg. 2007;245(2):254–258.

[47] Mongin C, Maggiori L, Agostini J, Ferron M, Panis Y. Does anastomotic leakage impair functional results and quality of life after laparoscopic sphincter-saving total mesorectal excision for rectal cancer? A case-matched study. Int J Color Dis. 2014;29(4):459–467.

[48] Nesbakken A, Nygaard K, Lunde OC. Outcome and late functional results after anastomotic leakage following mesorectal excision for rectal cancer. Br J Surg. 2001;88(3):400–404.

[49] Ashburn JH, Stocchi L, Kiran RP, Dietz DW, Remzi FH. Consequences of anastomotic leak after restorative proctectomy for cancer: effect on long-term function and quality of life. Dis Colon Rectum. 2013;56(3):275–280.

[50] McArdle CS, McMillan DC, Hole DJ. Impact of anastomotic leakage on long-term survival of patients undergoing curative resection for colorectal cancer. Br J Surg. 2005;92(9):1150–1154.

[51] Branagan G, Finnis D, Group WCCAW. Prognosis after anastomotic leakage in colorectal surgery. Dis Colon Rectum. 2005;48(5):1021–1026.

[52] Bell SW, Walker KG, Rickard MJ, Sinclair G, Dent OF, Chapuis PH, et al. Anastomotic leakage after curative anterior resection results in a higher prevalence of local recurrence. Br J Surg. 2003;90(10):1261–1266.

[53] Law WL, Choi HK, Lee YM, Ho JW, Seto CL. Anastomotic leakage is associated with poor long-term outcome in patients after curative colorectal resection for malignancy. J Gastrointest Surg. 2007;11(1):8–15.

[54] Eberhardt JM, Kiran RP, Lavery IC. The impact of anastomotic leak and intra-abdominal abscess on cancer-related outcomes after resection for colorectal cancer: a case control study. Dis Colon Rectum. 2009;52(3):380–386.

[55] Mirnezami A, Mirnezami R, Chandrakumaran K, Sasapu K, Sagar P, Finan P. Increased local recurrence and reduced survival from colorectal cancer following anastomotic leak: systematic review and meta-analysis. Ann Surg. 2011;253(5):890–899.

[56] Malik AH, East JE, Buchanan GN, Kennedy RH. Endoscopic haemostasis of staple-line haemorrhage following colorectal resection. Color Dis. 2008;10(6):616–618.

[57] Martínez-Serrano MA, Parés D, Pera M, Pascual M, Courtier R, Egea MJ, et al. Management of lower gastrointestinal bleeding after colorectal resection and stapled anastomosis. Tech Coloproctol. 2009;13(1):49–53.

[58] Cirocco WC, Golub RW. Endoscopic treatment of postoperative hemorrhage from a stapled colorectal anastomosis. Am Surg. 1995;61(5):460–463.

[59] Celentano V, Ausobsky JR, Vowden P. Surgical management of presacral bleeding. Ann R Coll Surg Engl. 2014;96(4):261–265.

[60] Harrison JL, Hooks VH, Pearl RK, Cheape JD, Lawrence MA, Orsay CP, et al. Muscle fragment welding for control of massive presacral bleeding during rectal mobilization: a review of eight cases. Dis Colon Rectum. 2003;46(8):1115–1117.

[61] Xu J, Lin J. Control of presacral hemorrhage with electrocautery through a muscle fragment pressed on the bleeding vein. J Am Coll Surg. 1994;179(3):351–352.

[62] Nivatvongs S, Fang DT. The use of thumbtacks to stop massive presacral hemorrhage. Dis Colon Rectum. 1986;29(9):589–590.

[63] Stolfi VM, Milsom JW, Lavery IC, Oakley JR, Church JM, Fazio VW. Newly designed occluder pin for presacral hemorrhage. Dis Colon Rectum. 1992;35(2):166–169.

[64] Zhang CH, Song XM, He YL, Han F, Wang L, Xu JB, et al. Use of absorbable hemostatic gauze with medical adhesive is effective for achieving hemostasis in presacral hemorrhage. Am J Surg. 2012;203(4):e5–8.

[65] Chen Y, Chen F, Xie P, Qiu P, Zhou J, Deng Y. Combined oxidized cellulose and cyanoacrylate glue in the management of severe presacral bleeding. Surg Today. 2009;39(11):1016–1017.

[66] Germanos S, Bolanis I, Saedon M, Baratsis S. Control of presacral venous bleeding during rectal surgery. Am J Surg. 2010;200(2):e33–35.

[67] van der Vurst TJ, Bodegom ME, Rakic S. Tamponade of presacral hemorrhage with hemostatic sponges fixed to the sacrum with endoscopic helical tackers: report of two cases. Dis Colon Rectum. 2004;47(9):1550–1553.

[68] Rottoli M, Sabharwal T, Schizas AM, George ML. Bleeding pseudoaneurysm of the internal iliac artery after extended resection for advanced rectal cancer: report of two cases. Int J Color Dis. 2014;29(12):1585–1586.

[69] Nunoo-Mensah JW, Ritter MP, Wasserberg N, Ortega A, Harrell D. Pseudoaneurysm of the inferior gluteal artery: an unusual complication after abdominoperineal resection for rectal cancer. Report of a case. Dis Colon Rectum. 2007;50(1):115–117.

[70] Palaniappa NC, Telem DA, Ranasinghe NE, Divino CM. Incidence of iatrogenic ureteral injury after laparoscopic colectomy. Arch Surg. 2012;147(3):267–271.

[71] Halabi WJ, Jafari MD, Nguyen VQ, Carmichael JC, Mills S, Pigazzi A, et al. Ureteral injuries in colorectal surgery: an analysis of trends, outcomes, and risk factors over a 10-year period in the United States. Dis Colon Rectum. 2014;57(2):179–186.

[72] Bothwell WN, Bleicher RJ, Dent TL. Prophylactic ureteral catheterization in colon surgery. A five-year review. Dis Colon Rectum. 1994;37(4):330–334.

[73] Al-Awadi K, Kehinde EO, Al-Hunayan A, Al-Khayat A. Iatrogenic ureteric injuries: incidence, aetiological factors and the effect of early management on subsequent outcome. Int Urol Nephrol. 2005;37(2):235–241.

[74] Maurice MJ, Cherullo EE. Urologic stenting-induced trauma: a comprehensive review and case series. Urology. 2014;84(1):36–41.

[75] Selzman AA, Spirnak JP. Iatrogenic ureteral injuries: a 20-year experience in treating 165 injuries. J Urol. 1996;155(3):878–881.

[76] Delacroix SE, Winters JC. Urinary tract injures: recognition and management. Clin Colon Rectal Surg. 2010;23(2):104–112.

[77] Brandes S, Coburn M, Armenakas N, McAninch J. Diagnosis and management of ureteric injury: an evidence-based analysis. BJU Int. 2004;94(3):277–289.

[78] Andersson A, Bergdahl L. Urologic complications following abdominoperineal resection of the rectum. Arch Surg. 1976;111(9):969–971.

[79] Kasparek MS, Hassan I, Cima RR, Larson DR, Gullerud RE, Wolff BG. Long-term quality of life and sexual and urinary function after abdominoperineal resection for distal rectal cancer. Dis Colon Rectum. 2012;55(2):147–154.

[80] Lange MM, Maas CP, Marijnen CA, Wiggers T, Rutten HJ, Kranenbarg EK, et al. Urinary dysfunction after rectal cancer

treatment is mainly caused by surgery. Br J Surg. 2008;95(8):1020–1028.

[81] Junginger T, Kneist W, Heintz A. Influence of identification and preservation of pelvic autonomic nerves in rectal cancer surgery on bladder dysfunction after total mesorectal excision. Dis Colon Rectum. 2003;46(5):621–628.

[82] Pollack J, Holm T, Cedermark B, Altman D, Holmström B, Glimelius B, et al. Late adverse effects of short–course preoperative radiotherapy in rectal cancer. Br J Surg. 2006;93(12):1519–1525.

[83] Havenga K, Maas CP, DeRuiter MC, Welvaart K, Trimbos JB. Avoiding long–term disturbance to bladder and sexual function in pelvic surgery, particularly with rectal cancer. Semin Surg Oncol. 2000;18(3):235–243.

[84] Liang JT, Lai HS, Lee PH. Laparoscopic pelvic autonomic nerve–preserving surgery for patients with lower rectal cancer after chemoradiation therapy. Ann Surg Oncol. 2007;14(4):1285–1287.

[85] Kim NK, Aahn TW, Park JK, Lee KY, Lee WH, Sohn SK, et al. Assessment of sexual and voiding function after total mesorectal excision with pelvic autonomic nerve preservation in males with rectal cancer. Dis Colon Rectum. 2002;45(9):1178–1185.

[86] Kinugasa Y, Murakami G, Suzuki D, Sugihara K. Histological identification of fascial structures posterolateral to the rectum. Br J Surg. 2007;94(5):620–626.

[87] da Silva GM, Zmora O, Börjesson L, Mizhari N, Daniel N, Khandwala F, et al. The efficacy of a nerve stimulator (CaverMap) to enhance autonomic nerve identification and confirm nerve preservation during total mesorectal excision. Dis Colon Rectum. 2004;47(12):2032–2038.

[88] Ho VP, Lee Y, Stein SL, Temple LK. Sexual function after treatment for rectal cancer: a review. Dis Colon Rectum. 2011;54(1):113–125.

[89] Tekkis PP, Cornish JA, Remzi FH, Tilney HS, Strong SA, Church JM, et al. Measuring sexual and urinary outcomes in women after rectal cancer excision. Dis Colon Rectum. 2009;52(1):46–54.

[90] Kneist W, Junginger T. Male urogenital function after confirmed nerve–sparing total mesorectal excision with dissection in front of Denonvilliers' fascia. World J Surg. 2007;31(6):1321–1328.

[91] Breukink SO, van der Zaag–Loonen HJ, Bouma EM, Pierie JP, Hoff C, Wiggers T, et al. Prospective evaluation of quality of life and sexual functioning after laparoscopic total mesorectal excision. Dis Colon Rectum. 2007;50(2):147–155.

[92] Marijnen CA, van de Velde CJ, Putter H, van den Brink M, Maas CP, Martijn H, et al. Impact of short–term preoperative radiotherapy on health–related quality of life and sexual functioning in primary rectal cancer: report of a multicenter randomized trial. J Clin Oncol. 2005;23(9):1847–1858.

[93] Quah HM, Jayne DG, Eu KW, Seow–Choen F. Bladder and sexual dysfunction following laparoscopically assisted and conventional open mesorectal resection for cancer. Br J Surg. 2002;89(12):1551–1556.

[94] Jayne DG, Brown JM, Thorpe H, Walker J, Quirke P, Guillou PJ. Bladder and sexual function following resection for rectal cancer in a randomized clinical trial of laparoscopic versus open technique. Br J Surg. 2005;92(9):1124–1132.

[95] Hanna NN, Guillem J, Dosoretz A, Steckelman E, Minsky BD, Cohen AM. Intraoperative parasympathetic nerve stimulation with tumescence monitoring during total mesorectal excision for rectal cancer. J Am Coll Surg. 2002;195(4):506–512.

[96] Kneist W, Heintz A, Junginger T. Intraoperative identification and neurophysiologic parameters to verify pelvic autonomic nerve function during total mesorectal excision for rectal cancer. J Am Coll Surg. 2004;198(1):59–66.

[97] Rajaratnam SG, Eglinton TW, Hider P, Fearnhead NS. Impact of ileal pouch–anal anastomosis on female fertility: meta–analysis and systematic review. Int J Color Dis. 2011;26(11):1365–1374.

[98] Spanos CP, Mamopoulos A, Tsapas A, Syrakos T, Kiskinis D. Female fertility and colorectal cancer. Int J Color Dis. 2008;23(8):735–743.

[99] Ellozy SH, Harris MT, Bauer JJ, Gorfine SR, Kreel I. Early postoperative small–bowel obstruction: a prospective evaluation in 242 consecutive abdominal operations. Dis Colon Rectum. 2002;45(9):1214–1217.

[100] Fevang BT, Fevang J, Stangeland L, Soreide O, Svanes K, Viste A. Complications and death after surgical treatment of small bowel obstruction: a 35–year institutional experience. Ann Surg. 2000;231(4):529–537.

[101] Biondo S, Parés D, Mora L, Martí Ragué J, Kreisler E, Jaurrieta E. Randomized clinical study of Gastrografin administration in patients with adhesive small bowel obstruction. Br J Surg. 2003;90(5):542–546.

[102] Choi HK, Chu KW, Law WL. Therapeutic value of gastrografin in adhesive small bowel obstruction after unsuccessful conservative treatment: a prospective randomized trial. Ann Surg. 2002;236(1):1–6.

[103] Schlegel RD, Dehni N, Parc R, Caplin S, Tiret E. Results of reoperations in colorectal anastomotic strictures. Dis Colon Rectum. 2001;44(10):1464–1468.

[104] Suchan KL, Muldner A, Manegold BC. Endoscopic treatment of postoperative colorectal anastomotic strictures. Surg Endosc. 2003;17(7):1110–1113.

[105] Ambrosetti P, Francis K, De Peyer R, Frossard JL. Colorectal anastomotic stenosis after elective laparoscopic sigmoidectomy for diverticular disease: a prospective evaluation of 68 patients. Dis Colon Rectum. 2008;51(9):1345–1349.

[106] Bannura GC, Cumsille MA, Barrera AE, Contreras JP, Melo CL, Soto DC. Predictive factors of stenosis after stapled colorectal anastomosis: prospective analysis of 179 consecutive patients. World J Surg. 2004;28(9):921–925.

[107] Juul T, Ahlberg M, Biondo S, Espin E, Jimenez LM, Matzel KE, et al. Low anterior resection syndrome and quality of life: an international multicenter study. Dis Colon Rectum. 2014;57(5):585–591.

[108] Bryant CL, Lunniss PJ, Knowles CH, Thaha MA, Chan CL. Anterior resection syndrome. Lancet Oncol. 2012;13(9):e403–408.

[109] Brown CJ, Fenech DS, McLeod RS. Reconstructive techniques after rectal resection for rectal cancer. Cochrane Database Syst Rev. 2008;2:CD006040.

[110] Iizuka I, Koda K, Seike K, Shimizu K, Takami Y, Fukuda H, et al. Defecatory malfunction caused by motility disorder of the neorectum after anterior resection for rectal cancer. Am J Surg. 2004;188(2):176–180.

[111] Michelsen HB, Christensen P, Krogh K, Rosenkilde M, Buntzen S, Theil J, et al. Sacral nerve stimulation for faecal incontinence alters colorectal transport. Br J Surg. 2008;95(6):779–784.

[112] Koch SM, Rietveld MP, Govaert B, van Gemert WG, Baeten CG. Retrograde colonic irrigation for faecal incontinence after low anterior resection. Int J Color Dis. 2009;24(9):1019–1022.

[113] Ito M, Saito N, Sugito M, Kobayashi A, Nishizawa Y, Tsunoda Y. Analysis of clinical factors associated with anal function after intersphincteric resection for very low rectal cancer. Dis Colon Rectum. 2009;52(1):64–70.

[114] Yamada K, Ogata S, Saiki Y, Fukunaga M, Tsuji Y, Takano M. Long-term results of intersphincteric resection for low rectal cancer. Dis Colon Rectum. 2009;52(6):1065–1071.

[115] Fazio VW, Zutshi M, Remzi FH, Parc Y, Ruppert R, Fürst A, et al. A randomized multicenter trial to compare long-term functional outcome, quality of life, and complications of surgical procedures for low rectal cancers. Ann Surg. 2007;246(3):481–488. discussion 8–90.

[116] Lange MM, den Dulk M, Bossema ER, Maas CP, Peeters KC, Rutten HJ, et al. Risk factors for faecal incontinence after rectal cancer treatment. Br J Surg. 2007;94(10):1278–1284.

[117] Bretagnol F, Rullier E, Laurent C, Zerbib F, Gontier R, Saric J. Comparison of functional results and quality of life between intersphincteric resection and conventional coloanal anastomosis for low rectal cancer. Dis Colon Rectum. 2004;47(6):832–838.

[118] Wallner C, Lange MM, Bonsing BA, Maas CP, Wallace CN, Dabhoiwala NF, et al. Causes of fecal and urinary incontinence after total mesorectal excision for rectal cancer based on cadaveric surgery: a study from the cooperative clinical investigators of the Dutch total mesorectal excision trial. J Clin Oncol. 2008;26(27):4466–4472.

[119] Lee TG, Kang SB, Heo SC, Jeong SY, Park KJ. Risk factors for persistent anal incontinence after restorative proctectomy in rectal cancer patients with anal incontinence: prospective cohort study. World J Surg. 2011;35(8):1918–1924.

[120] Martin ST, Heneghan HM, Winter DC. Systematic review of outcomes after intersphincteric resection for low rectal cancer. Br J Surg. 2012;99(5): 603–612.

[121] Laforest A, Bretagnol F, Mouazan AS, Maggiori L, Ferron M, Panis Y. Functional disorders after rectal cancer resection: does a rehabilitation programme improve anal continence and quality of life? Color Dis. 2012;14(10):1231–1237.

[122] Kim JT, Kumar RR. Reoperation for stoma-related complications. Clin Colon Rectal Surg. 2006;19(4):207–212.

[123] Harris DA, Egbeare D, Jones S, Benjamin H, Woodward A, Foster ME. Complications and mortality following stoma formation. Ann R Coll Surg Engl. 2005;87(6):427–431.

[124] Shabbir J, Britton DC. Stoma complications: a literature overview. Color Dis. 2010;12(10):958–964.

[125] Cataldo PA. Technical tips for stoma creation in the challenging patient. Clin Colon Rectal Surg. 2008;21(1):17–22.

第二十二章　姑息性治疗和临终治疗

Robert S. Krouse and Felipe A. Maegawa

引言

直肠癌治疗的进步为很多患者带来生存获益。然而，进展期直肠癌幸存者所面临的问题独特而又复杂，临床医生必须做好进行专门护理的准备。对患者需求的认知推动了癌症姑息性治疗和支持性治疗项目的发展，有助于为患者及其家庭和看护解决诸多问题。医疗机构号召对陪伴生命终末期患者的医生所花费的时间进行补偿，进一步表明了对晚期患者的关注。伴有进展性疾病的任何进展期直肠癌患者，不论何种治疗模式，都应尽早启动姑息性治疗。这有助于将重点从以疾病为中心的治疗转向以症状为中心的治疗。我们需要认识到疾病晚期会更加痛苦，护理临终患者的实践专业知识是实现"善终"的几个重要护理主题之一。

进展期直肠癌患者的护理团队必须与患者及其家庭、家庭成员之间进行新形式的沟通，扩大评估范围以确保身体舒适、满足心理需求、识别护理目标及痛苦的社会和精神来源。沟通技巧是能够成功与患者及家庭互动的关键。患者和家庭对医疗质量的满意度与有效沟通病情、治疗方案，以及对所有相关人员的同理心支持密切相关。必须谨慎处理姑息性治疗与延长生存治疗的错误观念。当提供治疗者能够与患者及其家属有效沟通病情，他们就能更好地为晚期直肠癌患者制定可完成的护理目标。

进展期直肠癌的特殊问题

进展期直肠癌患者有多方面的特殊问题需要注意。当患者出现这些问题时，可能需要花费一些时间来评估疾病程度、整体功能状况，以及选择治疗方案。

R.S. Krouse (✉)
Philadelphia Veterans Affairs Medical Center/University of Pennsylvania, 3900 Woodland Ave., Philadelphia, PA 19104, USA
e–mail: Robert.Krouse@va.gov

F.A. Maegawa
Southern Arizona Veterans Affairs Health Care System/University of Arizona, SAVAHCS Surgical Care Line 2–112, 3601 S. 6th Ave., Tucson, AZ 85723–0001, USA
e–mail: Felipe.Maegawa@va.gov

© Springer International Publishing AG 2018
G.J. Chang (ed.), *Rectal Cancer*, DOI 10.1007/978-3-319-16384-0_22

医生应该对有症状的患者进行积极的姑息性治疗。在和患者、家属或看护讨论时，医疗团队应该回顾患者的护理目标，并与可行的治疗方案保持一致。医生应该告知患者，治疗不是总能有效缓解症状，而且会出现反复。很难确定进行干预措施的风险和益处。无论干预措施的结果如何，患者的生存期都可能是有限的，因此在医院或出院后仍需保证持续的姑息性治疗／临终关怀。

治疗可选择经典肿瘤特异性治疗方法，包括外科手术、化疗和放疗。其他的选择包括症状特异性的药物治疗或通过胃肠道或介入放疗的干预。需要重申的是，医疗团队必须警惕患者或家属对于治疗目的的误解，必须清楚地认识到症状治疗是首要关注的事情。

以姑息性治疗为目的的直肠癌行肿瘤切除是有争议的。考虑切除的原因可能是与疼痛、梗阻或出血有关。需要谨慎考虑进一步化疗的延迟问题，其对生存的影响是有争议的；在姑息性治疗阶段，进行切除前，必须考虑多方面因素。在某些情况下，可能需要经肛门入路。

恶性肠梗阻

恶性肠梗阻（MBO）的定义：①有病史、体格检查或影像学检查的临床证据；② Treitz 韧带以远的肠梗阻；③不可治愈的腹腔内原发肿瘤；④有明确腹腔内病变的非腹腔内原发肿瘤。恶性肠梗阻在结直肠肿瘤发生率 10%～28%。直肠癌 MBO 的考虑是基于是否为小肠梗阻（SBO），此外还常常是由于肿瘤扩散或原发或复发的直肠梗阻所致。治疗的目标包括缓解恶心呕吐、允许经口摄食、缓解疼痛，以及允许患者离开急性照护环境（护理设施）。无论肠梗阻的病因是什么，当患者入院时，需常规启动保守治疗措施（使用鼻胃管、减压、静脉补液、NPO）。

小肠梗阻

小肠梗阻治疗方法多样。因此，根据患者接受治疗方式的不同（手术或药物）有不同的治疗结果。无论如何，姑息性药物治疗具有减轻肠道炎症、水肿和／或控制疼痛、恶心、呕吐及脱水的作用。止痛药，通常是阿片类药物，既可直接缓解肠梗阻相关的疼痛，又可减少肠梗阻引起的痛性小肠收缩。亦可通过非口服途径给予止吐药来控制呕吐，但仅少数患者可通过单用止吐药完全缓解呕吐症状。激素对肠道活动的调控在很大程度上帮助了 MBO 的管理。抗分泌药物包括生长抑素类似物、糖皮质激素和东莨菪碱。奥曲肽（一种合成的生长抑素类似物）可明显减少胃肠道分泌物、降低肠道蠕动，常常能够明显减轻或解决 MBO 的症状。尽管患者梗阻症状可得到缓解，但治疗的持续时间可能短暂（中位 9.4～17.5 天）。抗胆碱能药物，如东莨菪碱，能够降低蠕动和分泌，使得对恶性肠梗阻的呕吐和肠绞痛的控制得以改善。虽然对这些药物的直接比较还没有得出明确的推荐，但是这些药物治疗的联合应用可能会产生协同作用。最后，在恶性肠梗阻的治疗中，糖皮质激素常常作为辅助药物或单独应用，目的是降低肿瘤相关的肠道水肿，并有止吐作用。尽管荟萃分析已经表明，应用糖皮质激素并没有统计学意义，但仍然有一部分患者获益，且药物治疗相关的并发症发生率低，尤其在晚期患者中。研究表明，如果考虑手术，生长抑素或者其类似物可能不会对手术造成风险，但糖皮质激素可能会带来手术风险，应谨慎使用。

证据表明面对姑息性治疗中的持续 SBO 或完全梗阻应考虑外科手术，除非在临终阶段。很多患者无法耐受手术（6.2% ~ 50%），可能是由于手术风险或其他外科禁忌证，例如无法通过手术获得很好恢复的进展期肿瘤。明显存在并发症（如心肺功能）或功能状态差（如 Karnofsky < 50%）的患者应该排除手术。其他的参考因素包括转移性病灶的负荷（如肝转移导致肝衰竭）或晚期直肠癌的其他表现，包括腹水（大于 3L）、特别是引流后迅速复发的腹水、癌瘤的广泛扩散、多发梗阻或可触及的腹腔内肿块。

手术是最快、最安全、最有效的缓解梗阻和保持生活质量的最佳治疗方法。虽然肠切除可能预后最好，但旁路手术可能是更安全的选择，且可以实现恢复口服摄入的目的，在有些情况下，胃造口术导管留置用于间歇性排气可能是最佳选择。可选择在肠切除后小肠造口或选择短路吻合使阻塞物充分分流。在姑息性手术中，减瘤术（腹腔内肿瘤切除术）并发症发生率高，适用性有限。

尽管已经认识到，外科手术后与疾病相关的生活质量（HRQOL）的提高不尽相同（42% ~ 85%），但仍然没有一致的指标用来确定临床预后；手术可能会提高生存期。外科手术前必须认真考虑手术风险，因为手术风险发生率（42%）和病死率（5% ~ 32%）很常见，且再梗阻率高（10% ~ 50%）。

直肠梗阻

在姑息性治疗中，由于复发或原发性直肠肿瘤导致梗阻的患者有多种治疗选择。大多数肠梗阻的患者采用造口转流术，尽管有些患者可以从内镜、放射介入或其他非外科治疗中获益。只有患者有长期生存的可能性，才会考虑开展大手术切除，否则不作为首选。

内镜治疗可用于缓解肿瘤相关的梗阻。在这种情况下，也可以进行激光疏通，然后进行其他治疗。可以考虑腔内支架，但由于没有充足的肠道进行远端支架定位，因此可能不适用于中位或低位直肠癌。在低位直肠癌支架可能压迫盆底或括约肌伴有明显疼痛。对于高位病灶来说，支架术对于症状控制可能有效，可能使患者住院时间缩短，并可改善 HRQOL。

而内镜技术，比如激光或球囊扩张，用于初期使管腔通畅，如果不能清楚地定位管腔，整个操作往往就会失败。据报道，对于可以提供直肠腔内支架的机构来说，完全和不完全结直肠梗阻的症状缓解率较高（64% ~ 100%）。然而一定要谨慎选择腔内支架，因为存在与支架相关并发症的发生风险，比如穿孔、腐蚀或移位。此外，应对这些患者密切随访，因为已有研究报道，18% 的患者仍需要进行外科手术。进一步来说，因为可能出现肿瘤向腔内生长的情况，有可能需要进行再次干预。最后，很多直肠癌梗阻的患者可能因为肿瘤原因或之前放疗纤维化而不能植入支架，结肠袢式转流造口术可能是最佳选择。

原发肿瘤患者的另一个非外科治疗选择是放疗。研究表明，在姑息性治疗中，直肠癌的主观缓解率是 63%（客观缓解率为 82%），尽管结果是结合了几种不同的直肠癌相关症状。研究表明，放疗与 5-Fu 腹腔灌注同时进行，可使 89% 不可切除的患者避免因结直肠癌相关肠梗阻而被迫进行的初始结肠造口流转术。放疗由于效果慢且并发症随着剂量增加而增多，可以与内镜技术如激光联合治疗恶性直肠梗阻。因为很多并发症是在放疗结束后很长一段时间发生的，终末期患者可能不会表现出来。

恶性腹水

终末期直肠癌患者的腹水可能是由于巨大的广泛的肝转移、肝硬化或癌症所致。3.7%～9.7%的恶性腹水与结直肠癌相关，据估计大约4%的结直肠癌患者最终将发展为恶性腹水。在恶性疾病中，有6种可以解释腹水形成的机制（表22.1）。腹水可能是一个难以处理的问题，治疗通常由腹水的程度、患者的状况或病因决定。如果腹水量很小，无须治疗。大量腹水会导致不适、饱胀感或呼吸问题。利尿剂和穿刺引流术是主要的治疗方式。利尿剂治疗恶性腹水的成功率只有大约43%，多数情况下应用于存在巨大肝脏转移、血清–腹水白蛋白梯度 >1.1g/dL 的患者。一项在加拿大医生中进行的对于恶性腹水治疗的调查研究中，Lee 等发现，穿刺引流术是最常用的（98%），且被认为最有效。进行穿刺引流术的患者大约90%可以暂时缓解症状。然而，穿刺引流术需要重复进行，可能导致患者蛋白和电解质的流失，反复住院，且有发生腹膜炎的风险。需要经常穿刺大量引流的患者，可以考虑腹腔静脉分流术（PVS）。最常用的两种方法是 LeVeen 或 Denver® 分流术。目前市场中可买到的只有 Denver® 分流器。由于腹腔内压力较高，腹水从腹腔流入静脉循环。并发症包括菌血症、弥漫性血管内凝血（DIC）、心衰和导致快速死亡的肺栓塞。尽管恶性细胞可能从腹腔进入静脉系统，但研究表明 PVS 不会导致临床上重要的血行转移。虽然腹腔静脉分流术主要并发症的发生可能比之前报道的少，但总的并发症发生率还是很高（14%～51%）。DIC 是主要的并发症，常常可以导致患者死亡。据报道，在这些手术中，DIC 发生率为5%～10%。充血性心衰是另一个重要并发症。更常见的并发症是分流器阻塞。相比 LeVee 分流术，Denver® 分流术的优势是其有一个帮助保持分流的泵（分流器阻塞率 Denver® 26% vs LeVeen 50%）。在患者去世前，Denver® 分流术已经显示出在这些分流术中一直保持相当高的效能（96%）。感染的风险是多变的（0～18%），如果用抗生素不能缓解，可能会导致分流停止。重要的是，症状缓解率可高达87.5%。在一项对341例行 Denver® 分流术的恶性腹水患者的回顾性研究中，75%的患者症状缓解，没有出现与分流相关并发症的死亡，肿瘤的全身性播散少于1.5%。因此，腹腔静脉分流术在合适的患者中可能是一个很好的选择。

除 PVS 外，恶性腹水的另一个有创治疗包括留置经皮导管，间断穿刺引流。这些导管可以通过计算机影像或超声引导由外科或介入放射团队放置。可用导管有多种类型，包括猪尾导管、腹膜透析导管（如 Tenckhoff 导管）、胸膜腔导管（如 Pleurx® 导管）、有孔的肝门导管，甚至 Foley 导管。培训患者和／或看护人在症状明显时引流腹腔液体。直至患者死亡，永久性腹腔内导管引流成功率很高（90%）。手术并发症较低。主要的并发症是梗阻和感染，发生率约为17%，已报道的导管性菌血症发生率为35%。

肿瘤细胞减灭术与腹腔内热灌注化疗（HIPEC）联合治疗可改善不同类型癌症患者的生存期；然而，在姑息性治疗中，其应用有限，且存在明显的并发症发生风险。不做肿瘤细胞减灭术的 HIPEC 对于缓解恶性腹水来说一个可接

表 22.1　恶性腹腔积液的病因

病因	恶性腹水患者的发生率
腹膜恶性肿瘤	53.3%
广泛肝转移引起的门静脉高压	13.3%
腹膜肿瘤并发广泛肝转移	13.3%
肝细胞癌并发肝硬化	13.3%
乳糜性腹腔积液	6.7%
巴德－吉亚利综合征	罕见

数据来源自 Runyon 等的研究

受的方法，且早期数据较好。此操作可在腹腔镜下进行，并发症发生率低。对于恶性腹水的治疗来说，腹腔镜 HIPEC 似乎安全且高效。尽管并发症发生率低，但也建议这种操作最好应用于不得不接受侵入性治疗的难治性腹水患者。在腹水的改善、无须导管维护和后期随访结果方面是令人鼓舞的。但应该注意的是，没有一项姑息性腹腔镜 HIPEC 的研究包含症状评估及 HRQOL 预后评价。已经表明，HIPEC 也可以通过超声引导来完成，使得这种技术应用于晚期患者进一步成为可能。

出血

对于直肠癌患者来说，肿瘤相关的出血或放射性直肠炎性出血是一个难题。此外，患者可能存在与疾病或治疗相关的凝血机制障碍。由于存在较高的发病率，可能需要通过小肠造瘘来解决这一问题。如果必须进行外科手术，最佳治疗方式主要根据肿瘤位置而定，同时需要满足达到最小的并发症发生率及最有效的手术操作。如果肿瘤是可控制的，可经肛门切除。可行经肛门微创外科手术。在这种情况下，这些操作可能在技术上难以开展或者不可能实现。

非手术选择包括放疗、动脉栓塞及内镜治疗。内镜激光技术是有效的方法。其他针对出血的内镜治疗包括氩等离子凝固、光动力学治疗和局部注射治疗（如 3% 聚乙二醇单十二醚）。这些技术大多并发症都较轻微，穿孔的风险很小，对于低、中位直肠肿瘤，这个风险是有限的。

缓慢而持续的直肠肿瘤出血的合理选择是靶向放疗。外放射治疗有效率大约为 75%，腔内放射可治疗 35%～45% 的出血。当然，这些治疗措施可能需要多次进行，才获得不同程度的成功，合理应用会避免侵入性和更影响患者状态的治疗。

疼痛

与恶性疾病相关的疼痛是一个复杂的症状，对患者生活的很多方面都有明显影响，包括日常生活、社会交往、心理和情绪状态，以及最终的生活质量。在晚期直肠癌患者中，疼痛也与不良预后有关。据估计，晚期癌症患者慢性疼痛的发生率超过 70%。因此，所有晚期直肠癌患者应该做疼痛筛查，这样他们才能得到全面的评估和治疗计划。很多晚期直肠癌患者都可能伴有急性疼痛，伴随侵入性操作或并发症（肠梗阻、病理性骨折）发生；或慢性疼痛，当肿瘤侵袭疼痛敏感的结构时，常常与局部组织损伤相关。疼痛是一种主观经历，其评估包括疼痛特性的完整病史、潜在的恶性肿瘤的程度，以及接受治疗的情况。应该进行详细的体格检查来识别与患者状况有关的躯体表现。这些结果，加上实验室和影像学的客观结果，对于确定疼痛的病因学是有帮助的。在大多数情况下，建议将癌症疼痛的一系列症状和体征称为癌痛综合征。

晚期癌症患者的疼痛管理属于姑息性治疗的范畴。在姑息性治疗中，疼痛管理是跨学科治疗的主要部分，注重功能保护、帮助适应病程变化，以及保持生活质量。一般来说，疼痛管理的一线治疗方法是应用止痛药。世界卫生组织（WHO）发布了癌症疼痛管理的阶梯式系统治疗方法，被称为"阶梯止痛"，影响着世界范围内的临床实践（图 22.1）。阶梯止痛的基本原则是基于患者疼痛程度的阶梯式疼

图 22.1　阶梯止疼。NRS：数字评分法。NSAIDs：非甾体类抗炎药。来源于：世界卫生组织（WHO）成人癌痛阶梯见于 http://www.who.int/cancer/palliative/painladder/en/2014–12–01

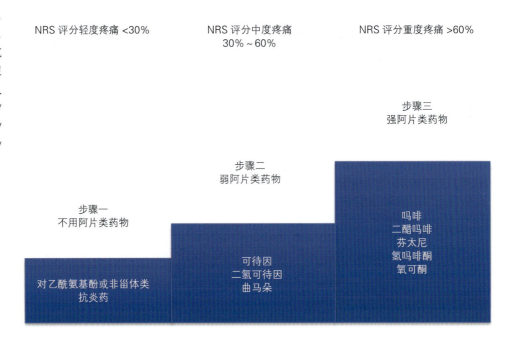

NRS 评分轻度疼痛 <30%　　　　NRS 评分中度疼痛 30%～60%　　　　NRS 评分重度疼痛 >60%

步骤三
强阿片类药物

步骤二
弱阿片类药物

步骤一
不用阿片类药物

对乙酰氨基酚或非甾体类抗炎药

可待因
二氢可待因
曲马朵

吗啡
二醋吗啡
芬太尼
氢吗啡酮
氧可酮

痛控制方法。几项临床指南是基于阶梯止痛为前提形成的。

除了应用止痛药外，侧重于疼痛病因学的特殊治疗是疼痛处理重要的和基本的辅助方法。因此，特殊癌痛综合征或疼痛病因学的识别应该是晚期癌症患者评估不可分割的一部分。就晚期直肠癌患者而言，可能的癌痛综合征和病因学包括由于肠梗阻导致的疼痛、骨痛、骨转移导致的病理性骨折、化疗导致的神经毒性、放射性直肠炎和神经丛疾病导致的疼痛。

结直肠癌患者骨转移的发生率为 5.5%～10.4%。最近一项由结直肠癌继发骨转移自然病史的分析显示，骨转移是一个颇具侵袭性的疾病过程，可能在短期内导致衰竭症状。与骨转移相关的并发症包括疼痛、病理性骨折和脊髓压迫。应用止痛药无效以及仅限于单一或固定位置的骨痛，60%～85% 的病例可经外放射治疗有效缓解疼痛。美国放射肿瘤学会（ASTRO）推荐应用 8Gy 的照射剂量来缓解骨转移带来的疼痛。具有一处或多处骨病灶的患者应给予双磷酸盐，以防止病理性骨折，这部分患者会由此引起明显疼痛、病态状态及总生存降低。最近，唑来膦酸被证明可有效预防结直肠癌骨转移患者的骨相关事件（SREs）。另一个被用于延缓 SREs 进展的实体瘤骨转移的药物是单克隆抗体地诺单抗。

骨转移的治疗目标包括疼痛缓解、功能保护，以及维持骨骼完整性。因此，即将发生的或已经发生的长骨骨折，外科固定是必要的。引起脊柱不稳定或脊髓压迫的椎体转移性病变应该通过外科或经皮修复来固定。重要的是，由脊柱不稳定引起的疼痛对于放疗或脊柱支撑治疗无效。

15%～32% 的直肠癌放疗患者会发生放射性直肠炎，以出血、直肠疼痛和里急后重为特征。严重里急后重或疼痛的患者可用硫糖铝（2g，每天 2 次）或糖皮质激素灌肠（氢化可的松 100mg，每天 2 次，或泼尼松龙 20mg，每天 2 次）治疗。由于肿瘤直接侵袭或放疗效应，晚期直肠癌患者会发展为腰骶神经丛病变。腰骶神经丛病变引起严重的、进展性的、衰弱性的疼痛。患者通常表现为疼痛，随后出现麻木、感觉异常及虚弱。由于肿瘤侵袭引起的神经丛病变比放疗引起的神经丛病变进展和使人衰弱的速度更快。早期诊断，治疗效果更好，神经功能损害更少。治疗应该个体化，要基于患者的一般状况、期望、并发症，以及预期寿命。治疗选择包括：手术切除、放疗、疼痛介入治疗及包括化疗和生物治疗的系统治疗。Cameron 等在一项系统综述中表明，姑息性放疗对于改善晚期直肠癌症状是有效的，在 71%～81% 的病例中疼痛是更加普遍的症状。然而，这个研究也表明，不同研究间差异很大，无法进行荟萃分析，开展包括特定患者目标症状的前瞻性研究势在必行。

结论

终末期患者的专业化护理要求仔细考虑他们所面临的复杂问题。随着治疗方法的发展，护理问题也会随之发展。这包括癌症护理的长期效果，以及带瘤生存的影响。显然，这意味着有必要及早进行姑息性治疗，并行多学科团队会诊，个体化处理每一个问题。至关重要的是，姑息性治疗提供者必须熟悉直肠癌患者姑息治疗问题的处理方法，并在必要时请合适的专家参与，并且采用利大于弊的干预措施。患者、家庭和治疗团队应该设立可实现的目标及了解成功的可能性、对 HRQOL 的影响及潜在危害。持续的团队随访及早期转介为姑息性治疗服务是终末期癌症患者专业化护理的重要因素。

参考文献

[1] Schneider ME. Medicare inches closer to advance care planning payment. ACS Surgery News. November 7, 2014. .Available at: http://www.acssurgerynews.com/specialty-focus/palliative-care/single-article-page/medicare-inches-closer-to-advance-care-planning-payment/ea63a605984eed18852dab586240807d. html. Accessed January 12, 2015.

[2] Steinhauser KE, Clipp EC, McNeilly M, et al. In search of a good death: observations of patients, families, and providers. Ann Intern Med. 2000;132:825–832.

[3] Doyle C, Crump M, Pintilie M, Oza AM. Does palliative chemotherapy palliate? Evaluation of expectations, outcomes, and costs in women receiving chemotherapy for advanced ovarian cancer. J Clin Oncol. 2001;19:1266–1274.

[4] Tarantino I, Warschkow R, Worni M, et al. Prognostic relevance of palliative primary tumor removal in 37,793 metastatic colorectal cancer patients. Ann Surg. 2015;262(1):112–120.

[5] Alawadi Z, Phatak UR, Hu CY, et al. Comparative effectiveness of primary tumor resection in patients with stage IV colon cancer. Cancer. Epub 2016 Aug 1; doi:10.1002/cncr.30230. 2017;123(7):1124–1133.

[6] Turler A, Schafer H, Pichlmaier H. Role of transanal endoscopic microsurgery in the palliative treatment of rectal cancer. Scand J Gastroenterol. 1997;32:58–61.

[7] Chen H, George BD, Kaufman HS, Malaki MB, Mortensen MC, Kettlewell MGW. Endoscopic transanal resection provides palliation equivalent to transabdominal resection in patients with metastatic rectal cancer. J Gastrointest Surg. 2001;5:282–286.

[8] Anthony T, Baron T, Mercadante S, et al. Report of the clinical protocol committee: development of randomized trials for malignant bowel obstruction. J Pain Symptom Manag. 2007;34(1 Suppl):S49–59.

[9] Davis MP, Nouneh D. Modern management of cancer-related intestinal obstruction. Curr Pain Headache Rep. 2001;5:257–264.

[10] Hwang M, Pirrello R, Pu M, Messer K, Roeland E. Octreotide prescribing patterns in the palliation of symptomatic inoperable malignant bowel obstruction patients at a single US academic hospital. Supp Care Cancer. 2013;21:2817–2824.

[11] Ripamonti C. Management of bowel obstruction in advanced cancer. Curr Opin Oncol. 1994;6:351–357.

[12] Mercadante S, Caraceni A, Simonetti MJ. Octreotide in relieving gastrointestinal symptoms due to bowel obstruction. Palliat Med. 1993;7:295–299.

[13] Ripamonti C, Mercadente S, Groff L, Zecca E, De Conno F, Casuccio A. Role of octreotide, scopolamine butylbromide and hydration in symptom control of patients with inoperable bowel obstruction and nasogastric tubes: a prospective randomized trial. J Pain Symptom Manag. 2000;19:23–34.

[14] Mercadante S, Ripamonti C, Casuccio A, Zecca E, Groff L. Comparison of octreotide and hyoscine butylbromide in controlling gastrointestinal symptoms due to malignant inoperable bowel obstruction. Support Care Cancer. 2000;8:191.

[15] Feuer DJ, Broadley KE. Systematic review and meta–analysis of corticosteroids for the resolution of malignant bowel obstruction in advanced gynecological and gastrointestinal cancer. Ann Oncol. 1999;10:1035–1041.

[16] Feuer DJ, Broadley KB, Shepherd JH, et al. Systematic review of surgery in malignant bowel obstruction in advanced gynecological and gastrointestinal cancer. Gynecol Oncol. 1999;75:313–322.

[17] Ripamonti C, Twycross R, Baines M, et al. Clinical–practice recommendations for the management of bowel obstruction in patients with end–stage cancer. Support Care Cancer. 2001;9:223–233.

[18] Aranha GV, Folk FA, Greenlee HB. Surgical palliation of small bowel obstruction due to metastatic carcinoma. Am Surg. 1981;47:99–102.

[19] Legendre H, Vahhuyse F, Caroli–Bose FX, et al. Survival and quality of life after palliative surgery for neoplastic gastrointestinal obstruction. Eur J Surg. 2001;27:364–367.

[20] Miner TJ, Jaques DP, Shriver CD. A prospective evaluation of patients undergoing surgery for the palliation of an advanced malignancy. Ann Surg Oncol. 2002;9:696–703.

[21] Makela J, Kiviniemi H, Laitinen S, et al. Surgical management of intestinal obstruction after treatment for cancer. Eur J Surg. 1991;157:73–77.

[22] Badgwell BD, Contreras C, Askew R, Krouse R, Feig B, Cormier JN. Radiographic and clinical factors associated with improved outcomes in advanced cancer patients with bowel obstruction. J Palliat Med. 2011;14:990–996.

[23] Daneker GW, Carlson GW, Hohn DC, Lynch P, Roubein L, Levine B. Endoscopic laser recanalization is effective for prevention and treatment of obstruction in sigmoid and rectal cancer. Arch Surg. 1991;126:1348–1352.

[24] Chia YW, Ngoi SS, Goh PMY. Endoscopic Nd:YAG laser in the palliative treatment of advanced low rectal carcinoma in Singapore. Dis Colon Rectum. 1991;34:1093–1096.

[25] Schulze S, Lyng K–M. Palliation of rectosigmoid neoplasms with Nd:YAG laser treatment. Dis Colon Rectum. 1994;37:882–884.

[26] Fiori E, Lamazza A, Schillaci A, et al. Palliative management for patients with subacute obstruction and stage IV unresectable rectosigmoid cancer: colostomy versus endoscopic stenting: final results of a prospective randomized trial. Am J Surg. 2012;204:321–326.

[27] Nagula S, Ishill N, Nash C, et al. Quality of life and symptom control after stent placement or surgical palliation of malignant colorectal obstruction. J Am Coll Surg. 2010;210:45–53.

[28] Harris GJC, Senagore AJ, Lavery IC, et al. The management of neoplastic colorectal obstruction with colonic endoluminal stenting devices. Am J Surg. 2001;181:499–506.

[29] Inaba Y, Arai Y, Yamaura H, et al. Phase II clinical study on stent therapy for unresectable malignant colorectal obstruction (JIVROSG–0206). Am J Clin Oncol. 2012;35:73–76.

[30] Hunerbein M, Krause M, Moesta KT, Rau B, Schlag PM. Palliation of malignant rectal obstruction with self–expanding metal stents. Surgery. 2005;137:42–47.

[31] Overgaard M, Overgaard J, Sell A. Dose–response relationship for radiation therapy of recurrent, residual, and primarily inoperable colorectal cancer. Radiother Oncol. 1984;1:217–225.

[32] Janjan NA, Breslin T, Lenzi R, Rich TA, Skibber J. Avoidance of colostomy placement in advanced colorectal cancer with twice weekly hypofractionated radiation plus continuous infusion 5–fluorouracil. J Pain Symptom Manag. 2000;20:266–272.

[33] Tobias JS. Palliation of malignant obstruction – use of lasers and radiotherapy in combination. Eur J Cancer. 1991;27:1350–1352.

[34] Smith SC, Koh WJ. Palliative radiation therapy for gynaecological malignancies. Best Practice Res Clin Obstet Gynaecol. 2001;15:265–278.

[35] Ayantunde AA, Parsons SL. Pattern and prognostic factors in patients with malignant ascites: a retrospective study. Ann Oncol. 2007;18:945–949.

[36] Runyon BA, Hoefs JC, Morgan TR. Ascitic fluid analysis in malignant–related ascites. Hepatology. 1988;8:1104–1109.

[37] Becker G, Galandi D, Blum HE. Malignant ascites: systematic review and guideline for treatment. Eur J Cancer. 2006;42:589–597.

[38] Lee CW, Bociek G, Faught W. A survey of practice in management of malignant ascites. J Pain Symptom Manag. 1998;16:96–101.

[39] Sangisetty SL, Miner TJ. Malignant ascites: a review of prognostic factors, pathophysiology and therapeutic measures. World J Gastrointest Surg. 2012;4:87–95.

[40] White MA, Agle SC, Padia RK, Zervos EE. Denver peritoneovenous shunts for the management of malignant ascites: a review of the literature in the post LeVeen era. Am Surg. 2011;77:1070–1075.

[41] Adam RA, Adam YG. Malignant ascites: past, present, and future. J Am Coll Surg. 2004;198:999–1011.

[42] Smith DAP, Weaver DW, Bouwman DL. Peritoneovenous shunt (PVS) for malignant ascites. Am Surg. 1989;55:445–449.

[43] Zanon C, Grosso M, Apra F, et al. Palliative treatment of malignant refractory ascites by positioning of Denver peritoneovenous shunt. Tumori. 2002;88:123–127.

[44] Bieligk SC, Calvo BF, Coit DG. Peritoneovenous shunting for nongynecologic malignant ascites. Cancer. 2001;91:1247–1255.

[45] Sugawara S, Sone M, Arai Y, et al. Radiological insertion of Denver peritoneovenous shunts for malignant refractory ascites: a retrospective multicenter study (JIVROSG–0809). Cardiovasc Intervent Radiol. 2011;34:980–988.

[46] Mercadante S, La Rosa S, Nicolosi G, et al. Temporary drainage of symptomatic malignant ascites by a catheter inserted under computerized tomography. J Pain Symptom Manag. 1998;15:374–378.

[47] O'Neill MJ, Weissleder R, Gervais DA, et al. Tunneled peritoneal catheter placement under sonographic and fluoroscopic guidance in the palliative treatment of malignant ascites. Am J Roentgenol. 2001;177:615–618.

[48] Barnett TD, Rubins J. Placement of a permanent tunneled peritoneal drainage catheter for palliation of malignant ascites: a simplified percutaneous approach. J Vasc Interv Radiol. 2002;13:379–383.

[49] Richard HM III, Coldwell DM, Boyd–Kranis RL, et al. Pleurx tunneled catheter in the management of malignant ascites. J Vasc Interv Radiol. 2001;12:373–375.

[50] Iyengar TD, Herzog TJ. Management of symptomatic ascites in recurrent ovarian cancer patients using an intra–abdominal semi-permanent catheter. Am J Hosp Palliat Care. 2002;19:35–38.

[51] Rosenblum DI, Geisinger MA, Newman JS, et al. Use of subcutaneous venous access ports to treat refractory ascites. J Vasc Interv Radiol. 2001;12:1343–1346.

[52] Kuruvillea A, Busby G, Ramsewak S. Intraoperative placement of a self–retaining Foley catheter for continuous drainage of malignant ascites. Eur J Gynaecol Oncol. 2002;23:68–69.

[53] Lee A, Lau TN, Yeong KY. Indwelling catheters for the management of malignant ascites. Support Care Cancer. 2000;8:493–499.

[54] Valle M, van der Speeten K, Garofalo A. Laparoscopic hyperthermic intraperitoneal preoperative chemotherapy (HIPEC) in the management of refractory malignant ascites: a multi–institutional retrospective analysis in 52 patients. J Surg Oncol. 2009;100:331–334.

[55] Cavazzoni E, Bugiantella W, Graziosi L, Franceschini MS, Donini A. Malignant ascites: pathophysiology and treatment. Int J Clin Oncol. 2013;18:1–9.

[56] Ong E, Diven C, Abrams A, Lee E, Mahadevan D. Laparoscopic hyperthermic intraperitoneal chemotherapy (HIPEC) for palliative treatment of malignant ascites from gastrointestinal stromal tumours. J Palliat Care. 2012;28:293–296.

[57] Cui S, Ba M, Tang Y, et al. B ultrasound–guided hyperthermic intraperitoneal perfusion chemotherapy for the treatment of malignant ascites. Oncol Rep. 2012;28:1325–1331.

[58] Kimmey MB. Endoscopic methods (other than stents) for palliation of rectal carcinoma. J Gastrointest Surg. 2004;8:270–273.

[59] Dohmoto M, Hunerbein M, Schlag PM. Palliative endoscopic therapy of rectal carcinoma. Eur J Cancer. 1996;32A:25–29.

[60] Spinelli P, Mancini A, Dal Fante M. Endoscopic treatment of gastrointestinal tumors: indications and results of laser photocoagulation and photodynamic therapy. Semin Surg Oncol. 1995;11:307–318.

[61] Cameron MG, Kersten C, Vistad I, Fossa S, Guren MG. Palliative pelvic radiotherapy of symptomatic incurable rectal cancer—a systematic review. Acta Oncol. 2014;53:164–173.

[62] Caravatta L, Padula GDA, Macchia G, et al. Short–course accelerated radiotherapy in palliative treatment of advanced pelvic malignancies: a phase I study. Int J Radiation Oncol Biol Phys. 2012;83:e627–631.

[63] Saltz LB. Palliative management of rectal cancer: the roles of chemotherapy and radiation therapy. J Gastrointest Surg. 2004;8:274–276.

[64] Gerard JP, Romestaing P, Ardiet JM, Mornex F. Endocavitary radiation therapy. Semin Radiat Oncol. 1998;8:13–23.

[65] You YN, Habiba H, Chang GJ, Ma R–B, Skibber JM. Prognostic value of quality of life and pain in patients with locally recurrent rectal cancer. Ann Surg Oncol. 2011;18:989–996.

[66] Goudas LC, Bloch R, Gialeli–Goudas M, et al. The epidemiology of cancer pain. Cancer Investig. 2005;23:182–190.

[67] Caraceni A, Portenoy RK. An international survey of cancer pain characteristics and syndromes. Pain. 1999;82:263–274.

[68] Foley KM. Acute and chronic cancer pain syndromes: Oxford textbook of palliative medicine. 3rd ed. New York: Oxford University Press; 2004. p. p298.

[69] Billings JA. What is palliative care? J Palliat Med. 1998;1:73.

[70] World Health Organization. Cancer pain relief. 2nd ed. Geneva: World Health Organization; 1996.

[71] Jost L, Roila F, ESMO Guidelines Working Group. Management of cancer pain: ESMO clinical recommendations. Ann Oncol. 2008;2(19 Suppl): ii119–121.

[72] Krakowski I, Theobald S, Balp L, et al. Summary version of the standards, recommendations for the use of analgesia for the treatment of nociceptive pain in adults with cancer. Br J Cancer. 2003;89(Suppl 1):S67.

[73] Cormie PJ, Nairn M, Welsh J, Guideline Development Group. Control of pain in adults with cancer: summary of SIGN guidelines. Br Med J. 2008;337:a2154.

[74] Roth ES, Fetzer DT, Barron BJ, et al. Does colon cancer ever metastasize to bone first? A temporal analysis of colorectal cancer progression. BMC Cancer. 2009;9:274.

[75] Sundermeyer ML, Meropol NJ, Rogatko A, et al. Changing patterns of bone and brain metastases in patients with colorectal cancer. Clin Colorectal Cancer. 2005;5:108–113.

[76] Santini D, Tampellini M, Vicenzi B et al. Natural history of bone metastases in colorectal cancer: final results of a large Italian bone metastases study. Ann Oncol. 2012;23:2072–2077.

[77] Lutz S, Berk L, Chang E, et al. Palliative radiotherapy for bone metastases: an ASTRO evidence–based guideline. Int J Radiat Oncol Biol Phys. 2011;79:965–976.

[78] Saad F, Lipton A, Cook R, et al. Pathological fractures correlate with reduced survival in patients with malignant bone disease. Cancer. 2007;110:1860–1867.

[79] Lipton A, Fizazi K, Stopeck AT, et al. Superiority of denosumab to zoledronic acid for prevention of skeletal–related events: a combined analysis of 3 pivotal, randomized, phase 3 trails. Eur J Cancer. 2012;48:3082–3092.

[80] Parker MJ, Khan AZ, Rowlands TK. Survival after pathological fractures of the proximal femur. Hip Int. 2011;21:526–530.

[81] Mendel E, Bourekas E, Gerszten P, et al. Percutaneous techniques in the treatment of spine tumors: what are the diagnostic and therapeutic indications and outcomes? Spine. 2009;34(22 Suppl):S93–100.

[82] Lee SH, Cox KM, Grant R, et al. Patient positioning (mobilization) and bracing for pain relief and spinal stability in metastatic spinal cord compression in adults. Cochrane Database Syst Rev. 2012(3):CD007609.

[83] Samuelin JM, Callister MD, Ashman JB, et al. Reduced acute bowel toxicity in patients treated with intensity–modulated radiotherapy for rectal cancer. Int J Radiat Oncol Biol Phys. 2012;82:1982–1987.

[84] Yang TJ, Oh JH, Son CH, et al. Predictors of acute gastrointestinal toxicity during pelvic chemoradiotherapy with rectal cancer. Gastrointest Cancer Res. 2013;6:129–136.

[85] Kochhar R, Patel F, Dhar A, et al. Radiation–induced proctosigmoiditis. Prospective, randomized, double–blind controlled trial of oral sulfasalazine plus rectal steroids versus rectal sucralfate. Dig Dis Sci. 1991;36:103–107.

[86] Stockdale AD, Biswas A. Long–term control of radiation proctitis following treatment with sucralfate enemas. Br J Surg. 1997;84:379.

[87] Brejt N, Berry J, Nisbet A, et al. Pelvic radiculopathies, lumbosacral plexopathies, and neuropathies in oncologic disease: a multidisciplinary approach to a diagnostic challenge. Cancer Imaging. 2013;13:591–601.

[88] Jaeckle KA. Neurological manifestations of neoplastic and radiation–induced plexopathies. Semin Neurol. 2010;30:254–262.

[89] Kersten C, Cameron MG. Cetuximab alleviates neuropathic pain despite tumour progression. BMJ Case Rep. 2012;2012(Pii):bcr1220115374. doi:10.1136/bcr.12.2011.5374.